图解
人体使用手册

常学辉 编著

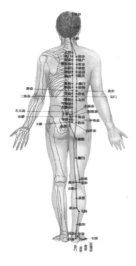

天津出版传媒集团

天津科学技术出版社

图书在版编目（CIP）数据

图解人体使用手册 / 常学辉编著 . –– 天津：天津
科学技术出版社，2017.11（2024.1 重印）

ISBN 978-7-5576-3800-9

Ⅰ . ①图… Ⅱ . ①常… Ⅲ . ①中医学—保健—图解
Ⅳ . ① R212-64

中国版本图书馆 CIP 数据核字（2017）第 224320 号

图解人体使用手册
TUJIE RENTISHIYONG SHOUCE

策划编辑：杨　譞
责任编辑：孟祥刚
责任印制：兰　毅

出　　版：<u>天津出版传媒集团</u>
　　　　　天津科学技术出版社
地　　址：天津市西康路 35 号
邮　　编：300051
电　　话：（022）23332490
网　　址：www.tjkjcbs.com.cn
发　　行：新华书店经销
印　　刷：三河市华成印务有限公司

开本 720×1 020　1/16　印张 29　字数 600 000
2024 年 1 月第 1 版第 3 次印刷
定价：68.00 元

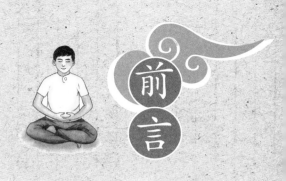

前言

　　身体是生命的载体，从出生到生命的终结，我们一直在不断地使用身体，使用它汲取营养、学习、考试、工作、挣钱、生儿育女、享受生活，就连睡觉时，身体也在一刻不停地为我们工作。身体对每个人来说都意义重大，我们必须要对它有足够的了解，正确地使用它，它才会更好地工作，我们也才能长久地使用它。对此，古罗马著名哲学家、作家塞涅卡说"如能善于利用，生命乃悠长"。

　　身体使用不当，会埋下很多健康隐患，带来很多健康问题。人体是一个非常智慧、精密的机体，其各大组织系统和各个身体器官共同作用，维护着人体健康，但每个系统都有其正常发挥作用的条件和环境。只有了解这些，满足身体的需要，才能使身体各大组织充分发挥作用，维持身体平衡。而现实生活中，很多人由于对自己的身体不够了解，缺乏科学的生活知识和健康理念，往往会对身体进行一些不合理的使用：该睡觉时却熬夜，喝酒过量超出了肝脏的承受能力，需要经常锻炼却喜爱久坐，这些做法不但会使身体的各项功能无法充分发挥作用，还会致使身体长期处于亚健康状态，免疫力降低，最终导致神经衰弱、便秘、高血压、糖尿病、颈椎病、关节炎等各种慢性疾病的产生，严重影响生活质量和生命状态。可以说，健康问题的产生大多是我们用错了身体的缘故。

　　身体和我们使用的其他任何机器一样，正确使用，保养得当，就会少出毛病，延长使用寿命。那么怎样才算正确地使用人体呢？怎样才能保持身体健康？

　　首先要了解人体。了解人体各大系统和器官的结构、功能，才能满足人体所需，为其提供源源不断的营养和能量，保障它们正常发挥作用。更重要的是，人体拥有大量复杂、精确而有效的防御体系、免疫机制和修复能力，常常足以应付疾病的侵袭，学会使用人体的这种能力，便能更多地依靠人体自身的力量获得健康，而不是依靠并非万能的现代医学。

　　其次要认识疾病。疾病大多不是毫无来由地产生的，在爆发之前也总会有这样那样的异常状况出现在身体上，这是人体反馈和免疫机制在发挥作用，用来引起我们的警觉。例如，手上出现红线，可能是高血压、心脏病的早期表现；眼睛出现虹视可能是白内障、青光眼的征兆；耳鸣可能预示着中耳炎、梅尼埃病……种种异常现象很可能预示着某种非常严重的疾病。了解人体发病的诱发因素，我们便能够有意识地避开许多损害身体的行为，绕着疾病走，读懂疾病发出的信号，就能够及时采取措施加以控制，大病化小，小病化无。反之，若我们对身体不闻不问，任由其发展，当疾病缠身时再找医生，可能已经错过了最宝贵的治疗时机，为时晚矣。

最后要懂得保养。懂得如何保养身体，才能更好地使用身体。生活中时时刻刻都应该注重身体的保养，饮食、起居、运动，无论是哪个方面，都需要特别的保养。保养得好，才能为身体器官和组织的正常运转提供有力的保障，才能使人体的防御系统、免疫系统、修复系统等强大起来，为身体提供天然的屏障，抵制致病因子的侵袭，维持人体环境的平衡。

无知是健康最大的障碍，只有了解与人体有关的知识，才能正确使用人体，才能趋利避害，维护人体健康。也只有这样，我们才是真正在享受生活，而不是经历痛苦。为给读者提供真正实用有效、科学的人体使用方法，我们编写了《图解人体使用手册》，它是一部详尽介绍男性和女性人体结构及功能、各类常见疾病及养生保健方法的健康知识大全集。在涉及男性和女性的区别的地方，如生殖系统及其易患疾病等方面，文中分别进行了介绍，是男性、女性必备、常备的人体使用手册。本书上篇对人体九大系统、70余个重要器官都进行了介绍，使读者轻松了解它们的结构、功能、常见健康问题和自我保健的方法；下篇分析了人体各类异常状况可能预示的疾病，各大系统常见疾病的病因、症状和防治措施，帮助读者及时把握健康状况，积极采取有效措施；附录介绍了十二时辰养生法则和四季交替中的身体保养，指导读者正确、合理地使用身体。

本书带给您的将是一种全面、科学、实用的健康理念，帮助你让身体时刻保持最佳状态，高度有效而又轻松自在地运转，延长其使用寿命，保持良好的生命状态。

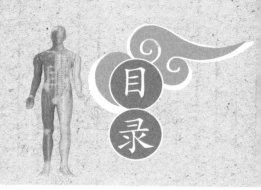

目录

上 篇 | 正确认识和使用身体

下 篇 | 防治常见疾病

第一章　识别疾病信号

第二章　运动系统常见疾病的防治

第三章　消化系统常见疾病的防治

第四章　呼吸系统常见疾病的防治

附 录 | 如何呵护身体

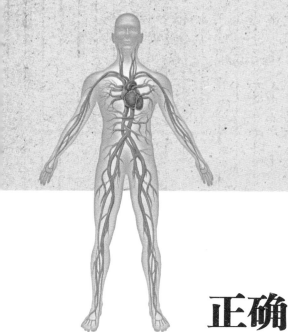

正确认识和使用身体

●人体是人类存在的物质基础，是生命寄托之所在，是人类从事生产创造活动及精神活动所依赖的生物实体。拥有强健的体魄，才能拥有健康愉悦的生活，我们应该保护人体的功能，发挥人体的潜力，开创更加美好的未来！这就需要我们能够正确认识和使用自己的身体。

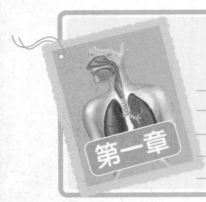

探索人体的重要性

◎人体的重要性毋庸置疑，因为健康高于一切。人类从出生到死亡不过短短几十年的时间，只有身体健康，才能发挥个人的最大实力，在工作和家庭生活中收获成功和幸福。为此，我们有必要彻底了解自己的身体，并认识到这对个人而言是多么的重要。

第一章

人体基本结构

人体是生命的载体，这一载体有着无比精密复杂的结构，各个组成部分既担负着各自的职责，又通力协作，成为一个有机的整体。对于这一奇妙的载体，你了解多少呢？

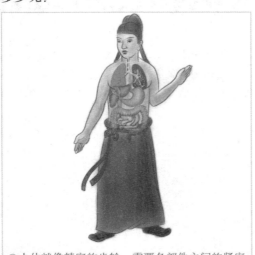

◎人体就像精密的齿轮，需要各部件之间的紧密配合才能正常工作。

① 细胞

人体中无论是坚硬的骨，还是柔软的肌肉和其他内脏等，都是由细胞构成的。细胞是人体结构、功能和生长发育的基本单位。其形态和大小千差万别，它们处于不同的位置，并担负不同的功能。如游离在血液中的血细胞是圆形的，密集在一起的上皮细胞是多角形的，而神经细胞则有着多而长的突起。人体中较小的细胞是红细胞，直径为7微米，人的卵细胞直径可达120微米以上。一般骨骼肌细胞长达1～40毫米，而一种神经细胞竟长达1米以上。

② 组织

人体组织是由一些功能相似的细胞以及细胞间质构成的。细胞间质是指细胞与细胞之间的物质，如弹性纤维、胶原纤维、液体等。人体有4种基本组织，即上皮组织、结缔组织、肌肉组织和神经组织。这4种组织是构成人体各器官和系统的基础。

上皮组织。细胞排列紧密，细胞间质少，覆盖在人体体表、管腔(如血管、胃、肠)和器官的表面，具有保护、吸收、分

2

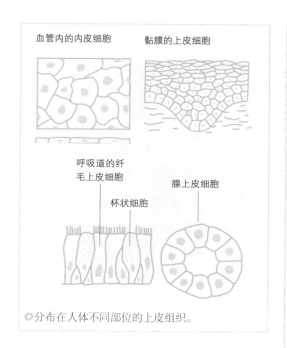

◎分布在人体不同部位的上皮组织。

泌、排泄和感觉等功能，机体内外的物质交换都要通过上皮组织来实现。

结缔组织。结缔组织包括疏松结缔组织、致密结缔组织、骨组织、网状组织、脂肪组织、血液组织等。其广泛分布于机体的内部，不直接与外界接触，对维护机体的稳定性具有重要作用。结缔组织的功能有联结、支持、保护、防御、修复、营养及运输等。

肌肉组织。肌肉组织主要由肌细胞构成，可以分为骨骼肌、平滑肌和心肌3种。骨骼肌多附着在骨骼上，平滑肌分布在胃、肠等器官，心肌分布在心脏。肌肉组织的作用是人体躯体运动、消化道蠕动、心脏血管收缩以及呼吸、泌尿、生殖器官等活动的动力来源。

神经组织。神经组织主要由神经细胞(又称神经元)和神经胶质组成，是构成神经系统的主要成分。神经细胞有感受刺激和传导的功能。神经组织在体内分布广泛，遍布于身体各部位的组织和器官，把机体的各部分联系成为一个整体，主宰着机体的生命活动。

③ 器官

由不同的组织按照一定的次序联合起来，形成具有一定功能的结构，叫作器官。例如，人的脑、心脏、肺、肠等。这些器官一般由上述4种基本组织构成，并且以某种组织为主。器官的这种结构特点，是与它的生理功能相适应的。例如心脏，它的内、外表面覆盖着上皮组织，里面主要由肌肉组织构成，结缔组织和神经组织分布在其中，这种结构特点是与心脏具有血液循环的功能相适应的。

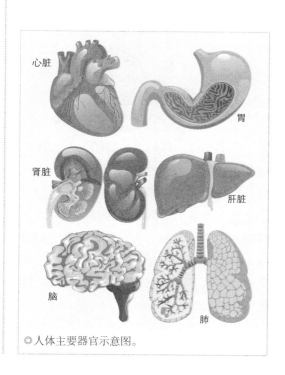

◎人体主要器官示意图。

4 系统

一系列在结构和功能上具有密切联系的器官结合在一起，共同行使某种特定的生理活动，构成了人体的系统。人体可分为九大系统，即：运动系统、呼吸系统、消化系统、泌尿系统、生殖系统、循环系统、神经系统、内分泌系统、感觉器系统。

运动系统。运动系统是由骨、关节和骨骼肌共同组成的。运动系统构成人体的基本轮廓，起着运动、支持和保护的作用。

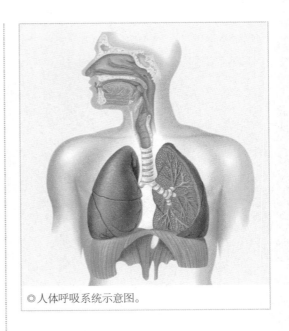

◎人体呼吸系统示意图。

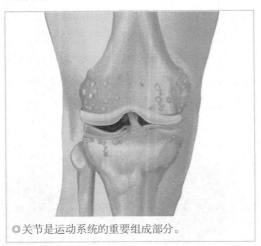

◎关节是运动系统的重要组成部分。

呼吸系统。呼吸系统是由传导部和呼吸部组成的。传导部包括鼻、咽、喉、气管、支气管和肺内的各级支气管。传导部的功能是过滤、湿润和温暖或冷却空气。呼吸部包括肺内细支气管以下至肺泡的部分。呼吸部的功能是吸入氧气，呼出二氧化碳。呼吸系统既有呼吸的功能，又有运送气体的功能。

消化系统。消化系统是由口到肛门的管道和开口于此管道的附属腺体组成的。

消化系统的功能是消化食物、制造营养、排泄废物。

泌尿系统。泌尿系统是由肾、输尿管、膀胱和尿道组成的。泌尿系统的功能是调节体液，维持电解质平衡，排出体内溶于水的代谢物。

生殖系统。生殖系统是由内生殖器和外生殖器组成的。生殖系统的功能是分泌性激素，产生生殖细胞，繁殖下一代。

循环系统。循环系统是由心脏、血管、淋巴组织、淋巴管、淋巴器官组成的。循环系统的主要功能是运送血液、营养和淋巴液，参与体液的调节，保障人体各组织器官的代谢需要。

神经系统。神经系统是由中枢神经系统（由脑和脊髓构成）和周围神经系统（由全身神经网络组成）两部分组成的。神经系统是人体内起主导作用的系统，控制和调节人体其他各系统的活动，使人以一个整体适应着不断变化的内、外环境。

内分泌系统。内分泌系统是神经系统之外另一个与调节其他器官正常功能有关的重要系统。内分泌系统对人体的代谢、生长、发育、生殖等起着重要的调节作用。

感觉器系统。感觉器系统是由遍布于全身的感觉神经末梢所形成的感受器和皮肤组成的。感受器的功能是将刺激转化为冲动，并借感觉神经传入中枢，经过中枢对传入的神经冲动进行整合后，发出神经冲动，经运动神经传至效应器，对刺激做出反应。

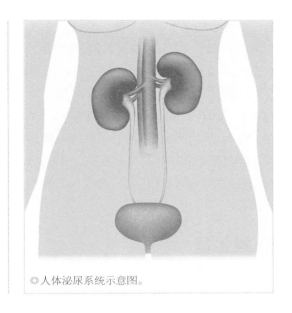

◎人体泌尿系统示意图。

营养素

对人体健康起着重要作用的营养素主要有6类，即：蛋白质、脂肪、维生素、碳水化合物、矿物质和水。这些营养素为人体提供能量，调节人体必需的生理功能，对人体的生长发育也起着重要作用，一旦缺乏某种营养素，可能会导致相关的疾病。

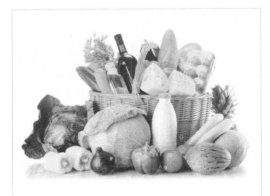

◎人体健康需要合理搭配营养，营养过多或不足都存在健康隐患。

❶ 蛋白质

蛋白质是生命的基础，从单细胞到复杂的人体器官，都是由蛋白质这种基础材料构成的。蛋白质主要存在于人体肌肉组织中，其余存在于血液、皮肤、软组织、毛发、骨骼及牙齿中，约占这些组织的1/3。蛋白质产热供给量占人体需要总能量的10%，所以成人每日需要摄入70～80克的蛋白质，而发育期的青少年则需摄入80～90克。在动物性食物（如肉类、蛋类、鱼类等）及植物性食物（如豆类等）中都含有丰富的蛋白质。

❷ 脂肪

脂肪是人体重要的组成部分，它分为类脂和中性脂肪。类脂包括磷脂和固醇类，中性脂肪又称甘油三酯，广泛存在于皮下、腹腔、脏器周围及肌肉间隙中。脂肪约占人体体重的13％，女性高于男性。脂肪产生的热量占人体需要总能量的16％～20％，成人每日需要量为50～70克，食入过多脂肪会增加消化系统负担，而且容易患肥胖病和心血管疾病。脂肪的来源有牛奶、蛋黄、花生、大豆、芝麻、核桃等。

③ 维生素

　　维生素是维持生命的要素，是一种维持人体生命健康所必需的低分子有机化合物。某些维生素是机体内某些酶的重要成分，而酶又是机体进行生化反应的催化剂。因此，没有维生素就没有人体的生命活动。维生素除参与人体最基本的新陈代谢活动外，还能增强机体解毒的功能，可提高人体抵抗疾病的能力。

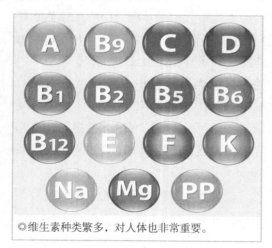

◎维生素种类繁多，对人体也非常重要。

④ 碳水化合物

　　碳水化合物又称糖类，是组成人体的

成分。它是人体能量的主要来源，对维持身体的健康有明显的作用。碳水化合物是最有效、最经济的人体能量来源，进食后半小时即可产生热量，是人体最主要的能量来源。一般成人每日碳水化合物的需要量是480～600克。食物中的谷类、薯类、豆类、食糖、水果及蔬菜是碳水化合物的主要来源。

⑤ 矿物质

　　矿物质由无机元素构成，占人体体重的4％。矿物质在人体具有多方面的功能。它构造人体组织，使骨骼坚硬并可支持身体，同时，又存在于细胞、血液、神经、肌肉等组织中，构成人体的柔软组织。矿物质溶于体液，可加强人体的各项生理活动，使人体得以维持相对平衡状态。根据无机盐在人体内的含量不同，可分为常量元素和微量元素。

人体内的常量元素

　　人体内的常量元素主要有钙、磷、钾、钠、氯、镁等，其中钙总量为700～1400克，磷总量为400～800克，主要存在于骨、牙齿和血清中。

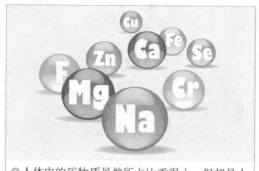

◎人体内的矿物质虽然所占比重很小，但却是人体必不可缺的组成部分。

人体内的微量元素

铁、氟、硒、锌、铜、钴、钼、铬、锰、碘、镍、锡、硅、钒等14种元素是人体所必需的微量元素，缺乏则影响人的生长、发育、生殖和寿命。

⑥ 水

水在人体中约占体重的60%，分布于人体各组织、器官和体液中，并由皮肤及大小便排出体外，人同时又不断地从体外摄取水分进行补充，从而使体内的水分得以维持平衡。 水是营养素的溶剂，是代谢产物的溶剂和体内所有反应的介质。营养素的消化和吸收、物质的交换、血液的循环、新组织的合成、废物和有毒物质的排泄都离不开水。此外，水还可滑润关节、肌肉、体腔，保持皮肤的柔软，调节人体的温度，保护人体的组织和器官。一般成年人每日需水量为2 000～3 000毫升，可通过食物和饮水获得足够的水分。

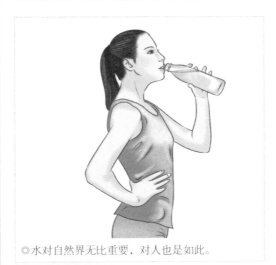

◎水对自然界无比重要，对人也是如此。

血压和脉搏

① 血压

血管内血液对于血管壁的侧压力称为血压，也可以说是血液作用于单位面积血管壁上的压力。我们平常所说的血压是指动脉血压。测血压时，以血压与大气压做比较，而以血压高于大气压的数值表示血压的高度。

心脏每跳动一次，称为一个心动周期，由一个收缩期和一个舒张期组成。在每一个心动周期中，动脉血压也会出现规则性的波动。收缩期动脉血压的最高值称为收缩压；舒张期动脉血压的最低值称为舒张压；收缩压与舒张压的差值称为脉搏压，简称脉压，反映心动周期中血压的平均值。平时，人们习惯把收缩压称为高压，把舒张压称为低压。 正常人血压应该是收缩压12.0～18.7千帕，舒张压8.0～12.0千帕。

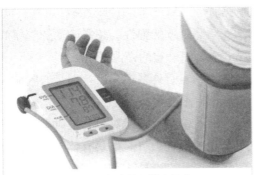

◎常量血压有助于了解身体的健康状态。

世界卫生组织制定了血压的新标准。理想血压：<16.0/10.6千帕，正常血压：17.3/11.3千帕，正常高值：17.3～18.5/11.3～11.8千帕，达到收缩压18.6千帕和（或）舒张压12.0千帕就是高血压了（须连续2次以上）。

② 脉搏

心脏如同一个跳动的泵，有规律地把血射入动脉，动脉管壁随着心室的舒张、收缩而出现节律性的搏动，这种搏动可沿着管壁传播，触诊时能感觉到有节律的冲击或轻叩，也被称为脉搏。

脉搏的产生主要跟心脏的舒张和收缩及动脉管壁的弹性这两个因素有关。

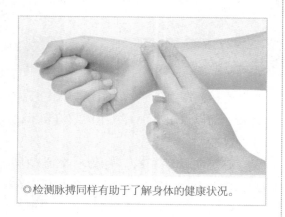

◎检测脉搏同样有助于了解身体的健康状况。

脉率

脉率是指每分钟脉搏的次数，正常情况下它与心率一致，与呼吸的比例约为4∶1。

正常成人在安静状态下脉率为60～100次/分钟。

当脉率微弱难以测得时，应测心率。脉搏会受许多因素的影响而发生一定范围

的波动。

年龄。一般新生儿、幼儿的脉率较快，成年后逐渐减慢，老年时稍微加快。

性别。女性比男性脉率稍快，每分钟约快5次。

情绪。情绪变动可影响脉率。兴奋、恐惧、发怒可使脉率增快，忧郁、镇静可使脉率减慢。

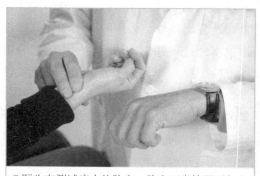

◎医生在测试病人的脉率，脉率正常情况下与心率一致。

脉律

脉律即脉搏的节律性。正常脉搏的节律是有规则、均匀的搏动，间隔时间相等，它在一定程度上反映了心脏的功能。

脉搏的强弱。它取决于动脉的充盈程度、动脉管壁的弹性和脉压大小。正常时脉搏强弱一致。

动脉管壁的弹性。正常的动脉管壁光滑柔软，有一定的弹性。

临床上有许多疾病，特别是心脏病可使脉搏发生变化。

因此，测量脉搏对患者来讲是一个不可缺少的检查项目。如果有什么异常请及时到正规医院找专科医生就诊。

人体的能量分析

大家可能会注意到，中医的诊断经常用到阴、阳、虚、实、血气、火等字，这到底是什么意思呢？ 首先中医把人体的能量分为"血气"和"火"，"血气"指的是一个人的正常能量，"火"则指人体储存的能量，也就是我们透支体力时的能量来源。另外也用阴阳来代表这两种能量，阴指储存的"火"，阳指正常的"血气"。"阳虚"指的是血气略有不足；"阴虚"则是人体血气不足到需要动用储存的"火"；"阴虚火重"则说明不但动用储存的"火"，而且还在大量透支；"阴阳两虚"则代表"血气"和"火"都已亏虚殆尽。

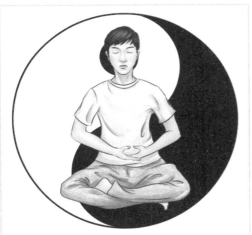

◎中医讲究的是阴阳调和及阴阳能量之间的相互转换。

❶ 阳虚水平

血气低于健康水平，造成血气下降的原因很多，如睡眠太晚或长期营养吸收不良等。因此有外来的疾病侵入时，人体仍有能力抵抗，但是不像健康水平的人那样可以很快地击退疾病，而会在人体的各个器官出现各式各样的症状。

❷ 阴虚水平

血气下降的趋势长期不能扭转，血气降至低于阳虚的下限，这就是阴虚。 这个血气水平的人，越晚精神越好，这是由于人体日常产生的"血气"无法供应每天的透支，只好从人体原来储存的"火"中提取。

❸ 阴阳两虚水平

因阴虚的状况继续消耗能量，等到储存的能量即将用尽的时候，也就是"火"快用完了，就到了"阴阳两虚"的水平。这个时候人体为了取得必要的能量，会到肌肉里或其他部位，获取能量，这就使人体经常处于疲倦的状态。

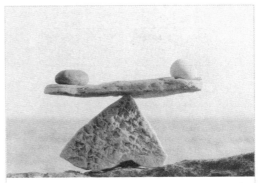

◎中医里的平衡代表着海阔天空，这意味着机体处于最佳健康状态。

阴阳与五行

　　阴阳学说是中医学的指导思想和理论根基,五行学说是中医的纲领,构建了中医的理论框架,中医利用五行学说来分析和归纳人的形体特征和结构功能,以及人与环境的关系。

阴阳学说在中医学中的应用

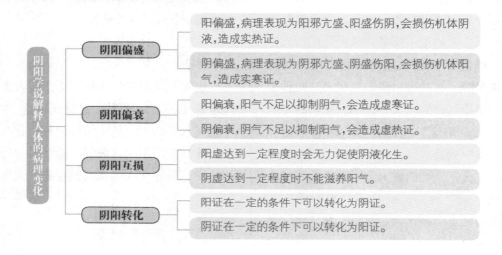

阴阳学说解释人体的病理变化

- **阴阳偏盛**
  - 阳偏盛,病理表现为阳邪亢盛、阳盛伤阴,会损伤机体阴液,造成实热证。
  - 阴偏盛,病理表现为阴邪亢盛、阴盛伤阳,会损伤机体阳气,造成实寒证。
- **阴阳偏衰**
  - 阳偏衰,阳气不足以抑制阴气,会造成虚寒证。
  - 阴偏衰,阴气不足以抑制阳气,会造成虚热证。
- **阴阳互损**
  - 阳虚达到一定程度时会无力促使阴液化生。
  - 阴虚达到一定程度时不能滋养阳气。
- **阴阳转化**
  - 阳证在一定的条件下可以转化为阴证。
  - 阴证在一定的条件下可以转化为阳证。

根据五行原理治疗五脏疾病

　　运用五行学说指导五脏疾病的治疗,可以控制疾病的传变,确定疾病的治疗原则,指导脏腑的用药和针刺取穴等。

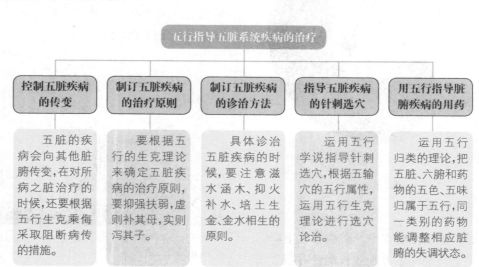

五行指导五脏系统疾病的治疗

控制五脏疾病的传变	制订五脏疾病的治疗原则	制订五脏疾病的诊治方法	指导五脏疾病的针刺选穴	用五行指导脏腑疾病的用药
五脏的疾病会向其他脏腑传变,在对所病之脏治疗的时候,还要根据五行生克乘侮采取阻断病传的措施。	要根据五行的生克理论来确定五脏疾病的治疗原则,要抑强扶弱,虚则补其母,实则泻其子。	具体诊治五脏疾病的时候,要注意滋水涵木、抑火补水、培土生金、金水相生的原则。	运用五行学说指导针刺选穴,根据五输穴的五行属性,运用五行生克理论进行选穴论治。	运用五行归类的理论,把五脏、六腑和药物的五色、五味归属于五行,同一类别的药物能调整相应脏腑的失调状态。

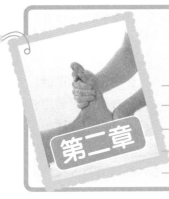

运动系统

◎运动系统的主要功能是让人体能够产生运动。人体运动系统由骨、骨连接和骨骼肌三种器官组成。骨和骨骼形成人体的基本形态，并为肌肉提供附着，在神经支配下，肌肉收缩，牵拉其所附着的骨，以可动的骨连结为枢纽，产生杠杆运动，人体就运动起来了。

骨

骨骼是身体的架子，它不仅赋予人健美的形体，而且也是人进行一切活动的重要物质基础。 骨是骨骼的组成单位。全身共有206块骨，每块骨都是一个器官。活体的骨不断进行新陈代谢。骨是由骨质、骨膜、骨髓和神经、血管等构成的。

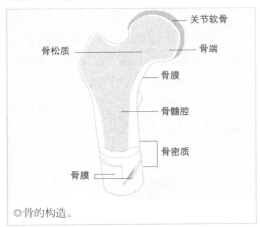

○骨的构造。

骨质。骨质包括骨松质和骨密质两种。蜂窝状的骨松质位于骨的两端，致密坚硬的骨密质集中于骨干，它们都能起支持和保护作用。骨的中央是骨髓腔，这种中空的管状结构既轻便又坚固，适应其运动功能。骨的物理性质主要表现在硬度和弹性两个方面，因为骨是由脆硬的无机物和柔韧的有机物组成的。成年人的骨含有机物约1/3，无机物约2/3。当体内环境或体外环境发生变化时，骨在形态、结构上也可能发生改变。例如，骨折以后，骨质能够愈合和再生；体力劳动和体育锻炼能使骨变得粗壮；瘫痪和长期卧床的患者的骨质变得疏松。

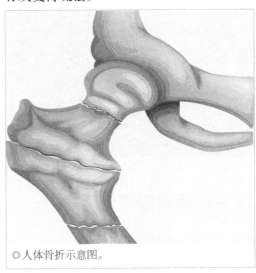

○人体骨折示意图。

骨膜。骨膜由纤维结缔组织构成，就像透明的塑料薄膜一样，覆盖着除关节面以外的所有骨的表面。骨膜中有一些细胞能分化为成骨细胞和破骨细胞，这两种细胞分别具有产生新骨和破坏骨质的功能，所以，骨膜在骨的生长及损伤后修复等过程中有重要作用。

骨髓。骨髓是位于骨髓腔内的液状物质，有红骨髓、黄骨髓之分。红骨髓是制造血细胞的"工厂"，其中含有大量的红细胞。黄骨髓则不同，它含大量脂肪组织，没有造血功能，但在某些特殊情况下，如严重贫血时，黄骨髓能转化为红骨髓。 此外，骨中尚有血管、淋巴管及神经分布。动脉血管输送营养物质给骨，静脉血管则带走代谢产物。神经多分布在骨膜，所以骨膜对张力或撕扯的刺激非常敏感。发生骨胀肿和骨折时，由于骨膜被撕扯或肿胀而常有剧痛。

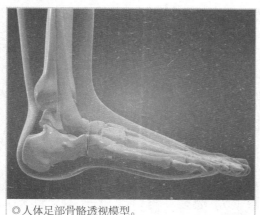

◎人体足部骨骼透视模型。

❶ 影响骨骼健康的因素

补钙与骨骼健康

钙是人身体中的一种最丰富也是最重要的矿物质。骨骼健康和牙齿的发育及保养需要钙，心脏和神经系统的正常工作也需要钙。

然而，现代人的饮食中钙含量很低，这增加了患病风险。缺钙者将来更易患骨质疏松症，骨骼（尤其是髋骨和脊柱）变弱变脆，会导致经常性骨折。为强壮骨骼，成人每天需要钙800～1 000毫克；更年期妇女每天需要钙1 200～1 500毫克。补钙需从小开始，青少年时代积累的钙越多，晚年患骨质疏松症的概率就越小。

天然钙存在于奶制品、豆制品、许多绿叶蔬菜、西蓝花、豌豆、大豆以及各种果仁和种子中。一小杯牛奶中大约含有282毫克的钙，而奶酪的含钙量是牛奶的3倍以上。营养学家建议，不妨在办公室的抽屉里预备一小盒干酪，每天下午3点左右吃上一块，既可补充精力又有益健康。

如果你天生对奶制品不感兴趣，那么，新鲜的橘子汁也是一个不错的选择。另外，全麦面包等也都富含钙质。成年人每天应吃3种含钙丰富的食物，要是少吃了1份，就需服用300毫克的钙片（最好是抗酸的钙片或是含有维生素D的补充剂，

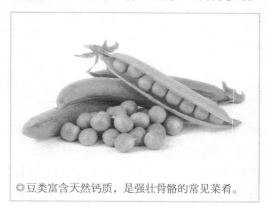

◎豆类富含天然钙质，是强壮骨骼的常见菜肴。

样多。 具体地说，怀孕期间孕妇的身体全神贯注于宝宝的需要，她自己的需要则被排在了其次。假如孕妇的饮食无法为小宝宝骨骼的形成和发育提供足够的钙，那么，子宫内的小家伙就会从母体的骨骼中拼命汲取这种重要的矿物质。一些孕期女性的骨骼非常脆弱，以至于生产时会发生骨盆骨折。 所以，倘若准妈妈不按医生的指导服用足够的钙，那么她的骨骼可能将遭受腹中宝宝的"横征暴敛"。对孕妇来说，钙的指导用量应该是在每天1 500毫克左右，稍微高于普通人的钙摄入量。 在孕期和哺乳期，以钙片作为辅助的补钙手段是很有必要的，另外，还要喝比平时更多的牛奶。

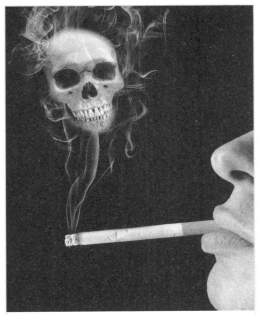

◎抽烟的危害多不胜数，诱发骨质疏松只是其中之一。

维生素D能促进钙的吸收）。

吸烟与骨骼健康

吸烟不仅会严重影响肺的健康，而且香烟中的有害物质还能渗透到骨髓，成为加快发生骨质疏松症的诱因之一。有研究发现，不论在哪一个年龄阶段，吸烟的人都比不吸烟的人易患髋部骨折，其危险性高出20％。虽然至今仍无法确定吸烟影响骨骼的原因，但是专家怀疑吸烟降低了体内雌激素的含量，从而减少了钙的吸收。烟民通常更容易兼有其他导致骨质疏松症的因素，比如生活懒散导致的缺乏锻炼等。所以，这种人除了戒烟再无其他更好的选择。

女性孕期的骨骼健康

怀孕期间，肚子里的宝宝从母体骨骼中征收的"税款"与他的母亲对他的爱一

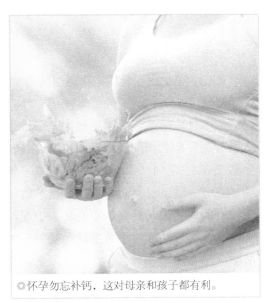

◎怀孕勿忘补钙，这对母亲和孩子都有利。

❷ 常见健康问题

骨质增生

骨质增生通常又叫"骨刺""骨赘"，骨刺是骨质增生的一种表现，它形状像

刺，如膝关节、足跟都可表现为刺状增生。骨刺一般无症状，无须治疗，可一旦出现症状，就转化到了病理状态，严重时可致畸或致瘫。骨质增生多发于颈椎、腰椎、髋、膝、踝、跟骨部位，上肢多见于肘关节、指间关节。该症常发于40岁以上的中老年人，45岁为高峰期。

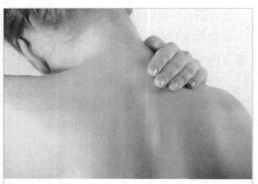

◎颈椎骨质增生症是比较常见的病症，通常是由于骨质老化引起的。

病因

该症主要是由于骨质老化所引起的。

症状

颈椎骨质增生症。颈椎增生是颈椎体上长骨刺，刺激周围神经及组织时疼痛，一般是从轻微到严重。开始活动时感到痛，活动后减轻，负重运动或劳累后加重。有的患者夜间疼痛加重，还会引起面部麻木、头晕头痛、手关节活动受限、上肢酸沉无力等。

腰椎骨质增生症。该病症属祖国医学"腰痛腿痛""痹痛"范畴。大多数患者可长期无症状，出现症状往往同轻微创伤、过度劳累、搬提重物有关。有的患者开始出现背部酸痛僵硬，休息后或晨起时往往病重，稍活动后减轻或消失，但活动过多或劳累后加重。天冷或潮湿、久坐、久卧都使腰痛加重，有时压迫神经使腿麻木，甚至出现坐骨神经痛。膝关节及跟骨骨质增生症。该病症多见于40岁以上的中年人。发病轻者疼痛较轻，活动后疼痛消失；重者疼痛红肿，休息或坐时无感觉，开始活动疼痛难忍，活动一会儿疼痛减轻。

治疗

对于一般的骨质增生，在症状出现时，应多休息，减少患肢关节活动，药物内服或外敷，按摩理疗。

骨折

骨折，指骨头或骨头的结构完全或部分断裂。多见于儿童及老年人，中青年也时有发生。常为一个部位骨折，少数为多发性骨折。经及时恰当处理，多数患者能恢复原来的功能，少数患者可能留有不同程度的后遗症。

病因

各种直接或间接的暴力都可引起骨折，如摔倒、奔跑、跳跃时扭闪、重物轧压、肌肉牵引、突然强烈收缩等。此外，患有佝偻病、软骨症等的儿童，即使外力作用并不大，也常会发生四肢长骨骨折。

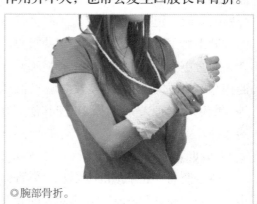

◎腕部骨折。

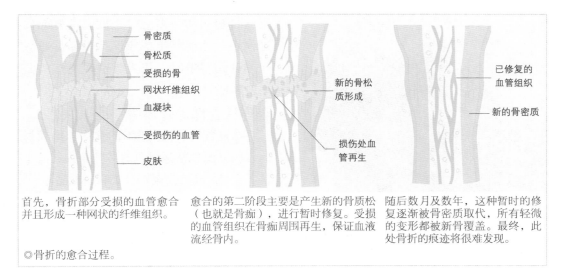

骨密质
骨松质
受损的骨
网状纤维组织
血凝块
受损伤的血管
皮肤

新的骨松
质形成

损伤处血
管再生

已修复的
血管组织

新的骨密质

首先，骨折部分受损的血管愈合并且形成一种网状的纤维组织。

愈合的第二阶段主要是产生新的骨质松（也就是骨痂），进行暂时修复。受损的血管组织在骨痂周围再生，保证血液流经骨内。

随后数月及数年，这种暂时的修复逐渐被骨密质取代，所有轻微的变形都被新骨覆盖。最终，此处骨折的痕迹将很难发现。

◎骨折的愈合过程。

症状

骨折发生后，出现局部疼痛。骨折局部可出现肿胀、瘀血、变形和功能障碍。触摸局部可感觉骨头变形，压痛明显，有异常活动及骨摩擦音。

护理

长期卧床的患者，如不活动会导致肌肉萎缩，关节强直，肢体末端肿胀。因此，应将伤肢保持在适当的功能位置，在床上活动，如做大腿肌肉收缩、足趾和踝关节运动。在不影响骨折固定愈合的情况下，患者可由他人搀扶或借助双拐的力量下床活动，活动量由小到大逐渐进行，切忌急躁。

预防

部分患者是可以避免骨折发生的，这需要每个人在日常生活及工作中时刻注意。

风湿病

风湿病是"风湿类疾病"或"风湿性疾病"的简称，凡侵犯肌肉骨骼系统（如关节、肌肉、韧带、肌腱、滑囊等）以疼痛为主要表现的疾病，无论其发病原因是什么，均属风湿性疾病。它实际上是一组疾病（100余种）的总称。风湿病是一种全身性疾病，主要累及结缔组织，大多数患者有关节、肌肉的病变。这种疾病与机体的免疫力异常有关，属于自身免疫性疾病。它包含了许多疾病，如红斑狼疮、类风湿关节炎、皮肌炎、干燥综合征、硬皮病等，其中红斑狼疮是这类疾病中发病率高、病变范围大、危害重的一种疾病。

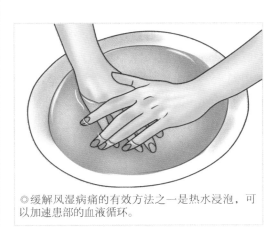

◎缓解风湿病痛的有效方法之一是热水浸泡，可以加速患部的血液循环。

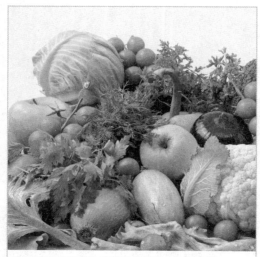

◎风湿病患者在注重营养的同时，切忌偏食。

自我防治

患者应正确对待疾病，减轻心理上的压力。对疾病缺乏正确的认识，产生了悲观急躁、要求医疗效果过高的情绪等，都会严重影响治病的疗效。

在护理时，患者的坐、立、站、行走、睡眠等姿态均需注意，及时纠正，防止贻害终生。

风湿病患者最怕风冷、潮湿，因此居住的房屋最好向阳、通风、干燥。保持室内空气新鲜，床铺要平整，被褥轻暖干燥，经常洗晒，最好睡木板床。床铺不能安放在风口处，以防睡中受凉。洗脸洗手宜用温水，晚上洗脚，热水以能浸至踝关节以上为好，时间在一刻钟左右，可促进下肢血液流畅。

❸ 保健和护理

骨骼的强韧程度对于人体的状态和总体健康具有非常重要的意义，保持健康饮食和运动习惯对骨强度有良好的促进作用。任何年纪都应保持骨骼健康。保养开始得越早，患上骨质疏松症的概率就越低。

合理饮食保养骨骼

吃富含钙和维生素D的食物。比较好的食物来源包括深绿色的多叶蔬菜、沙丁鱼、大马哈鱼、海藻、牡蛎和奶制品等。

尽量不要同时吃全谷物和富含钙的食物，全谷物含有一种可以与钙结合的物质，会影响钙的正常吸收。

尽量多吃一些含硫较多的食物，其中比较好的是大蒜和洋葱等。

避免摄取含磷酸盐的食物比如软饮料等，含磷的东西会促使机体排出钙质。

限制或避免高蛋白的动物性食物。含蛋白较多的食物也会促使钙质从机体中排出。

减少咖啡因的摄入。

尽可能地锻炼。负重练习比如跑步、负重爬升或跳舞，对骨骼健康是最好的。

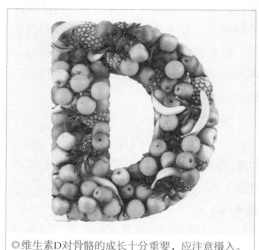

◎维生素D对骨骼的成长十分重要，应注意摄入。

增加钙、镁以及维生素D的摄入。

在你的饮食中补充一些硅元素，它可以帮助身体吸收钙质。

在你的饮食中增加一些有利于骨骼生长的植物成分。紫花苜蓿、大麦、蒲公英、荨麻、欧芹和蔷薇果都是比较适合的，可以以茶、酊剂或片剂的形式服用。

日常骨骼保养原则

保持体重。终身维持健康的体重对骨骼健康很重要。虽然骨质流失与体重减少有关，但是只要合理饮食和适当运动便可

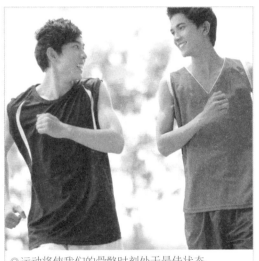

◎运动将使我们的骨骼时刻处于最佳状态。

以减少骨质流失。

勤于运动。所有类型的运动都有益于骨骼健康，运动有助于增加或维持骨量并降低跌倒风险。

预防跌倒。因为骨折大多数起因于跌倒，所以预防跌倒也有保护骨骼的功能，特别是60岁以上的人。

女性生理阶段的保健。生育问题会影响骨骼健康。在青春期后和停经前的闭经（月经中断）时期，骨骼健康将受到严重威胁，需要患者配合医生的治疗。怀孕与哺乳一般不会影响到健康成年女性的骨骼。

慎对疾病和药物。有些疾病和药物会以不同的方式影响骨骼健康，在医生需进一步观察骨骼健康和骨骼疾病风险因素的潜在警示时应将这些因素考虑进去。

戒烟和限酒。抽烟和过度饮酒都会降低骨密度并增加骨折风险。

骨密度检查。骨折是一个警示，如果在50岁以后骨折，需要做骨密度检查。即使是由于意外而导致骨折，这也有可能是骨骼脆弱的征兆，仍值得做骨密度检查。

关节

骨与骨之间的连接称为关节，能活动的叫"活动关节"，不能活动的叫"不动关节"。这里所说的关节是指活动关节，如四肢的肩、肘、指、髋、膝等关节。它们是人体活动的枢纽，在人们的生活和劳动中起着举足轻重的作用。

关节由关节囊、关节面和关节腔构成。关节面由关节头和关节窝组成，关节面上有一层关节软骨在运动中起缓冲作用。关节囊是附着在关节面周围及其附近骨面上的结缔组织囊，分内外两层，外层坚韧，起保护作用；内层薄而柔软，分泌

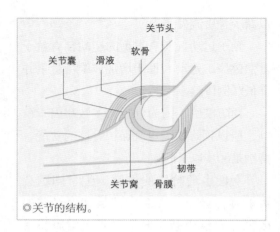

◎关节的结构。

滑液，减少摩擦。关节腔是关节围成的密闭空腔，含少量滑液，可以减少关节运动时的摩擦。关节有病时，可使关节腔内液体增多，形成关节积液和肿大。凡是滑液关节必具有关节面、关节囊和关节腔3个组成部分，这是所有关节的共性。此外，在关节周围还有韧带和肌腱牵扯着，以保持关节的稳定。 由于各种骨骼的任务不同，连接方式各异，因此关节的结构特点也不同。一般可分为3种类型。

纤维性关节

构成这种关节的骨头由纤维组织连接，它们几乎不怎么运动。

软骨性关节

这种关节之间由软骨连接，软骨参与构成关节骨头的生长带，当生长停止后，软骨被骨所替代，关节也就闭合。如新生儿的颅骨是由8块骨组成的，其间由软骨联系。颅腔随着脑发育而增大，当生长停止后，软骨被骨替代，关节闭合，形成一块，这种结构是适应脑发育需要的。脊梁骨由一块块脊椎骨连接在一起，在两块脊椎骨之间，垫着一块纤维间盘的环状软骨，上下连接，再用韧带连在一起，可以稍微活动。

滑液关节

这一类关节是最巧妙的，是四肢骨之间的活动式连接。人体大多数关节都为滑液关节，所有滑液关节都可以活动。滑液关节炎主要发生在这类关节。 人在平地上

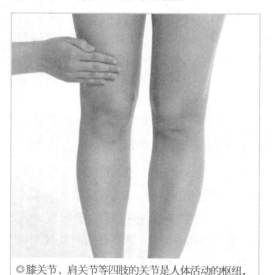

◎膝关节、肩关节等四肢的关节是人体活动的枢纽，平时要多加保养，如拍打按摩、注意保暖等。

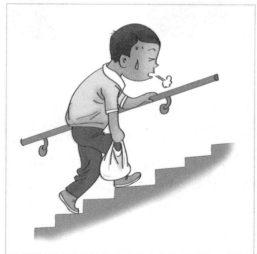

◎爬阶梯时膝盖承担着身体大部分的重量，单腿承重为站立时的数倍。

风湿的中医疗法

按摩疗法

风湿病可以用按摩少府穴来辅助治疗，患者正坐伸手、仰掌、屈肘向上约 45 度，以小指、无名指屈向掌中，当小指与无名指尖之中间与感情线交会处即是穴位。

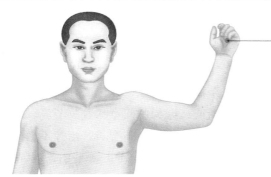

—— 少府

用一只手的四指轻握另一只手的手背，大拇指弯曲，用指尖按压穴位，有酸胀的感觉（用小指甲尖轻轻掐按有刺痛感）。每日早晚左右穴位各按揉一次，每次揉按 3 ~ 5 分钟。

针灸疗法

采用平补平泻手法，每日 1 次，10 次为一个疗程。

对症取穴

上肢关节肿痛选曲池、外关、合谷；

下肢关节肿痛选择环跳、足三里、阳陵泉、膝眼、绝骨；

心悸选内关、间使、心俞、神门、足三里。

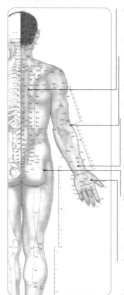

背部对症取穴

心俞
当第五胸椎棘突下，旁开 1.5 寸。

曲池
屈肘成直角，在肘横纹外侧端与肱骨外上髁连线中点处。

外关
在前臂背侧，当阳池与肘尖的连线上，腕背横纹上 2 寸，尺骨与桡骨之间。

环跳
侧卧屈股，股骨大转子最凸点与骶管裂孔连线的外 1/3 与中 1/3 交点处。

合谷
手背第一、二掌骨间，第二掌骨桡侧的中点处。

●中医专家教你的小窍门

要注意完全治愈慢性炎症，尤其是反复感染的扁桃体炎，应该在风湿活动停止后 2 ~ 4 个月予以摘除。

曾经得过风湿的患者，要注意预防链球菌的感染。

正常双腿站立时，每条腿负担的重量是体重的一半；而用一条腿站立时，受力股骨头就要承受整个身体重量的3倍。在上楼和爬山时，膝盖是弯曲的，呈80°～90°角，承担着身体的全部重量，这时一条腿弯曲承重大约是平时正常站立的5倍甚至10倍。同样，髋关节也在弯曲的状态下承受旋转扭力。如果用爬山和爬楼来锻炼身体，关节受压的程度可想而知，而且关节在这个过程中的运动次数被人为地增加，关节磨损的概率自然也会增加，再加上关节承受的压力要比直立的时候大，作为人身体的重要部件，磨损过多引起疾病的可能性就增大了。女性的关节比男性更脆弱，研究显示，女性不仅更易患常见的关节病如关节炎和骨关节炎，而且也更易患那些不多见的关节疾病。在患自身免疫疾病红斑狼疮的病人中，关节受损的90%是女性。

❶ 常见健康问题

关节脱臼

关节脱臼是运动伤害中一种常见的急症，指骨骼由关节中脱出，产生移位的现象。关节受直接或间接的外力，骨头扭曲移位或肌肉突然用力收缩，都可能引起脱臼。最常发生脱臼的关节是肩关节、肘关节、大拇指指关节与下颌关节。脱臼与骨折很难辨别，只要怀疑有骨折，就应以骨折方式处理。

一般人常有一个错误观念，认为关节脱臼的治疗比骨折容易，只要敷敷药，把出来的关节推回去就可以了。事实上，关节脱臼的治疗，往往比骨折的治疗还更须费心，因为脱臼意味着关节囊以及附近相关重要韧带的断裂。若治疗不当，不是引起关节粘连僵硬，就是引起关节的不稳定。而且韧带的伤害常常造成其本身结构的永久变形，甚至断裂，无法自行愈合，或者自行愈合也无法恢复本来的功能，而被一些瘢痕组织所取代。

症状

感觉剧痛。

伤处不能动弹，关节固定不动。

伤处肿胀，有瘀伤。

急救

肩部脱臼。脱去你的鞋子，用脚撑在

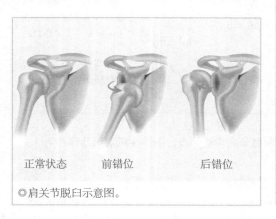

正常状态　　　前错位　　　后错位

◎肩关节脱臼示意图。

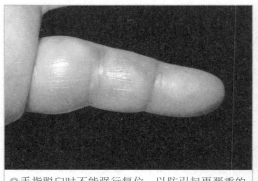

◎手指脱臼时不能强行复位，以防引起更严重的伤害。

伤者腋下，拖动脱臼的臂部，使之复位。用悬带支持臂部并用绷带使之与胸部固定，好好休息。

手指脱臼。拽动手指，再慢慢放松，使骨头复位。如有人握牢伤者的腕部，效果更好。此法只可用拇指轻轻一试，如不起作用，则不可再进行下去，以防引起严重伤害。

颌部脱臼。颌部移位通常是由于遭到打击引起的，有时甚至只是因为打呵欠。在下牙上放好布衬垫，使伤者的头部靠牢。用拇指向下压动衬垫，同时用手指使腭部移位处前后转动，这样会使其突然复位。

肘关节脱臼。可把肘部弯成直角，用三角绷带把前臂和肘托起，挂在颈上。

髋关节脱臼。应用担架将患者送往医院。

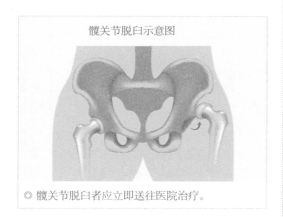

髋关节脱臼示意图

◎ 髋关节脱臼者应立即送往医院治疗。

② 保健和护理

增强营养。为了预防关节炎，应削减高脂肪食品的分量。因为每天吃高脂肪膳食，关节炎症状可明显加重，甚至出现关节肿胀、强直、活动障碍等。不过，食物的选择宜丰富，特别要吃富含蛋白质的食物，如鸡蛋、瘦肉、大豆制品，还要多吃富含维生素C的蔬菜水果，以便抑制炎症因子渗出。风湿发作，关节红肿热痛时，要忌吃辛热燥火的姜、葱、羊肉、狗肉之类。

谨慎锻炼。锻炼方法不对，对关节会造成一定的损害，例如加速太快会加重关节的负担。如果关节已经受到伤害，运动时就更应当谨慎，有时即使是跑步也会使病情加重。不妨每周安排几次长距离的步行，或者其他对关节震动少的运动。

注意天气变化。寒冷潮湿的气候和环境，冷水的不断刺激，都可诱发风湿性关节炎，或使病情加重，所以应尽量避免。要随时留意天气预报，在寒潮来袭和天气变化时，注意防寒保暖，并尽量不接触冷水。宜穿氯纶内衣，因为氯纶可产生静电效应，能与皮肤摩擦产生"电疗"的效果，有利于风湿性关节炎的治疗。

瑜伽操。瑜伽通过气息和呼吸联系，促进循环，净化身体，将毒素聚集，再排

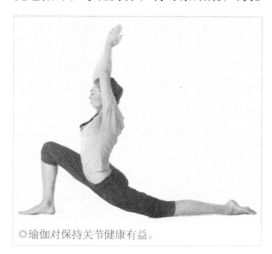

◎瑜伽对保持关节健康有益。

出体外。可以从最简单的呼吸开始，试着吸气，让空气填满腹部，然后是胸腔。接着呼气，首先让气体从胸腔上部排出，之后让胸部扩张，再从腹部呼出。每天早晨，做这套简单的瑜伽操半小时，能够使身体再次得到活力，并且使氧气流经更多部位，将积存在肌肉和关节周围保护性软骨里的所有毒素排出来。

肌肉

肌肉好像人体的发动机，全身的运动都靠它"唱主角"。全身的肌肉分为骨骼肌、心肌、平滑肌3大类型，共有600多

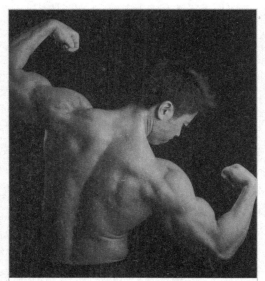

◎肌肉是人体运动系统的关键组成部分。

块，它们大小不一，工作起来配合默契，步调和谐。在人体的肌肉家族中，每个成员各具特色。比如，最有力的是小腿肌，最富于情感表达的是脸部的表情肌，而最灵巧的莫过于口中的舌肌。

3大类肌肉中，数量最多的是骨骼肌。顾名思义，它主要附着在躯干和四肢的骨头上，受大脑支配，而且收缩快速有力。唯一的缺点是耐力太差，容易疲劳，

所以人在激烈运动后总要歇会儿，喘口气。心肌是最勤劳的肌肉，它从人类诞生的第1天就开始工作—心脏有节奏地跳

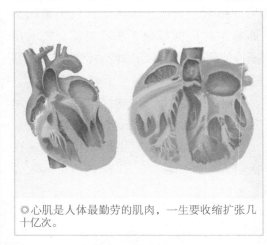

◎心肌是人体最勤劳的肌肉，一生要收缩扩张几十亿次。

动，直到生命终止，其间从不停顿。如果按心脏每分钟跳动75次计算，一个人活到70岁，心肌大约要收缩扩张28亿次。平滑肌是一类很有趣的肌肉，它的运动缓慢而持久，好像一阵又一阵的波涛在体内起伏不定。与骨骼肌不同的是，它根本不听大脑的指挥，例如由平滑肌组成的肠子在体内蠕动，你想叫它停止也没办法。

肌肉由肌纤维组成，肌纤维又由许多小纤维组成。人体肌肉中包含着3亿多根肌纤维，它们的收缩力相当惊人，人的力量就来源于肌肉收缩。如果这么多肌纤维

按同一方向一起收缩的话，竟会产生25吨的力量，抵得上一部起重机。当然，分布于全身的肌肉要做到这一点是不可能的。科学家在研究肌肉的运动功能时发现，肌肉收缩时，肌纤维由长变短、由细变粗，这样一个过程就会产生力量，物理学上称为做功，在产生力量的同时，也要消耗人体内的能量。经常接受锻炼，肌肉的能量物质的贮备增加，使肌肉收缩时变得更灵活、更快速、更有力、更耐久。

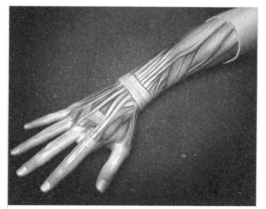

◎肌肉收缩的力量取决于肌肉纤维的长度，肌纤维越长力量越强。

① 常见健康问题

肌肉痉挛

痉挛是一种剧烈、疼痛的肌肉收缩，一般发生突然，但是持续的时间不长，只有几分钟。肌肉疼痛、触摸发硬而紧张，在波及的部位，肉眼可见到肌肉块或肌肉变形。常见发生痉挛的肌肉是腓肠肌。

病因

痉挛可以由剧烈的活动、重复性运动或躺坐姿势不良引起。活动时痉挛是因为出汗过度引起缺盐造成的，所以在锻炼前多饮些水，可以预防痉挛。只是少数情况下，血液中缺钙也可引起肌肉复发性或长期性的痉挛。

防治

急剧运动中脚痉挛时，要马上抓紧拇趾，慢慢地伸直腿部，待疼痛消失时进行按摩。

手指、手掌痉挛：将手握成拳头，然后用力张开，又迅速握拳，如此反复进行，并用力向手背侧摆动手掌。

上臂痉挛：将手握成拳头并尽量屈肘，然后再用力伸开，如此反复进行。

小腿或脚趾痉挛：用痉挛小腿对侧的手，握住痉挛腿的脚趾，用力向上拉，同时用同侧的手掌压在痉挛小腿的膝盖上，帮助小腿伸直。

大腿痉挛：弯曲痉挛的大腿，与身体成直角，并弯曲膝关节，然后用两手抱着小腿，用力使它贴在大腿上，并做震荡动作，随即向前伸直，如此反复进行。

如果睡觉时痉挛，可以利用墙壁压住脚趾，将腿部用力伸直，直到疼痛、痉挛缓解，然后进行按摩。

如果痉挛持续发生，而且原因不明，

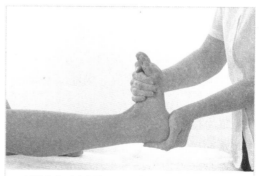

◎小腿痉挛时应握住脚趾，然后用力向上拉升。

这时就需要去医院做检查，以排除潜在的原因。

肌肉拉伤

肌肉拉伤是体育运动中最常见的一种肌肉损伤。肌肉拉伤后，拉伤部位剧痛，用手可摸到肌肉紧张形成的条索状硬块，触痛明显，局部肿胀或皮下出血，活动明显受到限制。

病因

准备活动不充分，即肌肉的生理功能尚未达到剧烈活动所要求的状态就参加剧烈活动。

体质较弱，训练的水平不高，肌肉的弹性、伸展性和力量较差，疲劳或负荷过度。

运动技术差，姿势不正确，动作不协

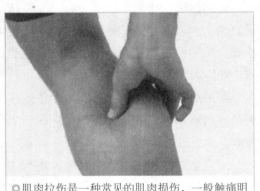

◎肌肉拉伤是一种常见的肌肉损伤，一般触痛明显，并可以看到患部出现肿胀。

调，用力过猛，超过了肌肉活动的范围。气温过低，湿度太高，场地太硬等。

急救

肌肉拉伤后，要立即进行冷处理——用冷水冲局部或用毛巾包裹冰块冷敷，然后用绷带适当用力包裹损伤部位，防止肿胀。在放松损伤部位肌肉并抬高伤肢的

同时，可服用一些止痛、止血类药物。24～48小时后拆除包扎。根据伤情，可外贴活血和消肿膏药，可适当热敷或用较轻的手法对损伤局部进行按摩。肌肉拉伤严重者，如将肌腹或肌腱拉断者，应抓紧时间去医院做手术缝合。

预防

如果运动中身体某部位感到某种异常的疼痛，应彻底放松和休息。

将受伤部位轻轻转动，随便做一些轻柔动作以确定哪些肌肉、肌腱、韧带疼痛或受了伤，这样就能知道治疗动作应该集中在何处。必须很仔细地确定受伤的部位，寻找一种能很轻柔地活动受伤部位的康复训练动作，用这种动作促进血液循环，以补充新鲜养料，清除废弃物质。

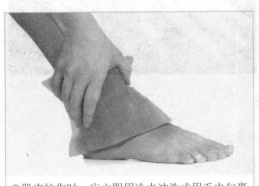

◎肌肉拉伤时，应立即用冷水冲洗或用毛巾包裹冰块冷敷患处。

慢慢伸展伤处，一遇到有轻微抵触处即停止，然后试着放松损伤部位。

轻轻地按摩能直接增进血液流量。

❷ 保健和护理

我们通常所说的保养、护理，大多指皮肤的保养和护理，很少有人注意

到，肌肉也与皮肤一样需要保养和护理。其实，肌肉的美比皮肤的美还要重要。因为如果你的肌肉松弛了，皮肤就必然松弛，此时，你就是花再多的工夫去美容也无济于事。

肌肉的"美容"主要有两种，一种是使松弛的肌肉变得结实和富有弹性；另一种是使僵硬的肌肉变得柔软。要想使肌肉恢复弹性，首先必须改变不良的生活习惯，然后尽量抽时间做些运动：可以在家中适当的地方挂两根较粗的橡皮筋带，双手分别扯住橡皮筋带用力拉伸，每次做10～20分钟。在拉伸的时候，脚要蹬直，腰椎要挺直，使全身处于紧张状态；也可以每天坚持做20分钟的踢腿运动；还可以在全身涂满收缩膏(或按摩乳)，用手掌进行全身拍打，每次15分钟。

而肌肉僵硬不仅会使身体失去曲线美，而且还会发生连锁反应，使肌肉韧带变僵硬，血液循环减慢，并导致肌肉疼痛，甚至还会累及内脏。因此，使僵硬的肌肉变柔软的美容保养是相当重要的，可以尝试一些方法进行改善，比如，进行穴位针灸、电疗和按摩；少吃甜食和隔夜的剩饭剩菜；每天游泳一段时间等。

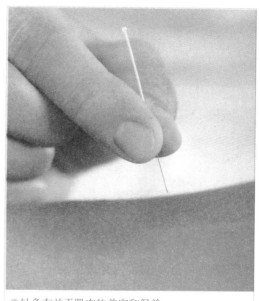

◎针灸有益于肌肉的美容和保养。

颅骨

颅骨又称头骨，是人和脊椎动物头部的骨架。人的颅骨由23块骨组成(不包括3对听小骨)，能支持和保护脑等重要器官。颅骨可分为脑颅骨和面颅骨，前者围成颅腔，后者构成眼眶、鼻腔和口腔的骨性支架。

脑颅骨共有8块，它们不能移动，构成一个整体，保护着大脑、眼睛、耳朵。面颅骨由15块骨组成，包括可活动的舌骨。面部的骨骼决定了脸形，它们也是表情肌的附着点。面部的骨架下包含着如鼻腔、口腔等在内的空腔，还有一些空腔有充满空气、内衬黏液膜的窦道，这些空腔的存在使得头颅的重量与它的大小并不相称，它看上去较大，实际上很轻。

男性与女性的差异在头颅上表现得非常明显：男性的前额略向后倾斜，常有骨质突起；而女性的前额则非常直，眼睛上没有骨质隆起。

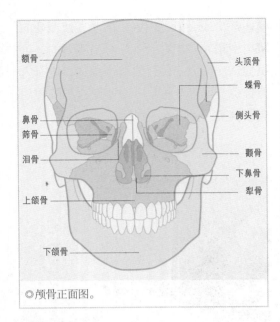

额骨
头顶骨
蝶骨
侧头骨
鼻骨
筛骨
泪骨
颧骨
下鼻骨
犁骨
上颌骨
下颌骨

◎颅骨正面图。

❶ 常见健康问题

脑震荡和颅骨骨折

尽管颅骨是很坚固的，但头颅也还是会因撞击而引发脑震荡和颅骨骨折。 脑震荡最常见的起因是跌倒，你可能在跌倒后的几分钟内失去知觉。依据严重程度的不同，可能会有恶心、头晕、头痛、耳鸣甚至失去方向感的症状，有时症状可以持续24个小时。脑震荡也可能伴有内出

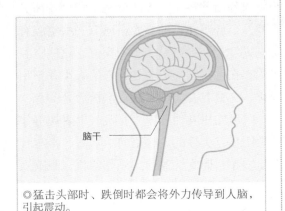

脑干

◎猛击头部时、跌倒时都会将外力传导到人脑，引起震动。

血，外表看似完好，头颅可能已经受到了严重的创伤。 比脑震荡更严重的是颅骨骨折，它最大的危险是受损的颅骨会使脑部血管破裂而导致脑出血。颅骨骨折是一种非常危险的损伤，它需要进行紧急处理，以减少对大脑的损害和感染

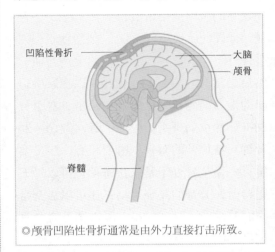

凹陷性骨折
大脑
颅骨
脊髓

◎颅骨凹陷性骨折通常是由外力直接打击所致。

的可能。可以根据以下几点判断颅骨骨折：头部有伤口或肿胀，创伤处的头皮发软，伤者失去知觉、反应减弱，从鼻腔或耳内流出清稀的液体，眼球结膜出血，头部或面部变形。 如果是以上两种情况，应立即送往医院急救。

颅内肿瘤

颅内肿瘤即各种脑肿瘤，是神经系统中常见的疾病之一，对人类神经系统的功能有很大的危害。一般分为原发和继发两大类。原发性颅内肿瘤可发生于脑组织、脑膜、颅神经、垂体、血管残余胚胎组织等。继发性肿瘤指身体其他部位的恶性肿瘤转移或侵入颅内形成的转移瘤。

颅内肿瘤可发生于任何年龄，以20～50岁最为多见。 由于肿瘤膨胀的浸

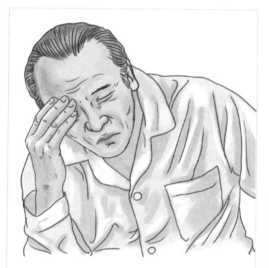

◎颅内肿瘤最早和最多的症状就是头痛。

润性生长，在颅内一旦占据一定空间时，不论其性质是良性还是恶性，都势必使颅内压升高，压迫脑组织，导致中枢神经损害，危及患者生命。

头痛是颅内肿瘤出现最早和最多的症状，见于82%～90%的患者，程度较剧烈，开始为阵发性，早晨和晚间出现，继而加重而为持续性，一般止痛剂无效，脱水剂治疗效果明显。现代医学认为，颅内肿瘤的病因尚不清楚。目前多数学者认为，由于神经组织中某些刺激因素被激活，引起异常的生长和发展。各类颅内肿瘤因生长部位和性质的不同而有不同的病理特点。颅内肿瘤治疗愈早，效果愈好。治疗方法包括手术治疗、放射治疗、化学治疗、激素治疗、中药治疗和免疫治疗等。

❷ 保健和护理

颅骨像头盔一样包裹着人的大脑，起着保护作用。一旦颅骨受伤，则会引起大脑内部组织的损伤。在日常生活中，我们有时会因为不小心被外力冲撞而导致头部受到伤害，造成脑震荡及颅骨骨折等。据资料显示，头部受伤主要发生在交通事故、斗殴、剧烈运动中。有专家认为，男性比女性更容易得脑震荡，这其中一个原因是男性的体重更大，摔在地上受到的冲击力自然更大。另外更重要的是因为男性更喜欢参加剧烈的运动，如滑冰、踢足球、骑车，这使得颅骨受伤的概率增大。因此，男性应该在参加剧烈运动前充分做好防止受伤的准备以及采取相关的保护措施。

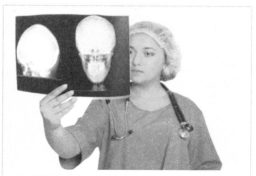

◎颅内肿瘤的病因目前尚无权威的解释，但不论其性质是良性还是恶性，都应及早治疗。

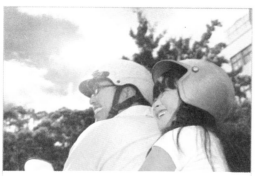

◎为了保护你的颅骨安全，进行剧烈运动时最好戴上头盔。

针对因交通事故引起的头部受伤，很好的预防措施便是限制车速，开车谨慎，系好安全带。如果是在工地上工作，更要加强安全意识，戴好头盔，以防突如其来的事故发生。

颈

颈部是一个圆柱体，上承头部，下连胸肩，上界是下颌缘和枕骨粗隆，下界是锁骨和第七颈椎棘突。颈部从正面和后面看是圆柱体，从侧面看是上下面平行倾斜（从后上至前下）的圆柱体。颈的前面称颈，后侧为项。

颈部一直被认为是人体最微妙的部位，除了是嘴和胃、鼻和肺以及脑部和脊柱之间的重要连通管道之外，还包含心脏和脑部之间的重要血管。包围着这些连通管道的是一些复杂的肌肉组织，使人的头部能够低垂、点顿、摇晃、扭动和抬起，从而在社交中传递各种信息。人的颈椎由7块骨头构成，支撑着整个头部。而人的头部有三四千克重并且需要运动。这么多功能和压力都需要这7块骨头来承受，而颈椎就像是一段弹簧，如果承受的压力过重，或者是长期处于紧张状态，就容易疲劳，失去弹性。脊髓在颈椎中间的空腔里穿过，大脑发出的种种神经支配信息，都从这里输送到全身各部分，全身也通过这里向大脑发送神经信息。在颈椎前部，还有血管、呼吸道、食管等复杂的生理器官。可以说颈椎是全身的交通枢纽，牵一发而动全身。

另外，颈椎的另一个重要功能就是保卫着我们了解世界最重要的高速路—神经传导，当颈部感到不适的时候，中枢传出

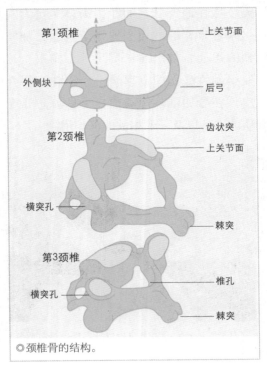

◎颈椎骨的结构。

第1颈椎 ———— 上关节面

外侧块 ———— 后弓

第2颈椎 ———— 齿状突

———— 上关节面

横突孔 ———— 棘突

第3颈椎

横突孔 ———— 椎孔

———— 棘突

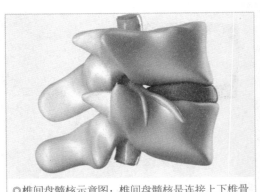

◎椎间盘髓核示意图：椎间盘髓核是连接上下椎骨的弹性纤维中间的一粒黄豆大小的果胶状物质。

的不适反射可以牵涉到头、眼睛、耳朵、心脏，甚至上臂。连接上下椎骨的弹性纤维中间有一粒黄豆大小的果胶样物质，称为椎间盘髓核。它含有丰富的水分，使椎骨间的活动更为灵活。当各种急性或者慢性损伤造成骨结构变化时，椎间盘会继发损伤变性，向周围膨胀，一旦压迫到神经根，就会造成"神经根型颈椎病"，它发病率最高，占颈椎病的60％。压迫部位不同，感觉也有差别。

常见健康问题

颈椎病

颈椎病也叫颈椎综合征，是颈椎的骨关节、椎间盘及其周围软组织的损伤、退变，导致颈神经根、椎动脉、颈交感神经甚至颈段脊髓受到刺激或损害而出现的临床综合征。本病为慢性积累性损伤性致病，多发年龄为40～60岁。颈椎病早中期易被忽视，晚期有致瘫危险。颈椎病是引起血压不稳、心脑血管病及慢性五官科疾病的重要原因。此外，还易引起头痛、眩晕、耳鸣、视物模糊、记忆力差、反应迟钝等，亦可引起心慌、胸闷、气短、呃逆、心律失常、房颤等。90％以上颈椎病有更年期综合征、自主神经功能紊乱的症状。近年来，颈椎病的发病率呈显著上升趋势，发病年龄亦提前了许多，多见于电脑操作者或喜欢躺在床上看电视的人。在颈椎综合征人群中，女性占到49.5％，其中有60％～70％是习惯坐式生活的白领女性。长期固定在一个姿势，尤其是不良姿势时（如颈部前屈超过20°或长期扭

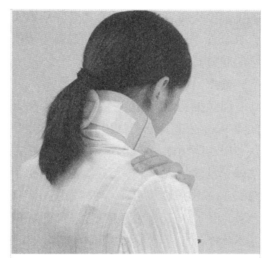

◎现代社会颈椎病的发病率显著提高，发病年龄也提前了许多。

转），颈部的压力会成倍增加。肌肉的紧绷、强直状态影响了局部血液循环，干扰了营养供应，使颈部耐力减低，变得容易疲劳。对于女性而言，颈椎还有来自另一方面的威胁：高跟鞋、耳环和颈饰等都在不同程度地影响着颈部的生理曲度，加大颈椎的负担。女性常见的骨质疏松症也会

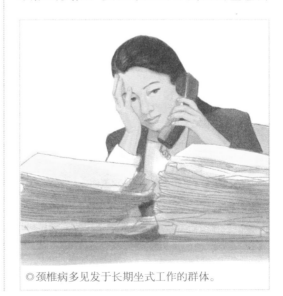

◎颈椎病多见发于长期坐式工作的群体。

加重颈椎疾病的症状，不考虑营养均衡而盲目节食、长时间缺乏锻炼便是骨质疏松症的罪魁祸首。

治疗

因颈椎病引发肌麻、头昏头痛、局部酸痛等，应找医生进行针灸、推拿、放血疗法、中西药物疗法、红外线疗法等治疗方法。一旦症状改善，即可在家进行牵引治疗。 对颈椎病诊断明确，神经根压迫症状严重，保守治疗后症状无明显好转者应采取手术治疗，而对于脊髓型颈椎病患者，即主要表现为双下肢走路无力、步态不稳等症状的患者，则应尽早实行手术治疗，以获得良好的恢复效果，因这类患者的治疗效果与神经压迫时间长短有密切关系。

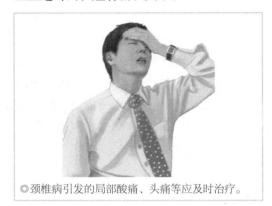

◎颈椎病引发的局部酸痛、头痛等应及时治疗。

颌

颌，是指构成口腔上下部的骨骼和肌肉组织。上部称上颌，下部称下颌（俗称"下巴"）。 上颌骨居颜面中部，左右各一，互相连接构成中面部的框架。上颌骨有体部和4个邻近骨相连的骨突，如额突与额骨相连，颧突与颧骨相连，腭突在上腭中缝部左右相连，牙槽突即牙齿所在部位的骨质。 下颌骨分为体部及升支部，两侧体部在正中联合。

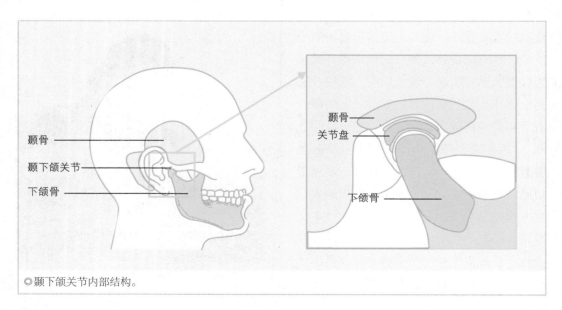

◎颞下颌关节内部结构。

颞骨
颞下颌关节
下颌骨

颞骨
关节盘

下颌骨

❶ 常见健康问题

错颌畸形

错颌畸形是指牙颌的形态异常，其表现可为牙齿的排列异常，如扭转、倾斜、里出外进或拥挤错乱等，也有人虽然牙齿排列整齐，但上下牙的咬颌关系异常，出现上牙弓前突（俗称"大龅牙"）或下牙弓前突（俗称"地包天"）等。目前发现，在儿童生长发育的早期进行治疗可以取得较好的效果，一般而言，骨骼畸形应尽早矫治，牙齿排列不齐则在12岁左右治疗为佳。

❷ 保健和护理

意外伤害引起的口腔颌面损伤很常见，尤其是颌面部。口腔颌面部是个特殊的部位，一是口腔内细菌数量多，易引起伤口感染；二是其血供丰富，利于组织生长和愈合，因此防止感染是创伤愈合的关键。若发生创伤，护理时应注意以下几点。

每次餐后需认真漱口，剔除在牙缝及结扎钢丝内的食物残渣。

在创伤的早期，用冷敷减少组织渗出和血肿形成，而3天后可用热敷，促进血肿和肿胀消退。

外伤后一般会影响进食，故更应注意营养，要有意识地多吃一些高蛋白、高维生素的食物及补充钙片，目的是促进软、硬组织的愈合。

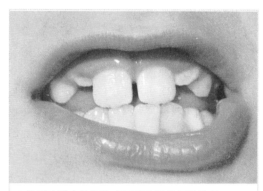

◎错颌畸形在早期治疗可以取得较好的效果。

肩

作为上肢与躯干之间的连接部，肩部在维持上肢的各项功能方面起着巨大的作用。我们可以设想，如果没有肩部向外的支撑作用，则上肢的功能将大受限制。更重要的是，双侧肩部向两侧自然地隆起，也是构成整体和谐美感的重要部分。

肩关节由肱骨和肩胛骨构成，是人体全身各关节中活动范围最大的关节。其关节囊较松弛，关节的稳定性大部分靠关节周围的肌肉、肌腱和韧带的力量来维持。

由于肌腱本身的血液供应较差，而且随着年龄的增长会发生退行性改变，加之肩关

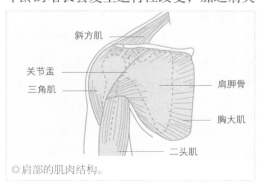

◎肩部的肌肉结构。

斜方肌

关节盂
三角肌

肩胛骨

胸大肌

二头肌

节在生活中活动比较频繁，周围软组织经常受到来自各方面的摩擦挤压，故而易发生慢性劳损。

一般来讲，肩形可以分为4种类型：健壮型，即三角肌轮廓清晰可见，当肩关节外展时，尤为显著；圆润型，即肌肉及骨的轮廓不明显，肩部圆滑丰满；平滑型，即骨骼轮廓清晰，肌肉轮廓隐约可见；瘦弱型，即骨骼轮廓清晰可见，缺乏皮下脂肪，当肩外展时，肌肉轮廓并不明显。

① 常见健康问题

肩周炎

肩周炎又称肩关节组织炎，这是肩周肌肉、肌腱、滑囊和关节囊等软组织的慢性炎症，是一种以肩关节疼痛、活动受限为主要临床表现的疾病。本病患者肩关节向各方面的活动均可能受限，严重时关节像被冻结一样，所以也称为"冻结肩"。

肩周炎多发于50岁左右的中老年人，故也称为"五十肩"。但办公室的工作人员由于长期伏案工作，肩部的肌肉韧带处在紧张状态，故肩周炎在50岁以下的人中也不少见。

症状

肩周炎的发病为慢性过程。初期为炎症期，肩部疼痛难忍，尤以夜间为甚。睡觉时常因肩怕压而特定卧位，翻身困难，疼痛不止，不能入睡。如果初期治疗不当，将逐渐发展为肩关节活动受限，不能上举，呈冻结状。常影响日常生活，吃饭穿衣、洗脸梳头均感困难。严重时生活不

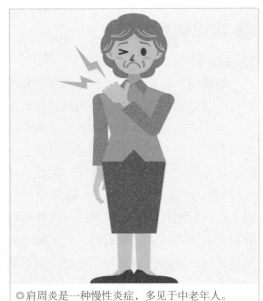

◎肩周炎是一种慢性炎症，多见于中老年人。

能自理，肩臂局部肌肉也会萎缩，患者极为痛苦。

② 保健和护理

由于肩部在人体结构中起着非常重要的作用，所以在日常生活中应注重对肩部的锻炼和保养，以使肩部保持健康。

肩部锻炼的原则

影响肩部的最重要的肌肉是三角肌

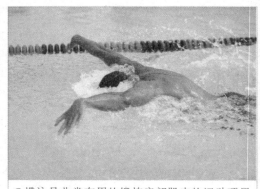

◎蝶泳是非常有用的锻炼肩部肌肉的运动项目之一。

(包绕肩关节的肌肉)和斜方肌(提、降肩胛骨的肌肉)。三角肌由前束、中束和后束3个部分构成，前束较薄弱，让人感觉肩负不了重担。因此，在改善肩部健康时，既要做到薄弱部位优先，又要保证全面发展。有些运动项目对肩部的锻炼有很好的作用，比如游泳，特别是蝶泳。当然，体形的塑造要遵循匀称、协调和整体的原则。如脖子短而肩窄，应主要发展三角肌和胸肌，斜方肌应该少锻炼；本身颈部和肩部比例较好的人应该全面发展，使肩更健美；肩宽而肌肉薄弱的人应该多加强肩部、背部和胸肌的肌肉练习。

肩部保养的原则

保持良好姿势

坐时臀部要充分接触椅面，双肩后展，脊柱挺直，两足着地。写字时头部略微前倾，两肩之间的连线与桌缘平行，前胸不受压迫，使头、颈、肩、胸保持微微绷紧的正常生理曲线。将桌椅高度调到与自己身高比例合适的最佳状态，最好定制

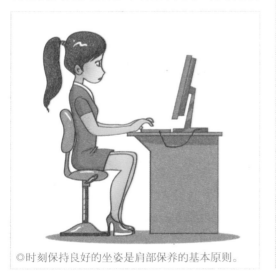
◎时刻保持良好的坐姿是肩部保养的基本原则。

桌面倾斜10°～30°，可升高或降低桌面与椅子的高度比例的桌椅，有利于调整坐姿，避免头颈部过度后仰或过度前屈，以减轻长时间端坐引起的疲劳。

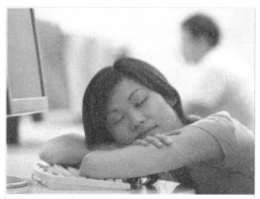
◎经常趴在桌上睡觉对肩部的损害很大。

卧时选好枕头，以中间低、两端高的元宝枕为佳，有利于保持颈椎前凸的生理体位。睡时以右侧卧为宜，保持颈部的固有位置。仰卧时，枕头放置在头与肩部之间，从而使颈椎的生理前凸与床面之间的凹陷正好得以填塞。不宜睡尼龙丝绷床、泡沫塑料床垫和太软的席梦思床，应选用柔软、富有弹性又透气性好的床，如棕绷床、木条板床或竹条板床，上面铺上软硬度适中的床垫、被褥，这样睡在上面，有助于维持脊柱的平衡状态，使身体感到舒适。

经常活动肩部

经常耸肩，头要挺直，挺胸拔颈，两臂垂直于体侧，然后两肩同时尽量向上耸起。两肩耸起后，停1秒钟，再将两肩用力下沉。一耸一沉为1次，每天做100～120次。这种简单的耸肩活动，可起到按摩颈椎，促使颈肩部血流畅通的舒筋

活血作用。

在学习和工作之余，用左手握拳拍右肩膀，右手握拳拍左肩膀，连续拍打20下。拍肩时的震动和刺激可使肩颈肌得到松弛，消除对神经根的压迫，缓解生理、心理紧张程度。

脊 柱

脊柱俗称"脊梁骨"，是人和脊椎动物的中轴骨骼，由若干形状不规则的椎骨借椎间盘、韧带互相连接而成，具有支持躯干、保护内脏器官的作用。人的脊柱包括颈椎7块，胸椎12块，腰椎5块，骶椎1块（由5块骶骨合成），尾椎1块（由4块尾骨合成）。椎骨有一个突向背侧的棘突，在背部的正中线上可以在皮下摸到。脊柱内部有纵行的"椎管"，容纳脊髓。在正常情况下，脊柱有向前方、后方的4个弯曲，其中颈椎、腰椎向前凸，胸椎、骶椎向后凸。脊柱的弯曲不仅有利于直立姿势，更重要的是增加了脊柱的弹性，可以缓冲行走、跳跃时的震荡，具有保护意义。这种弯曲也往往因长期姿势不正确或疾病影响而过度后凸，引起畸形，成为驼背。

❶ 常见健康问题

脊柱弯曲

脊柱弯曲异常，有以下几种：

脊柱侧弯，分左凸、右凸及S形侧弯3种。

脊柱后凸，即驼背。

脊柱前凸，其中腰部过分前凸称为鞍背；胸曲消失而且反向前凸出称脊柱胸前凸。

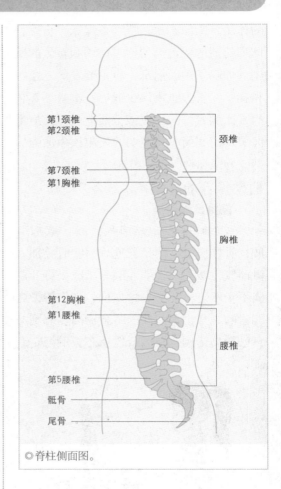

第1颈椎
第2颈椎

颈椎

第7颈椎
第1胸椎

胸椎

第12胸椎
第1腰椎

腰椎

第5腰椎

骶骨

尾骨

◎脊柱侧面图。

平背，生理胸曲完全消失。这些脊柱弯曲的异常表现，都是因为脊柱失去了正常的生理性弯曲而造成的，是在青少年中最常见的姿势缺陷。由于脊柱的异常弯曲，青少年的体态受到影响，而且因为脊柱弹性降低而容易出现疲劳和体力的下降。

预防

要注意养成良好的坐立姿势，坐立时身体要正直，两肩齐平；站立时挺胸收腹，不扭腰斜肩，双腿伸直，重心在两脚上；走时保持站立的正确姿势，迈步大小适当，双臂自然摆动，头正视前方。

日常多做一些有利于身体全面发展的运动，如跑、跳、打球、游泳、垫上运动等，加强全身血液循环，使局部肌肉得到充分的营养供应，对预防和矫正脊柱变形有很大的好处。

强直性脊柱炎

强直性脊柱炎是指一种原因尚不很明确，以脊柱为主要病变部位的慢性疾病，病变主要累及骶髂关节，引起脊柱强直和纤维化，造成弯腰、行走活动受限，并可能有不同程度的眼、肺、肌肉、骨骼的病变，也有自身免疫功能的紊乱，所以又属自身免疫性疾病。

疾病的表现形式多种多样，极易误诊，若延误治疗或治疗不当，可造成终身残疾。所以一旦有上述表现，一定要及时

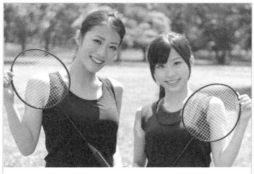

◎多做一些有利于身体全面发展的运动，如球类运动，可以加强全身血液循环，对预防脊柱变形大有好处。

到正规医院就诊，做到早期诊断、早期治疗，以最大限度地降低致残率，提高生活质量。

强直性脊柱炎多见于中青年人，男性多于女性，男女发病率比例为20：1。总之，从性别发病率上分析，男性脊柱容易受损害或病变有更趋严重的倾向。

预防

注意饮食卫生和泌尿生殖系统卫生。

在起居中一定要慎防风湿寒之邪，各季注意保暖，增强机体免疫功能。

积极锻炼身体，有一个健康的体魄，以良好的心态正确对待生活。

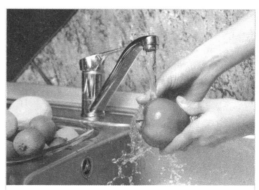

◎注意食物卫生，尤其是果蔬等生吃的食物，有助于预防强直性脊柱炎。

② 保健和护理

脊柱很容易受到损伤，在被分娩出母体时身体受到牵拉发生旋转的过程、出生后骨骼发育过程中的身体姿态、工作中的习惯姿势（包括站立姿势、坐姿、行走姿势、工作姿势等）、营养搭配、运动和劳动对脊柱的影响等都可能使脊柱受到损伤。根据调查和医学临床显示，有75%以上的人都在忍受脊柱疾病和脊柱相关疾病

折磨。不要等疲劳过度才停下来关照自己，各方面压力对于脊柱的压迫要求你必须适度运动。你也可以通过以下方法来保护脊柱，从而使自己应对各种压力。

均衡饮食

养护脊柱，应该注意补充钙质与维生素。多食用鱼油、蛋黄、牛奶、豆类、禽类、瘦肉、虾米、骨粉、食用菌类、水果等有利于脊柱的保养。

适当锻炼

整个身体的锻炼，尤其是加强脊肌、腰肌、腹肌的锻炼都可以减少脊柱承受的压力，减轻脊柱的负担，并且增强它的弹性和灵活性。养护我们的脊柱，应该适度运动，运动不能太过激烈，要循序渐进，有氧操、游泳、舒缓的瑜伽都很好。锻炼的时候，首先应该注重加强腹部肌肉训练，腹肌的锻炼有助于减轻脊柱的受力。然后是对腰背肌的训练，这方面的锻炼有助于稳定脊柱、保护腰椎。腰部两侧的运动也必不可少，侧腰肌肉的强化有助于提高脊柱的灵活性，防止它变得僵硬。

脊柱是人体的中柱，它担负着承重的作用，对于心、肺、肝、脾这些内脏器官，起到保护的作用，更重要的是对于脊髓有保护作用。对于集体和躯体所有的外周神经，都是从脊髓发出来的，所以脊柱的健康关乎全身的健康。

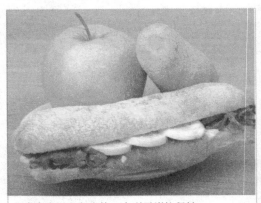

◎常食水果和鱼类等，有利于脊柱保健。

几种常用的锻炼脊柱的方法

燕式平衡法	俯卧，胸腹着床，抬头向上，两手后伸成翅状，两腿伸直上翘，如飞燕一般，每日练习1~2次
拱桥式背伸肌功能锻炼	仰卧，头背肩足着床，两手叉腰，两肘及双脚做支点，两膝关节弯曲并抬起腰臀，像拱桥一样，每次坚持1~2分钟，每日1~2次，可增强背伸肌的力量，起到保护脊柱的作用
爬行法	此法既简便又安全，也不需要任何器械。俯卧在地板或垫子上，像不会走路的婴儿那样，在上面爬行。可以向前爬，还可以向后、向左、向右爬或转圈爬。在爬行时可有意识地使身体贴紧地面，屈肘以前臂着地。总之要使腰背脊柱两侧肌肉得到锻炼。还可学习军人匍匐前进的动作，直到感到腹背酸胀为止
站立"爬"墙	双脚紧贴墙直立，双手向上伸直，尽可能向上伸，使腰背有拉伸感，而后两手臂交替向上攀，好像沿墙面向上攀爬一样。在想象中，通过两手交替摸着墙爬上房顶。动作过程中，始终保持收腹并上提的姿势。这种方法既可锻炼脊柱两侧肌群，又可达到腹部减肥的效果

注意保护

脊柱保护主要指防寒、防湿、防风。不睡冰冷的地面、石板,可防止风湿性腰痛;长期坐办公室的人经常变换一下姿势,使紧张的肌肉放松,可防止因长期固定姿势而引起的关节强直、韧带硬化、劳损等退行性病变。另外还要学会"用腰",在抬重物或弯腰时切不可在毫无精神准备的情况下突然将腰由弯变直,或突然性地做腰部旋转运动,以免造成韧带拉伤、椎体移位。另外,脊柱疾病患者宜睡木板床,弹簧床对脊柱生理平衡无益。

对于已患有脊柱疾病的人,除积极医药治疗外,还应加强对脊柱的保护。如平时可束宽腰带、佩戴腰背支架等,以防急性扭、闪、滑、挤等损伤;穿皮背心、皮裤,睡皮褥子,可预防因风、寒、湿侵袭而引起的风湿性腰痛。

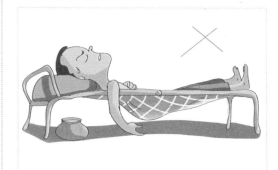

◎睡软床会使脊柱出现不正常的弯曲状态,所以已患有脊柱疾病的人不宜睡软床,应该选择木板床。

肋

"上帝用亚当身上的一根肋骨创造了夏娃",当然这不是事实,男人和女人的肋骨从数目上说是完全一样的。女人绝对不是肋骨做成的。无论男人和女人,都有12对左右对称的肋骨,并分为真肋、假肋和浮肋3种。真肋(前7对肋骨)直接与胸骨相连,假肋(第8对和第9对肋骨)与第7对肋骨接合,浮肋没有软骨部分,也没

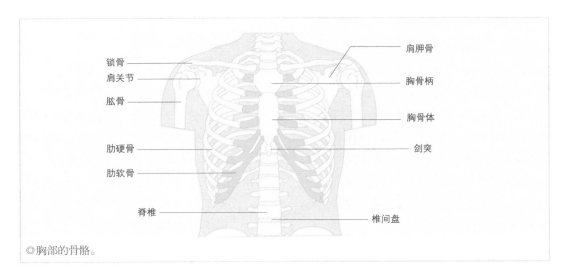

锁骨
肩关节
肱骨
肋硬骨
肋软骨
脊椎

肩胛骨
胸骨柄
胸骨体
剑突
椎间盘

◎胸部的骨骼。

有与胸骨连接。

肋骨的功能在于保护胸腔内部的肺脏、心脏等器官，肋骨骨折最常发生在第5到第9根，第1根、第2根肋骨因受肩膀保护，不易骨折，但一旦骨折则必须检查锁骨下血管和臂神经丛是否损伤。同样的，第11根、第12根肋骨因未连在胸骨上，活动性较大，不易骨折，但一旦骨折则必须检查同侧肝、脾、肾有无受伤。

常见健康问题

肋痛

肋部疼痛可能由骨折、肋软骨炎、肋间神经炎引起。软骨中有丰富的神经，所以软骨发炎会导致肋骨隐痛和触痛。

肋间神经痛是指循着该神经路径出现的疼痛性疾病。由于疼痛多继发于肋间神经炎症的基础上，所以又有肋间神经炎的别名。该病的症状为一个或几个肋间隙出现阵发性剧痛（针刺样或刀割样疼痛），呈带状分布，有的可放射到背部及肩部，在咳嗽、打喷嚏或深吸气时可诱发或加剧疼痛，相应的皮肤感觉过敏及肋骨缘压痛。

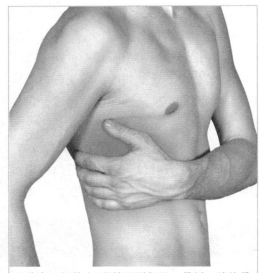

◎肋痛一般是由3种情况引起的：骨折、肋软骨炎、肋间神经炎。

肘

人体上臂和前臂相连处、手臂弯曲时的突起部分称为肘。肘部由上臂的肱骨、前臂的尺骨与桡骨以及相关的韧带、肌腱等组织共同构成。 在人体的各个关节中，使用频率、受外界刺激和影响最多的关节是肘关节。因为肘部是摩擦最多的部位，自身的保护机制使角质层加厚，这样使皮肤变粗糙，且颜色也变深。另外，因为皮脂腺少，所以肘部皮肤容易干燥和粗糙。

❶ 常见健康问题

肘部扭伤

肘部扭伤多由间接外力所致，如跌倒或高处坠下，手掌着地，肘关节处于过度外展、伸直位，造成肘部关节囊、侧副韧带、环状韧带和肌腱不同程度的损伤。 扭伤常损伤尺、桡侧副韧带，而以桡侧常见。伤后局部充血、水肿，严重者关节内出血、渗出，影响肘关节活动。

直接暴力打击则可造成肘关节挫伤。

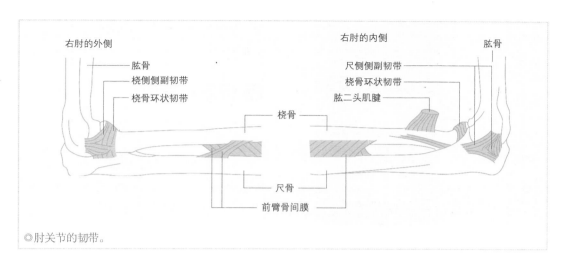

右肘的外侧　　　　　　　　　　　　　　　右肘的内侧　　　　　　肱骨

肱骨　　　　　　　　　　　　　　尺侧侧副韧带
桡侧侧副韧带　　　　　　　　　　桡骨环状韧带
桡骨环状韧带　　　　　　　　　　肱二头肌腱

桡骨

尺骨

前臂骨间膜

◎肘关节的韧带。

严重肘部扭挫伤，或伤后处置不当，可使血肿扩大，波及软组织和骨膜下。血肿加重时，通过膜内成骨及钙质沉积，可造成关节周围软组织的钙化、骨化，从而形成骨化性肌炎。

网球肘

网球肘因好发于网球运动员中而得名，医学上称为肱骨外上髁炎。此病的本质是肱骨外上髁处伸肌总腱起点部位慢性损伤性炎症。除网球运动员外，此病还多见于手工劳动者（如木匠、钳工等）、家庭妇女、羽毛球运动员，老年人也常见此病。

症状

肘关节外侧酸痛、无力，疼痛逐渐加重，患肢不能提重物，局部有明显压痛，在做握拳旋转动作时疼痛加剧。

前臂旋转功能受限。

患者在端碗、转汽车方向盘等时觉得没力气。

防治

伸肘和伸腕时不要用力过猛，屈肘、屈腕时也要尽可能轻一些。

若经常做肘关节和腕关节连续性屈伸活动，应定时休息，休息时可对患处按

肘部扭伤的康复治疗方法

固定疗法	早期须制动，患肢屈肘90°，用三角绷带将患肢悬吊于胸前，限制肘关节活动2~3周
药物治疗	内服药：血瘀气滞证，宜散瘀消肿，方用活血止痛汤。肿痛甚者可加服三七粉或七厘散。虚寒证，宜温经散寒，养血通络，方用当归四逆汤加减。外用药：急性扭挫伤局部瘀肿者，可选用消瘀止痛膏，双柏散外敷；肿痛消退后，可用上肢损伤洗方，海桐皮汤煎水熏洗
练功疗法	2周后肿痛减轻，可逐步练习肘关节的屈伸功能，应着重于自主锻炼，或辅以理筋按摩，以使关节恢复正常

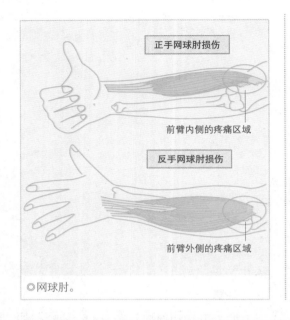

正手网球肘损伤

前臂内侧的疼痛区域

反手网球肘损伤

前臂外侧的疼痛区域

◎网球肘。

摩，进行肌肉放松，或热敷以加强局部血液循环。

❷ 保健和护理

运动、劳动时应合理有度，适时休息。

停止一切会引起疼痛的活动，尽早将冰袋放置于肘部。低温处理会帮助止住内出血和患处的体液蓄积，减轻肿大。

定时服用阿司匹林等以减轻疼痛与发炎。医生可能会开别的温和止痛剂以减少疼痛，或以非类固醇的抗炎剂来减少疼痛和肿大。

手

手是人体的重要组成部分之一，一般指腕以下的部分，由大拇指、示指、中指、小拇指、无名指和手掌组成。手掌的表皮厚度仅次于脚掌表皮厚度（人体皮肤最厚处），约有0.7毫米；手背的皮肤较薄、软而富有弹性，这些特征有利于手将东西握住。在手掌经常受摩擦的地方，皮肤层会增厚而形成小突起，这就是"老茧"，起着保护的作用。

手部有着丰富的神经。手指尖上有众多的神经末梢，它的压觉、触觉、温觉、冷觉、痛觉等极为敏锐，稍有较大的痛楚，就会使人感到揪心似的疼痛。所以人们常说"十指连心"。

◎手是人体最重要的组成部分之一，没有手的帮助我们将无法正常生活。

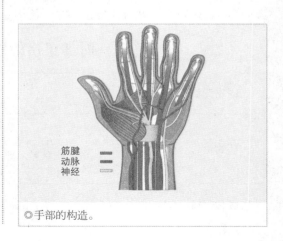

筋腱
动脉
神经

◎手部的构造。

常见健康问题

手麻

很多人都曾有手麻的经历，尤其在中老年人中更是普遍，而且老是治不好。如今年轻人患有此症的也越来越多。

病因

上肢神经卡压。手部麻痛，常常是上肢神经卡压的信号。常见拇指、示指、中指的麻木疼痛，有时在举手拿电话、梳头或拿报纸时均可使手麻加重。

引起手麻最常见的疾病就是颈椎病，它是中老年人好发的疾病之一。

引起手麻的另一常见疾病便是中风。虽然手指麻木不一定会发生中风，但对于年龄在40岁以上的中年人来说，如果经常出现头痛、眩晕、头重脚轻、肢体麻木、舌头发胀等症状，且患者平时又有高血压、高血脂、糖尿病、脑动脉硬化等疾病时，应多加以注意，警惕中风的发生。

治疗

手麻需参考颈椎片、肌电图等实验室检查才能确诊。一旦确诊，如若症状尚轻，则经正规的非手术治疗，均可有不同程度好转。如若症状明显，并出现手内肌明显萎缩，则应及时采取手术治疗，阻止病情发展，以免造成手内肌不可逆的严重萎缩，导致手的功能出现严重障碍。

手外伤

日常生活中，手不小心被划伤、割伤是常有的事，但对于小伤口处理不及时也会带来严重的后果。

因为自行处理不当，造成受伤的手皮肤组织坏死，而不得不采取植皮手术的现象并不罕见。由于手上的皮肤组织更具弹性、耐磨性等特点，因此，专家提醒，手部皮肤组织受伤的患者，不要轻易自行处理伤情。

急救

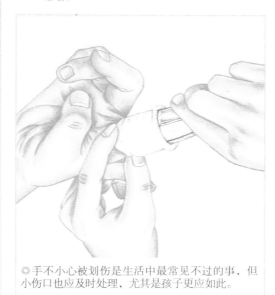

◎手不小心被划伤是生活中最常见不过的事，但小伤口也应及时处理，尤其是孩子更应如此。

先要给伤口消毒，如果自己感觉不能处理时，一定要尽快就医，防止感染。

妥善保存断指（肢）。即使是手上被切掉了一块皮，也不要轻易扔掉它，可以冰镇保护后及时带到医院。

注意事项

住院卧床期间应多食软食、易消化食物，如蔬菜，水果及新鲜鱼、虾，各种高蛋白食物，少食硬、冷、油炸食品，避免辛辣食品。

禁止吸烟。

在医生指导下进行功能锻炼。

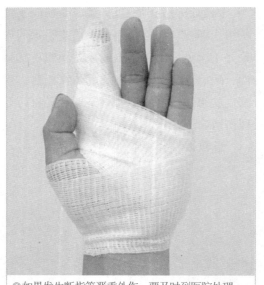

◎如果发生断指等严重外伤，要及时到医院处理。

女性要警惕"主妇手"

手是人与人交往最为醒目和受到关注的肢体部位。比如，握手、拿取东西、打字、书写、用餐等。当人处于相对静止状态时，手的形态也会给他人留下深刻的印象，手对于女人的作用同容貌一样重要。所以，女人不能忽略对手的护养和美化。

一双纤纤玉手，每一个爱美的女人都想拥有，然而现实生活中大部分的都市女性往往忙于工作，同时还得兼顾家务，双手湿了又湿，洗了又洗，日子一长，娇嫩的玉手便变得毫无弹性。或许你不一定会在意，但若手背开始浮现一点点的红点，甚至开始发痒，这时就得格外留神，因为那可能表示你已经拥有一双名副其实的"主妇手"。

别以为"主妇手"是家庭主妇的"专利"，其实，清洁员、理发师、美容师、护士等群体，同样可能会患上"主妇手"。双手经常沾水和长期接触刺激性化学药品如肥皂、洗洁精、洗衣粉、消毒水等，都很容易导致出现"主妇手"。本身皮肤敏感的人会较易感染此病。另外，体质较弱的人，如过敏体质的人和哮喘患者也特别容易"中招"。

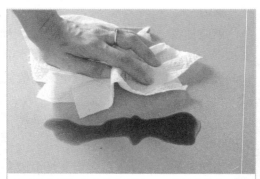

◎"主妇手"是女性的天敌，一般是由于长时间接触刺激性化学清洁剂等造成的。

不安全使用清洁剂，最易受害的就是家庭妇女和孩子。因为长期做家务的妇女双手并无保护地接触杀菌皂、祛菌洗涤剂、高效洗衣粉等洗涤用品，就容易患上这种家庭职业病—"主妇手"。"主妇手"的正确学名叫"慢性接触性刺激性皮炎"，患者的双手会慢慢失去弹性，皮肤渐渐干燥，出现蜕皮现象，并开始浮现红斑及小水泡，若再置之不理，手背和十只手指头都会渐渐出现皱纹，有时会出现粒粒暗红色的发痒的丘疹，一抓就破裂出血，又痒又痛，令人非常难受。我们在用双手进行劳动时却往往忽略了对它们的保护，倘若待双手出现毛病时才抢救，可能为时已晚。所以，要给双手做好防御措施，避免成为"主妇手"。

别把手当清洁布。在清洗碗盘锅灶时

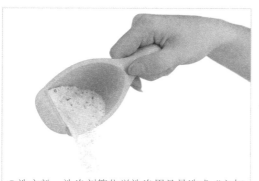

◎洗衣粉、洗涤剂等化学洗涤用品是造成"主妇手"的罪魁祸首。

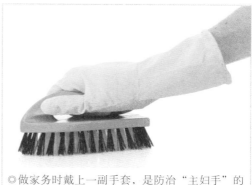

◎做家务时戴上一副手套，是防治"主妇手"的一个简单实用的方法。

不妨使用长柄的刷子，这样可以减少手与化学清洁剂的接触，或是在洗刷碗盘时，将碗盘放在热水或清洁液内先浸泡30分钟左右，然后再用冷水冲洗，这样可以比较省力地除去污渍油垢。

给手戴副手套。做清洁工作时，不论是否会碰到水，都戴上手套，这样可有效避免接触清洁剂。手套应戴得宽松些，这样就不容易引起刺激。

仔细阅读清洁剂说明书。现在不少清洁剂虽然价格较贵，去污作用较强，但是对手部皮肤的脱脂能力和刺激性很大。所以在购买类似产品时，应仔细阅读说明书，最好选择以植物表面活性剂为主原料的中性配方的清洁剂。

女性双手的日常保养

有人说，手是女人的第二张脸，双手和人体的其他部位一起构成了人的整体美、和谐美，所以，女性更应该注意双手的日常养护。

护手霜。并不是所有的人都用一种方法或一种护手产品就可以解决护手问题。或许你也曾遇到过这样的情况：买到一款朋友介绍说用起来很滋润的护手霜，自己试过却觉得保湿的效果还不够好。其实，手部肌肤也是因人而异，天生肤质不同，再加上不同的工作性质，对双手呵护的需求也就不尽相同，所以，护手霜也应该选择适合自己的类型。经常做家务的人，手会接触洗洁精、皂液等碱性物质，手部肌肤也会因此受到腐蚀而变得粗糙，此时可涂抹标有"天然果油"类配方的护手霜。这类护手霜含有天然胶原以及维生素E等修复性元素。

上班族经常在有空调的写字楼里对着电脑屏幕工作，由于空调房间里湿度很低，再加上电脑的一些辐射，手部比较干

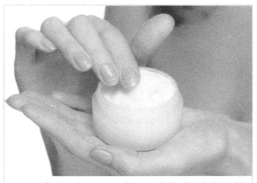

◎合理有效的使用护肤产品，也是手部保健的措施之一。

燥，这就需要天然营养物质的滋润。可选用含草本物质的护手霜，这类护手霜主要靠保湿因子深入滋润双手，而保湿因子正是保持双手柔嫩的关键所在。

工作比较少或自身皮肤较好的女性，可以选用标有植物蛋白且具保护功效的护手霜，防止洗手及季节变化带来的干燥或不适。这一护手产品富含天然植物蛋白，让你的双手四季美丽如一。

手部按摩。对双手好一点儿，还应该从日常生活中的点点滴滴做起，比如利用看电视的闲暇时间做做简单的按摩。以一只手的拇指和示指抓住另一只手的手指两侧，轻轻从指根拉到指尖。每根手指各做2~3次，左右手交替进行，帮助促进血液循环，防止手部水肿。也可以模仿弹钢琴

的动作，能锻炼手部关节，健美手形。

手部活动。手的美观关键是手指要灵活柔软，做好手部运动是必要的。可以利用坐车或看电视的时间进行这种简单的指部运动。从指尖开始按摩到手指底部，动作要有力而柔和，按摩时先涂上润肤霜，以增加柔润感。

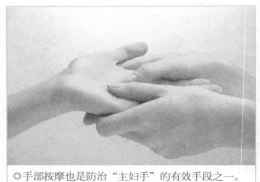
◎手部按摩也是防治"主妇手"的有效手段之一。

手腕

手腕在手和臂之间，由8块腕骨构成。腕骨的活动空间并不大，但是腕骨之间能够进行某种程度的滑动和交错运动，

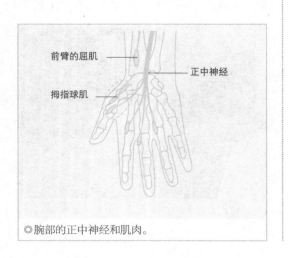
前臂的屈肌
正中神经
拇指球肌
◎腕部的正中神经和肌肉。

所以手腕还是相当灵活的。腕部的掌侧为坚硬的横向腕部韧带，背侧为腕骨，韧带和腕骨包围形成一个管状结构，叫腕管。腕管中有正中神经穿过，当腕部处于背屈状态时，腕部伸肌产生的力作用于韧带，从而压迫腕管中的正中神经，产生相应的症状，即腕管综合征。

由于腕部不停地屈伸，会使肌腱与构成腕管的韧带和骨产生摩擦，这个摩擦刺激肌腱的滑膜，并引起滑囊炎，增加滑膜的厚度。另外，这个刺激还会使肌腱发生炎症，引起肌腱炎，同时压迫正中神经引起腕管综合征。

① 常见健康问题

腕疼痛

手腕过度使用可能引起手腕组织肿胀发炎，造成对其中神经的伤害，进而引起腕管综合征。肌腱炎也是很常见的手腕过度使用的一种伤害。

预防

手部若有刺痛感，应做些轻柔的手部运动，如旋转手腕。

将手上举超过头部，一边旋转手臂，一边旋转手腕，可帮助肩膀、颈部及上背部调整位置，减缓压力及张力。

使用阿司匹林可帮助消炎止痛。

以桌面支撑手肘，或将手靠在椅背上，是让手获得休息的好方法。

将手连续握放，并伸直手指再弯曲，反复练习，有助缓解疼痛。

使用护腕夹板，让手腕保持伸直，可减轻手腕痛楚，最好选购有黏带和金属塞片的护腕，可提供支持作用又不使手完全僵直，记得要露出手指。用绷带包裹手腕时不要太紧，以免血液循环受阻。

使用工具时不要将压力集中于手腕基部，尽量使用手肘及肩膀。

维生素B₆有助于缓解疼痛症状，但必须在医生指导下服用。

腕管综合征

腕管综合征是一种很常见的现代文明病，主要和以手部动作为主的职业有关。得了这种病会出现手部逐渐麻木、灼痛，腕关节肿胀，手动作不灵活、无力等症状，到了晚上，疼痛会加剧，甚至让患者从梦中痛醒。 键盘特别是鼠标是我们最常见的"腕管杀手"。随着开车族的日渐增多，方向盘也成为一大"腕管杀手"。其他频繁使用双手的职业，如音乐家、教师、编辑记者、建筑设计师、装配工等，都有可能遭遇腕管综合征的"毒手"。

预防

平时应养成良好的坐姿，不论工作或休息，都应该注意手和手腕的姿势。

每隔30分钟，应暂停工作，让双手休息一下。

在办公室进行一些简单的伸展身体的体操，以预防或减轻颈部、背部的紧绷和头痛。

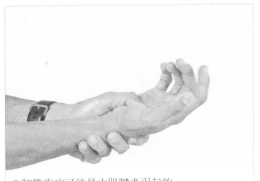

◎腕管疼痛可能是由肌腱炎引起的。

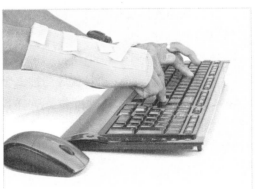

◎鼠标和键盘是"腕管杀手"，长时间使用电脑的人都有可能患上此症。

② 保健和护理

对于电脑一族，如果你不能时不时停下工作以保护手腕，至少你应该保持良好的姿势来减轻或避免损伤。

键盘应放置在身体正前方中央位置，以持平高度靠近键盘或使用鼠标，可以预防腕管受到伤害。

尽可能以手腕平放姿势操作键盘，既不弯曲又不下垂。

肘部工作角度应大于90°，以避免肘内正中神经受压。

前臂和肘部应尽量贴近身体，并尽可能放松，以免使用鼠标时身体向前倾。

工作期间经常伸展和松弛操作手，可缓慢弯曲手腕，每小时反复做10秒钟；也可每小时持续做10秒钟的握拳活动。

骨盆

骨盆由骶骨、尾骨及左、右髋骨连接而成，形状如盆，故称为骨盆。骨盆的主要功能是支持体重和保护盆腔内脏。它分为上部的大骨盆和下部的小骨盆两部分。大骨盆两侧均以髋骨的髂翼为界，前方无骨性成分，展开的髂翼承托着肠管。小骨盆具有完整的骨壁，其腔内有膀胱、直肠。对于女性而言，骨盆还起着保护子宫和阴道的作用。骨盆上接腰椎，下连股骨，联系着躯干和下肢，因此能承受较大的重量并进行力的传递。骨盆也可以分散由下肢传来的支撑反作用力，减缓对胸腹腔脏器和脊髓的震动。

骨盆是连接上半身与下半身的桥梁，它的构造像拱门，而大腿骨就像门柱。骨盆有4个关节连接身体其他部位，这样各部位才能做细微的转动。骨盆位于身体的中段，它是脊柱的地基，当地基稳固时，脊柱就不会倾斜，同时上半身的重量也借由骨盆传递到下半身的两条腿，因此当骨盆不正时，所有骨骼都会受到影响。

骨盆存在着性别差异，这种差异约在10岁后随着性成熟而逐渐显露。男性骨盆狭长，呈漏斗状；女性骨盆宽而短，呈圆桶形，适应于女性的妊娠分娩。女性骨盆发育不良或患软骨化症等常可导致骨盆畸形，会造成分娩困难。

骨盆骨折是男性常见疾病。多由车祸、塌方、房屋倒塌、强烈的肌肉收缩或直接暴力引起。骨盆骨折的并发症较多，如损伤髂内外动脉或静脉，形成腹膜后血

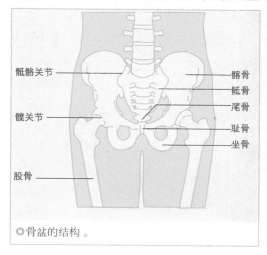

◎骨盆的结构。

骶髂关节 —— 髂骨
—— 骶骨
—— 尾骨
髋关节 —— 耻骨
—— 坐骨
股骨

肿、膀胱损伤、直肠损伤、神经损伤等。

骨盆变形是女性常见疾病之一，导致这一病症的因素有以下几个方面。

·姿势。跷二郎腿易导致骨盆变形、移位、歪斜，还可能压迫坐骨神经，若习惯单翘一边情况会更糟；女性穿高跟鞋会令腰椎受压过大，容易导致骨盆变形问题的出现。

·怀孕。女性在孕期三四个月后，卵巢会分泌"弛缓素"，使关节与韧带变得比较松弛，让产道变得宽松些，以便宝宝能顺利生产。但相对而言，关节也容易松脱、变形，准妈妈比怀孕前更容易发生拉伤或扭伤的情况，所以动作上要特别小心谨慎。

·创伤。不小心滑倒而跌坐在地，很容易伤及尾骨、坐骨，造成骨盆变形。若不妥善处理，容易伴随长期疼痛，如坐骨神经痛。

保健和护理

支撑身体的骨架是骨盆及脊柱，如果此处产生歪斜现象，会使神经的平衡失调，引起肩膀酸痛、头痛、腰痛、失眠等症状，女性还会出现生理痛、月经不调的症状，更严重时会导致内脏疾病。你完全可以通过按摩脊柱来修正这种歪斜现象，将身体原来具有的神经生理功能调整回来，恢复肉体及精神上的平衡。

首先应当自我检查骨盆的歪曲情况。你可以裸体站在镜子前面，确认骨盆的位置，如此一来，就能清楚地知道左右侧的骨架是否有高低不同的现象。如果不知道

的话，可以测量膝盖到地板的距离，右侧高于左侧时，就表示右侧骨盆朝上歪斜，反之则左侧朝上歪斜。

如果发现了问题，接下来就应该连续练习3天姿势矫正体操，以矫正变曲的脊柱。双脚向前伸展，采取最舒服的姿势，然后弯腰，抬起下巴，放松身体；双脚垂直放在地板上，挺直脊柱，凝视正前方；让双脚接近椅子，脊柱用力挺直，此时骨盆会呈现稍微向前的姿势。这3个动作可以反复练习，10次为一个疗程，一天做3个疗程。办公休息时也可以进行，3天后就能矫正姿势。

健康的骨盆可以很好地承托内脏，既能让它完成作为脊柱一环的任务，也能让它所保护的脏器正常运行。骨盆出现问题，就是我们所说的骨盆的结构异常。

在日常生活中注意不要跷二郎腿；女性穿高跟鞋不能超过2小时，鞋跟高度以3厘米较为恰当，不要超过5厘米；女性在产后一定要做骨盆运动；最重要的一点就是，有创伤要立即就医，不要拖。

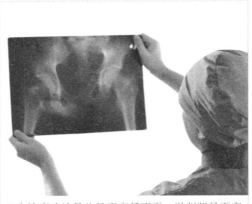

◎应认真确认骨盆是否高低不平，以判断是否产生歪曲现象。

髋

髋关节的主要任务就是承载人体的重量。由于扮演这种负重的角色，髋关节与其他部位关节相比，整个关节的结构自然就变得较大。

髋关节是大腿骨连接骨盆的人体大关节，是下肢承载躯体重量的主要关节之一。组成髋关节的骨可分成两部分：骨盆上的凹陷杯状结构和大腿骨上端一个球

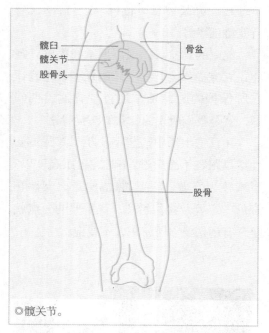

◎髋关节。

髋臼
髋关节
股骨头
骨盆
股骨

状结构。杯状结构称为髋臼，球状结构称为股骨头，两个部分套在一起形成一个可以活动的组合。为了减少两边骨骼相互摩擦，两边骨骼表面都有一层白白的软骨存在，这层白色软骨所扮演的角色相当重要，如果过度磨损导致这层白色的软骨变质变薄，便会形成所谓退化性关节炎。

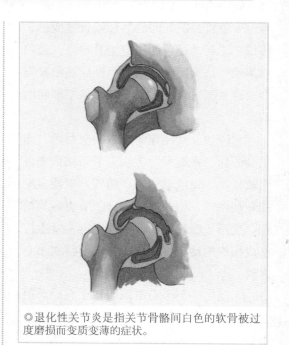

◎退化性关节炎是指关节骨骼间白色的软骨被过度磨损而变质变薄的症状。

髋关节由股骨头和髋臼相对构成，因此又被称为杵臼关节。髋关节是一个多轴性关节，能做屈伸、收展、旋转及环转运动，但运动范围较小。控制关节运动幅度的韧带坚韧有力，因此，与肩关节相比，该关节的稳固性大，而灵活性则甚差。这种结构特征是人类直立行走、重力通过髋关节传递等功能的反映。当髋关节屈曲、内收、内旋时，股骨头大部分脱离髋臼抵向关节囊的后下部，此时如果有外力从前方作用于膝关节，再沿股骨传到股骨头，便易发生髋关节后脱位。

平时，随着人日常的活动，这种负重的大关节表面软骨会互相摩擦造成关节慢慢磨损，在自然老化的状况下，年龄越老

或体重负担越大，磨损的状况会越厉害，进而产生关节面破坏而产生疼痛、变形现象，这便是退化性关节炎的症状。当然，其他的状况也会产生髋关节病变，常见的状况有创伤造成股骨头关节骨折、先天性髋关节发育不全合并脱臼、类风湿性关节炎、股骨头缺血性坏死等。这些病人如果病情严重的话，都有可能需要接受微型人工髋关节置换手术。

❶ 常见健康问题

髋部拉伤

髋部周围的肌肉及肌腱的损伤，有时也称髋部拉伤，会导致腿部不能活动、剧烈疼痛，以致不能行走、坐，作为一种保护性反射，伤者将不得不一瘸一拐地行走，以免受伤的髋部受力。髋部拉伤的直接病因是从骨盆到大腿的肌肉被挫伤或撕裂伤，也可能波及连接肌肉与骨的肌腱撕裂。它多是由于运动过量，不正确地举重物，或剧烈运动前准备活动做得不够所引起的。有时髋部扭伤也可由外因造成，如无意中摔倒在硬物上，或受到外力猛烈的

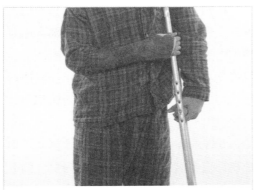

◎髋部地拉伤时，患者将承受巨大的痛苦，只能一瘸一拐地行走。

撞击，例如车祸。

防治

在医生指导下，卧床一段时间，以便缓解疼痛，放松肌肉。

将装有冰块的冰袋包在毛巾内，放在患处10分钟，间断10分钟后可再冷敷10分钟，直到疼痛缓解。肌肉毫无疼痛后才能活动。

治疗期间，少活动，多吃新鲜食物，忌吃牛肉、鸡肉、鲤鱼、姜和燥热食物。

❷ 保健和护理

在日常生活中，有很多动作与髋关节有着紧密的联系，比如做前后深蹲，身体前后的摆动，骑自行车和练习蹬踏车运动等。每日做几节髋关节保健操，对于加强髋关节肌肉的力量、减轻腰部痛感是很有必要的。

（1）练习者侧卧，一肘托于脑侧，双腿弯曲。动作开始时，缓慢伸直并尽可能地高抬一腿，后背保持正直，高抬腿的脚面绷直，此动作持续3～5秒后缓慢恢复至起始位置。双腿交换练习。

（2）练习者一腿站于15厘米高的物

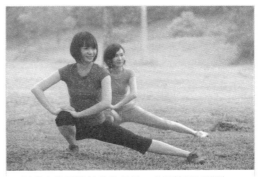

◎深蹲有益于髋关节的保健，应坚持开展锻炼。

体上，膝盖弯曲，双手叉腰，背部保持正直。动作开始时，练习者缓慢伸直踩物体的腿，尽量向上抬高髋关节，膝盖保持伸直。此动作保持3～5秒后缓慢恢复至起始位置。

（3）练习者呈深蹲姿势，双手叉腰。动作开始时，练习者缓慢站起，一腿尽可能地向远处滑动，另一腿作为支撑但不必伸直。保持此动作3～5秒后缓慢恢复至起始位置。双腿交替练习。

膝 盖

膝关节是人体最大、最复杂的关节，除了支持体重外，它还允许腿做弯曲、伸直、旋转等运动。大腿骨（或叫股骨）与小腿的胫骨和腓骨以及髌骨构成了膝关节。在股骨和胫骨之间有两个大的软骨盘，分别称为内侧半月板和外侧半月板。股骨前下端有合适安放髌骨的槽，供髌骨在槽内上下移动。这些关节表面的软骨能缓冲震动，承受压力。

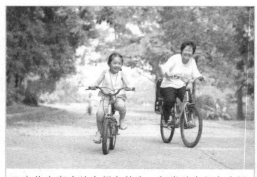

◎有些人喜欢骑自行车外出，但常骑自行车会导致膝部软组织老化。

膝盖不属于身体中最常受伤的部位，但却可能是最薄弱的。膝盖大概是要求最高的关节，原因是它们经常承受着人的整个重量，而且由于活动范围大，使它们比髋关节和踝关节在冲击下显得更脆弱。软骨，特别是半月板，在运动时最易受伤。由于人体骨骼的结构特点，当腿部弯曲时膝盖内的软组织密实接触，润滑液体不能很好地保护膝盖，因此，登山、骑自行车、爬楼等长时间膝盖弯曲的动作都会导致软组织老化。

女性的膝关节和男性的组成相同，但是在构造上有细微的差别。因为女性的髋部一般比男性的大，所以大腿会向内侧倾斜一定的角度以便与膝关节相连，而不是

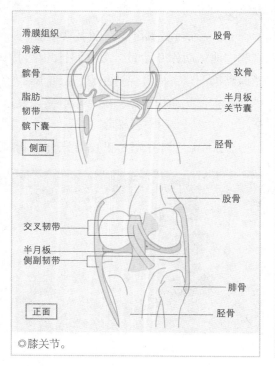

滑膜组织
滑液
髌骨
脂肪
韧带
髌下囊
股骨
软骨
半月板
关节囊
胫骨
[侧面]

交叉韧带
半月板
侧副韧带
股骨
腓骨
胫骨
[正面]

◎膝关节。

像男性那样是直的。据研究发现，女性在运动中膝盖受伤的比例是男性的4倍，即使是一些简单的跳跃、转体、扭动等动作，也可能造成女性膝盖受伤。女性膝盖受伤的根本原因不仅仅是缺钙，还与女性腿部结构有关。大腿骨连接着臀部和膝盖，在大腿承受压力时，会把压力分散给臀部和膝盖，而一旦腿部肌肉无法取得力量上的平衡，膝部就容易受伤害。所以女性尤其应当提高膝部的自我保健意识。

常见健康问题

膝盖疼痛

膝盖疼痛的原因有很多，一般运动中的疼痛主要有：半月板损伤、韧带拉伤、髌骨劳损等。如果没有拉伤、扭伤，造成膝盖疼痛也许是因为运动前没有做好准备活动，关节突然承受大负荷运动导致关节面的损伤，而引起关节发炎、积水。如果

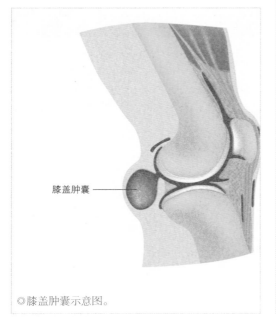

◎膝盖肿囊示意图。

膝盖肿囊

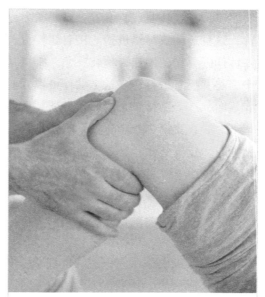

◎膝关节受伤之后，在进行复健运动之前，一般要先按摩膝部10分钟，以免再次受伤。

症状不是很明显，稍做几天休息，进行调整即可恢复。

还有一种情况就是长时间进行膝盖超负荷运动，造成髌骨劳损。这种损伤无法恢复，造成的一种严重后果叫作髌骨软骨病，有许多运动员因为训练不科学导致髌骨劳损，而结束运动生涯。膝盖疼痛的原因，可以通过半屈膝测试或关节按压测试来进行自我诊断，如两种情况都感觉疼痛，膝关节负重屈伸也疼痛的话，就可能属于第二种情况，这时就需要加以注意了。

治疗

膝关节受伤之后，可以冷敷膝盖(注意时效)，以弹性绷带包扎并将伤处抬高，让过度疲劳的膝关节获得充分的休息。尽力使膝盖恢复健康。在进行复健运动之前，先按摩10分钟左右，然后抬腿，并对股四

头肌(即大腿前侧肌肉)用力。只要能力允许，这种运动要尽早进行。接着腿伸直，身体仰卧，将腿抬起，呈45°角。维持这个姿势并反复进行，当这个动作可以轻易完成时，才能做接下来的膝盖伸展和弯曲运动。坐在桌沿，小腿自然下垂，然后将腿伸直，反复几次；接着俯卧，腿伸直，再将小腿往上弯曲，反复几次。

膝关节滑膜炎

膝关节滑膜炎是指膝关节受到急性创伤或慢性劳损时，引起滑膜损伤或破裂，导致膝关节腔内积血或积液的一种非感染性炎症反应疾患。其症状主要为膝关节肿胀明显、酸痛甚至不能行走，B超检查显示膝关节内大量积液。可分为急性创伤性滑膜炎和慢性损伤性滑膜炎。急性创伤性滑膜炎，多发生于爱运动的年轻人；慢性损伤性滑膜炎多发于中老年人，身体肥胖

者或过度使用膝关节的人。

治疗

早期应卧床休息，抬高患肢，可用弹力绷带加压包扎，并禁止负重。治疗期间可做股四头肌舒缩活动锻炼，后期应加强膝关节的屈伸锻炼，这对消除关节积液、防止股四头肌萎缩、预防滑膜炎反复发作、恢复膝关节屈伸功能有着积极作用。

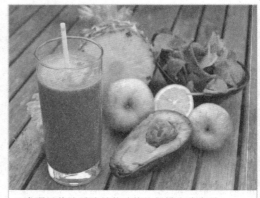

◎常喝果蔬汁对膝关节功能的保健十分有益。

胫

胫即小腿，小腿骨由胫骨和腓骨平行排列组成，但它们并非呈直线，而是向外侧略呈弧线，这使得人的小腿外侧显现出自然的弧度。除了骨组织外，在骨的周围还包绕着肌肉，这些肌肉的形态、薄厚、大小、走向及分布并不一致。小腿的轮廓主要取决于后、外、内侧肌肉，尤其是后、外侧肌肉。小腿后侧肌肉由腓肠肌和比目鱼肌组成，其厚度决定了小腿侧方的轮廓。两块肌肉向足跟方向延续为跟腱，这两块肌肉的收缩完成走路蹬地的功能。这两块肌肉除了有一定的厚度外，向

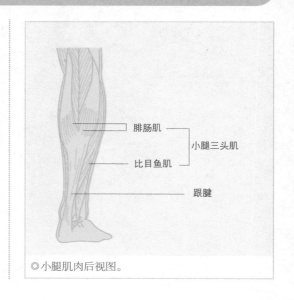

腓肠肌

小腿三头肌

比目鱼肌

跟腱

◎小腿肌肉后视图。

两侧还有一定的伸展度，参与形成小腿内、外侧的弧度。另外腓骨外侧还有两块肌肉为腓骨长、短肌，也增加了小腿外侧的弧度。

常见健康问题

胫骨损伤

胫骨损伤主要有两种形式，即胫骨骨膜炎和胫骨挫伤。 胫骨骨膜炎是一种应力性损伤，与局部运动量和负荷有着密切关系，大多会在大运动量的跑跳翻腾时发生。据有关资料显示，如果起跳蹬地力量为500千克，那么胫骨所受的纵向压力多达1 000多千克。而胫骨的结构从侧面看是向前呈弧状弯曲的，这样，当它承受一个巨大的纵向压力时，其前方就会产生一个相当巨大的拉应力，而这种拉力很容易造成小腿胫骨骨膜损伤。

另外，在硬地上进行过多的跑跳练习，身体重力和地面反作用力会反复作用于胫骨，使胫骨弯曲度较大的部位受到很大的拉力和压力。特别是女性，由于其肌肉、韧带力量较弱，起跳落地时的踝关节紧张度不够，缓冲能力差，加之硬质地面的巨大反作用力，沿踝关节传导到胫骨，从而易引起骨膜的损伤、松弛、充血、水肿，导致胫骨骨膜炎的发生。

胫骨挫伤是一种比较常见的运动损伤。这是由于胫骨皮下组织和肌肉都较薄弱，血液供应也相应较差，因而也比较容易受到伤害。胫骨挫伤容易引起患处发绀、压痛明显、肿胀、血肿等症状。

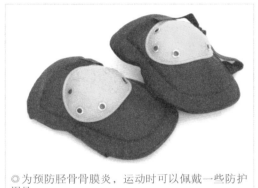

◎为预防胫骨骨膜炎，运动时可以佩戴一些防护用品。

足

足被称为人体的第二心脏，由足弓、骨骼、韧带、肌肉、肌腱构成。双脚占不到体表面积的2%，却包含了26块骨头、29个关节、42块肌肉和25条肌腱，负起支撑身体的重任。人每天大约走18 000步。一生中，双脚走的路大约等于环绕地球5圈。双足如此辛苦，当然值得我们好好呵护它。

足的骨骼多，软组织少，其平面轮廓

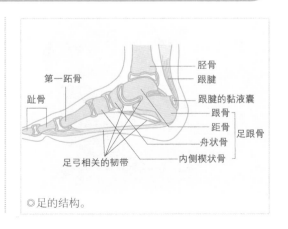

◎足的结构。

为六边形。足骨排列成3个弓，即外侧纵弓、内侧纵弓和横弓，它们构成了足外形的基础。内侧纵弓比外侧纵弓弧度大，这是足部形体的显著特征。足有3个负重点，即跟结节、第1跖骨和第5跖骨头。足部的肌肉几乎全部布于足底，足背部的脚腱从踝关节呈放射状分布到各趾。足背皮肤较薄，色泽较好，浅筋膜中缺乏脂肪组织，透过皮肤可见足背的浅静脉及各肌腱的轮廓，当足做各种动作时，肌腱轮廓显示得更清晰。足的外形有明显的性别差异：男性足宽大而厚壮，足趾粗而方，第1跖趾关节和第5跖趾关节侧突明显。同男性相比，女性足狭小而薄，足趾细长，趾头略尖，足背皮下组织多于男性。

① 常见健康问题

脚气

脚气是一种极常见的真菌感染性皮肤病。成人中70%～80%的人有脚气，只是轻重不同而已。脚气常在夏季加重，冬季减轻，也有人终年不愈。

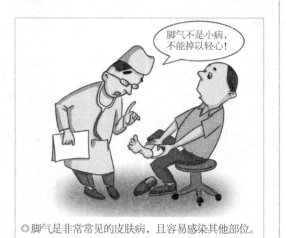

◎脚气是非常常见的皮肤病，且容易感染其他部位。

预防

要保持脚的清洁干燥，汗脚要治疗。勤换鞋袜，趾缝紧密的人可用手纸夹在中间，以吸水通气。鞋子要透气良好。

不要共用拖鞋、浴巾、擦脚布等，不要在澡堂、游泳池旁的污水中行走。

积极消除诱发因素，例如脚汗、脚癣等。

脚气是一种传染性皮肤病，应避免搔抓，防止自身传染。

患者勿吃容易引发出汗的食品，如辣椒、生葱、生蒜等。

情绪宜安静，激动容易诱发多汗，加重脚臭。

② 保健和护理

保养足部

从延年益寿的角度来看，保护双脚，注意足部的养生保健对维持人体健康、延年益寿有着十分重要的意义。中医认为，足是人之根，人体十二经脉之中有六条经脉系于足部，这些经络是运行气血、联络脏腑、沟通表里、贯穿上下的通路。足部

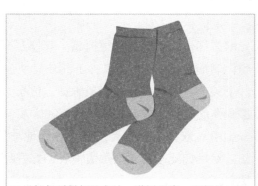

◎足部保暖最好的方法，莫过于穿一双松软、干燥又透气的棉袜子。

的穴位有33个之多，占全身穴位的1/10，它们就像流水线上的机关，对维持气血的通畅、脏腑的协调、全身组织器官的联系以及调节生命活动有着举足轻重的作用。因此，善待双足对益寿保健有莫大的益处。可采用以下措施来达到护足强身、延年益寿的目的。

注意穿鞋袜。鞋袜宜宽松，勿紧小，鞋袜紧小就会挤脚，有碍气血畅行。爱美的女性平时应尽量少穿或不穿高跟鞋，而为自己选购一些舒适、轻便的布鞋、旅游鞋等。

注意脚的保暖。脚是身体中距离心脏最远的部位，血液供应较少，表面脂肪层薄弱，因此，脚的自身保暖功能较差，且脚与呼吸道黏膜之间存在着密切的神经联系。一旦脚部受寒，可以反射性地引起上呼吸道黏膜的微血管收缩，纤毛运动减慢，人体抵挡病毒、细菌等致病物质的能力明显下降。因此当气候较冷时，女性应重视足部的保暖，选择松软、干燥、透气性好的鞋袜。

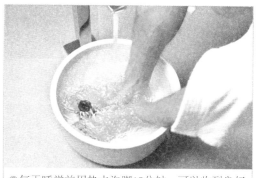

◎每天睡觉前用热水泡脚15分钟，可以收到良好的保健效果。

踝

踝部指小腿与脚之间连接处左右两侧突起部分，它是小腿与足底的通道，包括踝关节和距骨下关节，是下肢承重关节。踝关节由胫骨、腓骨的远端和距骨组成。胫骨远端内侧向下突起的部分为内踝，腓骨远端的突出部分为外踝。外踝比内踝窄而长，距骨嵌在内外踝构成的踝穴中。胫骨、腓骨远端被坚韧的韧带紧密联结在一起。踝关节的功能在于支撑人体，协助完成行走和其他运动功能。而人体在运动过程中，踝关节所支撑的重量为体重的6～8倍。踝关节对人体而言十分重要，没有踝关节的帮助人体将无法进行正常的劳作和运动,保护踝关节意义重大。

🅵 常见健康问题

踝关节扭伤

踝关节扭伤是常见的运动损伤。一项调查显示，约70%的人有踝关节损伤史，其中30%为运动所致。15%的伤者没有进行过治疗，30%的人只接受了简单的处理，但没有达到治愈的标准。后者在医学上被称为陈旧性踝关节损伤，会给进一步治疗带来难度。 女性的高跟鞋是威胁脚踝健康的一大因素，这是由踝关节的生理特点决定的。人在勾着脚的时候踝关节最稳定，而在脚尖朝下绷着脚的时候，例如穿着高跟鞋时的状态，踝关节最不稳定。

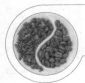

足部的反射区和经脉

人体各器官和部位在足部都有着相对应的区域，可以反映相应脏腑器官的生理、病理信息，这就是所谓的"足部反射区"运用按摩手法刺激足部反射区和穴位，可以调节人体各部分的功能，取得保健、治疗的效果。

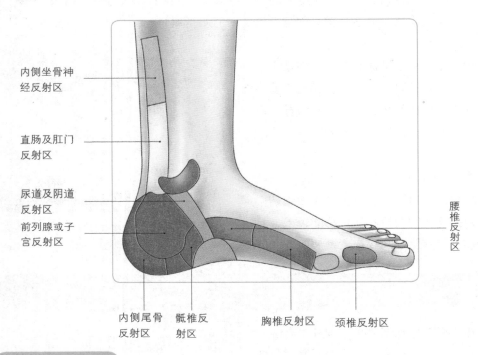

内侧坐骨神经反射区

直肠及肛门反射区

尿道及阴道反射区

前列腺或子宫反射区

腰椎反射区

内侧尾骨反射区　　骶椎反射区　　胸椎反射区　　颈椎反射区

足部的经脉

足太阴脾经	起于踇指甲根内侧的隐白穴，沿足内侧赤白肉际上行，止于腋下的大包穴。分布在足部的穴位有：隐白、大都、太白、公孙、商丘
足厥阴肝经	起于踇指甲根外侧的大敦穴，沿足背内侧上行，止于胸部的期门穴。分布在足部的穴位有：大敦、行间、太冲、中封
足少阴肾经	起于足底的涌泉穴，斜着穿过足底后，沿着足内侧上行，止于锁骨下的俞府穴。分布在足部的穴位有：涌泉、然谷、太溪、大钟、水泉、照海
足阳明胃经	行走于足背中央，止于足第二趾的外侧端历兑穴，其支脉进入大脚趾和中趾。分布在足部的穴位有：解溪、冲阳、陷谷、内庭、厉谷
足少阳胆经	行于足背外侧，止于足第四趾外侧端，其支脉斜入拇指。分布于足部的穴位有：丘墟、足临泣、地五会、侠溪、足窍阴
足太阳膀胱经	经过足外侧赤白肉际，止于小趾外侧的至阴穴。分布在足部的穴位有：昆仑、仆参、申脉、金门、京骨、束骨、通谷、至阴

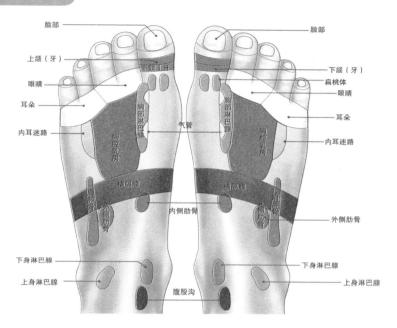

脸部
上颌（牙）
眼睛
耳朵
内耳迷路
脸部
下颌（牙）
扁桃体
眼睛
耳朵
内耳迷路
胸部淋巴腺
气管
胸部淋巴腺
胸腔乳房
胸腔乳房
横膈膜
横膈膜
肩胛骨
外侧肋骨
内侧肋骨
肩胛骨
外侧肋骨
外侧肋骨
下身淋巴腺
上身淋巴腺
腹股沟
下身淋巴腺
上身淋巴腺

足底反射区

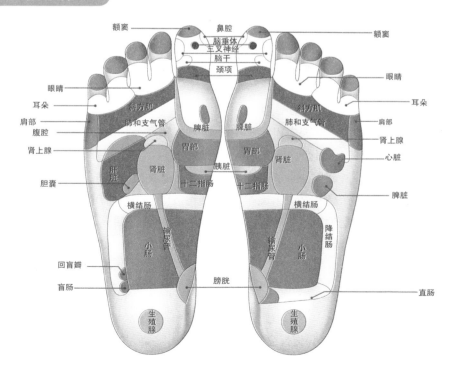

额窦
鼻腔
脑垂体
三叉神经
脑干
颈项
额窦
眼睛
耳朵
肩部
腹腔
肾上腺
胆囊
肝脏
斜方肌
肺和支气管
脾脏
肾脏
十二指肠
输尿管
小肠
回盲瓣
盲肠
横结肠
膀胱
生殖腺
鼻腔
脾脏
胃部
胰脏
十二指肠
输尿管
小肠
眼睛
耳朵
肩部
肾上腺
心脏
脾脏
斜方肌
肺和支气管
胃部
肾脏
横结肠
降结肠
小肠
直肠
生殖腺

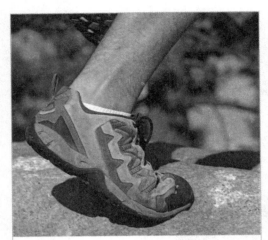

◎踝的作用不容忽视，站立时，踝部支持着整个人体；运动时踝关节支撑的重量是体重的6～7倍。

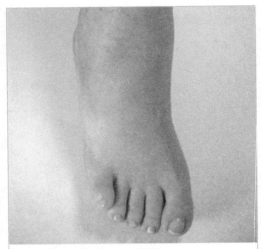

◎踝关节扭伤是常见的运动损伤。

但是，令医生担心的是，绝大多数人都不认为崴脚是个很严重的事情，除非是疼得受不了，只要还能扛住疼痛，大多数人不愿意到医院就医。但是，她们可能不知道，只要是崴脚，韧带都会有不同程度的损伤，撕裂的韧带会变松、拉长，如果不及时接受治疗，使其尽可能恢复到以前的状态，那么韧带在变松的位置重新长合，其结果是今后很容易再度受伤，要么是导致习惯性崴脚，要么逐渐发展成创伤性关节炎，还有可能到了五六十岁脚疼得走不了路。踝部扭伤若治疗不彻底，踝关节会不稳定，韧带会变得松弛，肌张力变弱，还有可能导致复发，或者再次出现损伤。因此，一旦发生踝部扭伤，需要及时采取措施加以保护，然后认真治疗，直到功能完全恢复为止，不可半途而废。

自我护理

脚踝扭伤时，应立即休息，停止运动、用力。冰敷是第一要务，可直接用塑料袋装冰块或用冰敷袋放置疼痛处，以缓解炎症并可有效止痛。冰敷可每两小时做15分钟，至肿胀不再继续增加为止。用绷带自脚趾近端开始压迫包扎，可防止出血和肿胀继续增加。

❷ 保健和护理

· 经常进行体育锻炼，增强体质，加强关节韧带弹性。

· 调整膳食结构，增加高蛋白、富含维生素的食物。

· 注意保护关节，避免过度劳累和各种外伤。

· 急性发作期应局部休息、制动，伤肢勿负重；必要时用绷带、石膏固定。

· 损伤后抬高伤肢30°～45°；急性期冷水外敷，恢复期用湿热敷。

· 反复扭伤者，穿特制高帮鞋辅助踝关节，防止再扭伤。

· 症状重且同时有骨折、韧带撕裂伤时必须手术治疗。

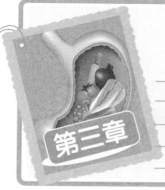

消化系统

◎消化系统由消化道和消化腺两部分组成。食物在消化管内被分解成人体可吸收的小分子物质，这一过程就称之为消化，这些小分子物质透过消化管黏膜上皮细胞进入血液和淋巴液的过程就称之为吸收。这两个过程也是人体消化系统的基本生理功能。

第三章

口腔

口腔是消化道的起始端，其生理功能是人类日常生活和从事社交活动所必需的。它具有摄食、咀嚼、吞咽、协助语言及发音等功能，有时可代替鼻腔，保持呼吸。

口腔由上、下颌骨做骨架，由唇、颊、牙、腭、舌和唾液腺构成。唇分为上唇和下唇，并于两侧相交构成口角。唇的外层是皮肤，中间是肌肉，内为黏膜。唇部的收缩和扩张作用，形成开口和闭口运动。

颊位于面部的两侧，由皮肤、皮下脂肪、表情肌、颊肌和黏膜构成。在上颌第二磨牙相对的颊黏膜上，有一突出的肉阜，是腮腺导管的开口。

腭分硬腭和软腭两部分。前面为硬腭区，由骨质构成，表面覆盖一层黏膜，将鼻腔和口腔分开。后面是软腭区，由肌肉和黏膜构成，在软腭后缘的正中，有一个"小舌头"，叫悬雍垂。软腭把口咽部和鼻咽部分开。

舌的表面粗糙，有许多红色和白色的

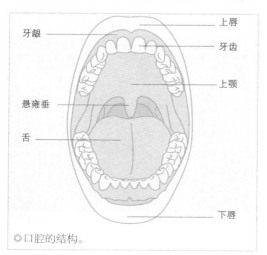

◎口腔的结构。

牙龈 —— 上唇
—— 牙齿
—— 上颚
悬雍垂
舌
—— 下唇

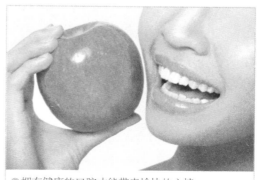

◎拥有健康的口腔才能带来愉快的心情。

小乳头，它们具有品尝"五味"的功能，叫作味蕾。舌的腹侧面有舌系带。舌能搅拌食物，运送食物到牙间，以利于咀嚼和下咽。 唾液腺包括腮腺、颌下腺和舌下腺。腮腺位于左右两侧耳的前下方，它通过细长的腮腺导管开口于颊黏膜中央。颌下腺及舌下腺开口于舌系带的两旁。当说话、唱歌和咀嚼食物时，唾液就从这些腺体里分泌出来。唾液不仅使口腔黏膜经常保持湿润，而且能通过咀嚼混于食物中有助于吞咽和消化。

口腔的生理功能是在大脑的指挥下，通过有关的肌肉收缩和下颌骨的运动，由牙齿、颌骨、唇、颊、舌、腭再加上唾液腺共同协作来完成的。 通过切咬和咀嚼，将食物切碎、磨细，并与唾液充分混合拌匀，使唾液中的消化酶开始对食物进行初步消化，形成柔软的食团，便于吞

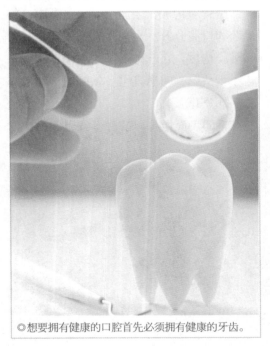

◎想要拥有健康的口腔首先必须拥有健康的牙齿。

咽。因此在进食时，我们反对狼吞虎咽，提倡细嚼慢咽，这样就可大大减轻胃肠道过重的消化负担，易于人体消化食物，吸收营养。

常见健康问题

口腔溃疡

口腔溃疡，又称为"口疮"，发病时多伴有便秘、口臭等现象。专家认为，口腔溃疡是一种"现代文明病"，因为有许多患者是在过度疲劳后发病的。此外，口腔溃疡也被认为与遗传、激素等因素有关。

口腔溃疡好发于青壮年人，一年四季都会发生，尤其是夏天。此时，气温升高，人们通常晚睡、熬夜，加上现代人乐于吃烧烤油腻的食品，使热性体质的口腔溃疡更容易发生。

女性比男性更容易成为它攻击的对象。一些女性口腔溃疡的发病与月经周期有一定的关系，往往在经前发生口腔溃疡，与此同时，还会有口干、心烦、易怒和大便干结等令人烦恼的症状，但在妊娠

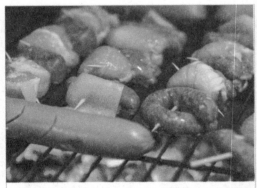

◎烧烤及油腻的食物会使热性体质的口腔溃疡更容易发生。

期间或者哺乳期间病情往往好转。这是因为月经前的黄体酮水平增高而雌激素的水平降低，而妊娠期雌激素水平又会升高。

治疗

需注意平常的生活习惯，饮食忌辛辣、烧烤油炸、油腻厚味的食品，要多喝开水，多吃蔬菜，保持大便通畅，避免便秘。口腔溃疡严重者，可以改进细软或半流质的饮食。

口臭

口臭虽然不是一种疾病，但它是口腔疾病中的一种非常令人烦恼的症状。有了口臭也许就说明你的身体已经受到了疾病的影响。

病因

导致口臭的原因很多，但究其根本原因，都是因为口腔中的厌氧菌分解产生了硫化物。口干是导致口臭的最直接的原因。口干时，口腔内的无氧环境很适合这些厌氧菌的滋生和过度生长，并使其分解产生出硫化物，发出腐败的味道。

口腔不洁，牙菌斑、牙石的堆积，也是造成口臭的直接原因。患有牙周炎的人，常有牙龈肿胀、出血、牙周袋溢脓等现象，由于微生物及其代谢物的作用，口腔内会产生难闻的气味。患有坏死性牙龈炎、恶性肿瘤及拔牙手术后感染的人，由于坏死的组织分解化脓后产生吲哚、硫氢基及氨类等物质，就会产生腐败性口臭。此外，如果口腔中存在未经治疗的龋齿及牙齿的残根、残冠等，就容易积存食物残渣和污垢，造成口臭。

治疗

搞好个人口腔卫生，天天刷牙，尽量清除牙菌斑。用餐完后，3～5分钟内刷刷牙齿、舌头，同时用牙线剔除牙缝里的肉屑、菜渣，清除牙缝中的污垢。每个月换新牙刷，防止牙刷上细菌的累积。

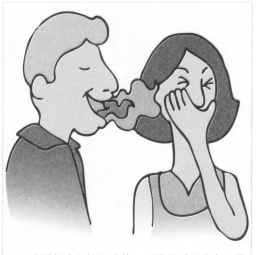

◎口臭是招人烦恼的症状，不管是对于患者还是周围的人群来说。

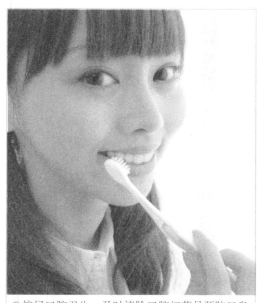

◎搞好口腔卫生，及时清除口腔细菌是预防口臭的基本方法。

口腔溃疡的中医疗法

刮痧疗法

对症取穴

头部：承浆
背部：肝俞、胆俞
下肢部：足三里、解溪

时间	运板	次数
15分钟	角刮法	30次

背部对症取穴

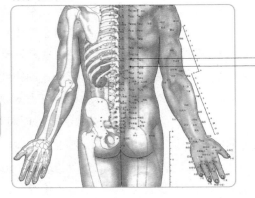

肝俞
背部，当第九
胸椎棘突下，
旁开 1.5 寸。

胆俞
背部，第十胸
椎棘突下，旁
开 1.5 寸。

耳压疗法

每次选 3 ~ 4 穴，把王不留行贴压于所选穴位，每日用力按摩 3 次，每次 10 分钟，双耳交替治疗。

对症取穴

口、舌、神门、胃、皮质下、内分泌、肾上腺、脾、心。

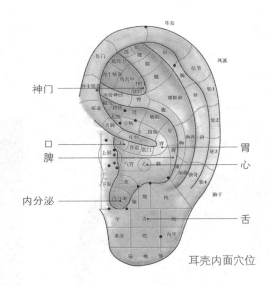

耳壳内面穴位

◀中医专家教你的小窍门

注意口腔卫生，避免损伤口腔黏膜。加强体育锻炼，提高机体抵抗力。保持心情舒畅，乐观开朗，避免着急。

宜用清淡饮食，多吃新鲜蔬菜及水果，保持大便通畅，防止便秘。少吃辛辣肥甘厚腻食物，以减少口疮发生的机会。

生活起居规律，心情舒畅。保证充足的睡眠时间，避免过度疲劳。注意生活起居规律性和营养均衡性，戒除烟酒。

一些传统的口腔保健品也可以用来保持清新口气，像漱口液、牙胶、喷雾剂，还有一些含有茶叶精华的茶爽牙膏，都可以增加口腔中的含氧量，抑制厌氧菌的生存。

唾液腺

唾液腺可根据腺体的大小和部位分成大、小两种唾液腺。小唾液腺分布于口腔各部位的黏膜内（如唇腺、颊腺、腭腺、舌腺）。大唾液腺包括腮腺、颌下腺和舌下腺3对，它们是位于口腔周围的独立的器官，但其导管都开口于口腔黏膜。唾

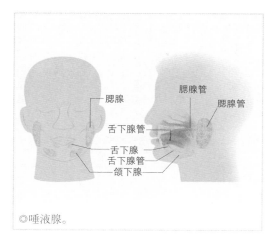

◎唾液腺。

液是由唾液腺所分泌的液体。人一昼夜分泌量为1 000～1 500毫升。其中大唾液腺分泌的量约占5/6，小唾液腺分泌占1/6。唾液最终被人体自觉与不自觉地咽入胃中，绝大部分被再吸收，以维持体液平衡。唾液分泌有一定节律，夜间静止，清晨较少，下午4～6时达高峰。

唾液含水分98.4%，固体物质0.6%，其中有机物有：黏蛋白、白蛋白、球蛋白、淀粉酶、溶菌酶、变位酶；无机物有：钠、钾、磷、钙、镁等。它们在保护口腔和人体正常功能中各有重要作用。

唾液的功能主要有：

湿润口腔，调和润湿食物，使食物溶解并引起味觉，便于吞咽。

唾液可防止口腔干燥，清除食物残渣，洁净口腔；其中溶酶体硫氰酸盐及蛋白质抗体可杀灭细菌。

唾液可中和胃酸保护胃壁。

唾液中含的氟化物可减少龋齿发生率，保护牙齿。

唾液中含的ABO血型物质可测定血型。

唾液中有一种叫上皮生长因子的蛋白质，能促进表皮和上皮组织的生长。

牙齿

牙齿是我们吃东西时切割食物、撕碎食物和研磨食物不可缺少的工具。人的一生有两副牙齿：乳牙和恒牙。乳牙从出生后6～8个月长出第一颗，到2岁左右出齐，共20颗牙齿。恒牙自6～7岁开始生长，至20岁左右出齐，共28～32颗。

从外部观察，整个牙齿是由牙冠、牙根及牙颈3部分组成。平时我们在口腔里能看到的部分就是牙冠，它是发挥咀嚼功能的主要部分。牙根埋在牙槽骨内，其形态与数目随功能而有所不同。牙冠与牙根交界处呈一弧形曲线，称牙颈。

从牙齿的纵剖面可将牙齿分成3层硬组织（牙釉质、牙本质、牙骨质）和1层软组织（牙髓）。

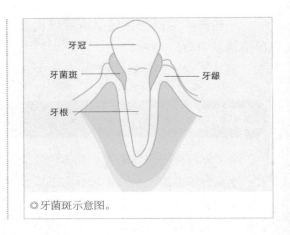

◎牙菌斑示意图。

牙的构成

牙釉质	它是牙冠外层白色半透明的、钙化程度最高的坚硬组织，其硬度仅次于金刚石。硬化完全的牙釉质仅含4%的有机物，而无机物含量则可高达96%。一般说来，它是没有感觉的活组织，其新陈代谢过程缓慢
牙本质	它是构成牙齿的主体，位于牙釉质和牙骨质的内层，也是牙髓腔及根管的侧壁，颜色淡黄，大约含有30%的有机物和水，70%的无机物，硬度低于牙釉质。若用显微镜观察，可见到牙本质内有许多排列规则的细管，称为牙本质小管。管内有神经纤维，当牙本质暴露后，能感受外界冷、热、酸、甜等刺激，而引起疼痛
牙骨质	它包绕牙根的外层，较薄，颜色较黄，含有45%~50%的无机物，硬度类似于骨组织，具有不断新生的特点
牙髓	它位于髓腔及根管内，主要由结缔组织、血管和神经构成，后两者通过根尖孔与身体的血液循环系统和神经系统相连接。牙髓组织的功能是形成牙本质，具有营养、感觉、防御的能力。牙髓神经对外界的刺激特别敏感，可产生难以忍受的剧烈的疼痛

牙齿的健康与否对身体的许多器官的健康有着重要影响，比如心、脑、肺等重要脏器的功能，牙齿不健康是许多疾病的重要诱因。研究证实，引起牙周病的牙周细菌感染可导致心脑血管疾病。患有严重牙周炎，牙周细菌所产生的酶，能促使体内血栓形成，导致心脏病或中风。患牙周炎者发生冠心病的概率为牙周正常者的1.5倍，发生中风的概率则是牙周正常者的2.1倍。另外，老年人肺炎与牙病有密切关系。因为口腔内的大量细菌可以借助食管反流等原因，被吸入气管进入肺部，导致肺炎。流行病学调查表明，患牙病者肺部感染及肺功能降低的概率为口腔卫生良好者的1.77倍。

牙齿的好坏也会影响人体的吸收能力。如果牙齿有疾患，咀嚼功能受到影响，一定会影响胃部的消化吸收能力，从而诱发胃部的疾病，使人体逐渐消瘦。

常见健康问题

牙痛

生活中，人们常说："牙痛不是病，痛起来真要命。"其实，牙痛就是牙齿有病的外在表现。有可能是龋齿或者是牙髓或犬齿周围的牙龈被感染，当然前臼齿出现裂痕也会引起牙痛，有时候仅是菜屑卡在牙缝里也会引起不适。另外，牙痛也可能由鼻窦炎引发。在看牙医之前，你可以用下列方法止痛。

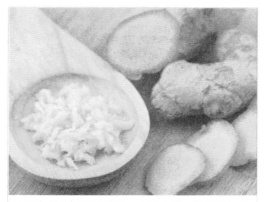

◎牙痛的时候可以咬住一小片生姜，可以反复多做几次。

漱口。含一口水(温度近似体温)，用力漱口。假使牙痛是由于菜屑陷入牙缝，则利用漱口清除菜屑，便能解决牙痛。若漱口无效，可使用牙线剔除。但小心勿伤及牙龈。

含花椒。用花椒一粒，噙于龋齿处，疼痛即可缓解。

敷大蒜。取大蒜捣烂，温热后敷在痛点上，可以治疗牙髓炎、牙周炎以及牙痛等。

咬生姜。牙痛的时候，可以切一小片生姜咬在痛处，必要的时候可以重复使用。

冰敷。就像治疗瘀伤一样，冰敷最靠近牙痛部位的脸颊，可缓解疼痛。每次敷15分钟，一天至少3～4次。

服用抗生素。如阿莫西林等，每隔6～8小时服用一粒。

麻醉止痛。含一口稍烈性的酒，可麻醉牙齿及牙龈，达到止痛功效。

口腔疾病引起的牙痛非常难受，对人的身体健康和精神刺激很大，如上述方法无效，应求医治疗。

牙周炎

牙周炎是指发生在牙龈、牙周韧带、牙骨质和牙槽骨部位的慢性炎症，多数病例由长期存在的牙龈炎发展而来，形成牙周袋和牙槽骨吸收症状。由于病程缓慢，早期症状不造成明显痛苦，患者常没有及时就诊，使支持组织的破坏逐渐加重，最

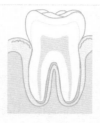

健康的牙龈和牙槽骨牢固地支持牙齿在牙槽窝内。

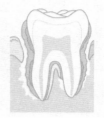

牙菌斑向下移动至牙根，最终破坏支持牙齿的牙槽骨。失去这种支持后，牙齿松动并脱落。

◎牙周炎的发展过程。

终导致牙齿松动并脱落。

牙周炎常表现为牙龈出血、口臭、溢脓，严重者牙齿松动、咬合无力和持续性钝痛。

防治

保持良好的口腔卫生，掌握正确的刷牙方法，有利于预防牙周炎的发生。

养成良好的口腔卫生习惯，早晚刷牙，饭后漱口。

多种牙膏交替使用，正确选择牙刷并定期更换牙刷。

可适当按摩牙龈或叩齿。

龋齿

龋齿和牙周炎是最常见的口腔疾病，特别是龋齿已被世界卫生组织列为全世界重点防治的三大疾病之一。

龋齿俗称蛀牙，是牙体硬组织在机体内外因素影响下所造成的牙齿缺损、破坏的一种慢性进行性破坏性疾病。龋齿不仅影响咀嚼功能，影响美观，而且可以引起牙髓炎、根尖周围炎、颌骨及颌周组织炎症，甚至成为病灶，影响全身健康。

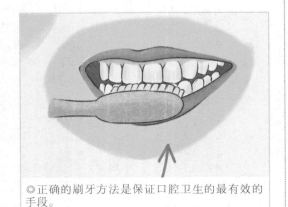

◎正确的刷牙方法是保证口腔卫生的最有效的手段。

症状

根据龋齿破坏程度的不同可有不同症状。早期，仅表现为牙面粗糙，有黑点、小缺损，无疼痛感，遇冷热酸甜等刺激时可出现疼痛。若并发牙髓炎时，则疼痛难忍，坐卧不安，严重影响工作、学习和休息。若破坏到一定程度，仅剩残根、残冠，舌缘或颊部黏膜长期受刺激，擦破形成溃疡，久治不愈，亦有癌变的危险。

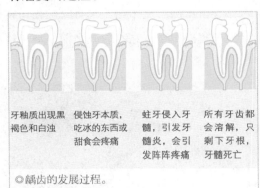

| 牙釉质出现黑褐色和白浊 | 侵蚀牙本质，吃冰的东西或甜食会疼痛 | 蛀牙侵入牙髓，引发牙髓炎，会引发阵阵疼痛 | 所有牙齿都会溶解，只剩下牙根，牙髓死亡 |

◎龋齿的发展过程。

防治

注意合理的营养，尤其是多吃含有磷、钙、维生素类的食物，例如黄豆和豆类制品、肉骨头汤、小虾干、海带、蛋黄、牛奶、鱼肝油和含有大量维生素与矿物质的新鲜蔬菜及水果等。这些食物对牙齿的发育、钙化都有很大的好处。

在饮食中适当地选择一些粗糙的、富含纤维素的食物，使牙面得到较好摩擦，促进牙面清洁，从而构成抗龋的良好条件。

做到早晚刷牙、饭后漱口，尤其是睡前刷牙更为重要，可以减少食物残渣的存积和发酵。

应用氟化物。氟素可预防龋齿，在科学上已有证明。不论是在牙齿表面局部涂氟化物，还是控制饮水中的氟含量，均有显著的防龋效果。在饮食上，如果能选择一些含氟的食品，例如茶叶、莴苣、白菜、青葱等，也可以产生一定的作用。此外，喝茶也能抗龋齿，因为茶中也含有一定的氟素。 当然，应注意任何元素的摄入都不应过量，摄入过多对人体毫无益处。

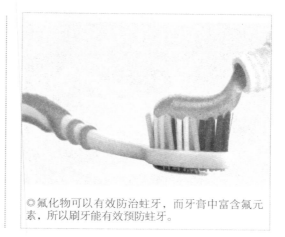

◎氟化物可以有效防治蛀牙，而牙膏中富含氟元素，所以刷牙能有效预防蛀牙。

食管

食管为消化管最狭窄的部分，是前后扁窄的长管状器官。它上端与咽部相连，下端与胃相接，全长约25厘米，大部分在胸腔内。食管各部位的口径大小不一，有3个狭窄处：第一狭窄在食管起始部，距门牙约15厘米；第二狭窄在与左支气管交叉处，距门牙约25厘米；第三狭窄在膈肌食管裂孔处，距门牙约38厘米。这些狭窄处是较大的异物容易停滞和癌肿的好发部位。

食管的管壁是富有弹性的组织，由黏膜上皮质、黏膜下皮质和肌肉层组成，通过柔软、有弹性的食管肌肉的蠕动收缩，将食团送入胃内。食管腔最里面的一层是黏膜上皮层，既薄又软，它直接同食物接触，因此很容易受到食物的多种刺激。例如过于热烫、过于粗糙的食物在通过食管、接触黏膜上皮时，会烫伤或擦伤食管黏膜上皮，使黏膜上皮发生破损、溃烂、出血等病变。但黏膜上皮会很快地增生来

修复已破溃发炎的黏膜上皮。 如果经常反复使黏膜上皮受到这种不良的刺激时，黏膜上皮就会在反复增生、频繁修复的过

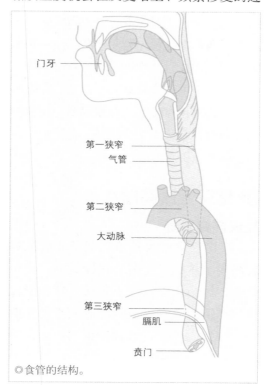

门牙

第一狭窄
气管

第二狭窄

大动脉

第三狭窄

膈肌

贲门

◎食管的结构。

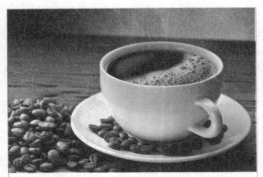

◎不要长期喝过烫的咖啡、吃过烫的食物，这会诱发食道癌。

程中出现一些在形态、功能方面不正常的"异形性"细胞。而这些不正常的细胞积累多了，就会向坏的方向发展，逐渐发生恶性变化，不断地扩展和增殖，在食管黏膜上皮的表面出现突出、增生、破溃、出血。在黏膜上皮癌变不断发生过程中，癌组织在扩大，逐渐向食管壁中间发展，人们在吞咽食物过程中会发生渐进性吞咽困难。即当初在吞咽食物时感到有阻塞感，咽不下，需用力或用水冲下；然后在吃半流质食物时也有明显的吞咽困难；在食管癌晚期时，癌组织几乎堵塞了食管腔，连咽一口水也相当困难。

❶ 常见健康问题

反流性食管炎

反流性食管炎是消化液反流腐蚀食管黏膜上皮而发生的消化性炎症，俗称烧心，因为正常情况下胃酸只存在于胃中，当反流入食管时灼烧或刺激食管而产生"烧心感"。常常发生于饭后，因为食管括约肌张力减弱或胃内压力高于食管而引起。

病因

胃炎、溃疡病及各种原因的幽门梗阻。

裂孔疝。

先天性食管下端括约肌发育不良等先天畸形。

医源性病因，如胃大部切除术等。

食管下端括约肌关闭不全、食管静脉曲张、严重烧伤等。

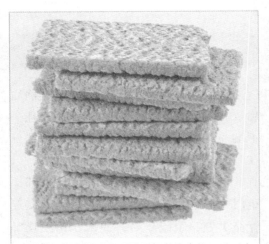

◎不要长期食用过于干燥和粗糙的食物，这对食道的伤害很大。

防治

减小腹腔压力，少食多餐而不一餐多食。避免辛酸食物、烟酒及高脂肪油腻食品。

饭中、饭后保持坐立。避免餐后平卧，睡前禁食。

情绪平稳，忌烟、酒、咖啡。

喝饮料，将反流至食管的食物冲走。

应用制酸药，中和胃内的酸性物。

应用抗组胺药，如质子泵抑制剂，来减少胃酸分泌，缓解上腹部烧灼痛。

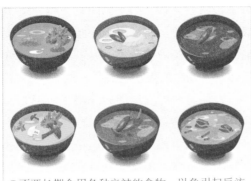

◎不要长期食用各种辛辣的食物，以免引起反流性食管炎。

如果反流是因为食管裂孔疝，应考虑手术。

❷ 保健和护理

食管是人体内的一条重要通道，它担负着输送食物、水分、饮料及大多数药物的重要任务，从不懈怠，总是在承上（上连口腔）启下（下接胃）、默默无闻地工作着。

食管的工作量是巨大的。据粗略计算，人的一生中至少有20多吨食物、饮料，通过这约38厘米的管道进入胃中。如果用汽车来装载的话，8吨的解放牌卡车要装满3辆！所以，为了我们的健康，一定要呵护好食管。

吃饭时当心鱼刺、鸡骨，因其轻者可刺伤食管，重者可穿通食管引起纵隔炎症，甚至扎入邻近的大血管、气管。

细嚼慢咽少摩擦。如果吃东西时狼吞虎咽，那么食管难免会受到损伤。

戒烟酒、慎用药，以免损伤食管。

尽量吃新鲜的蔬菜和肉类，少食用盐腌菜，因为盐腌菜含有致癌物。

避免重大精神刺激和体力过劳。

胃

胃位于腹腔的左上部，像一个有弹性的口袋，是食物暂时停留和消化的场所。胃的入口叫贲门，和食管相通；出口叫幽门，与十二指肠相连。胃的形状和位置随着食物的进入和排出而膨胀和收缩。胃的结构分为胃底、胃体和胃窦三部分，胃有前后两壁，还有上下两弯，较短的上边是胃小弯，较长的下边是胃大弯。胃小弯和幽门部都是溃疡病的多发部位。胃的消化功能是依靠机械和化学作用来完成的。食物进入胃后，胃开始运动，胃壁逐渐舒张来受纳食物。当食物刺激胃壁时，通过中枢神经引起反射性、有规律的胃壁蠕动，

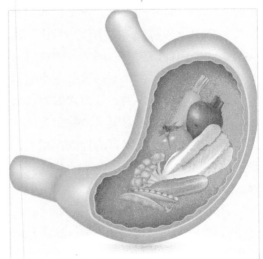

◎胃是人体重要的消化器官，是食物进入人体后主要的消化场所。

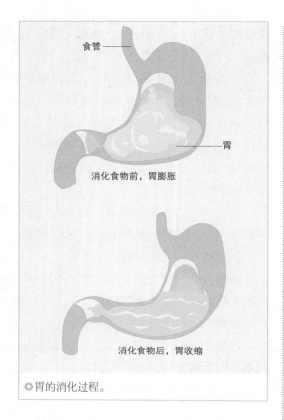

食管

胃

消化食物前，胃膨胀

消化食物后，胃收缩

◎胃的消化过程。

将胃内食物进一步磨碎并和胃液充分混合，形成粥样食糜，分批送入十二指肠。胃的完全排空需4～6小时，排空时间的长短与食物的质和量有关。水排空最快，流质食物较固体食物快些，固体食物在胃窦磨碎后，与胃液混合，成为液状或半流状食糜，然后才自胃排出。未消化的固体食物不能通过幽门，从胃窦又被推回胃体，重新研磨。脂肪食物对胃的抑制作用大，蛋白质食物次之，碳水化合物的消化产物对胃的运动基本上不起抑制作用。

胃的化学性消化是由胃液完成的，胃液中含有蛋白酶、盐酸和黏液，其中盐酸的作用最为重要，它能使胃蛋白酶原变成胃蛋白酶，并造成酸性环境，将食物中大分子蛋白质分解，为小肠的进一步分解和吸收做好准备。胃酸进入小肠后可刺激胰液、胆汁和肠液的分泌，并有助于小肠对铁和钙等物质的吸收。

胃神经与胃的运动和分泌密切相关，两者相互协作。胃的分泌机理受神经和体液因素的双重控制。我们在进食时，虽然食物尚未进胃，但感受到食物的色、香、味时，与食物有关的信号传入中枢神经，再通过支配胃的传出神经，引起胃的分泌与运动，当食物在口腔内咀嚼和进行吞咽时，食物直接刺激口腔和食管，再引起胃液的大量分泌。但当神经和体液的调节受到破坏，任何一方过强或过弱时，就会引起胃活动与分泌的失调。

❶ 常见健康问题

胃酸过多

胃液中含有一定浓度的稀盐酸，pH值为0.9～1.5。胃酸有利于消化食物和杀菌消毒，所以在感冒时需大量饮用白开水并可适当地加一些酸来增大酸度，增强杀菌效果。俗语"烧心"其实是"烧胃"，也就是胃酸过多。

病因

与遗传有关的体质因素。

胃黏膜壁细胞长期遭受刺激、兴奋。

壁细胞的反应性增高或总数增多。即使壁细胞总数正常，也可因高胃酸分泌损伤黏膜。

十二指肠黏膜释放某些激素的功能减退时，也可导致胃酸及胃泌素的分泌增高。

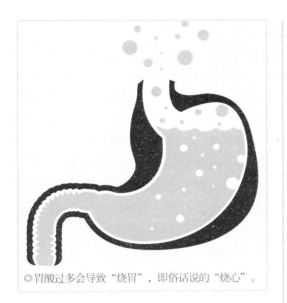

◎胃酸过多会导致"烧胃"，即俗话说的"烧心"。

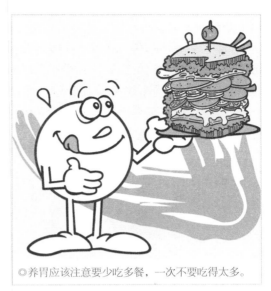

◎养胃应该注意要少吃多餐，一次不要吃得太多。

防治

服用小苏打或复方氢氧化铝，可以降低胃酸的浓度。

胃酸过多时，可多吃碱性食物如苏打饼干、焦面包，多饮红茶。严重的胃酸过多症，可用生姜和普洱茶一起煮，喝汤。

平时应养胃。一天三顿要定时定量。专家建议，要少吃多餐，如果还没到正餐时间，可以补充一些食物，但不宜过多。食物以软、松为主。一些比较有韧性、爽口的东西不宜多吃，因为这些东西最难消化。汤最好饭前喝，饭后喝也会增加消化压力。入睡前两三个小时最好不要吃东西，否则容易影响入睡，如果觉得肚子空可以多喝水。

应戒烟、酒、咖啡、浓茶、碳酸饮品（汽水）、酸辣等刺激性食物，这些都是最伤胃的。胃的脾性喜燥恶寒，因而冷饮和雪糕也必须要少吃。食物以热为好，牛奶和热水应该多喝。多喝水，特别是热水，因为人在很多情况下会把缺水误认为是饥饿。

有胃病的人饭后不宜运动、工作，最好休息一下等胃部的食物消化得差不多了再开始，或者慢步行走，也对消化比较好。

非紧急情况下，不提倡吃药，因为长期吃药有副作用，而胃病是一种慢性病，不可能在短期内治愈。如果需要，提倡去看中医，中医的良方对于养胃特别有效。

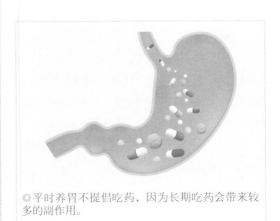

◎平时养胃不提倡吃药，因为长期吃药会带来较多的副作用。

胃下垂

胃下垂是指人在站立时，胃的位置偏低，胃的下缘垂坠于盆腔，胃小弯弧线的最低点降至髂嵴连线（约在肚脐水平线上）以下。胃下垂多见于体形瘦长、体质虚弱、腹壁松弛、腹肌薄弱者。

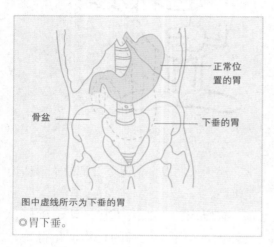

图中虚线所示为下垂的胃

◎胃下垂。

症状

轻度胃下垂患者一般无不适感觉，下垂明显者常见腹部不适、饱胀重坠感，每于餐后、站立或劳累后症状加重，伴有食欲不振、恶心、嗳气、消化不良、便秘等现象。胃下垂严重时，可同时伴有肝、肾、结肠等内脏下垂的现象。

防治

患者宜少食多餐，切忌暴饮暴食，进食后最好卧床片刻。体瘦的人应适当多吃些高营养或含脂肪的食品，促进腹壁脂肪增长。

胃下垂患者的康复，主要以体育锻炼为主，如保健体操、太极拳、八段锦、五禽戏、散步等。

去医院进行理疗、针灸等治疗，必要时可用胃托将胃托起。

胃溃疡

胃溃疡是一种常见病。流行病学调查表明，约有10％的人在其一生中患过此病。胃溃疡可发生于任何年龄，以45～55岁最多见，在性别上，男性略多。

各种与发病有关的因素如胃酸过多、幽门螺旋杆菌感染、遗传、体质、环境、饮食、生活习惯、精神因素等，通过不同途径或机理，均可促使溃疡发生。

症状

饥饿不适、饱胀嗳气、反酸或餐后慢性中上腹疼痛，严重时可有黑便与呕血。胃溃疡由于病情迁延，复杂，病情加重或治疗不及时，还会导致出血、穿孔、幽门梗阻和癌变等后果，所以应予以高度重视。

防治

保持轻松愉快的心境，是治愈胃溃疡的关键。精神紧张、情绪激动，或过分忧虑对大脑皮质产生不良的刺激，使得丘脑

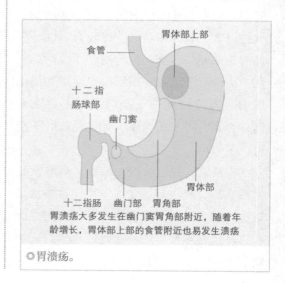

胃溃疡大多发生在幽门窦胃角部附近，随着年龄增长，胃体部上部的食管附近也易发生溃疡

◎胃溃疡。

下中枢的调节作用减弱或丧失，引起自主神经功能紊乱，不利于食物的消化和溃疡的愈合。

要注意休息，生活起居要有规律。患者还必须注意气候变化，根据天气冷暖，及时添减衣物。

注意饮食卫生。偏食、挑食、饥饱失度或过量进食冷饮冷食，或嗜好辣椒、浓茶、咖啡等刺激性食物，均可导致胃肠消化功能紊乱，不利于溃疡的愈合。要做到一日三餐定时定量，饥饱适中，细嚼慢咽。

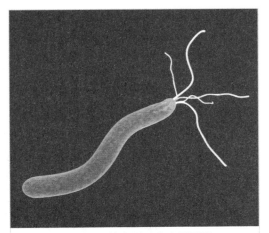

◎幽门螺旋杆菌是引起胃溃疡的常见原因。

必须坚持长期服药，但要避免服用对胃黏膜有损害的药物，如阿司匹林、地塞米松、吲哚美辛等。它们对胃黏膜有刺激作用，可加重胃溃疡的病情。

消除细菌感染病因。有些胃溃疡是由细菌感染引起的，最常见的是幽门螺旋杆菌。这类患者必须采用抗生素治疗。

胃出血

40%以上的胃出血是由胃及十二指肠溃疡导致的，工作过度劳累、日常饮食不规律、情绪异常紧张等有消化道病史的人群容易发病；急性出血性胃炎也会导致胃出血。这两种原因导致的胃出血大部分经过正规治疗后都能得到有效救治。另外肝硬化也会导致胃出血，肝硬化患者若发生胃出血，一般都会发展成食管胃底静脉曲张。如果再食用粗糙食物、情绪过度紧张，食管胃底的静脉血管爆裂就会发生大出血。胃出血的死亡率高达10%，因而切莫小看胃出血。

如果出现呕血或黑便时，就要考虑胃、十二指肠溃疡出血的可能。有些人仅以黑便为主诉。有些患者则表现为突然晕厥，甚至休克，送医院急诊后经过一系列检查才发现是胃及十二指肠溃疡出血。

防治
注意劳逸结合，不可过度劳累。

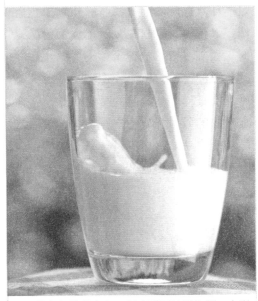

◎虽然牛奶营养丰富，但也不要过量饮用，会影响胃的健康。

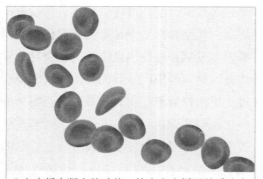

◎血小板有凝血的功能，检查血小板可以反映身体的健康状况。

不要暴饮暴食。进食流质、米汤、藕粉较好。饮用牛奶要适量，因为尽管牛奶营养丰富，但其中所富含的蛋白质会刺激胃酸与胃消化酶的分泌。牛奶中又有大量的钙，吸收后会刺激胃泌素的释放，继而增加胃酸，这些对止血均不利。不要食用太酸太甜的食物，这些均使胃酸增多。要少食多餐，饮食温热，因为过热的食物有可能使胃黏膜的血管扩张，不利于止血。浓茶、浓咖啡均应避免。如食物清淡无味时，添加少许食盐无害。出血停止后，可逐步增加食物的品种与数量。

检查和了解身体的凝血功能，比如对血小板的数量和质量进行检查，以保持身体的止血功能。否则，一旦出现了出血状况，一些小的出血就容易演化成大出血而危及生命。

胃炎

胃炎是一种常见病，是指由于各种原因引起的胃黏膜炎症，有急性与慢性两种。

急性胃炎往往起病急、症状重，并伴有恶心、呕吐、上腹部不适。其原因是不洁食物中的细菌或某些毒素使胃黏膜发生病变。急性胃炎发作时，如大量呕吐的话应当暂时禁食，出现好转时，由于失水多，宜少量多次喝水，每次100毫升，缓解脱水现象和加速毒素排泄，然后饮用杏仁茶、米汤加牛奶等流质饮料，以保护胃黏膜，再逐步过渡到蒸蛋羹、薄面片等食物，注意少吃脂肪性及易引起胀气的食物。

慢性胃炎在我国非常普遍，是在胃功能失调后由多种因素引起的，尤其当胃酸功能增强和胃动频繁时，胃部的症状就会加重。

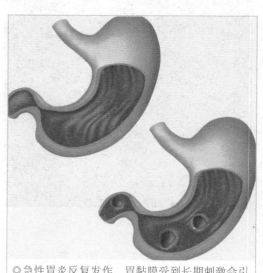

◎急性胃炎反复发作，胃黏膜受到长期刺激会引发慢性浅表性胃炎。

我国慢性浅表性胃炎发病率较高，往往是急性胃炎反复发作后，胃黏膜病变经久不愈所致。长期饮用对胃有刺激的烈酒、浓茶、咖啡，或食用过量的辣椒等调味品；不合理的饮食习惯以及摄食过咸、过酸或过于粗糙的食物，都会反复刺激胃黏膜。另外，营养素的缺乏也是一个重要因素。长期缺乏蛋白质和B族维生素，会使消化道黏膜变性。浅表性胃炎伴有高酸和胃蠕动频繁，多数病人的中上腹部有饱闷感或疼痛、食欲减退、恶心、呕吐、反酸、胃灼热、腹胀等症状。当胃黏膜严重破坏时，也可能无症状。大部分浅表性胃炎经过合理的治疗是可以痊愈的。如仍有部分反复不愈，就会演变为慢性萎缩性胃炎。发生慢性萎缩性胃炎后，胃酸、胃蛋白酶和内因子的分泌减少，影响胃的消化功能。胃内环境的改变有利于细菌和霉菌的生长，病人常会有上腹部不适、胀满、消化不良、食欲减退、贫血与消瘦症状。

防治

有慢性胃炎的人在饮食上应当注意细嚼慢咽，尽量减少胃部负担并发挥唾液的功能。唾液中有黏蛋白、氨基酸和淀粉酶等，能帮助消化，还有溶菌酶，有杀菌能力，能阻止口腔细菌大量繁殖，咽入胃后可中和胃酸，降低胃酸的浓度；在日常饮食上应除去对胃黏膜产生不良刺激的因素，创造胃黏膜修复的条件。食物要做得细、碎、软、烂。烹调方法可以多采用蒸、煮、炖、烩与煨等；尽量做到少量多餐，每餐不要饱食，使胃部负担不至过大；注意多吃些生物价值高的蛋白质和含维生素丰富的食物，贫血病人还要食用含铁多的动物内脏、蛋类和番茄、红枣、茄子、绿叶蔬菜等新鲜蔬菜和水果；浅表性胃炎出现胃酸分泌过多时，可多吃些牛奶、豆浆、涂黄油的烤面包或带碱的馒头

干以中和胃酸。萎缩性胃炎胃酸少时，可多吃些浓缩肉汤、鸡汤、带酸味的水果或果汁以及带香味的调味品，以刺激胃液的分泌，帮助消化。当慢性胃炎伴有呕吐和腹泻等急性症状时，应大量补给液体并使胃部充分休息。当并发肠炎时，尽量少吃会引起胀气和含粗纤维较多的食物，如蔗糖、豆类，生硬的蔬菜和水果等。

❷ 保健和护理

胃是人体中消化食物的主要器官，胃功能的正常与否直接关系到我们的身体健康，因此对胃的保养是十分重要的。

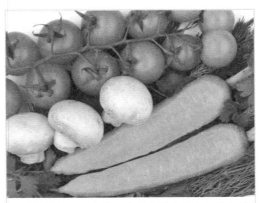

◎有慢性胃炎的患者应多吃高蛋白和富含维生素的食物。

特别是暴饮高浓度酒类，可直接损伤胃黏膜而引起急性胃肠炎和胃出血。不易消化的食物，如竹笋常是春季胃溃疡发生的重要因素。夏季过多的饮料尤其是冷饮，不仅会减少胃酸而影响消化，而且其低温造成了胃黏膜伤害。

长期饮用烈酒、浓茶、咖啡常会引起慢性胃炎；过辣、过咸、过酸和过于粗糙

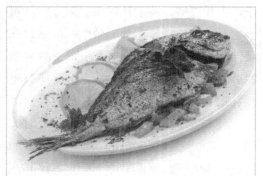

◎为了胃的健康，我们应多食带鳞的鱼类和豆类，尽量少吃肉类、蛋黄和动物内脏。

的食物也是引起慢性胃炎的常见原因。因此，我们提倡多样化饮食，多吃富含优质蛋白的食物，摄入含适量脂肪和不含过多的糖(碳水化合物)的食物，以及新鲜的乳制品。

同时，科学合理的饮食方式也很重要。我们主张细嚼慢咽，而速食豪饮既伤胃又难以消化。平时应提倡分食制，采用公筷和公匙十分必要，这可减少幽门螺旋杆菌和乙型肝炎病毒的感染率。

养成定时定量的饮食习惯，长时间的紧张工作忽视饥饿会干扰条件反射，导致食欲下降。进食环境和情绪常为人们所忽视，事实上，孤独、低落的情绪，不洁或恶劣的环境，或边进食边工作以及进食时训斥、争吵等不良刺激都会导致胃肠功能障碍。

此外，烹调方法中的熏、烤、煎、炸不仅使食物难以消化，并且高温还会使脂肪变性形成致癌物。因此，我们应多食含有蛋白质的豆类和鱼类，限制脂肪和胆固醇的摄入，少食或不食肥肉、蛋黄、动物内脏、没有鳞的鱼，多食新鲜蔬菜、水果，这既补充营养又利于通便。烹调宜以蒸、煮、炖、烩为主。

小肠

小肠是人体内最长的脏器，盘曲于腹腔内，上连胃幽门，下接盲肠，全长3～5米，分为十二指肠、空肠和回肠3部分。

十二指肠位于腹腔的后上部，全长25厘米。它的上部（又称球部）连接胃幽门，是溃疡的好发部位。肝脏分泌的胆汁和胰腺分泌的胰液，通过胆总管和胰腺管在十二指肠上的开口，排到十二指肠内以消化食物。空肠连接十二指肠，约占小肠全长的2/5，位于腹腔的左上部。回肠位于右下腹，约占小肠全长的3/5。空肠和回肠之间没有明显的分界线。

小肠的主要功能是对食物进行消化和吸收。在胃中已变成了粥状的内容物，在通过长长的小肠时，其营养约80%会被吸收。

生活中，由于多种原因，可引起小肠消化功能与吸收功能分别或同时减损，以致肠腔内一种或多种营养物质不能顺利透过肠黏膜转运进入组织而从粪便中被直接排泄出去，引起营养缺乏的一系列综合征，被称为小肠吸收不良。

在重度腹泻时，应卧床休息，勿食生冷、硬滑、油腻食物。寒证腹泻不忌姜、

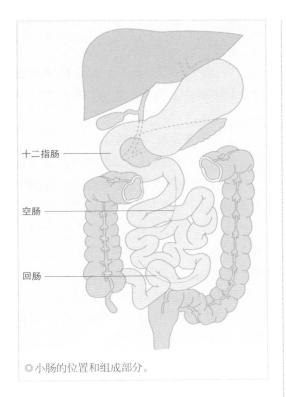

十二指肠

空肠

回肠

◎小肠的位置和组成部分。

椒、蒜等辛辣之品，但也不宜多食，热证腹泻则不宜食这类食品。饮食宜少渣，易消化，高热量、高蛋白、低脂肪。

要合理地安排工作和学习，作息有时，劳逸结合。注意防寒保暖，防止中暑受热。适当进行体育锻炼。根据胃肠消化吸收功能的疾病和性质，增加饮食营养，改善全身情况。食物以松软可口、易消化为宜，瘦肉、鲜鱼、猪肝、豆制品及炖至极烂的猪肚、蒸蛋花，均可食用。

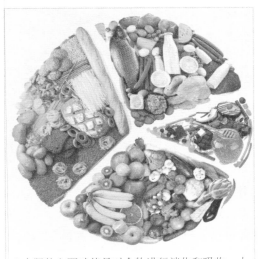

◎小肠的主要功能是对食物进行消化和吸收，小肠能吸收约80%的营养。

大 肠

大肠居于腹中，上口在阑尾处与小肠相接，下口紧接肛门。其上中部绕行于腹部的左右，先升后降，被称为结肠、盲肠；下部管腔扩大，沿脊椎的下部下行到肛门，被称为直肠。与小肠相比较，大肠较短而粗大，全长约1.5米。结肠又分为升结肠、横结肠、降结肠和乙状结肠4部分。

大肠的主要功能是吸收水分。小肠内的食物残渣进入大肠，经结肠吸收其中的水分后，逐渐形成粪便。

常见健康问题

大肠炎

大肠的功能是将体内的垃圾排出体外。如果大肠在排出垃圾的过程中，不能充分发挥自己的功能，那么滞留在肠内的垃圾就会腐烂、发臭，产生大量的有害气体和毒素。

一般来讲，现代人的饮食中纤维素不足，因此大大减少了肠的蠕动，使肠运动

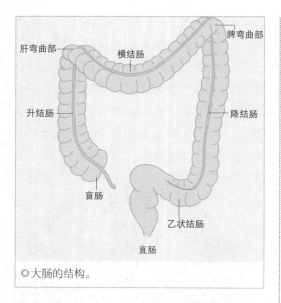

肝弯曲部 横结肠 脾弯曲部

升结肠 降结肠

盲肠 乙状结肠

直肠

◎大肠的结构。

功能低下，出现便秘。如果体内产生毒素，就会引发大肠炎等各种疾病。另外，由于现代食物在加工过程中，营养大量流失，这样的饮食使得机体免疫力下降，有害细菌、病毒等就会感染大肠，引发肠炎、肠无力等各种疾病。

大肠炎患者常会肚子痛，解水便，粪便中可能带有脓、黏液或血丝，有些患者

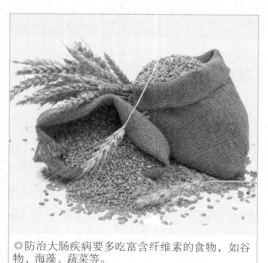

◎防治大肠疾病要多吃富含纤维素的食物，如谷物、海藻、蔬菜等。

会有呕吐、发热症状。

防治

为预防大肠疾病，要加快排便的速度，抑制肠内有害菌的繁殖，提高有益菌的活性。

应多卧床休息，保持体力。

除了口服药物外，需先暂时禁止进食及饮水，让肠胃获得充分的休息，避免只要一进食便出现上吐、下泻症状。若上吐、下泻症状已改善，饮食仍需少量多餐，减少肠胃负担，要避免油炸、高脂、刺激性食物及乳制品。

多吃生食。比如谷类、海藻类、蔬菜类、水果类等营养素保存完整的新鲜食物。这些食物富含纤维素。摄入这些食物对大肠的运动有帮助，使大肠内润滑顺畅，排便快捷，全面恢复大肠的功能。

若大肠炎是因环境改变或压力所引起的，则需调整作息，避免熬夜，保证有充足的睡眠。

大肠息肉

近些年大肠疾病呈现逐年增多的趋势，而大肠息肉是常见的多发疾病，并且可能发展成为大肠癌，已经引起医学界的重视。大肠息肉是指任何隆起于大肠黏膜表面病变的总称，名称仅表示其肉眼可见的外观，并不说明病理性质。大肠息肉以直肠及乙状结肠尤甚，大小可自直径2毫米至10厘米都有。

多数息肉起病隐匿，临床上可无任何症状。一些较大的息肉可引起肠道症状，主要为大便习惯改变、次数增多、便中带有黏液或黏液血便，偶有腹痛，极少数情

况下大便时有肿物自肛门脱出。一些患者可有长期便血或贫血症状。

防治

由于大肠息肉临床上常无症状，即使出现某些消化道症状如腹胀、腹泻、便秘等也较轻微和不典型，往往被人忽

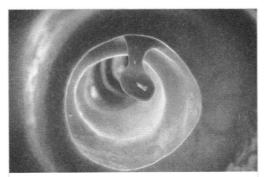

◎大肠息肉是常见多发疾病，可能发展为大肠癌，应引起重视。

视。患者多以便血、大便带血、黏液血便来就诊，又常误诊为痔疮或痢疾而延误其必要的检查，因此，大肠息肉的诊断首先要提高医生对本病的认识。凡原因未明的便血或消化道症状者，尤其是40岁以上的中老年男性应注意做进一步检查确诊。这样，大肠息肉的发现率和确诊率可望大大提高。

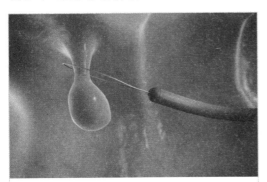

◎手术摘除大肠息肉的3D示意图。

大肠息肉的处理原则是发现息肉即行摘除。

克罗恩病

克罗恩病是一种病因尚未明确的慢性胃肠道炎症性疾病，又称克隆肠、节段性肠炎、局限性肠炎或肉芽肿性肠炎，俗称"烂肠子"。病变可侵犯消化道的任何一个部位，但以回肠末端、结肠、直肠、肛门等部位多见。任何年龄均可发病，但青壮年占半数以上，男性多于女性。

目前认为，克罗恩病可能与感染、遗传、免疫3个方面的因素有关，精神刺激、饮食因素和不卫生习惯可诱发病情加重。病理特点是肉芽肿性炎症病变，合并纤维化与溃疡，在消化道中产生溃疡、黏膜呈铺路石子状和肠道狭窄。症状为腹痛、腹泻、发热、消瘦、贫血、食欲减退、恶心呕吐、腹部肿块、肠梗阻、瘘管形成等，伴有营养不良、关节炎、虹膜炎和肝病等。本病为一慢性反复发作的疾病，由于病因不明，尚无根本的治愈方法，而且手术治疗的复发率较高，高达90%。

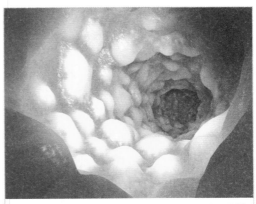

◎克罗恩病是一种病因不明的慢性胃肠道炎症性疾病，俗称"烂肠子"。

直肠

直肠位于盆腔后部、骶骨前面，上连乙状结肠，下接肛管。据统计，成人的直肠平均长11.7厘米，其下部分肠腔明显膨大，称直肠壶腹。直肠并不直，在矢状面上有两个弯曲，上部的弯曲与骶骨曲度一致，称骶曲；在下部绕尾骨尖的弯曲，称会阴曲。在冠状面直肠尚有左、右左侧的弯曲，但不恒定。

直肠的主要功能是贮存粪便、引发便意及排泄粪便。

① 常见健康问题

直肠脱垂

直肠脱垂是指肛管、直肠，甚至乙状结肠下段向外翻出脱垂于肛门之外，俗称"脱肛"。临床常见有不完全脱垂和完全脱垂两种，前者是直肠下部黏膜和肌层分离，向下移位，形成皱褶。黏膜脱出呈紫红色，表示有出血点或糜烂。后者为直肠全层脱出，因括约肌收缩，直肠壁静脉回流受阻，不及时回纳，可发生坏死、出血，甚至破裂。

其发病多与长期腹泻、习惯性便秘、排尿困难等因素有关，这些问题使得腹内压增高，直肠向外推出。

防治

发生直肠脱垂后，应及时治疗，防止其发展到严重程度。

避免负重远行，积极治疗慢性腹泻、便秘、慢性咳嗽等，防止腹压过度增高。

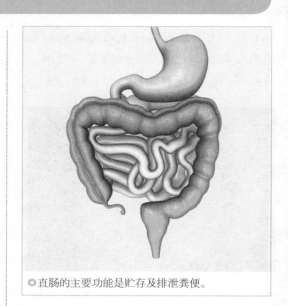

◎直肠的主要功能是贮存及排泄粪便。

局部可采用丁字形托带垫棉固定，或每天进行提肛运动锻炼。

排便时，下蹲时间不可太长，避免便秘或腹泻，便后立即复位，以改善局部情况。若较为严重，多需手术治疗。

直肠息肉

直肠息肉是指直肠黏膜向肠腔突起而引起的所有疾病，直肠是容易出现息肉的部位，并常常与结肠处的息肉一起出现。除幼年性息肉发生在5～10岁的儿童以外，其他类型的直肠息肉多发生在40岁以上，而且年龄越大，患病的概率也越高。根据息肉的性质，可以分为腺瘤性息肉和非腺瘤性息肉，而腺瘤性息肉又可以分为管状腺瘤、绒毛状腺瘤、混合性腺瘤几种，有癌变的倾向。非腺瘤性息肉包括增生性息肉、炎性息肉、

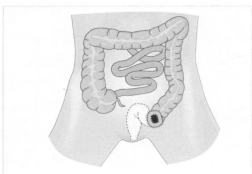

◎直肠是容易出现息肉的部位，并常与结肠息肉一起出现，虚线部位为直肠息肉出现部位。

幼年型息肉等。息肉大多单个出现，少数为多发性，幼年型息肉不易恶变，多发性成人息肉恶变较多。

病因

慢性刺激。因慢性痢疾、溃疡性结肠炎、血吸虫病、蛲虫病等肠道疾病的刺激，或者慢性便秘、粪便干结等刺激直肠黏膜而发病。

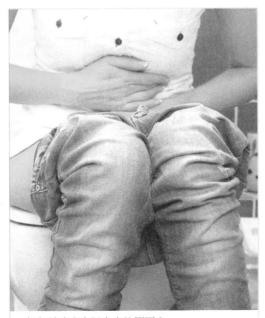

◎便秘是造成直肠息肉的原因之一。

遗传因素。胎儿在胚胎期，上皮细胞即有易感性。这种特性使上皮细胞在生长发育期快速生长而成息肉。

症状

直肠结肠息肉最常见的症状是反复便血，多为鲜红色，发生于排便后或粪便表面有条状鲜红色血迹，为出血的息肉压迫粪便形成的痕迹。便时无疼痛，息肉部位较低者，排便时可将蒂状息肉推出肛门外，在肛门处见肉红色圆形肿物，便后可自行回缩，若不能还纳可发生嵌顿坏死。息肉部位较高者，出血常与后半部分软便混合，也可有黏液便，偶伴腹部隐痛，多为息肉牵拉肠壁或肠腔部分受阻所致。单发息肉出血量不多，较少发生继发性贫血等全身性改变。

治疗

增生性息肉或炎性息肉都不必手术。腺瘤可以通过肛门予以切除。

直肠息肉是常见的肛肠疾病之一，在手术治疗直肠息肉之后，患者仍有复发的可能，因此，必须做好术后的预防保健措施。常见的预防保健措施有：注意饮食卫生；养成良好的生活习惯；保持良好的心态；加强体育锻炼等。

直肠息肉的治疗方法

电灼法	在肠镜直视下电灼切除息肉
套扎法	用套扎器将胶圈套住息肉蒂根部
切除法	蒂粗或基底宽的息肉可在麻醉下手术切除

❷ 保健和护理

在电脑电视前久坐、高热量饮食、缺乏运动……现代生活方式对人们的健康危害，早已不是耸人听闻。如今，患直肠癌的人越来越多。专家认为，久坐不动和高脂的饮食习惯联合导致了直肠癌的高发。

直肠的日常保健方法

适度而规律的运动	俯卧，胸腹着床，抬头向上，两手后伸成翅状，两腿伸直上翘，如飞燕一般，每日练习1～2次
多喝水	除正餐中的汤外，每日应喝5～6杯水。水分不足时，不论使用何种方法，都难以预防便秘。如果单纯补充高纤维的食物而不同时多喝水，可能会造成更加严重的便秘
多吃干豆类、海藻类、新鲜蔬菜及时令水果等	这类食物所含丰富的膳食纤维可增进肠道蠕动，缩短食物通过的时间，使食物中所含的有害物质接触肠黏膜的机会减少，还可吸附带走部分有害物质，减少毒害，降低直肠癌的发病概率
每天喝一杯酸奶	酸奶含有大量促进消化、吸收的有益菌，可协助人体维持肠道健康
让排便更规律	大便的规律与否是肠道健康的重要标志。如果几天没有大便，可服用泻药或到医院进行人工肛门灌肠
定期体检	建议从30岁就开始进行检查。检查方式主要有直肠指检、钡灌肠造影、CT检查等，我们可根据医生的建议来选择检查、诊断方法

肝

肝脏是人体内脏里最大的器官，位于腹部右上方。它对人体各项功能起着重要作用。我们的心脏，能够有力并有规律地跳动、不断地由血管泵出新鲜的血液；我们吃的食物，能够完全被消化和吸收；我们的大脑和小脑，能够保持正常的功能，以及我们的肌肉结实和富有弹性—这一切都依靠着肝脏。肝脏细胞能够控制和调解体内各种物质，使所有器官都能顺利地运作。更重要的是，肝脏是人体解毒的总机关，具有分解细菌、酒精和其他毒素的功

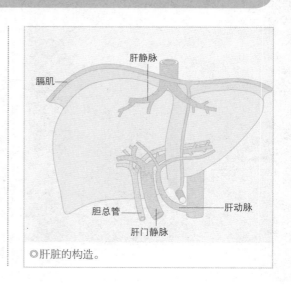

◎肝脏的构造。

能。当毒素侵入时，肝脏里的转氨酶便会将毒素分解，使人体产生抗体，以后再有同样的毒素侵入时，就无法伤害人体了。简单地说，肝脏分解毒素，并且供应充足的营养素，使人体维持一定的免疫系统功能。我们在日常生活中所摄取的食物，有些是含有毒素的（如半熟的海鲜），需要依靠肝脏来分解这些毒素。另一些食物在消化后，就会腐败、发酵而产生毒素，无法被小肠吸收，毒素就会被送往肝脏。如果肝脏功能变弱，无法完全解毒的话，毒素就会被送至心脏。然后，随血液循环遍布全身从而引发人体各种疾病。

可见，肝脏损坏是一件很严重的事，因为它能够随时随地置人于死地，发现时也可能已经太迟了。最常见的肝脏疾病有甲型肝炎或乙型肝炎、中毒性肝炎、肝硬

◎肝脏的主要功能是分解附着在食物中的各种毒素。

化或是肝癌等疾病。其中，最为严重的是肝癌。

❶ 常见健康问题

肝炎

肝炎是常见的严重传染病之一，许多肝炎病例没有被诊断出来，是因为被误诊为了流感。肝炎之所以严重是因为它扰乱了肝脏的许多功能，其中包括产生胆汁帮助消化、调节血液化学成分、清除血液中潜在毒物的作用。

通常急性肝炎持续2～3周，完全恢复需要9周。另外，一些病例发展为慢性肝炎，即肝脏病变持续6个月或6个月以上。慢性肝炎可导致肝硬化或死亡。

男性患肝炎的概率高于女性，尤其是病毒性肝炎，同样感染乙型肝炎病毒后，女性多成为病毒携带者，而男性多发病。专家认为，这是因为男性免疫功能相对活跃，它在清除病毒时，会攻击受感染的肝细胞，从而引起转氨酶升高。

症状

常见肝炎症状有：厌油、食欲不振或下降、乏力、懒动、低热、肌肉或关节痛、下肢酸困不适、稍加活动则难以支持、恶心、呕吐及腹胀（往往食后加重）。

传播途径

甲型肝炎的传播途径。甲型肝炎主要经粪便、口腔传播。粪便中排出的病毒通过污染的手接触食物等感染，以日常生活接触为主要方式，通常引起散发性发病，如被污染的水产品，可导致局部地区暴发

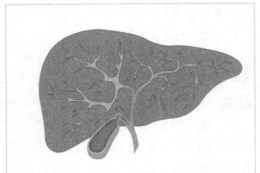

◎肝炎是一种常见的严重传染病，肝功能受损会影响到全身器官的健康。

流行。通过注射或输血传播的机会很少。

乙型肝炎的传播途径。乙型肝炎的传播途径包括：输血、血制品以及使用污染的注射器或针刺等；母婴垂直传播（主要通过分娩时吸入羊水，产道血液，哺乳及密切接触，通过胎盘感染者约5%）；性接触传播。此外，尚有经吸血昆虫（蚊、臭虫、虱等）叮咬传播的可能性。

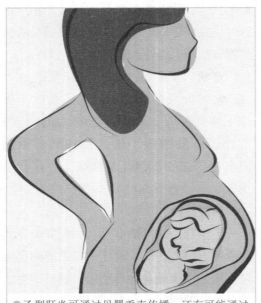

◎乙型肝炎可通过母婴垂直传播，还有可能通过蚊虫叮咬传播，是一种十分可怕的传染病。

丙型肝炎的传播途径。丙型肝炎的传播途径与乙型肝炎相同，而以输血及血制品传播为主，且母婴传播不如乙型肝炎多见。

丁型肝炎的传播途径。丁型肝炎的传播途径与乙型肝炎相同。

戊型肝炎的传播途径。戊型肝炎主要通过粪便、口腔传播，水源或食物被污染可引起其暴发流行，也可经日常生活接触传播。

病因

病毒感染。多种肝炎病毒均可引起肝炎。其具有传染性强、传播途径复杂、流行面广泛、发病率高等特点。目前病毒性肝炎主要分甲型、乙型、丙型、丁型和戊型肝炎5种，近年又发现有乙型肝炎和庚型肝炎。其中甲型和戊型肝炎具有自限性，一般不会转为慢性，少数可发展为肝硬化。慢性乙型肝炎与原发性肝细胞癌的发生有密切关系。

药物或化学毒物。许多药物和化学毒物都可引起肝脏损伤，发生药物性肝炎或中毒性肝炎。对肝脏的损害程度取决于药物或化学毒物的服用或接触剂量的时间，以及个体差异。长期服用或反复接触药物和化学毒物，可导致慢性肝炎，甚至肝硬化。

肝硬化

肝硬化是各种原因所致的肝脏慢性、进行性的弥漫性改变。其特点是一种病因或数种病因反复、长期损伤肝细胞，导致肝细胞变性和坏死。根据病因不同可分为病毒性肝炎肝硬化、酒精性肝硬化、代谢

性肝硬化、胆汁性肝硬化、瘀血性肝硬化、自身免疫性肝硬化和隐源性肝硬化。本病多见于男性。起病时多隐匿，病程缓

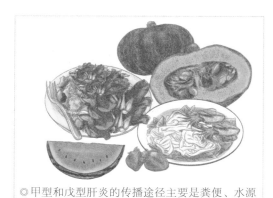

◎甲型和戊型肝炎的传播途径主要是粪便、水源或食物被污染，所以一定要注意个人卫生和食品安全。

慢。 在我国肝硬化比较常见，大多数为肝炎后肝硬化，少部分为酒精性肝硬化。肝硬化早期经过积极防治，可以逆转或不再进展，但晚期将严重影响患者生活质量，甚至危及生命，因此肝硬化的防治非常重要。

症状

早期无明显症状，部分患者是在体检或剖腹手术时偶然发现，或仅有胃不舒服、恶心、呕吐、肝区胀痛不适等症状。早期特征为肝大。晚期症状明显，肝脏缩小变硬、脾肿大、脾功能亢进、腹水等。

防治

增强信心，保持乐观的情绪，积极配合治疗。

专家认为，静养比药物治疗效果更好，更能提高肝脏自身免疫力。

戒酒。大量研究表明，酒精对肝脏有

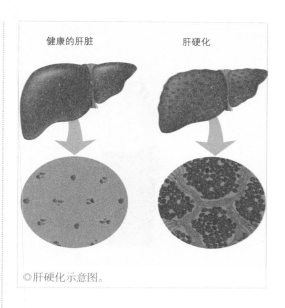

◎肝硬化示意图。

直接的损伤作用，患者切不可掉以轻心。

饮食宜以高热量、高蛋白质、维生素丰富而易清化的食物为主。忌过多摄入脂肪，尤其是动物脂肪。

脂肪肝

脂肪肝是指由于各种原因引起的肝细胞内脂肪堆积过多的病变。正常人肝内脂肪占肝脏湿重的3％～5％，其中2/3为磷脂，1/3为甘油三酯、胆固醇及脂肪酸。由于各种原因使肝脏脂肪代谢功能发生障碍，导致脂类物质的动态失衡，过量的脂

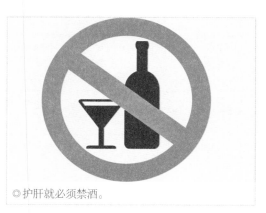

◎护肝就必须禁酒。

肪在肝细胞内蓄积，若蓄积的脂肪（主要是甘油三酯）含量超过肝脏湿重的5%，或

在组织学上有50%以上肝细胞脂肪化，即称为脂肪肝。

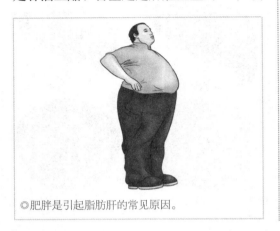

◎肥胖是引起脂肪肝的常见原因。

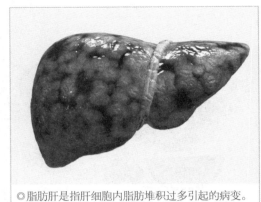

◎脂肪肝是指肝细胞内脂肪堆积过多引起的病变。

脂肪肝的主要病因

酒精过量	酒是引起脂肪肝的最常见病因，长期饮酒导致酒精中毒，对肝内甘油三酯的代谢有直接的毒性作用，致使肝内脂肪氧化减少，引起脂肪的大量堆积。慢性嗜酒者近60%发生脂肪肝，20%~30%最终将发展为肝硬化、肝癌
营养过剩	长期吃大鱼大肉、油炸食品以及甜食，会使肝脏脂肪合成过多
营养不良	当营养不良时，蛋白质缺乏，而导致极低密度脂蛋白合成减少，这样造成肝转运甘油三酯发生障碍，脂肪在肝内堆积，引起脂肪肝
肥胖	约有一半的肥胖者有患脂肪肝的倾向。肥胖者血液中含有大量游离脂肪酸，源源不断地运往肝脏，大大超过了肝脏的运输代谢能力，引起肝脏脂肪的堆积而造成肥胖性脂肪肝
糖尿病	约有半数2型糖尿病患者患有脂肪肝，这是因为糖尿病患者体内的葡萄糖和脂肪酸不能被很好地利用，脂蛋白合成也出现障碍，大多数葡萄糖和脂肪酸在肝脏内转变成脂肪，最终使脂肪在肝内存积下来，引发脂肪肝
高脂血症	高脂血症是指血中胆固醇、甘油三酯含量过高或高密度脂蛋白胆固醇过低，当血液中脂类过多超过了肝脏所能处理的限度，便会造成脂肪在肝内的堆积，引起脂肪肝
药物或化学物质	如类固醇激素、生长激素、水杨酸制剂（如阿司匹林）、某些镇静安眠药，工业或实验室常用的苯、砷、酒精、碘仿、四氯化碳、锑等均易诱发脂肪肝
感染	结核病、慢性溃疡性结肠炎、慢性支气管炎等疾病常可伴发脂肪肝
慢性缺氧	严重贫血、心血管及呼吸系统疾病及高空、高原作业等，常常因为严重缺氧，影响肝脏的脂肪代谢功能，从而发生脂肪肝

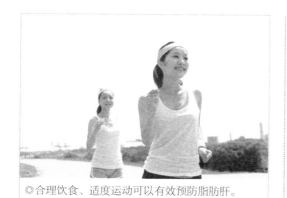

◎合理饮食、适度运动可以有效预防脂肪肝。

❷ 保健和护理

肝保健有一个十六字要诀："合理膳食，控制体重，适量运动，慎用药物。"做到这些，我们不仅可以远离脂肪肝，还可以将肥胖症、高血压、高血糖等拒之门外。

尽量少饮酒。酒能伤肝，这是每个好饮者都该注意的问题。

均衡食物。吃饭时要安排特定的食物，每天1杯牛奶，1个鸡蛋，100克精瘦肉，3种蔬菜，2种水果。这些食物对延缓肝脏组织的老化，加速肝细胞的修复、更新与解毒能力的增强大有裨益。

多喝开水。每天3~4次，每次1杯。

谨防被污染的食物。一些食品和瓜果蔬菜受到农药、化肥和其他有害物质的污染，也会给肝脏带来严重威胁。男性比女性更容易忽视生活细节，他们宣扬"不干不净吃了没病"，这埋下了健康的隐患。

多运动。缺乏运动不只让你发胖，过剩的脂肪向身体中部堆积，肝细胞被脂肪塞满，自然失去了正常的功能。而且，比起首先会在腿部和臀部发展的女性而言，脂肪在腹部首先堆积的男性更容易受到脂肪肝的伤害。

不可过补。大多数男性因工作生活压力大而试图采用各种补药来强身健体，殊不知"是药三分毒"，肝脏首当其冲。长期过量服药，难免危及肝脏健康。

除了注意饮食卫生之外，最有效的手段是去接种甲型肝炎、乙型肝炎疫苗。隔3年去做一次乙型肝炎抗体检测，然后考虑是不是进行加强免疫，可以最大限度保护肝脏。

拒绝怒、忧等负面情绪。人在情绪剧烈波动时，体内激素分泌失去平衡，导致血液循环障碍，影响肝的血液供应，使肝细胞因缺血而死亡。

胰 腺

在我们身体上腹部深处有一个非常不显眼的小器官，它就是胰腺。胰腺虽小，但作用非凡，可以说，它是人体中最重要的器官之一。因为，它是一个兼有内、外分泌功能的腺体，它的生理作用和病理变化都与生命息息相关。

胰腺是人体的第二大消化腺，在胃的后方，横于腹后壁，相当于第1、第2腰椎间的水平位置。胰腺呈长条状，淡红色，分头、体、尾3部分，胰头膨大位于右侧，被十二指肠环抱，胰腺管的末端穿入十二指肠壁，会合胆总管，开口于十二指

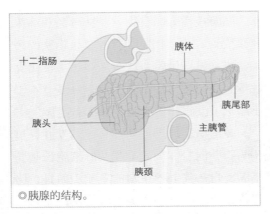

◎胰腺的结构。

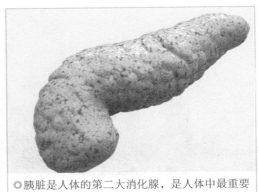

◎胰脏是人体的第二大消化腺，是人体中最重要的器官之一。

肠乳头。 胰腺分为外分泌腺和内分泌腺两部分。外分泌腺由腺泡和腺管组成，腺泡分泌胰液，腺管是胰液排出的通道。胰液通过腺管排入十二指肠，有消化蛋白质、脂肪和糖的作用。内分泌腺由大小不同的细胞团—胰岛所组成，分泌胰岛素，调节糖代谢。 胰腺"隐居"在腹膜后，知名度远不如其近邻胃、十二指肠、肝、胆，但胰腺分泌的胰液中的好几种消化酶在食物消化过程中起着"主角"的作用，特别是对脂肪的消化。

① 常见健康问题

胰腺炎

胰腺炎是指胰腺组织所发生的炎性病变，有急性、慢性之分，可发生于任何年龄，多见于40岁以上的成人，其中男性多见。胰腺炎的主要症状为胰腺出现水肿、充血，或出血、坏死，并有腹痛、腹胀、恶心、呕吐、发热等症状。化验显示血和尿中淀粉酶含量升高等。其可分为单纯水肿型胰腺炎及出血坏死型胰腺炎两种类型。后者病情凶险，并发症多，死亡率高。

胰腺炎是由于胰管堵塞、管内压力增

加及血液循环不良等原因引起的胰腺炎症，但其本质则是致病因素使胰液外溢，并与胰实质接触及胰液中的消化酶被激活，发生胰腺自体消化，产生水肿、出血及坏死等病理改变。目前，多数人认为胰蛋白酶并不直接作用于胰实质导致自体消化，而是它激活了其他的酶才导致了急性胰腺炎的局部和全部变化。引起急性胰腺炎的常见诱因为胆结石、胆管蛔虫及暴饮暴食、大量饮酒等。

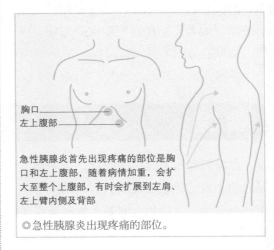

胸口
左上腹部

急性胰腺炎首先出现疼痛的部位是胸口和左上腹部，随着病情加重，会扩大至整个上腹部，有时会扩展到左肩、左上臂内侧及背部

◎急性胰腺炎出现疼痛的部位。

防治

治疗应根据病情采用相应疗法。轻者

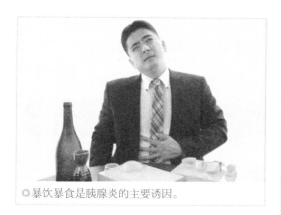

◎暴饮暴食是胰腺炎的主要诱因。

一般采用非手术疗法，重者或非手术疗法无效者则应手术治疗。

患者应限制脂肪和蛋白质的摄入量来减轻胰腺的负担，利于胰腺的恢复，避免复发。

患者应保持热量和维生素的提供，少食多餐，每天用餐5~6次。

禁止刺激性食物。

绝对禁止吸烟、饮酒。

恢复期间的饮食宜采用高碳水化合物、低脂肪、半流质食物。

胰腺癌

胰腺癌是胰腺的另一可怕疾病。胰腺癌早期无明显症状，因此发现胰腺癌时多为中晚期。患胰腺癌的高危人群包括：年龄大于40岁，有上腹部的非特异性症状如腹痛、黄疸、不适、恶心呕吐等；有胰腺癌家族史者；突发糖尿病患者；慢性胰腺炎患者；胰腺导管内乳头状腺瘤（癌前病变）；患有家族性腺癌息肉者；良性病行远端胃大部切除者，特别是术后20年以上的人群；有吸烟、酗酒以及长期与有害化学物质接触者；肥胖且长期坐着工作者。符合上述条件

的人应当特别警惕，不要因为忽视而引起严重的健康问题。

胰腺手术是腹部外科里最难处理的一种，这是因为胰腺"藏"在胃的后面，处在腹腔最深的位置。胰腺周围器官复杂，大血管多，手术时很容易引起大出血而导致病人死亡。因此，胰腺手术难度非常大，需要医生有娴熟的处理技巧，术前准备和术后康复都要考虑周全。

② 保健和护理

节假日通常是胰腺炎的多发时期，因为此时人们常常暴饮暴食，而这是诱发胰腺炎的重要原因。此外，如果原来患有胆结石、胆管蛔虫、胆囊炎、胰结石等疾病，那么在暴饮暴食后更容易诱发胰腺炎。为了胰腺的健康，我们应该定期体检，不要忽视胰腺的检查。

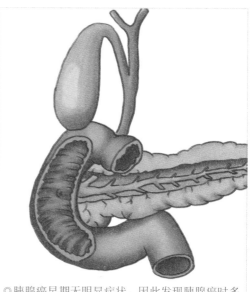

◎胰腺癌早期无明显症状，因此发现胰腺癌时多为中晚期，是胰腺的一大可怕疾病。

日常生活中，有胆管系统疾病的患者要及时治疗，切不可掉以轻心。当上腹部突发剧烈持续疼痛时，应该及时就诊，排除急性胰腺炎发病的可能。另外，进行适当的有氧运动也有保护胰腺的作用。

阑尾

阑尾在盲肠的末端，长5～9厘米，直径0.5～1厘米。在食草动物（如兔子）中，由于盲肠容纳的是多余的食物和含纤维素较高的草类，故阑尾分泌的物质有助于消化作用。而在人的食物中，含纤维素较高的食物已经不多了。所以，阑尾看上去似乎是一个退化器官，除了诱发阑尾炎症外，别无他用。

多年来，人们一直认为阑尾没有什么生理功能，其实成人身上的阑尾与免疫功能有关。人出生后不久，淋巴组织便开始在阑尾中聚积，在20岁左右达到高峰，之后迅速下降，并在60岁后消失殆尽。因此，阑尾可以帮助抑制具有潜在破坏作用的体液性抗体反应，同时能够提供局部的免疫作用。由此看来，这个人体的"累赘"也并不是一无是处。

① 常见健康问题

急性阑尾炎

阑尾很容易发炎。这是由于它的外形卷曲，内腔狭窄，开口到盲肠的通道容易遭到食物残渣、蛔虫、粪石的阻塞。当出口遭到堵塞时，阑尾管壁部膜不断分泌的黏液就会堆积，造成腔内压力增高，引起充血、肿胀、发炎。

阑尾炎是腹部的常见病、多发病。大多数阑尾炎病人若能及时就医，可以获得良好的治疗。

但是，有时没有引起足够的重视或处理不当，则会出现一些严重的并发症，到目前为止，急性阑尾炎仍有0.1%～0.5%的死亡率。阑尾炎可能发生在任何年龄，但以青壮年为多见，20～30岁为发病高峰期。

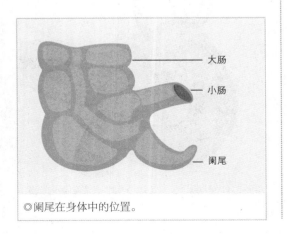

◎阑尾在身体中的位置。

大肠
小肠
阑尾

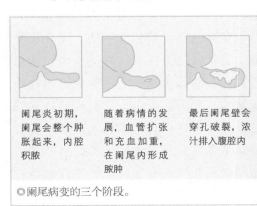

◎阑尾病变的三个阶段。

阑尾炎初期，阑尾会整个肿胀起来，内腔积脓

随着病情的发展，血管扩张和充血加重，在阑尾内形成脓肿

最后阑尾壁会穿孔破裂，浓汁排入腹腔内

由于阑尾紧挨着盲肠，所以许多人把阑尾炎与盲肠炎混为一谈，实际上它们是两种不同的疾病；再比如，认为阑尾是人类进化过程中退化的器官，无重要生理功能，切除阑尾对身体无不良影响。现代医学研究对阑尾的功能有许多新的认识。阑尾具有丰富的淋巴组织，参与机体的免疫功能。阑尾还具有分泌细胞，能分泌多种物质和各种消化酶，以及促使肠道蠕动的激素和与生长有关的激素等，因此对阑尾的切除一定要慎重。

此外，女性在妊娠期患急性阑尾炎应特别予以重视：由于孕妇生理方面的变化，一旦发生阑尾炎，其危险性较一般成人大。据统计，女性妊娠期急性阑尾炎的死亡率为2%，比一般人高10倍，胎儿的死亡率约为20%。

妊娠期急性阑尾炎的治疗，原则上首先应从孕妇安全出发，妊娠3个月内发病者，治疗原则与非妊娠期患者相同，急诊切除阑尾最佳；妊娠中期的急性阑尾炎，症状严重者仍以手术治疗为好；妊娠晚期阑尾炎，约50%的孕妇可能早产，胎儿的死亡率较高，手术时应尽量减少对子宫的刺激。

阑尾炎发生的概率是0.04%～0.14%。阑尾发炎后若不治疗，最后会破裂而形成腹膜炎，可能危及患者的生命与健康。

症状

可以从阑尾炎急性发作时的多种"信号"来判断自己是否得了急性阑尾炎。

转移性右下腹痛。典型的急性阑尾炎，腹痛开始时多在中上腹或肚脐周围，病人不能准确地辨明疼痛的确切部位。数小时或十几个小时后，腹痛转移到右下腹部，疼痛呈持续性。

胃肠道症状。得了急性阑尾炎，一般

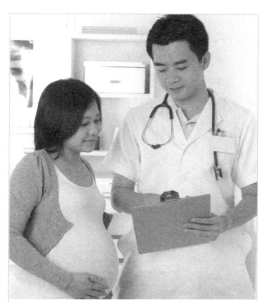

◎妊娠晚期不宜进行阑尾炎手术，有50%的概率导致早产，胎儿的死亡率很高。

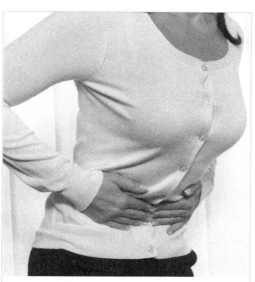

◎阑尾炎发作时一般在右下腹部有一个明显的压痛点，这是阑尾炎最重要的特征。

都伴有恶心、呕吐、食欲减退、拉肚子或便秘等症状。

有显著的压痛点。阑尾炎发作后，一般在右下腹部有一个明显的压痛点，它也是阑尾炎最重要的特征。

全身症状。阑尾炎一旦发作，多伴有头晕、头痛、无力等症状。如果病情严重还会出现发热、心慌等症状。

一旦出现上述症状，要尽快到医院确诊，以免延误病情。确诊后，就必须施行手术治疗。

治疗

阑尾切除术是外科最古老和最常见的手术之一，现在有开腹切除阑尾和腹腔镜根除阑尾两种方式。

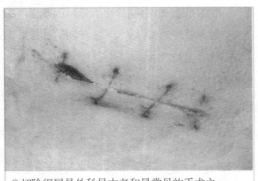

◎切除阑尾是外科最古老和最常见的手术之一。

如果是开腹做阑尾根除术，术后保养重在恢复体力，阑尾手术虽然是一个常见手术，但它对人体的损伤还是存在的，所以可以用食补的方式，但不要太油腻。术后初期饮食选择易消化的食物，两周后基本可以正常饮食。如果选择腹腔镜做阑尾手术，手术本身创伤会小一些，手术后同样采取食补的方式，只是身体活动可以进行得再早一些。

❷ 保健和护理

阑尾炎术后，患者应该注意下列事项：

一般手术后6～8小时要采取半靠位，以减轻伤口张力和疼痛，同时使腹腔感染局限在下腹部，有利于引流和吸收。

术后24小时后可下床活动，促进下肢血液循环，有利于肠蠕动，防止肠粘连，可以增加肺活量，减少肺部并发症。手术后1周内，要遵医嘱按时吃药、打针、量体温、看伤口。

术后要禁食几天，排便排气后(肠功能恢复)方可进食，开始为流质（糖水、牛奶），逐渐过渡为半流质（稀饭、面条）和软食。

阑尾切除之后最常见的并发症就是伤口感染，在化脓或穿孔性阑尾中多见。如果术后2～3天体温升高，切口胀痛或跳痛，局部红肿则说明可能发生了伤口感染。应密切观察，早期发现及时处理。

休养时，应保持良好的卫生习惯，少吃多餐，以免发生肠梗阻。不吃刺激、不易消化的食物。

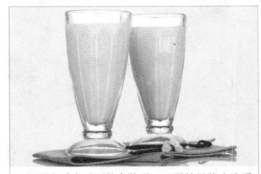

◎阑尾炎手术后要禁食数天，一开始只能吃流质食物，如牛奶等。

胆囊

胆囊的形状很像一个青梨，它紧贴在肝下面的胆囊窝内，容积30～50毫升，有胆囊管与胆总管相通。胆囊就像是一个储存囊，可以储存胆汁并调节胆汁的分泌。平时肝脏分泌的胆汁先流入胆囊，通过黏膜吸收水分，使胆汁浓缩，并贮存起来。未浓缩的胆汁呈金黄色，浓缩后的胆汁呈深绿色。进食时（特别是进食脂肪性食物时）胆囊收缩，胆汁经胆囊管、胆总管流入十二指肠内，协助脂肪消化。 胆汁是在胆管中流动的一种特殊的体液，由肝脏分泌产生。胆汁的生成过程非常复杂，肝脏产生的胆汁称为肝胆汁。肝脏不断地生成胆汁，每天的生成量为100～200毫升，并随着人们的活动、饮食的质和量，以及饮水量的不同而变化，进餐时肝脏产生的胆汁比平时多得多。 胆汁味苦，其中极大部分是水(肝胆汁中水约占97%)，在水中溶有许多种物质，其中包括能帮助脂肪消化和吸收的胆汁酸，以及与消化无关的肝的排泄物胆红

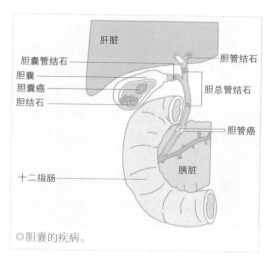

◎胆囊的疾病。

素，胆汁的颜色就是由胆汁中胆红素的含量决定的。此外，胆汁中还含有磷脂、胆固醇、钠、钾、钙、磷酸盐和碳酸盐以及少量蛋白质等成分。 胆汁有两大作用，一是作为消化液，帮助脂肪在肠内的消化和吸收；二是将某些代谢产物从肝脏排出。在正常情况下，胆汁中各种成分的含量相对稳定，当胆汁中各种成分发生较大的变化时，就会引起胆管疾病。

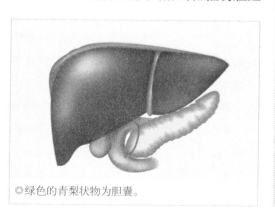

◎绿色的青梨状物为胆囊。

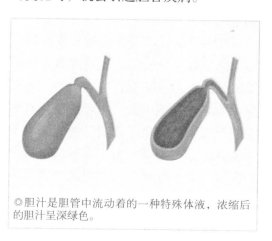

◎胆汁是胆管中流动着的一种特殊体液，浓缩后的胆汁呈深绿色。

① 常见健康问题

胆囊息肉

生活中所说的胆囊息肉，在医学上属于"胆囊息肉样病变"范畴中的一种疾病。胆囊息肉样病变包括多种疾病，其中最常见的是胆囊胆固醇性息肉及胆囊腺瘤等病变。以前者最为多见，临床上所说的胆囊息肉主要指胆囊胆固醇性息肉这一种疾病。

症状

胆囊息肉多无特定的临床症状，但常表现为右上腹隐痛不适，时而出现肩背部的放射性隐隐作痛，多数患者无发热及剧烈疼痛。

治疗

胆囊胆固醇性息肉常为多发性，而且体积较小。目前认为，胆囊腺瘤呈潜在的恶性性质，有恶变为癌的可能性。因此，患有胆囊息肉样病变的患者，应经常到医院看病并定期复查B超以观察其增长情况。若息肉直径超过10毫米以手术切除胆囊为好。

胆囊炎

急性胆囊炎及慢性胆囊炎发作均是胆囊的急性化脓性炎症。引起其发病的原因是胆囊内有结石，胆囊胀大，里面浓缩的胆汁排不出去，这种浓胆汁对胆囊壁产生强烈的化学刺激，在此基础上较易并发细菌感染。由于细菌的侵袭，胆囊壁水肿、发炎，又可引起胆囊壁的血液供应障碍，从而进一步使胆囊壁的炎症急剧恶化。

病因和症状

急性胆囊炎起病多与饱食、吃油腻食物、劳累及精神因素等有关，常突然发病，一开始就出现右上腹绞痛、呈阵发性加剧，并向右肩或胸背部放射，伴有恶心及呕吐。在发病早期可能没有发冷及发热症状，当胆囊有化脓感染时，则可出现寒战及发热。有些患者还可能出现双眼巩膜黄染。当炎症波及胆囊周围时，病情日益严重，腹痛加重，范围也比原来扩大。这时右上腹部不能触碰，稍加用力按压更感疼痛难忍。有时深呼吸、翻身或咳嗽等动

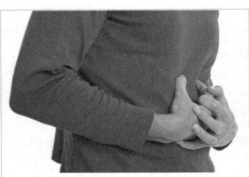

◎与右下腹部的阑尾炎不同，胆囊炎疼痛的部位是右上腹部，并向右肩辐射。

作可使疼痛加重，以致患者屈身静卧，不敢活动。1/3～1/2的患者可在右上腹摸到一个稍微隆起、鸡蛋大小的肿大胆囊，触压时疼痛加重。大部分患者在积极有效治疗后，上述症状能逐渐缓解，但也有少部分患者，尤其有动脉硬化的老年患者，可发生胆囊坏疽和穿孔。此时，患者腹痛剧烈，病情发展较快，出现脱水、休克及腹膜炎等症状，严重时可危及生命。

慢性胆囊炎一部分为急性胆囊炎迁延而成，但多数既往并无急性发作史。约

70%的患者伴有结石。由于胆结石刺激，加上在长期慢性炎症的基础上，有过反复多次的急性发作，可使胆囊萎缩或囊壁纤维组织增生肥厚，终致囊腔缩小、功能丧失。若胆囊管被结石、炎性粘连或瘢痕完全阻塞，胆汁无法流进胆囊，而胆囊内原有的胆汁，因胆色素逐渐被吸收，黏膜仍不断分泌无色水样黏液，即可形成胆囊积水；当继发感染后，则演变为胆囊积脓。其症状多数表现为胆源性消化不良、厌油腻食物、上腹部闷胀、嗳气、胃部灼热等，与溃疡病或慢性阑尾炎近似。有时因结石梗阻胆囊管，可呈急性发作。但当结石移动、梗阻解除，即迅速好转。胆囊区可有轻度压痛或叩击痛。若胆囊积水，常能扪及圆形、光滑的囊性肿块。

防治

注意饮食。食物以清淡为宜，少食油腻和炸、烤食物。

保持大便畅通。六腑以通为用，肝胆湿热，大便秘结时，症状加重，保持大便畅通很重要。

要改变静坐生活方式，多运动。

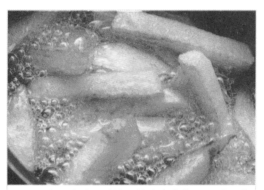

◎尽量少吃油腻、油炸、烧烤类食物，这对预防胆囊炎有好处。

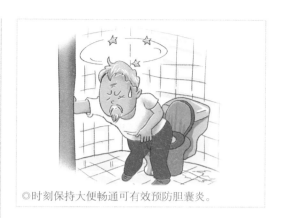

◎时刻保持大便畅通可有效预防胆囊炎。

若患急、慢性胆囊炎，目前皆以切除胆囊疗效最好。

胆结石

胆囊可以储存与调节胆汁的分泌。胆汁是肝脏所分泌的液体，经过胆管输送到消化道，可以帮助脂肪乳化（让脂肪变成微小颗粒均匀分布）和消化。胆结石就是胆汁因为种种原因无法保持液状，结成颗粒状结晶，沉淀在胆囊及胆管而成。患胆结石的原因，是食物中脂肪含量过高，导致肝脏分泌的胆固醇量超过胆汁酸所能溶解的量，于是过量的胆固醇形成结晶。大约80%的胆结石是这样产生的，另有20%是钙与胆红素结合的产物。许多人没有症状，在体检时才发现，有人则会有程度不一的右上腹疼痛、发热、食欲不振、黄疸（皮肤、眼白和尿液变黄）等状况。此病多见于中老年人，但近年来逐渐有低龄化趋势，16～25岁胆结石患者明显增多。

以中医的观点来分析，胆结石的形成主要是由于长期肝气郁结，进而化湿蕴热，湿热交阻，从而致使胆液蒸熬凝结成石。一般来说，当胆石处于静止状态时，

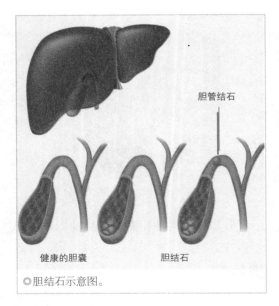

胆管结石

健康的胆囊　　　胆结石

◎胆结石示意图。

可表现为"有病无证"，但在胆绞痛发作时，就会表现为肝郁气滞。如并发感染，则表现为湿热或毒热。

防治

预防胆结石，最重要的是保持定时定量的饮食习惯，并且应该控制体重，避免暴饮暴食与摄取过量的脂肪。据统计，肥胖者患胆结石的概率比正常体重的人高4～6倍。该类人群可以采取不激烈的活动方式，如每周步行2～3小时，即可预防胆结石。治疗胆结石通常采用以下几种方法。

胆结石溶解治疗。服用药物溶解胆结石。

体外冲击波震碎结石法。从外施予冲击波，震碎胆结石。

腹腔镜下胆囊摘除术。在腹部开一个小洞，插入腹腔镜，取出胆囊。

剖腹胆囊摘除手术。将腹部剖开，取出胆囊。

❷ 保健和护理

脂肪摄入应适度。脂肪摄入太多，就会导致胆汁内各成分的比例严重失调。

少吃甜食。食入过量的糖，增加胰岛素的分泌，加速胆固醇的积累，造成胆固醇、胆汁酸、卵磷脂三者之间的比例失调。过量的糖还会自行转化为脂肪，促使人体发胖。

不可盲目减肥。有些人盲目减肥节食，造成胆汁分泌减少，胆囊不能正常收缩。

饮食应合理搭配。过多吃精制食物，可增加胆汁中胆固醇的饱和度，使胆固醇沉淀而形成结石。

饮食要有规律。有人吃饭常饥一顿、饱一顿。有人长期不吃早餐，会使胆汁的成分发生变化，有损健康。

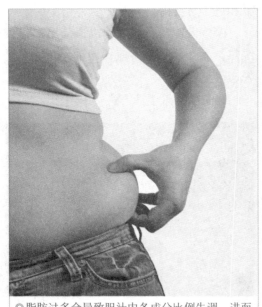

◎脂肪过多会导致胆汁内各成分比例失调，进而诱发胆囊疾病。

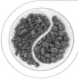

胆结石的中医疗法

按摩疗法

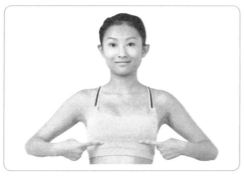

按摩部位	期门	按摩手法	指压
按摩时间	3分钟	按摩力度	3

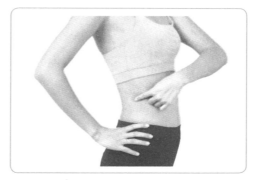

按摩部位	章门	按摩手法	指压
按摩时间	5分钟	按摩力度	3

贴敷疗法

对症取穴

双侧肝俞、胆俞、内关、足三里、合谷。

用药

白芷 10 克，花椒 15 克，苦尖子 50 克，葱白 20 个，韭菜兜 20 个，白醋 50 毫升。

操作方法

1. 把药材研成细末，用白醋调成膏状。

2. 对所选穴位皮肤进行消毒，把药膏加热后贴在患处。

3. 每日 1 贴，可连续贴敷 2～4 次。

背部对症取穴

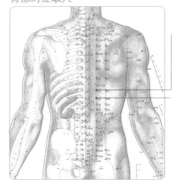

肝俞

背部，第九胸椎棘突下，旁开 1.5 寸。

胆俞

背部，第十胸椎棘突下，旁开 1.5 寸。

中医专家教你的小窍门

饮食注意荤素搭配，避免过食肥甘厚味。尤其是晚上，应避免进食高胆固醇类食品如鸡蛋（尤其是蛋黄）、肥肉、海鲜、无鳞鱼类、动物内脏等食品。

宜多食各种新鲜水果、蔬菜，低脂肪、低胆固醇食品如：香菇、木耳、芹菜、豆芽、海带、藕、鱼肉、兔肉、鸡肉、鲜豆类等。宜用煮、蒸、烩、炒、拌、氽、炖的烹调方法，不宜用煎、炸、烤、熏的烹调方法。

呼吸系统

第四章

◎机体在新陈代谢的过程中要不断消耗氧气，同时生成二氧化碳，这一与外界环境进行气体交换的过程称之为呼吸。我们把参与完成呼吸过程的相关生理器官统称为呼吸系统，呼吸系统主要包括呼吸道和肺等。

鼻

鼻位于面部中央，是人体呼吸道的起始部，又是嗅觉器官。鼻由外鼻、鼻腔和鼻窦3部分组成。

外鼻由鼻骨、鼻软骨和软组织组成。外鼻突出于面部，容易受到外伤。鼻尖与鼻翼软组织与皮肤粘连甚紧，如果发炎则很疼痛，这也是痤疮、酒糟鼻的好发部位。外鼻的静脉血汇流海绵窦，如炎症处理不当，可引起海绵窦血栓性静脉炎等并发症。

鼻腔是呼吸道的大门，是人体与外界进行气体交换的通道。鼻腔位于颅前下方，从鼻前孔到鼻后孔止。正中有鼻中隔将它分为左右两小半间，鼻前孔与外界相通，鼻后孔通过鼻咽部、咽部、喉部与气管和肺相通。鼻腔分为两部分，前为鼻前庭，后为鼻腔本部。鼻腔为骨结构，表面被覆黏膜，其外侧壁表面凸凹不平，有上、中、下鼻甲突入鼻腔，各鼻甲下方各有一裂隙，分别称为上、中、下鼻道。

人的鼻腔因有较大面积的鼻黏膜和弯曲复杂的鼻腔通道，以及含有特殊的嗅觉

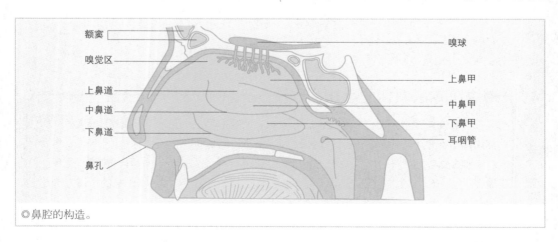

额窦　　嗅球
嗅觉区
上鼻道　　上鼻甲
中鼻道　　中鼻甲
下鼻道　　下鼻甲
　　　　耳咽管
鼻孔

◎鼻腔的构造。

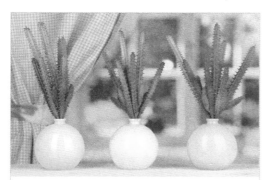

◎可以在室内放置植物以保持室内湿度，减少鼻腔干燥感，对鼻子有好处。

细胞和丰富的毛细血管网、纤毛，除具有呼吸作用外，还对吸入的空气起加温、湿润、抗菌和净化灰尘作用，并产生嗅觉及共鸣等生理功能。

鼻窦有4对，即额窦、筛窦、上颌窦及蝶窦。鼻窦均为空腔，与鼻腔相连，又称为副鼻腔。

❶ 常见健康问题

鼻出血

生活中，鼻出血很常见，尤其在气候干燥的地方更容易发生。出血量过大时，可出现头晕、口渴、乏力、面色苍白、出冷汗、心慌、血压下降，以致休克。

鼻出血的病因可分为局部病因和全身病因两类。局部病因包括外伤，鼻中隔偏曲，鼻腔、鼻窦、鼻咽部肿瘤等。凡可引起动脉压或静脉压增高、出血凝血功能障碍或血管张力改变的全身疾病，均可引起鼻出血。例如急性传染病，心血管疾病，血液病，营养障碍或维生素缺乏，肝、脾、肾等慢性疾病以及风湿热等，汞、磷、砷等化学物质中毒，鼻腔黏膜受到有

害气体的刺激和腐蚀等。

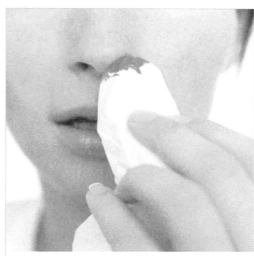

◎鼻出血是常见的症状，患者不必惊慌，可冷静应对。

急救

当鼻腔发生出血时，可按如下方法紧急处理。

患者应保持冷静，千万不要紧张，因为精神紧张，会导致血压升高而加剧出血。

患者张口呼吸，用拇指或示指紧握两侧鼻翼数分钟，一般压5~10分钟多能自行凝固止血，或用手指按压前发际正中线下3~6厘米处10~15分钟，亦可止血。

可用冰块、湿冷毛巾、冰袋等敷患者前额或鼻梁处或后颈部，促使末端血管遇冷收缩止血。湿冷毛巾或冰块要经常更换，使局部保持较低温度。

将云南白药粉吹入出血鼻腔，可局部止血；也可用肾上腺素、麻黄素少量滴鼻，需要注意的是此法高血压患者禁用。

可试用举手止血法，左鼻孔出血举右

臂，右鼻孔出血举左臂，两鼻孔出血举双臂，血止后稍停片刻再将手臂放下。举臂时身体要挺直，举起的手臂与地面垂直。

鼻息肉

鼻息肉是成人中的常见病，常发生在中鼻甲游离缘筛窦区及上颌窦出口处。鼻息肉的外形很像瘤子，但它不是瘤组织，而是由慢性炎症长期刺激或过敏反应使鼻黏膜高度水肿，使静脉及淋巴液回流受阻，引起组织间隙扩张、发生不可逆的水肿，最后形成息肉。

主要症状是随息肉体积增大或数量的增多而鼻阻塞逐渐加重。说话带鼻音，头闷胀不适，多为脓性鼻腔，如与过敏有关可流清水样涕。由于息肉增生充满了鼻腔，甚至可露出鼻孔之外。有的可将鼻腔撑大，形成向外膨隆的形状，医学上称为"蛙鼻"。如果经常鼻出血，且患者年龄大，有少数可发生癌变，应提高警惕。

目前唯一的治疗办法是手术切除。对患有严重全身性疾病者，手术应慎重

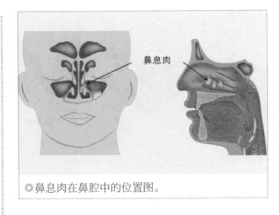

鼻息肉

◎鼻息肉在鼻腔中的位置图。

或延缓。

② 保健和护理

鼻是人体呼吸道的入口，它是具有很多功能的调节器，对吸入的空气起净化、调温、湿润的作用。人一旦抵抗力下降，或受风邪，聚集在鼻腔的致病菌就兴风作浪，引起鼻黏膜病变。病菌如果通过鼻腔侵入喉、气管、肺，则可致喉炎、气管炎、肺炎的发生。因此，我们要保护好鼻子，尤其是在呼吸道疾病易发的冬、春季节。

常见的保护鼻子的方法

杜绝用手挖鼻的习惯	平时擤鼻涕，要逐个鼻孔擤，不要用力太猛，以免将鼻内分泌物压入鼻周空腔如鼻窦、鼻咽管，发生鼻窦、中耳腔感染
清晨做鼻部按摩	用毛巾揉揉鼻唇、鼻翼两侧及周围的皮肤，直至鼻部皮肤稍发红并有发热感；也可以用拇指、示指夹住鼻根，用力由上而下连拉几次；也可以用拇指、示指伸入鼻腔前庭处，夹住鼻中隔软骨，轻轻地下拉几次
防止周围空气异常干燥	要多喝水、勤漱口，有条件的可吃点儿水果如橘子、苹果、梨、蔗等
平时加强锻炼	早晚用冷水洗脸、擦身，凌晨做体操，常去户外呼吸新鲜的空气、慢跑、散步等

咽 喉

咽喉就是人们平常说的喉咙。它是一条肌性管子，内壁是黏膜，长约13厘米，从鼻子后面直通到食管口，同时属于呼吸系统和消化系统两个不同的系统。空气和食物都要从咽喉经过，而不会发生错乱，实在非常奇妙。

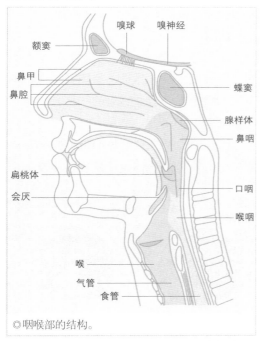

◎咽喉部的结构。

咽喉分为3个部分。最上面的与鼻腔连接的部分是鼻咽，新鲜空气以及鼻子和鼻窦分泌的黏液都从这里向下流。中间的部分是口咽，是咽喉中最宽的一段，从口腔的软腭之下开始，空气和食物的运输系统在这里会合。最下面的部分是喉咽，呼吸道和消化道从这里分开。呼吸道从咽喉后面开始向前弯到喉头，就是声带所在之处。喉头通向气管，气管通到肺部。食管

在气管的后面，与气管平行，通到胃部。由于呼吸道和消化道互相交叉，我们或许以为食物和水常常会走错路，其实这种情况很少发生。

常见健康问题

咽喉肿痛

咽喉肿痛是一种临床症状，凡患有急性或者慢性咽炎、喉炎、扁桃体炎、扁桃体周围脓肿、疱疹性咽喉炎、咽喉脓肿等，均可引起咽喉局部的肿痛。

防治

饮食上需注意下列宜忌：宜吃清淡多汁的各种新鲜蔬菜瓜果，具有散风清热、生津利咽作用的食物，具有清泻肺热胃火作用的食物，具有养阴降火作用的食物；忌吃辛辣刺激性食物，性属温热上火的食

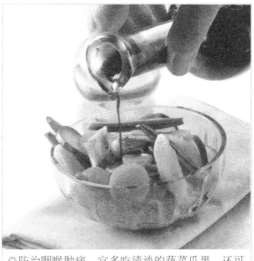

◎防治咽喉肿痛，宜多吃清淡的蔬菜瓜果，还可以加上点儿醋，效果卓著。

物，煎炒香燥伤阴的食物，黏糯滋腻的食物，以及忌烟与酒。

下面介绍几个治疗咽喉肿痛的偏方：

食醋治疗。若咽喉肿痛用醋加同量的水漱口即可减轻疼痛。

炒盐治疗。将盐炒热，吹入喉中，吐出涎水，可消炎止痛。

生梨治疗。常吃生梨能防治口舌生疮和咽喉肿痛。

丝瓜汁治疗。嫩丝瓜捣烂挤汁，频频含漱，可治咽喉肿痛。

酸梅治疗。酸梅是天然的润喉药。因为酸梅的果酸及盐分可以杀菌且能生津止渴，吃酸梅时不断流出的口水可以滋润发炎的部位，对咽喉痛很有效。

咽炎

依据病程的长短和病理改变性质的不同，咽炎分为急性咽炎、慢性咽炎两大类。

症状

急性咽炎的主要症状是咽部红肿、灼热疼痛、喉中有堵塞感、吞咽疼痛不利、声音嘶哑等。治疗时，宜选用疏风解表药，同时加用清热利咽药物。

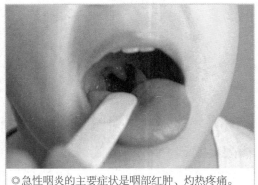

◎急性咽炎的主要症状是咽部红肿、灼热疼痛。

慢性咽炎多是由急性咽炎治疗不彻底转化而来的，也有因反复感冒、虚火上炎、灼伤肺阴、熏蒸咽喉所造成的。主要症状有咽部异物感，痒而作咳，无痰，声音或嘶哑或变调。此时治疗着重养阴清肺。

喉炎

喉炎是喉黏膜及黏膜下层组织的炎症。临床上以剧咳及喉部肿胀、增温和疼痛为特征。常分为急性和慢性两种。

症状

急性喉炎是喉黏膜的急性卡他性炎症，常继发于急性鼻炎、鼻窦炎、急性咽炎，为整个上呼吸道感染的一部分，也可单独发生。

慢性喉炎是一种常见的喉部疾病，主要表现为声带的慢性炎性病变。慢性喉炎

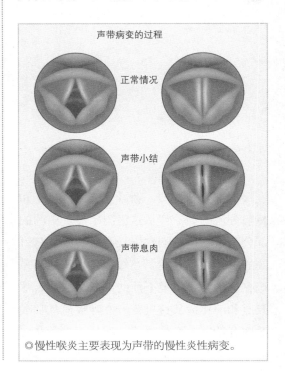

声带病变的过程

正常情况

声带小结

声带息肉

◎慢性喉炎主要表现为声带的慢性炎性病变。

主要表现为声嘶、喉部分泌物增多等。可分为慢性单纯性喉炎、肥厚性喉炎、萎缩性喉炎、结节性喉炎（声带小结）。

防治

慢性喉炎。让声带多休息，忌大声喊叫；使用抗生素和类固醇激素，若同时用雾化吸入治疗本病，效果更好、更快。

急性喉炎。及时治疗急性喉炎，防止演变成慢性；防止过度用嗓，对于教师、文艺工作者等要注意正确的发声方法，感冒期间尤需注意；戒除烟酒嗜好，积极治疗邻近器官病变；用蒸汽吸入、雾化吸入或超短波治疗，消除炎症；声带息肉或时间较长的声带小结，可通过手术摘除。

气管、支气管

气管呈筒状，位于喉的下方，由15～20个半环状软骨和韧带连接而成，长11～13厘米，向下进入胸腔后分为左、右支气管，然后继续分支呈树枝状，直至肺泡。

气管和支气管是呼吸气体出入的通道。气管的上部在颈部，当咽喉阻塞造成呼吸困难甚至窒息时，常在此段做气管切开进行抢救。

气管的支气管内层的黏膜内含有黏液腺，分泌黏液。当呼吸道发炎时，分泌物增多，故病人咯出的痰量也增加。黏膜表面有一层纤毛上皮，纤毛有节律地做定

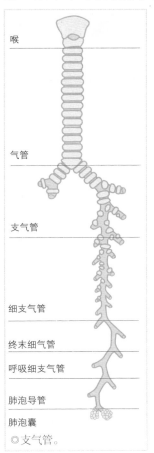

◎支气管。

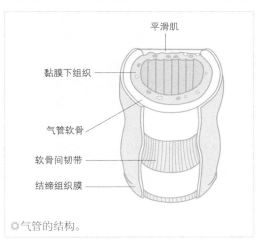

平滑肌
黏膜下组织
气管软骨
软骨间韧带
结缔组织膜

◎气管的结构。

向波动，能将其表面的分泌物和尘粒、病菌等推向咽喉腔，然后咯出。

气管与食管上方均与咽部有接属关系，呼吸时，通向气管的气道开放，饮食咽下时，食物通道开放，气道关闭，不致发生差错。临床上，在鼻饲插胃管或进行胃镜检查时，常需患者配合做咽下动作，以防误入气管，引起呛憋，危及生命。日常生活中，饮食时忌大喊大笑，也是为了

防止食物误入气管造成窒息。

❶ 常见健康问题

慢性支气管炎

慢性支气管炎是指气管、支气管黏膜及其周围组织的慢性非特异性炎症。临床上以咳嗽、咯痰或伴有喘息及反复发作的慢性过程为特征。病情若缓慢进展，常并发阻塞性肺气肿，甚至肺动脉高压、肺原性心脏病。它是一种常见病，尤以老年人多见，且男性多于女性。

病因

吸烟。

感染因素。感染是慢性支气管炎发生发展的重要因素，主要为病毒和细菌感染。

理化因素。如刺激性烟雾、粉尘、大气污染的慢性刺激，常为慢性支气管炎的诱因之一。

气候。寒冷常为慢性支气管炎发作的重要原因和诱因。

过敏因素。

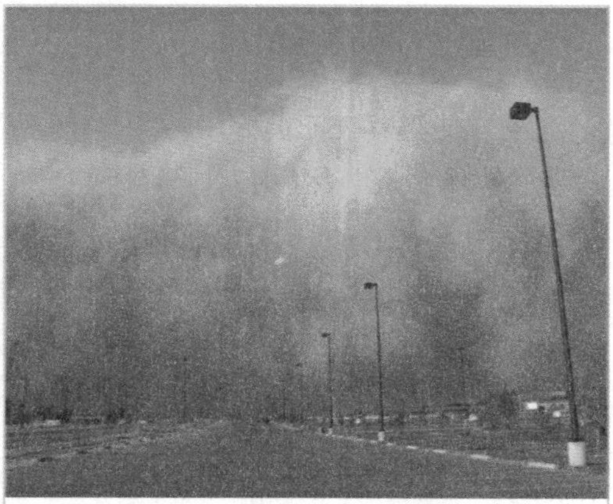

◎环境污染和大气粉尘的刺激是诱发慢性支气管炎的原因之一。

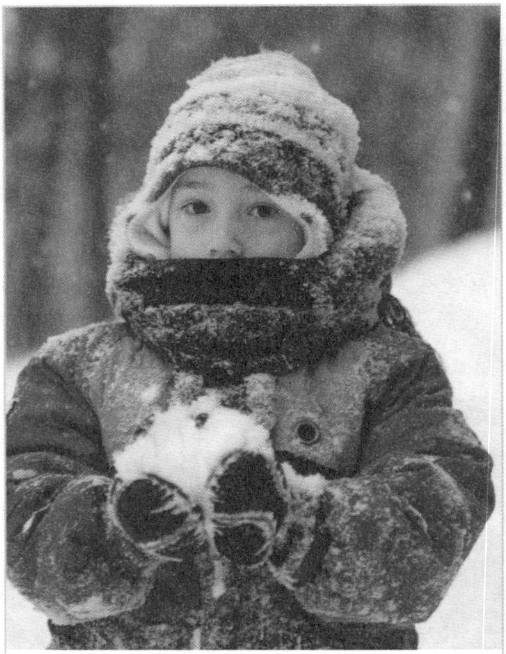

◎严寒的天气是慢性支气管炎发作的诱因之一。

呼吸道局部防御及免疫功能减低。

自主神经功能失调。

症状

多缓慢起病，病程较长，因反复急性发作而加重。主要症状有慢性咳嗽、咯痰、喘息。开始症状轻微，如吸烟、接触有害气体、过度劳累、气候变化或变冷感冒后，则引起急性发作或加重。或由上呼吸道感染迁延不愈，演变发展为慢性支气管炎。到夏天气候转暖时多可自然缓解。

防治

平时以加强锻炼，增强体质，提高机体抵抗力，预防复发为主。此外，应自觉戒烟，避免和减少各种诱发因素。

针对慢性支气管炎的病因、病期和反复发作的特点，采取防治结合的综合措施。在急性发作期和慢性迁延期应以控制感染和祛痰、镇咳为主。伴发喘息时，应给予解痉平喘的治疗。

急性支气管炎

急性支气管炎属于支气管黏膜的急性炎症，大多由上呼吸道感染时病毒或细菌向下蔓延引起，也可由某些理化因素或过敏原因刺激造成。

症状

初期有发热、畏寒、头痛、全身不适等感冒症状，2～3日后即缓解。并有刺激性干咳伴少许黏液，偶带血丝，出现脓痰为细菌性感染症状，常伴胸骨后钝痛、胸闷。年老体弱者或原有心肺疾病者，可诱致原发病加重。

防治

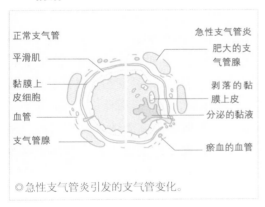

正常支气管
平滑肌
黏膜上皮细胞
血管
支气管腺

急性支气管炎
肥大的支气管腺
剥落的黏膜上皮
分泌的黏液
瘀血的血管

◎急性支气管炎引发的支气管变化。

加强体育锻炼，进行耐寒训练。

保持空气流通，室内空气新鲜。

加强劳动保护，减少有毒物质接触。

药物治疗：发热时应多饮水，注意休息，体温高于38℃时服用退热药，如阿司匹林、百服宁等；细菌感染时可选择适当抗菌药物，口服头孢菌素、大环内酯类药物等。

支气管哮喘

支气管哮喘是一种常见的变态反应性疾病。因为气管及支气管对各种刺激物的易感性增高而容易引起支气管平滑肌痉挛、黏膜肿胀、分泌物增多，导致气管管腔狭窄而发病。目前研究认为过敏和自主神经功能紊乱是哮喘发病的两大主要因素。

过敏性支气管哮喘可有明显的变应原接触史，或与季节有关。发病前常常有鼻咽痒、眼痒、打喷嚏、流鼻涕和咳嗽等黏膜过敏表现。病情发展比较迅速，会出现胸闷、有紧迫感、呼吸困难，患者多被迫坐起，两手前撑，两肩耸起，额部冒汗，可有干咳，严重时出现发绀，可自然缓解或经治疗而缓解。支气管哮喘常在夜间或晨起时发病。

过敏性支气管哮喘在长期反复发作的过程中，会使呼吸道受损，抵抗力降低，容易合并呼吸道感染，以至于在过敏因素的基础上逐渐附加感染因素，使症状变复杂而形成支气管哮喘。持续的气道阻塞除了引起肺气肿外，还可引起肺动脉高压和肺心病，最终可导致呼吸衰竭和循环衰竭。对哮喘病人来说，最严重的威胁就是猝死。患者在几分钟至数小时内突发严重迅速的哮喘，在来不及进行有效治疗前就呼吸心搏骤停而死亡。因此，针对支气管哮喘的预防与保健措施尤为重要。

为了预防支气管哮喘，应当去除致病因素，远离变应原，适当加强身体锻炼，以增强体质。运动方式因人而异，选择

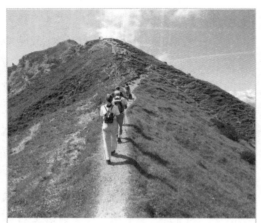
◎爬山是预防支气管哮喘的好方法。

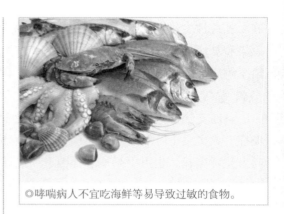
◎哮喘病人不宜吃海鲜等易导致过敏的食物。

适合自己的运动，如爬山、打太极拳，可以适当吃一些具有清除自由基、增强免疫、改善过敏体质等作用的保健品来增强免疫功能；情绪应当保持乐观，不要过度紧张和忧郁。不要过度劳累，改变不良的生活习惯如吸烟、饮酒、生活无规律等。在日常起居上要注意保持居室的环境卫生，内衣及被褥要常洗常晒，室内空气要流通。如对花粉、冷空气过敏则要在春、秋、冬季注意保护自己。如是花粉传播季节，则应少进行户外活动，特别是在公园里。对冷空气过敏的人，冬季外出时要戴口罩。 另外，哮喘病人应仔细摸索自己的饮食致敏规律，在饮食上要尽量清淡，少吃辛辣及油炸食物，远离致敏物质，慎吃海鲜等易导致过敏的食品。

❷ 保健和护理

日常生活中，进食时忌大喊大笑，防止食物误入气管造成窒息。

平时注意保暖。

居住的室内要经常开窗，保持空气流通、干燥。

加强体育锻炼，进行耐寒训练。多用冷水洗手、洗脸和揉搓鼻部。天气好时在室外慢跑、做广播操或打太极拳等，天气不好时可在室内用冷水擦身。

慢性支气管炎易在春季发作，宜多吃具有祛痰、健脾、补肾、养肺的食物，如枇杷、橘子、梨、莲子、百合、大枣、核桃、蜂蜜等，有助于减轻症状。饮食宜清淡，忌食海腥、油腻食物。俗话说"鱼生火，肉生痰，白菜豆腐保平安"，是有一定科学道理的。刺激性食物如辣椒、胡椒、葱、蒜等，过甜、过咸食物也应少吃，以免刺激呼吸道。

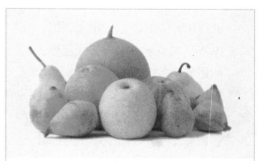
◎慢性支气管炎患者可多食梨、枇杷、核桃、橘子等祛痰清肺的食物，这对缓解病情有好处。

肺

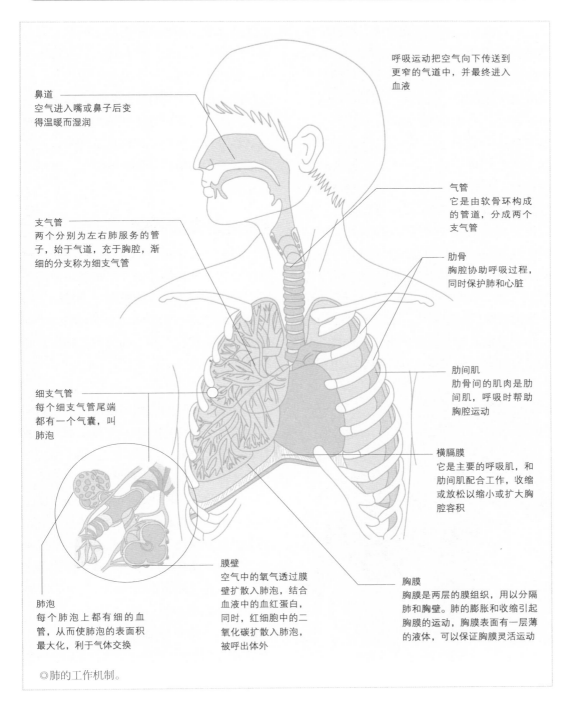

呼吸运动把空气向下传送到
更窄的气道中，并最终进入
血液

鼻道
空气进入嘴或鼻子后变
得温暖而湿润

气管
它是由软骨环构成
的管道，分成两个
支气管

支气管
两个分别为左右肺服务的管
子，始于气道，充于胸腔，渐
细的分支称为细支气管

肋骨
胸腔协助呼吸过程，
同时保护肺和心脏

肋间肌
肋骨间的肌肉是肋
间肌，呼吸时帮助
胸腔运动

细支气管
每个细支气管尾端
都有一个气囊，叫
肺泡

横膈膜
它是主要的呼吸肌，和
肋间肌配合工作，收缩
或放松以缩小或扩大胸
腔容积

膜壁
空气中的氧气透过膜
壁扩散入肺泡，结合
血液中的血红蛋白，
同时，红细胞中的二
氧化碳扩散入肺泡，
被呼出体外

肺泡
每个肺泡上都有细的血
管，从而使肺泡的表面积
最大化，利于气体交换

胸膜
胸膜是两层的膜组织，用以分隔
肺和胸壁。肺的膨胀和收缩引起
胸膜的运动，胸膜表面有一层薄
的液体，可以保证胸膜灵活运动

◎肺的工作机制。

肺是最重要的呼吸器官，气体交换就是在肺中进行的。小支气管一再分支，到了肺泡管的末端是一个囊状构造，也就是肺泡。肺泡是由单层细胞构成，小到要用显微镜才看得到，所以肺是由多达30亿个肺泡所组成的，如果把一个肺脏的所有肺泡面积加起来，可能比一间教室还大！肺泡在小支气管旁排列成串，就像是一串葡萄围绕在枝上一样，这些成串的肺泡，叫作小叶，很多小叶集合起来就构成肺叶。左肺由两片肺叶构成，右肺由3片肺叶构成。 正常人在休息状态时，每分钟进出肺泡的气体量大约是4升，每分钟流经肺泡微血管的血量可达5升。在激烈运动时，气体进出肺部的数量可增加30～40倍，而血流量可增加5～6倍。 在人体的新陈代谢过程中，需要经常不断地从环境中摄取氧气，并排出二氧化碳。而人与环境的这种交换离不开肺，肺组织里

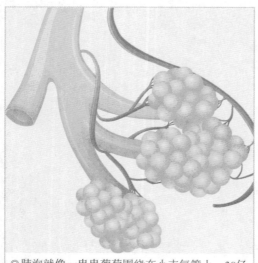

◎肺泡就像一串串葡萄围绕在小支气管上，30亿个肺泡组成了肺。

有一套结构巧妙的换气站。在人们吸入空气时，空气经鼻、咽、喉、气管、支气管的清洁、湿润和加温作用，最后到达呼吸结构的末端即肺泡。肺泡与毛细血管的血液之间有一道薄薄的膜相隔，只允许氧气和二氧化碳自由通过，其他一律挡驾。氧经肺泡，进入毛细血管，进而至动脉流遍全身。二氧化碳由静脉经毛细血管，到肺泡，经肺排出体外。如此反复呼吸，人体就能源源不断地从外界获取氧气，排出二氧化碳。

① 常见健康问题

肺是呼吸系统的一部分，功能是进行气体交换。良好的肺功能是维持生命的保障。肺是胸腔内最大的脏器，也是胸外科中病变种类和发病数量最多的器官。 肺部常见的疾病有气胸、肺气肿、肺炎和肺癌等。

气胸

自发性气胸的发病率很高，部分病例可在首次发病后第1个月内复发。如果没有有效的预防措施，5年内的复发率，原发性自发气胸为28%，继发性气胸为43%。

气胸的症状取决于气胸形成的速度、肺受压迫的程度和原有疾病的严重程度。多数患者发病前可有用力咳嗽、运动或负重等诱因。典型症状是在气胸同侧胸部突然发生胸痛，继而出现胸闷、气急、呼吸困难和刺激性咳嗽。

手术治疗可以降低气胸的复发率，但并不能根治。气胸手术后应该做好自我护理，减少复发机会。手术后应尽可

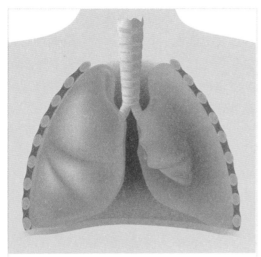

◎气胸是发病率很高的肺部疾病之一。

能在舒适安静的环境下卧床休息；避免用力和屏气动作，保持大便通畅，2天以上未解大便应采取有效措施；气胸出院后3～6个月不要做牵拉动作和扩胸运动，以防诱发气胸；还要预防上呼吸道感染，避免剧烈咳嗽。

有研究发现，人们听音乐时将音量调得很大不仅会影响自己的耳朵和周围的邻居，还有个更可怕的后果，那就是会使自己患上气胸。有气胸病史的人更要注意避

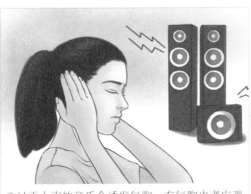

◎过于大声的音乐会诱发气胸，有气胸史者应避免去剧院、电影院等场所。

免到剧院、电影院等有可能出现高分贝音量的公共场所。

肺气肿

肺气肿是由某些肺部慢性疾病如慢性支气管炎、支气管哮喘等引起的，其中绝大多数由慢性支气管炎引起。

肺气肿的主要表现为进行性气急。初起时仅在劳动或上楼时气急，后来在一般活动或平地行走，甚至说话、穿衣乃至休息时也有气急。病情严重时，因低氧口唇及指端出现发绀。肺气肿到了后期可发展为肺心病。

由于肺功能遭到损害，单纯靠药物治疗不能解决肺气肿。进行腹式呼吸锻炼增强膈肌活动能力、提高肺通气量，可以改善症状。锻炼时采取坐姿，一手放在胸前，一手放在腹部，吸气时用鼻吸入，尽量将腹部挺出；呼气时用口呼出，做吹口哨样，将腹部内收，反复进行。另外，还可以通过练太极拳、气功等来改善肺功

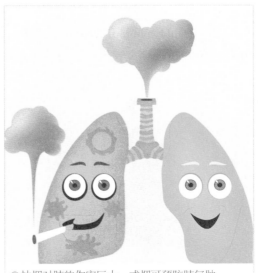

◎抽烟对肺的伤害巨大，戒烟可预防肺气肿。

能。此外，戒烟和治疗慢性支气管炎可以预防肺气肿。

肺气肿病人适宜温和的饮食，避免食用辛辣刺激性食品，如辣椒、花椒、大葱、大蒜、生姜等，不宜吃过热或过凉的食品。肺气肿的病人由于呼吸困难或哮喘，常伴有食欲不振、恶心等症状，胃黏膜常处于充血状态，所以不思饮食，应多吃一些易消化、富有营养的食品。

保持烹调环境的清洁非常重要。爆炒或煎炸时油温过高产生的刺激性烟雾对人体有害，可引起刺激性咳嗽和哮喘，加重肺气肿。应采用煮、清炖、蒸、焖、熬等方法，这些烹调方法，不产生刺激性烟雾，同时有湿化空气的作用，有利于呼吸道健康。

肺炎

肺炎是肺实质的炎症，可由多种病原体引起，如细菌、病毒、真菌、寄生虫等，其他如放射性因素、化学因素、过敏因素等亦能引起肺炎。

按炎症的解剖部位可分为大叶性、小叶性和间质性肺炎；按病程可分为急性和慢性肺炎；按病因可分为病毒性、细菌性、支原体性、立克次体性、真菌性、寄生虫性、过敏性、化学性、放射性肺炎。其中以细菌性肺炎最为常见，而肺炎双球菌性肺炎占80%～95%。

肺炎是常见病，老年人或机体免疫力低下者并发肺炎时，死亡率尤高。临床上有发热、心悸、气促、肺浸润、炎症体征等表现。肺炎治愈后肺部一般不留瘢痕，可以恢复原来的结构和功能。

进入春季，一定要避免感冒、劳累、慢性支气管炎、慢性心脏病、吸烟等，否则肺炎双球菌会乘机侵入人体，引起肺炎、中耳炎、鼻窦炎、脑膜炎、心内膜炎、败血症等。出现肺炎的症状要及时上医院就诊。

防治

饮食应由生鲜的蔬果构成。可以喝大量的果汁，液体有助于消除肺内的分泌物。用纯果汁和蒸馏水都有帮助。饮食宜营养丰富，清淡，易消化；应避免乳制品(酸奶除外)、糖、白面粉产品、咖啡、各种茶(除了药草茶以外)、香烟、酒。

冷敷。肺炎一般都伴有高热，此时，

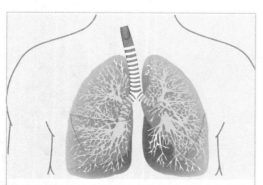

◎肺炎是由多种病原体引起的炎症，临床表现为发热、持久干咳、呼吸急促等。

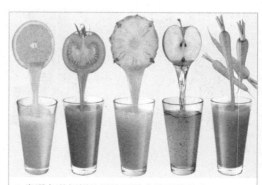

◎常喝各种新鲜的果汁可以有效预防肺炎。

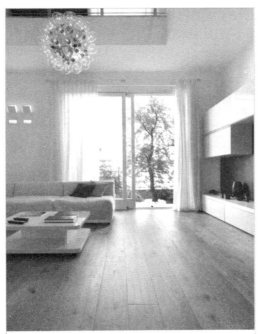

◎保持居室空气流通，少去人多的公共场所可以有效预防肺炎。

可以用一个冰袋放在患者的头上，以降低体温、缓解不适，也可以用酒精擦浴或用温水擦浴，同时要多饮水。

多通风换气。在易发病的冬春季节应保持居室的空气流通，少去人多的公共场所，以避免细菌感染。

适当运动。平时应注意锻炼身体增强抗病能力，免疫力低下是感染肺炎的主要原因。

增加空气湿度。用加湿器产生冷的水汽对肺炎有帮助，也可以在胸口热敷，可减轻疼痛。

❷ 保健和护理

中医认为，秋令与肺气相应，秋天燥邪与寒邪最易伤肺。呼吸系统的慢性疾病也多在秋末天气较冷时复发，所以秋季保健以养肺为先。

多喝水，以保持肺脏与呼吸道的正常湿润度。

洗浴有利于血液循环，使肺脏与皮肤气血流畅，发挥润肤、润肺之作用。

进入秋天后，一日三餐之食物宜以养阴生津之品为主，如芝麻、蜂蜜、梨、葡萄、莲子、银耳、萝卜等，少吃辛辣燥热之品。必要时可服补品，但应清补，不可大补。平时虚衰之人，宜进食人参、黄芪、山药、大枣、莲子、百合、甘草等补脾益肺，增强抗病能力，利于肺系疾病之防治。

强健肺脏的最佳方法是体育锻炼，如散步、体操、气功等。

注意天气变化，及时增减衣服，适当进补，增强机体抵抗力，预防风寒等外邪伤肺，避免感冒。

防止便秘，保持肺气宣通。

常笑宣肺。笑能促进体内器官健康，

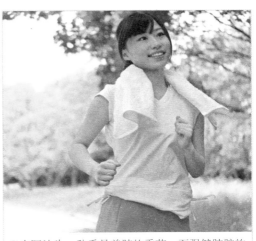

◎中医认为，秋季是养肺的季节，而强健肺脏的最佳方法是锻炼。

对肺特别有益。笑时胸肌伸展，胸廓扩张，肺活量增加，可以消除疲劳、驱除抑郁、解除胸闷、恢复体力。

注意室内保持一定湿度，避免剧烈运动使人大汗淋漓，耗津伤液。此外，还应特别注意保持内心平静，以保养肺气。

扁桃体

扁桃体位于人的口腔中，左右各一，在口咽两侧、腭舌弓和腭咽弓之间的三角形间隙内，是咽部最大的淋巴组织。

扁桃体是人体的一个重要器官，具有免疫功能，它们处于外源性病菌入侵机体的"前沿阵地"，是保护上呼吸道乃至整个机体免受病菌入侵的"哨兵"，被称为人体的免疫活性器官。每个扁桃体每天排向咽腔的淋巴细胞大约有1000万个，这些淋巴细胞汇集成一个圆环状，可消灭、吞噬外来病菌，以防其侵入机体。当机体某些部位受到感染时，扁桃体和脾脏以及机体的其他淋巴组织协同作战，使整个机体产生免疫。

扁桃体处于机体"前沿地带"，也是

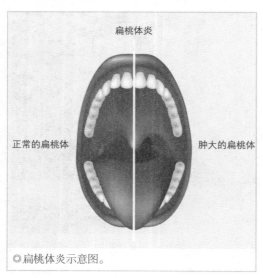

◎扁桃体炎示意图。

扁桃体炎

正常的扁桃体　　　　　肿大的扁桃体

"多事地带"。当机体抵抗力降低时，细菌便会侵犯扁桃体，引起扁桃体发炎。症状表现为咽喉疼痛，在吃东西或咳嗽时疼痛加重，有时候还可以引起耳朵疼痛和听力下降。

扁桃体炎如果经常发作，会变成慢性扁桃体炎，容易继发全身感染，如心肌炎、肾炎、风湿性关节炎等。此种情况下，扁桃体又成了全身疾病的"罪魁祸首"。

常见健康问题

扁桃体炎

扁桃体发炎的原因是由于细菌或病毒的感染，其中细菌感染更多见。病原菌多为溶血性链球菌、葡萄球菌、肺炎双球菌。这些细菌通常存在于人的咽部和扁桃体隐窝内，在正常情况下，扁桃体表面上皮组织是完整的，黏液腺能不断分泌黏液，可将细菌和脱落的上皮细胞从隐窝口排出，因此保持着机体的健康。当机体因过度疲劳、受凉、局部受到物理或化学因素的影响后，抵抗力下降时，扁桃体的血供减少，腺体分泌功能下降，上皮防御能力降低，细菌即乘虚而入，滋生繁殖，致使扁桃体发炎。

防治

预防扁桃体发炎，关键在于提高机体

的整体素质，加强体育锻炼。

注意饮食营养和口腔卫生。

避免过度疲劳，劳逸结合，保证每日睡眠时间。

随时增减衣服，避免受寒受凉。

不滥用抗生素。

患有扁桃体炎者，应尽量不出门，严重的患者要多休息并摄取适当的水分。有些人反复感染，扁桃体变得肿大，也有些人的扁桃体先天就较大，经常感染后更大。有时会影响呼吸，或造成睡觉时鼾声很大，甚至影响睡眠质量，可考虑做扁桃体切除手术。

声 带

声带像两片韭菜叶，左右各一片，边缘薄、齐且直，半透明，坚韧而有弹性。声带的长度因性别、年龄而异。

小孩子的声带长6~8毫米，女子的长15~20毫米，男子的长20~25毫米。发声时，声带黏膜就像麦浪那样此起彼伏地运动着。特别是发中音时，这种波浪运动就更明显。

声带的长度各不相同，所以男子就有低音、中音、次中音和高音的分别；女子则分为低音、中音、高音和最高音4种。而在每种声音范围内还有不同的音域。

如果说话时间经常过久，就会出现声音嘶哑。声音嘶哑，是声带需要休息的一个小小提示，我们不能忽视。如果持续嘶哑超过2周以上，最好找耳鼻喉科医生检查与治疗。

有时候，我们也会突然变成"哑巴"。这种情况最常见于急性喉炎，主要是由于说话过多、吃了过咸的东西导致了声带急性充血，经过一段时间休息或者一般的治疗是可以恢复的。

一般而言，噤声休息是治疗声音嘶哑、失音的最佳方法。

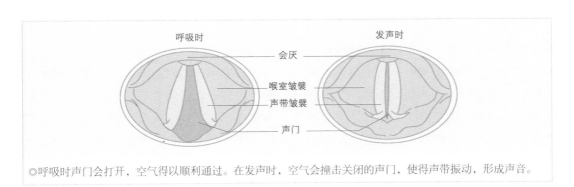

◎呼吸时声门会打开，空气得以顺利通过。在发声时，空气会撞击关闭的声门，使得声带振动，形成声音。

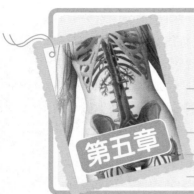

循环系统

◎循环系统是人体内的运输系统，它在将氧及消化道吸收的营养物质输送到各组织器官的同时，还将各组织器官的代谢产物带走，经肺、肾排出，输送热量到身体各部以保持体温。它还具有内分泌等诸多功能。循环系统包括心脏和血管两大部分，叫心血管系统。

第五章

心 脏

心脏位于身体内胸腔的左侧，对于成人而言，它的体积大约是拳头那么大。心脏的主要作用相当于一个动力泵，它推动血液在人体中不停地循环流动。血液通过分布在动脉、动脉分支、毛细血管形成的网络在各个组织器官运行，并将营养物质运送分配到各个组织器官中；由静脉将使用后不需要的东西带走，运送到排泄废物的器官，也就是通过渗透及处理，回收可以再利用的部分，排出无用或有害部分。这一套密闭的管道系统就是循环系统。这个系统分为两套网络：一套分布在头、胸、腹和肢体各部，叫大循环或体循环。另一套分布到左、右肺内，叫小循环或肺循环。为了分担大小两套血液循环，心脏分成左右两半，左半就叫左心，是大循环的驱动泵，右半就叫右心，分担肺循环的任务。

心脏分为左心及右心两侧，左心、右心又各自分为左心房、左心室及右心房、右心室共4个心腔。心脏的作用类似于水

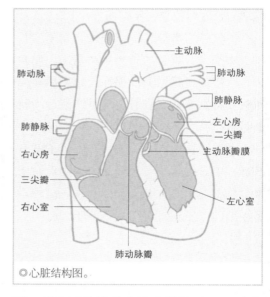

◎心脏结构图。

图中标注：主动脉、肺动脉、肺静脉、左心房、二尖瓣、主动脉瓣膜、左心室、肺动脉瓣、右心室、三尖瓣、右心房、肺静脉、肺动脉

泵，昼夜不停地将血液由静脉吸入心脏右侧（由右心房进入右心室），再将血液泵入肺内，血液在肺内接受氧气后流入心脏的左侧，经左心房至左心室再射入动脉血管内，通过主动脉及其全身动脉分支将血液输送到身体各个部位，为人体所有的活细胞提供氧气和营养成分。

左心将血液通过体动脉送到头部、躯

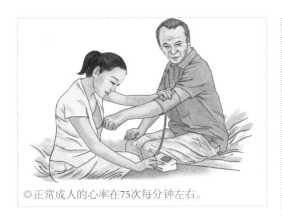

◎正常成人的心率在75次每分钟左右。

干、腹内脏器和四肢，带去各种营养和充分含氧的血液，供应它们的不同需要，使之活动完好，完成各自的任务。通过组织器官，血液又将静脉剩余的物质和二氧化碳带到右心，右心将血泵入肺，在肺内血液和进入肺泡的空气进行气体交换，排出二氧化碳，吸进氧气，使血液重新获得充分的氧气后又通过肺静脉回到左心，开始第二轮周游全身的供给工作。这就是一个循环过程。这个循环过程是通过心脏的收缩和舒张（这就是我们可以感觉到的"心跳"）来完成的。

右心房和右心室之间的活门是由3片瓣膜组成的，称为"三尖瓣"。左心房和左心室间的活门是由两片瓣膜组成的，称为"二尖瓣"。在右心室与肺动脉之间有3个半月形瓣膜，被人们称为"肺动脉瓣"。血液在肺内吸足氧气，排出二氧化碳，便流入左心房，到左心室，再从左心室另一出口（主动脉瓣口）排出。

心壁是由4个心腔的"墙"，即心外膜、心肌层和心内膜组成的。心外膜被覆于心脏的表面，是极薄的一层膜（浆膜）。心内膜是血管内膜的延续，衬于心肌内侧。在房室口处的褶皱形成二尖瓣和三尖瓣，在主动脉和肺动脉口褶皱形成主动脉瓣和肺动脉瓣。

包裹心脏及大血管根部的盲囊叫心包。心包分两层，这两层紧密相贴于大血管根部并在此处相连接，构成一个腔叫心包腔。内含少量液体，起着润滑作用。

心率是指单位时间内心脏搏动的次数。一般指每分钟的心跳次数。正常成年人安静时的心率有显著的个体差异，平均在75次/分左右(60~100次/分)。心率可因年龄、性别及其他生理情况而不同。新生儿的心率很快，可达130次/分以上。在成年人中，男性的心率一般比女性稍慢。

心脏是一个最为独特的器官，时刻都在工作着。因而它与其他器官不同，如大脑在睡眠时可以得到休息；肺和肾虽然不停止工作，但是它的内部可以轮班休息；胃肠在不消化的时候可以暂停工作。因此，心脏是人体中最为辛苦的器官，它的工作状态的好坏与人的健康和生命息息相关。

❶ 常见健康问题

心肌炎

心肌炎是指心肌中有局限性或弥漫性的急性、亚急性或慢性的炎性病变。近年来病毒性心肌炎的发病率相对不断增加。病情轻重不同，表现差异很大，婴幼儿病情多较重，成年人相对较轻，轻者可无明显病状，重者可并发严重心律失常，心功能不全甚至猝死。

急性期或亚急性期心肌炎病的前驱症

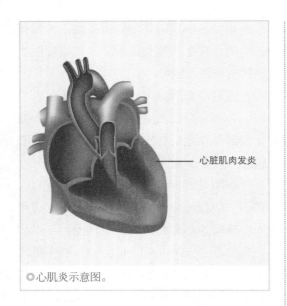

心脏肌肉发炎

◎心肌炎示意图。

状有发热、疲乏、多汗、心慌、气急、心前区闷痛等。

治疗

治疗心肌炎首先应让患者充分休息，改进心肌营养，控制心功能不全与纠正心律失常，防止继发感染等。

原发病的治疗很关键。病毒感染者可予抗病毒药、吗啉胍等。

急性期应卧床休息，在症状好转、心电图正常后方可逐步增加活动，给予营养

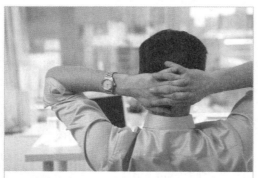

◎心肌炎患者应多注意休息和放松，并且要合理饮食，少从事体力劳动和运动。

丰富、易消化的饮食。出现心功能不全、心律失常、休克时应积极纠正。使用维生素C，肌苷，环磷腺苷，免疫抑制剂等，促进心肌代谢。

发生病毒性心肌炎后，必须绝对卧床休息，否则可使病情加重，引起严重并发症。一般应休息3个月。以后如无症状，可逐步恢复工作与正常学习，但仍应注意不要劳累，1年内不能从事体力劳动与运动。

要注意合理饮食，多食新鲜蔬菜、水果，保证营养平衡。要保证有足够的睡眠与休息，避免感冒，否则易复发。反复发作可转变为慢性心肌炎、心肌病。

心律失常

心律失常是指心脏自律性异常或传导障碍引起的心动过速、心动过缓或心律不齐。精神紧张、大量吸烟、饮酒、喝浓茶或咖啡、过度疲劳、严重失眠等常为心律失常的诱发因素。多见于心脏病患者，也常发生在麻醉、手术中或手术后。严重心律失常可迅速引起心力衰竭、休克或心脏骤停而致死，故心律失常必须及时正确诊断，从而及时给予相应处理极为重要。性

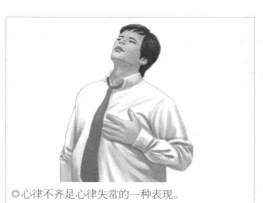

◎心律不齐是心律失常的一种表现。

质严重、对血流动力学影响明显、预后较差的心律失常必须立即采取有效的治疗措施；功能性心律失常不需要特殊处理；某些虽为器质性心律失常，如果心室率正常，也无需特殊治疗。

防治

心律失常是中老年人十分多见的症状。有的心律失常不仅需要用药物治疗，而且更重要的是应该进行自我保健。实践证明，心律失常患者的自我保健做得好与坏，将直接影响到患者的寿命。

心律失常并非是一种疾病，而是由多种不同疾病引起的症状，轻重差异甚大，有时在健康者身上也偶有发生。因此，老年人出现心律失常，首先就要请医生全面检查，找出原发病，对因施治。一般说来，原发病治好了，心律失常也会随之消失。

听从医嘱，合理用药，切不可自己滥

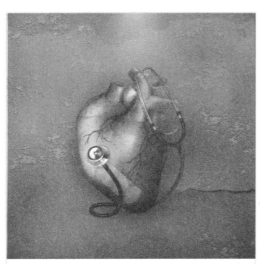

◎心律失常是由多种不同疾病引起的症状，发现异常要立刻就医，找出原发病并治愈，心律失常也自然消失。

用，也不能随意加大剂量或更换药物。

生活规律，睡眠充足。专家们建议，心律失常者应该制订作息时间表，做到起居有时，每晚至少睡7~8小时，夏日午间也要睡一会儿。

严戒烟酒、浓茶和咖啡、烈性酒，浓茶和咖啡均可诱发心律失常。因此，凡是有心律失常者，不管属于什么病，都应该戒烟、酒，不饮浓茶和咖啡。

心脏疾病的一般症状

生活中出现下列现象时，最好做一次心脏检查，以便及早发现心脏病，从而采取有效措施。

体力活动时有心悸、疲劳、气急或呼吸困难感。

劳累或紧张时突然出现胸骨后疼痛或胸闷及压迫感。

左胸部疼痛伴有出汗或疼痛放射到肩、手臂及颈部。

出现脉搏过速、过慢、短促或不规则。

熟睡或噩梦过程中突然惊醒，感到心悸、胸闷、呼吸不畅，需要坐起一会儿才好转。

性生活时感到呼吸困难、胸闷或胸痛。

饱餐、寒冷、吸烟、看紧张的电影或电视时感到心悸、胸闷或胸痛。

在公共场所或会场中，特别比别人容易感到胸闷、呼吸不畅和空气不够。

② 保健和护理

人体的其他组织器官在不工作时可以休息，唯独心脏不能，只要生命存在，心

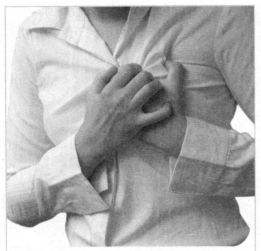

◎胸闷、胸痛、心悸、呼吸困难是心脏疾病的一般症状，越早检查越好。

脏就算很疲劳甚至生病了也要坚持工作。所以，在生活中，必须对心脏保健形成足够的认识。如果能好好地保养心脏，心脏就能够在生命周期中健康地工作。

注意劳逸结合，避免过度疲劳、紧张和激动。保持良好情绪，放松精神。生活节奏应轻松、自然，防止任何导致精神过于紧张、兴奋的情况发生。尤其是从事脑力劳动的冠心病患者，在一天紧张工作之余，放松一下尤为必要。

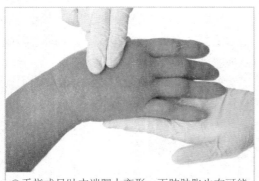

◎手指或足趾末端肥大变形、下肢肿胀也有可能是心脏出了问题，应当引起重视。

食物应多样化，饥饱要适中，少吃甜食，粗细粮合理搭配。食盐量每天控制在6～8克为宜，将膳食中从脂肪中获取的热量控制在25％以下，不吸烟，少喝酒，少吃辛辣刺激物，每周至少进食两次鱼类。

积极进行体育锻炼。经常参加体育锻炼的人，心肌发达，搏动有力，每次输出量比一般人的要大，在安静状态下的心率也比一般人的慢。因此，为了使心脏健康，不妨多参加体育锻炼。耐力锻炼能提高人体各器官的工作效率，对心脏的益处最为明显，是中老年人保养心脏、增强心脏功能、预防心脏病的最好方法。耐力锻炼不仅可以改善心肌营养，使动脉壁保持一定弹性，减少外周阻力，减轻心脏负担，也能改善体内脂质代谢，预防动脉硬化。医学专家认为，经常伏案工作的脑力劳动者如果每天进行0.5～1小时的耐力锻炼，那么，在其余的23小时中，心脏就能很好地工作。中医认为"心与夏气相通应"，心的阳气在夏季最为旺盛，所以夏季更要注意心脏的养生保健。

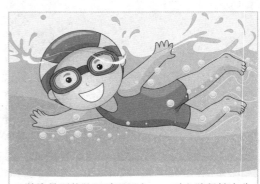

◎游泳是万能的运动项目之一，对心脏保健十分有益。

血液

血液是人类一种特殊的宝贵资源，是人体重要的组成部分。人体所需的氧气、水、养分通过血液输送到全身每个细胞，细胞新陈代谢所产生的废物又通过血液送出体外，血液还能够防御和抵抗疾病，参与调节体温和维持酸碱平衡。可以毫不夸张地说，没有血液就没有生命。

血液由血细胞和血浆两部分组成，含有45%的有形成分和55%的液态血浆。其

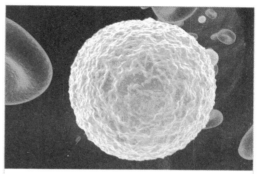

◎血液中的白细胞。

有形成分包括红细胞、白细胞、血小板，在显微镜下能够看到它们的形态；液态血浆含91%～92%的水分和8%～9%的蛋白质、无机盐及其他有机物质。我们的身体有着神奇的新陈代谢现象，血液的新生、成熟、衰老和死亡也不断地发生，每天有40～50毫升衰老的血液消失，又有等量的新鲜血液被制造出来，进入血液循环之中。人体血液成分的吐故纳新活动十分活跃，血液中红细胞的平均寿命约120天，白细胞寿命9～13天，血小板寿命8～9天。人体骨髓有强大的代偿功能，在一定的条件激发下，骨髓造血功能可增加到正常的6～8倍。一个健康人每天生成红细胞约2 000亿个，血小板1 200亿个，即每个健康成人每年新生的血细胞相当于人体血细胞的总量。一旦失血，在12小时内，就会有组织液透入血管很快补充血浆中的水分和无机盐，而血浆中的蛋白浓度也会在24小时内恢复。衰亡与新生的不断更替，既维持着血液总量平衡，又保证了血液充

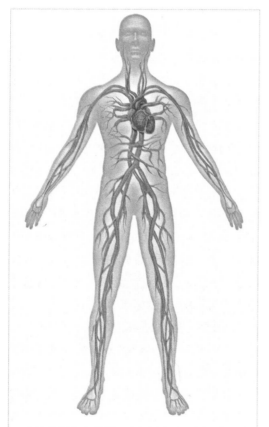

◎血液的颜色有差别，含氧量多的呈鲜红色，我们称其为动脉血；含氧量少的呈暗红色，我们称其为静脉血。

满活力。

　　人体内的血液总量约占体重的8%，一般成人的血液总量为4 000～5 000毫升，同样体重的人，瘦人比肥胖人的血量稍多一点儿，男人比女人的血量要多一些。人体内的血液并不都参与血液循环，只有70%左右的血液在体内循环，维持人体的正常生理功能，另外30%左右的血液贮存在脾、肝、肺、皮肤等"贮血库"内。脾脏是人体中最大的"贮血库"，可以贮存人体总血量20%的血液。当人体血循环需要血液时，脾脏等会连续不断地释放血液进入血管，参与血循环。

　　血液的功能包含血细胞的功能和血浆的功能两部分，有运输、调节人体温度、防御、调节人体渗透压和酸碱平衡等功能。红细胞主要是运进氧气运出二氧化碳，白细胞的主要功能是杀灭细菌、抵御炎症、参与体内免疫发生过程。

　　正常人血液循环中的白细胞为4000～10 000/立方毫米，其中具有重要防卫功能的中性粒细胞，占白细胞总数的60%～75%。如果白细胞计数持续低于4000/立方毫米，红细胞和血小板计数都正常，则称为白细胞减少症。如果中性粒细胞低于2 000/立方毫米，称为粒细胞减少症，如低于1 000/立方毫米，则称为粒细胞缺乏症。

血型的意义

　　血型是人类的一种遗传标记，血型鉴定是安全输血所必不可少的前提。血型通常是指红细胞膜上特异性抗原的类型。红

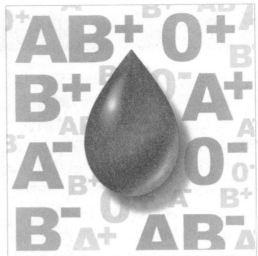

◎血型一般是指红细胞膜上特异性抗原的类型，通常所说的红细胞血型是指A、B、O、AB四种血型。

细胞、白细胞、血小板上共有几百种血型抗原，可组合的血型数大于1017种，已超过地球上的人口总数。目前发现人类具有ABO血型系统、MN血型系统、P血型系统、Rh血型系统、HLA血型系统等20多个血型系统。

　　理论上除同卵双胞胎外，没有两人的血型相同。通常所说的红细胞血型，是指ABO血型系统，即有A，B，O和AB4种血型。分类原则为看红细胞上有无A，B抗原。只有A抗原称A型；只有B抗原称B型；无A，B抗原的称O型；有A，B抗原的称AB型。血型是可遗传的，即每个人有两个基因：A型为AA或AO；B型为BB或BO；O型为OO；AB型为AB。父母各传一个基因给子女，组成子女的血型，因此子女的血型可根据父母的血型来推测。如A型和O型父母可有A型和O型孩子而无B和AB型孩子；A型和B型父母可有A型、B

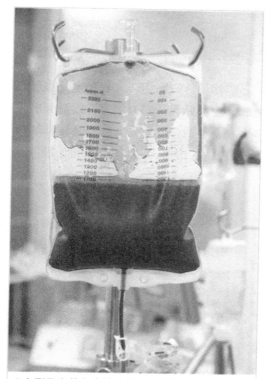

◎血型鉴定是安全输血的必要前提，输血时要求同型相输，否则体内存在的抗体与输入的红细胞抗原会引起严重的输血反应。

型、O型、AB型4种血型的孩子。输血时要求同型相输，否则体内存在的抗体与输入的红细胞抗原会引起严重的输血反应。ABO血型与输血关系最大，其次为Rh血型。Rh血型有阳性和阴性之分，Rh阳性人只能输Rh阳性血，Rh阴性人只能输Rh阴性血，不然将有严重的反应。欧美人Rh阳性者占85%，Rh阴性者占15%；而中国人Rh阳性者占99.7%，Rh阴性者仅占0.3%。因此Rh阴性血型在中国实属特殊稀有血型。如果知道自己是Rh阴性血型，应在当地血站登记。这是为了当你需要输血或别人需要这种血型血液时，能够及时找到这种特殊的血液，以免延误治疗时间。

中医认为，只有血液充足，眼睛才能视物清晰，肤色才能饱满红润。我们身体的很多表象，其实正是健康的体现。从饮食上讲，平时应该多吃富含优质蛋白质、微量元素(铁、铜等)、叶酸和维生素B_{12}的营养食物，如红枣、莲子、龙眼、核桃、山楂、猪肝、猪血、黄鳝、海参、乌鸡、鸡蛋、菠菜、胡萝卜、黑木耳、黑芝麻、虾仁、红糖等，这些食物富含营养，具有补血活血的功效。此外，常用的补血中药有当归、川芎、红花、熟地、桃仁、党参、黄芪、何首乌、枸杞子、山药、阿胶、丹参、玫瑰花等，用这些中药和补血的食物一起做成可口的药膳，均有很好的调节内分泌和养血的效果。

需要注意的是，贫血者最好不要喝茶，多喝茶只会使贫血症状加重。因为茶中含有鞣酸，饮后易形成不溶性鞣酸铁，从而阻碍了铁的吸收。其次，牛奶及一些中和胃酸的药物会阻碍铁质的吸收，所以尽量不要和含铁的食物一起食用。

当然，运动也是调养必不可少的环节。平时可练习瑜伽、太极拳、保健气功等舒缓运动。

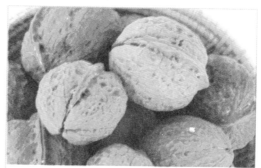

◎平时多吃核桃、山楂等补血活血的食物，对人体健康有好处。

动脉

动脉就是人体的生命线，通过心脏跳动和血管本身的搏动，血液从心脏（在肺部携带氧气以后）流到身体的每一个部位，上至头盖骨，下到脚趾头。

动脉是从心脏运送血液到全身器官的血管。主动脉起于左心室，并逐渐分出许多大小不等的分支，分布到全身。肺动脉起于右心室，并分为左、右肺动脉后进入

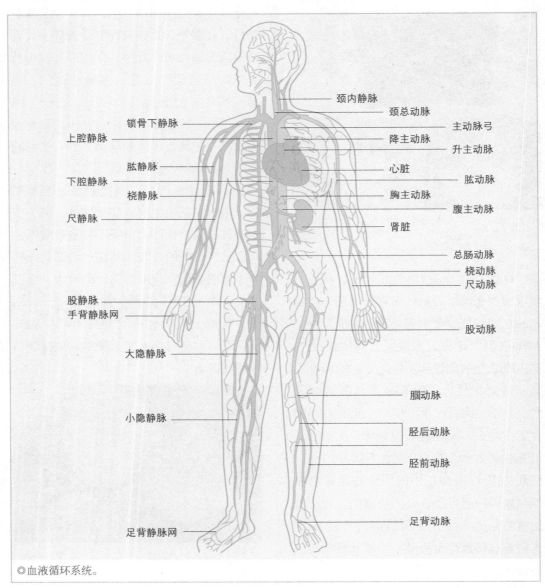

颈内静脉
颈总动脉
锁骨下静脉
主动脉弓
上腔静脉
降主动脉
升主动脉
肱静脉
心脏
下腔静脉
肱动脉
桡静脉
胸主动脉
尺静脉
腹主动脉
肾脏
总肠动脉
桡动脉
尺动脉
股静脉
手背静脉网
股动脉
大隐静脉
腘动脉
小隐静脉
胫后动脉
胫前动脉
足背动脉
足背静脉网

◎血液循环系统。

两侧肺组织内。主动脉把含氧较多的动脉血从左心室送到全身。肺动脉把含二氧化碳较多的静脉血从右心室送到肺脏。

动脉的结构非常精巧，它总是能最大限度地减少血液运输时对动脉内壁的摩擦，加快运输的速度。动脉内壁有一层光滑的衬里，叫作内膜层，它能够使血液很顺畅地流动。动脉管壁比静脉厚，弹性强，能适应心脏收缩时射出血液的压力，并在心脏舒张时，使血管壁回缩，以保持血流持续。小动脉具有收缩和舒张功能，可以调节器官的血液供给及血压。但是，随着时间的推移，这层珍珠般的衬里会变得粗糙，胆固醇含量过高可能是最主要的原因。

常见健康问题

动脉硬化

动脉硬化是动脉的一种非炎症性病变，可使动脉管壁增厚、变硬、失去弹性

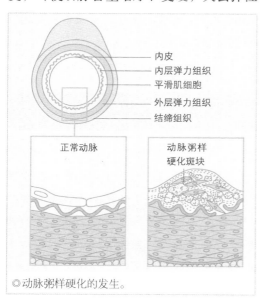

正常动脉　　内皮　　内层弹力组织　　平滑肌细胞　　外层弹力组织　　结缔组织

正常动脉　　动脉粥样硬化斑块

◎动脉粥样硬化的发生。

和管腔狭小。动脉硬化有3种主要类型：细小动脉硬化、动脉中层硬化、动脉粥样硬化。

细小动脉硬化是小动脉病变，主要发生在高血压患者身上。动脉中层硬化是中型动脉病变，常不产生明显症状，对人们的危害性不大。动脉粥样硬化是动脉内壁有胆固醇等脂质积聚，看起来似黄色粥样，故被称为动脉粥样硬化。

动脉粥样硬化对人体危害性较大，多见于老年人，但壮年甚至年轻人亦可患病。男性较女性多，且病情重。城市居民、从事紧张脑力劳动者、肥胖、嗜烟、高血压、糖尿病及高脂血症患者易患此病。近年来本病在我国逐渐增多，成为中老年人死亡的主要原因之一。

病因

本病病因是多方面的，其中主要因素为脂质代谢紊乱、血流动力学改变和动脉壁本身的变化。高脂血症（主要指血中胆固醇、甘油三酯及脂蛋白含量增加）患者易发生本病。引起血脂增高可能是进食过多动物脂肪的食物，如猪油，肥肉，肝、肾等内脏，蛋黄，奶油等；也可因患肝肾疾病、糖尿病、甲状腺功能减退症导致脂质代谢失常而引起血脂增高。当动脉内压力增高，高压血流长期冲击动脉壁引起动脉内膜机械性损伤，造成血脂易在动脉壁沉积，因而高血压患者易患动脉粥样硬化。嗜烟使血管长期痉挛，引起管壁营养不良也可使脂质在动脉壁上易于沉积。老年人动脉壁代谢失调，可使脂质易于在动脉壁上沉积而发生动脉粥样硬化。

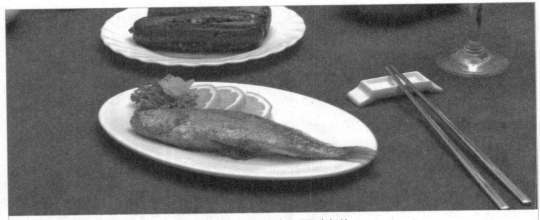

◎鱼类和豆类是能限制脂肪摄入量的保健食品，对预防动脉硬化有好处。

本病主要累及主动脉、冠状动脉、脑动脉和肾动脉。

防治

最主要的饮食治疗原则是限制脂肪摄入量。摄入动物脂肪(主要含饱和脂肪酸)不宜过多，少吃肥肉及大油。可多吃一些含不饱和脂肪酸较多的鱼肉类、植物油、豆制品等。另外，少吃甜食，多吃新鲜蔬菜和水果，保证足够的维生素和钾、钙等有益营养素及植物纤维的供应，盐的摄入要适量(6～8克/天)，不吸烟，少饮酒或不饮酒。

积极参加体育锻炼及体力活动，最佳选择是慢跑、步行、游泳等有氧运动，它对预防心脑血管疾病效果最好。合理科学的运动能增加体内高密度脂蛋白，对保护心血管有益。

学会放松，避免精神紧张、烦恼焦虑，生活要有规律。常用脑，但又要防止过度用脑。

对于有高血压、冠心病和糖尿病家族史的人，宜及时注意血压及血脂的变化，早期就采取措施。

静 脉

凡是输送血液返回心脏的血管均称为静脉。它起于毛细血管，止于心脏。肺静脉把含氧较多的血液从肺运送到左心房。

体循环的静脉从各部的毛细血管网开始，逐渐汇合成较大的静脉，最后汇合成上腔静脉、下腔静脉和冠状静脉窦，注入右心房。每一根较大的静脉所接受的小静

脉支，均称为该静脉的属支。

体循环静脉可分为3大系统，上腔静脉系、下腔静脉系（包括门静脉系）和心静脉系。上腔静脉系是收集头颈、上肢和胸背部等处的静脉血回到心脏的血管。下腔静脉系是收集腹部、骨盆部、下肢静脉血回心的一系列血管。心静脉系是收集心

脏血液的静脉血管。

门静脉系主要是收集腹腔内消化道的静脉血入肝的静脉血管，门静脉进入肝脏，在肝内又分成毛细血管网（与肝动脉血一起注入肝内血窦），然后再由肝静脉经下腔静脉回流入心脏。

静脉分深浅两种。深静脉大多和动脉伴行，如肾动脉和肾静脉；股动脉和股静脉等。浅静脉也称皮下静脉，从体表能看到或摸到。四肢浅静脉很发达，常被选择做抽血、输血或静脉注射之用，如上肢皮下的肘正中静脉、头静脉，下肢皮下的大隐静脉，颈部皮下的颈外静脉以及头皮静脉等。

静脉的管壁薄、弹性小，血管内血流缓慢，压力较低，当血液不充盈时，管腔呈塌陷状态。

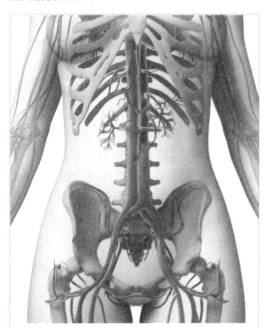

◎凡是输送血液返回心脏的血管均称为静脉，图中蓝色的血管即为下腔静脉系。

四肢静脉内有静脉瓣，由血管内膜向管腔折入而成。它的作用是防止血液倒流，保证四肢血液向心脏回流。如静

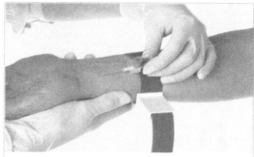

◎人体四肢浅静脉较发达，常被用来做注射之用，图为腕部静脉注射。

脉瓣功能不全，导致血液倒流，就会引起静脉扩张、迂曲，常见的后果有下肢静脉曲张。

常见健康问题

静脉曲张

下肢静脉曲张是静脉系统最主要的疾病，也是四肢血管疾患中最常见的疾病之一。它由直立姿势对腿部静脉造成的压力所致。对于女性来说，下肢静脉曲张更是一种恼人的疾病，难看且让人不舒适的静脉曲张困扰着大约1/3的女性。

下肢静脉曲张就是静脉的异常扩张，表现为下肢血管蚯蚓状曲张。在正常情况下，由浅静脉（即与深静脉相连的肌肉表面静脉或肌肉内的静脉）所组成的网络，将经由有孔静脉的血液收集起来。当肌肉松弛时，深静脉及有孔静脉扩张，从浅静脉将血液吸入。所有的深静脉与有孔静脉都有单向瓣膜，单向瓣膜能防止血液流回到浅静脉。因此当肌肉收缩时，血液顺着

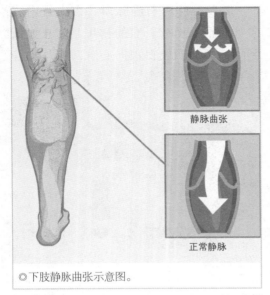

静脉曲张

正常静脉

◎下肢静脉曲张示意图。

深静脉向上泵往心脏。如果由于某种原因，有孔静脉的瓣膜失去作用，有些血液就会被泵到不该去的地方，流回到浅静脉中来，浅静脉在面对这种增大的压力时，即以扩大及扭曲来适应，所以，静脉曲张经常都是肉眼可见的，因为它就在皮肤的下面。皮肤变薄、脱屑、瘙痒、色素沉着、腿部肿胀、酸痛、疲劳、脚踝肿胀等都是下肢静脉曲张的典型症状。由于其严

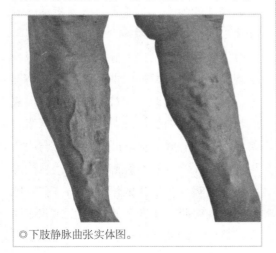

◎下肢静脉曲张实体图。

重影响腿部美观和健康，因此又有"美腿杀手"之称。静脉内压力增高会进一步加剧血液对瓣膜的冲击力和静脉壁的压力，容易导致静脉曲张，所以长期站立、重体力劳动、妊娠、慢性咳嗽、长期便秘者发病率较高。

下肢静脉曲张以女性多见。妊娠能诱发或加重静脉曲张，但没有妊娠的女性，发病率也比男性高（男：女=1：3），其原因可能是女性骨盆较宽大，血管结构过度弯曲以及月经期、妊娠期和绝经期时均可使骨盆内的静脉增加充血。妊娠期易发生静脉曲张的另一原因是妊娠期四肢浅静脉的张力降低，使其易于扩张，这种情况在产后可恢复。

这种变形而且有时还相当疼痛的疾病通常发生于腿部，腿部组织的血液经由静脉流回心脏。由于心脏力量不够强，无法独立将血液往上泵，所以必须要靠你腿部肌肉的泵压动作来帮忙。

静脉曲张最常见的症状是当你站起来时，腿部会出现明显的蓝色肿大静脉，最常出现这种蓝色肿大静脉的地方是小腿后面或踝部到腹股沟之间靠腿部内侧的任何地方。静脉曲张也可能发生在肛门附近，怀孕妇女的静脉曲张还可能会发生在阴道内。

预防

平时多做双腿上下摆动或蹬夹练习，多做腿部按摩。

站立时，不要总用两条腿一起支撑全身重量，可有所侧重，让两条腿轮换休息。站立时，要经常踮起脚来，让脚后跟

一起一落地活动，或经常进行下蹲练习。上述动作都能引起小腿肌肉强烈收缩，减少静脉血液积聚。

负重或军人行军前，先将腿脚垫高，用弹性绷带将小腿绑扎起来，能防止下肢静脉瘀血曲张。绑扎时，应从踝部向上绑扎，并尽量扎得紧一些。

每晚睡觉前，要养成用热水洗脚的习惯，忌用冷水洗脚。用热水洗脚能消除疲劳，有利睡眠，更能活血化瘀。

淋巴系统

淋巴系统是由各级淋巴管连接淋巴结形成的网络结构。淋巴管内流动着淡黄色的淋巴液。

当血液经动脉输送至毛细血管时，其中部分液体透过毛细血管壁进入组织间隙，形成了组织液。组织液与细胞之间进行物质交换后，大部分经毛细血管静脉端吸收入血液，小部分含水分及大分子物质的组织液进入毛细淋巴管成为淋巴。淋巴沿各级淋巴管向心脏流动，并经过诸多淋巴结的过滤，最后汇入静脉。故淋巴系统可视作静脉的辅助结构。

淋巴系统不仅能协助静脉运送组织液回归血循环，而且能转运脂肪和其他大分子物质。淋巴结和淋巴组织还可繁殖增生

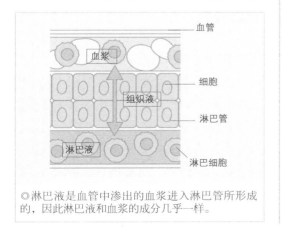

◎淋巴液是血管中渗出的血浆进入淋巴管所形成的，因此淋巴液和血浆的成分几乎一样。

淋巴细胞、过滤淋巴液、参与免疫过程，是人体的重要防护屏障。

作为人体的"警卫战士"，淋巴组织能够识别和清除细菌、病毒、真菌等微生物和其他异物，是保护机体健康的重要组织成分。

人体的淋巴组织占体重的1%，分布于淋巴结、肝、脾、骨髓、胃肠道、呼吸道、泌尿生殖系统、皮肤和神经系统等。它无处不在，算得上是遍布全身的网络系统。

❶ 常见健康问题

淋巴结肿大

淋巴结是淋巴系统的一个重要组成部分，全身约有800个，分布在全身各处。正常淋巴结质地软、光滑，无压痛，能活动，直径为0.1~0.2厘米。除在颌下、腋下、腹股沟等处偶能触及1~2个外，一般不易触及。

淋巴系统主要包括全身的淋巴管、淋巴结，此外其他器官组织如胸腺、肝、脾、阑尾以及小的淋巴组织如扁桃体等也是淋巴系统的一部分淋巴结是身体重要的免疫器官。当身体某一部位发生感染，细

淋巴结肿大的主要病因

细菌感染	如口腔、面部等处的急性炎症，常引起下颌淋巴结的肿大，肿大的淋巴结质地较软、活动度好，一般可随炎症的消失而逐渐恢复正常
病毒感染	麻疹、传染性单核细胞增多症等都可引起淋巴结肿大。有时淋巴结肿大具有重要的诊断价值，如风疹，常引起枕后淋巴结肿大
淋巴结结核	以颈部淋巴结肿大为多见，有的会破溃，有的不破溃，在临床上有时与淋巴瘤相似，难以鉴别
淋巴结转移癌	这种淋巴结很硬，无压痛、不活动，特别是胃癌、食管癌患者，可触摸到锁骨上的小淋巴结肿大
白血病	该病的淋巴结肿大是全身性的，但以颈部、腋下、腹股沟部最明显
淋巴瘤	淋巴结肿大以颈部多见。淋巴瘤是原发于淋巴结或淋巴组织的肿瘤，同时有一些淋巴结以外的病变，如扁桃体、鼻咽部、胃肠道、脾脏等处的损害

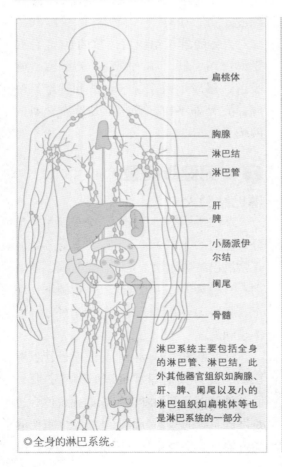

扁桃体

胸腺
淋巴结
淋巴管

肝
脾

小肠派伊尔结

阑尾

骨髓

淋巴系统主要包括全身的淋巴管、淋巴结，此外其他器官组织如胸腺、肝、脾、阑尾以及小的淋巴组织如扁桃体等也是淋巴系统的一部分

◎全身的淋巴系统。

菌随淋巴液经过淋巴结时，会使其相应的淋巴结群出现肿大和疼痛。在身体患恶性肿瘤时，也常沿淋巴管转移，并停留在淋巴结内分裂增生，致使淋巴结肿大起来。

治疗

淋巴结的肿大还可出现红斑狼疮等结缔组织疾病，再如过敏反应性疾病及毒虫蜇伤等。所以，对淋巴结肿大不容忽视，特别是发现淋巴结持续肿大时更应及早请医生诊治。

淋巴管炎

急性淋巴管炎是致病菌从皮肤破损或感染处经组织的淋巴间隙进入淋巴管引起的感染。如感染病灶经淋巴管侵入局部淋巴结，称为淋巴结炎。致病细菌主要是溶血性链球菌或金黄色葡萄球菌。

浅层的淋巴管发炎时，可在皮肤上看见有明显的红线，自感染处或破溃处上行到局部淋巴结，淋巴结肿大有压痛；深层的淋巴管炎无红线，但患肢肿胀有压痛。

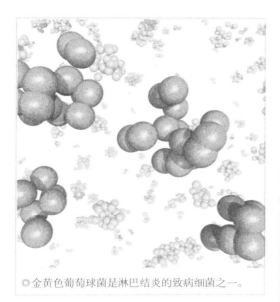

◎金黄色葡萄球菌是淋巴结炎的致病细菌之一。

淋巴管炎轻者无全身症状，重者可出现发热、畏寒、全身不适等症状。

防治

患者需卧床休息，抬高患肢，局部外敷50％硫酸镁。

遵照医嘱肌肉或静脉注射抗生素。

注意个人清洁卫生，积极治疗潜在病灶，如足癣、龋齿、慢性扁桃体炎等。

已有脓肿形成的淋巴结要及时到医院切开引流。

② 保健和护理

下面几点有助于淋巴系统更好地抵御疾病：

戒烟。吸烟对淋巴系统有影响，增加了感染的风险。

戒酒。乙醇会破坏淋巴系统，因而必须戒酒。

锻炼。锻炼能强化免疫系统，每周有规律的锻炼，将大大改善淋巴系统功能。

减少类固醇。

脾

脾是人体内最大的淋巴器官，位于腹腔的左上方，呈暗红色，质软而脆，当局部受暴力打击时，易破裂出血。成人脾重100～200克。

脾脏能生成、监视、贮藏和破坏血细胞。脾脏内的巨噬细胞能将衰老的红细胞、血小板和退化的白细胞吞噬消灭，还能吞噬血液中的细菌、原虫和异物。脾有丰富的血窦，可储存一定量（约200毫升）的血液，在机体剧烈运动或突然失血时，脾的平滑肌收缩，释放出血液以补充机体的需要。脾中的淋巴细胞还能制造抗体。

常见健康问题

脾肿大

正常的脾脏一般不能摸到，如在左肋缘下扪及者，则表示脾肿大。引起脾肿大的原因有很多，如血吸虫病、慢性肝炎、黑热病、伤寒、疟疾、门静脉高压症、白血病、恶性淋巴瘤、系统性红斑狼疮等。脾肿大以后，可引起脾功能亢进，使血液中的血细胞和血小板减少。

症状

一般不会引起很多症状。脾肿大后压迫

胃，患者因此出现少量进食后有饱胀感，脾区附近腹部或背部疼痛，并放射到左肩。

治疗

脾肿大一般应进行病因治疗，很少需要做外科手术切脾，因为会引发多种问题，包括会引发严重感染。但在某些严重情况下，可考虑手术切除，脾切除对以后的生活影响不会太大。脾切除后

脾破裂

脾破裂分为自发性和外伤性脾破裂两种。自发性脾破裂很少见，多有创伤史，但这类患者的脾脏常有病变肿大，如血吸虫病、疟疾、伤寒等，引起破裂原因不明，有可能在打喷嚏、呕吐、用力排便或猛烈跳跃时引起破裂。外伤性脾破裂是因左上腹或左下胸受外力打击所致。

症状

脾破裂的主要症状是腹痛和内出血。首先左上腹剧烈疼痛，随后疼痛扩展到全腹部。

脾破裂以后即刻引起出血，如出血速度快，可在短时间内出现烦躁、口渴、心悸、出冷汗、面色苍白、脉搏细弱、血压下降等出血性休克症状。若不及时抢救，可危及生命。另有少数患者受伤后除左上腹疼痛外，无其他异常现象，数天以后（多数在伤后2周以内）突然出现左上腹剧烈疼痛和上述出血性休克症状。这种脾破裂多为脾中央破裂或包膜下破裂，当脾脏出血逐渐增多，压力增高到一定程度后，将包膜胀破而引起大出血。

治疗

脾破裂后应立即采取抢救措施，包括输血和脾脏切除手术。在术前术后，需采用预防措施防止感染。

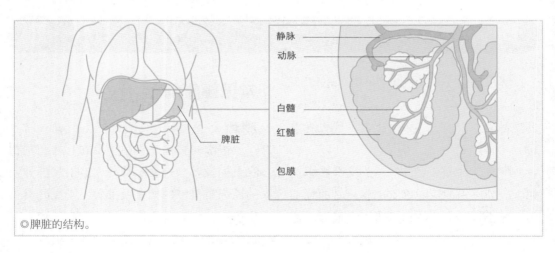

◎脾脏的结构。

静脉
动脉

白髓
红髓

包膜

脾脏

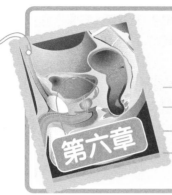

泌尿系统

第六章

◎泌尿系统由肾、输尿管、膀胱及尿道组成。泌尿系统的主要功能为排泄，将机体代谢过程中所产生的各种不利物质排出体外，这些不利物质包括营养物质代谢物、衰老细胞破坏时的产物、多余的水和无机盐类等。

肾

肾位于腰部，为脏腑阴阳之本，是生命之源，故称为"先天之本"。肾在五行属水，与膀胱互为表里。肾藏精，主生长发育和生殖。"精"有精华之意，是人体最重要的物质基础。肾所藏之精包括"先天之精"和"后天之精"。"先天之

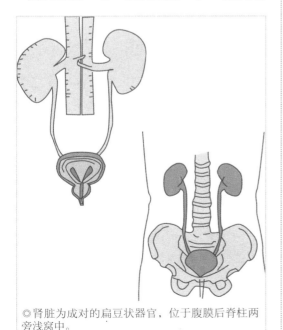

◎肾脏为成对的扁豆状器官，位于腹膜后脊柱两旁浅窝中。

精"禀受于父母，与生俱来，有赖于"后天之精"的不断充实壮大；"后天之精"来源于水谷精微，由脾胃化生，转输五脏六腑，成为脏腑之精。脏腑之精充盛，除供应本身生理活动所需外，其剩余部分则贮藏于肾，以备不时之需。当五脏六腑需要时，肾再把所藏的精气重新供给五脏六腑。故肾精的盛衰，对各脏腑的功能都有影响。

肾的形态

肾脏为成对的扁豆状器官，位于腹膜后脊柱两旁浅窝中，长10～12厘米、宽5～6厘米、厚3～4厘米、重120～150克；左肾较右肾稍大，肾纵轴上端向内、下端向外，因此两肾上极相距较近、下极较远，肾纵轴与脊柱所成角度为30°左右。

肾的结构

肾脏内部的结构，可分为肾实质和肾盂两部分。在肾纵切面可以看到，肾实质分内外两层：外层为皮质，内层为髓质。肾皮质新鲜时呈红褐色。由肾小球和曲小

管构成，部分皮质伸展至髓质锥体间，成为肾柱。肾髓质新鲜时呈淡红色，由10～20个锥体构成。肾锥体在切面上呈三角形。锥体底部向肾凸面，尖端向肾门，锥体主要组织为集合管，锥体尖端称肾乳头，每一个乳头有10～20个乳头管，向肾小盏漏斗部开口。

在肾窦内有肾小盏，为漏斗形的膜状小管，围绕肾乳头。肾锥体与肾小盏相连接。每个肾有7～8个肾小盏，相邻2～3个肾小盏合成一个肾大盏。每个肾有2～3个肾大盏，肾大盏汇合成扁漏斗状的肾盂。肾盂出肾门后逐渐缩窄变细，称为输尿管。

肾的基本组成和功能单位，称为肾单位。

每个肾单位由肾小体和肾小管组成。肾小体内有一个毛细血管团，称为肾小球，它由肾动脉分支形成。肾小球外有肾小囊包绕。肾小囊分两层，两层之间有囊腔与肾小管的管腔相通。

肾小管汇成集合管。若干集合管汇合成乳头管，尿液由此流入肾小盏。

临床上常将竖脊肌外侧缘与第12肋之间的部位，称为肾区（脊肋角），当肾有病变时，触压或叩击该区，常有压痛或震痛。

肾的功能

内分泌功能。肾间质细胞可产生前列腺素，扩张血管，增加肾皮质血流。肾脏也可灭活胃泌素、胰岛素、甲状旁腺激素等内分泌激素。肾功能受损时，上述激素

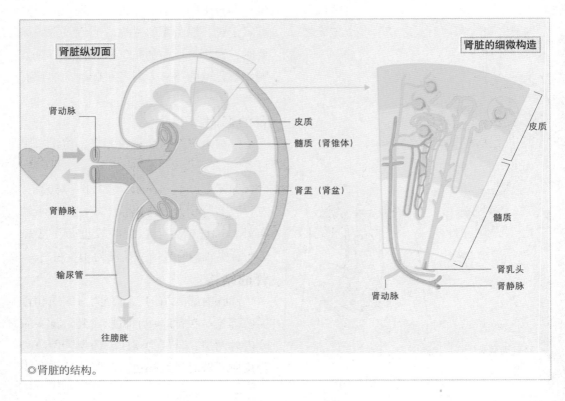

◎肾脏的结构。

的产生、代谢不能正常进行。

泌尿功能。肾脏通过3个环节完成泌尿功能，即肾小球滤过、肾小管重吸收和肾小管排出。肾小球滤过与肾小球滤过面积、有效滤过压、肾血浆流量及滤过膜通透性有关。

① 常见健康问题

急性肾炎

急性肾炎是一种由于感染引起的两侧肾脏弥漫性肾小球损害为主的急性疾病，本病的特点是起病较急，在感染后1~3周内出现血尿、蛋白尿、红细胞管形、水肿、少尿、高血压等系列临床表现。

急性肾炎的发病率较高。任何年龄均可发病，但以学龄儿童为多见，青年次之，中年及老年少见。一般以男性发病率较高，男女之比约为2∶1。

防治

休息是本病康复的一大关键。轻症者可轻微活动，出现明显水肿、高血压者应卧床休息，当水肿消退、血压正常才能适当活动。活动后尿检若情况异常加重，仍

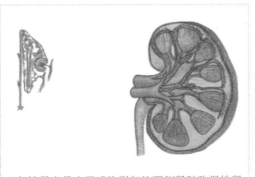

◎急性肾炎是由于感染引起的两侧肾脏弥漫性肾小球损害，该疾病的主要症状为血尿、水肿、高血压等。

要卧床休息。一般需1~2个月，诸症消除后，才能恢复正常活动。

本病起因多为外感风寒、风热等，所以避免患者吹风受寒，有利于痊愈而防止其加重。

饮食上，应视病情轻重程度而给予无盐或有盐饮食。水肿期应限制饮水，进水量每日以尿量加500毫升为宜；原则上宜给予低蛋白饮食，初起少尿期成人每日摄入量在30~40克，小儿依体重计算酌减。饮食以清淡、易消化为原则，以新鲜蔬菜、水果为主(如冬瓜、马兰头、荠菜、西瓜等)，适当加以赤小豆、鲫鱼等。忌食辛辣刺激之物及海鲜。

肾结石

肾结石是发生于肾盏、肾盂、肾盂输尿管连接部的结石。结石常见于一侧肾，可单发和多发，其大小不一，小者如泥沙。

结石对肾脏的危害主要在于阻塞尿路，并对尿路黏膜产生直接损害，导致肾功能减退。肾结石是肾脏常见病，其发病率与地理环境、生活习惯、水质和人种等因素有关。多见于青壮年，男性的发病率

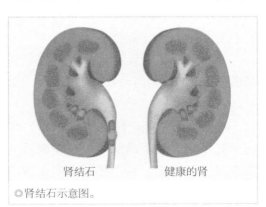

肾结石　　　　　健康的肾

◎肾结石示意图。

高于女性。

症状

疼痛多为阵发性，位于腰部或上腹部，往往在剧烈运动或旅行颠簸后发作、加剧。血尿常在疼痛后出现。X线检查大多能寻见结石及其位置，具有诊断价值。

防治

多饮白开水。多饮水使尿液得到稀释，钙和草酸的浓度就会降低，形成不了草酸钙结石。

合理补钙。肾结石患者往往"谈钙色变"，错误地认为肾结石的元凶是钙。其实不然，肾结石患者也需要补钙，以减少形成肾结石的概率。

勿过量服用鱼肝油。鱼肝油富含维生素D，有促进肠膜对钙磷吸收的功能，骤然增加尿液中钙磷的排泄，势必产生沉淀，容易形成结石。

多食黑木耳。黑木耳中富含多种矿物质和微量元素，能对各种结石产生强烈的化学反应，使结石剥脱、分化、溶解，排出体外。

少吃草酸盐含量高的食物。含草酸盐高的食物有番茄、菠菜、草莓、甜菜、巧克力等，过高的草酸盐摄入也是导致肾结石的主要原因之一。

少吃豆制品。大豆食品含草酸盐和磷酸盐都高，能同肾脏中的钙融合，形成结石。

睡前慎喝牛奶。睡眠不好的人，睡前喝杯牛奶有助于睡眠。但在睡眠后，尿量减少、浓缩，尿中各种有形物质增加。因此肾结石患者，睡前就不应喝含

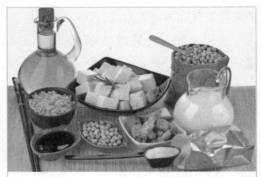

◎各种豆制品、牛奶和富含草酸盐的食物都易导致形成结石，宜控制其摄入量。

钙高的牛奶。

肾绞痛

肾绞痛又称肾、输尿管绞痛，是由于某种原因使肾盂、输尿管平滑肌痉挛或管腔的急性梗阻所造成的。它的发生与身体是否强壮无关。

症状

突然发作剧烈疼痛，疼痛从患侧腰部开始沿输尿管向下腹部、腹股沟、大腿内侧、睾丸放射，可持续几分钟或数十分钟，甚至数小时不等。发作时常伴有恶心呕吐、大汗淋漓、面色苍白、辗转不安等症状，严重者可导致休克。一旦痉挛或梗阻解除，症状会很快缓解。

病因

肾绞痛的急性发作，大多为有肾结石病史或过于劳累、高温作业、野外活动、出汗太多而喝水少的人。

肾结石患者发生肾绞痛，绝大多数是由于结石梗死在肾或输尿管所致。这些结石是由尿液中的草酸、磷酸等结晶形成的。在尿液较多的时候，结石漂浮于尿液中，体积小的结石还可随尿液顺

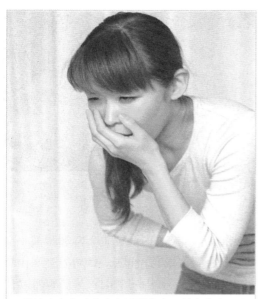

◎肾绞痛发作时会产生剧烈疼痛，并常伴有恶心呕吐、面色苍白、大汗淋漓等症状。

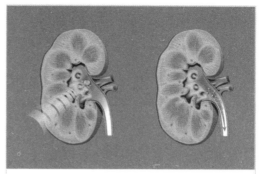

◎肾结石患者发生肾绞痛，多数是由于结石梗死在肾或输尿管所致，可去医院接受体外震波碎石治疗。

流而下，经输尿管、膀胱从尿道排出。而在炎热的夏天，由于人体排汗量增加，使尿液减少，常使原有结石的患者或有潜在结石的患者诱发肾绞痛。同时尿量减少，也是形成泌尿系统结石的重要因素，或使原来的小结石体积增大，梗阻尿路而发生肾绞痛。

治疗

凡是高温作业、野外活动、体育运动者，尤其是过去曾有肾绞痛病史者，应注意多喝水和菜汤或其他饮料。

已确诊是由结石引起的肾绞痛患者，在家中时首先可采用缓解疼痛的措施，如改变体位，注意保暖，按医嘱使用阿托品等镇痛解痉药物，若绞痛停止则不必住院。

对于直径小于1厘米、横径小于0.5厘米的较小结石，患者一旦疼痛停止，就要试行活动、多喝水或服中药排石汤，以利结石排出。

尿毒症

肾脏仿佛是一台"过滤器"，一刻不停地过滤流经它的血液，将各种废物和多余的水分一起制成尿液排出体外。正常情况下，成年人每昼夜排出的尿量为1 000～2 000毫升，如果由于某种原因导致肾脏病变，使肾功能大部分丧失，尿液不足，就不能将代谢产物排出。尿毒症是肾功能衰竭晚期所发生的一系列症状的总称。

症状

早期最常见的是恶心、呕吐、食欲减退等消化道症状。进入尿毒症晚期阶段后，全身系统都会受累，出现心力衰竭、精神异常、昏迷等严重情况，危及生命。

防治

过去认为尿毒症是不治之症，如今采用了透析方法及肾移植手术，使尿毒症患者的寿命得以明显延长。

充分休息。患者应保证充足的休息和

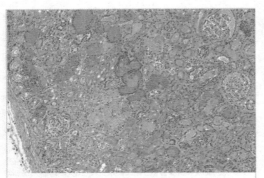

◎图为患有大肠杆菌溶血性尿毒综合征的肾脏结构图。

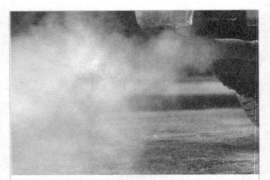

◎预防尿毒症，要减少与各种有损肾脏的化学物质的接触，如汽车尾气、杀虫剂、涂料和家用清洁剂等。

良好的营养，不要从事力所不及的活动。

采用低蛋白饮食。对尿毒症患者应给予低蛋白饮食，正常成人每千克体重需要蛋白量1～1.5克，尿毒症患者每千克体重只能进食0.5克以下，以减少体内氮类代谢产物的生成和潴留。选用蛋奶类食品。由于进食蛋白量少，因此应尽量选用营养价值较高的鸡蛋、牛奶等动物蛋白质食物，而少用豆制品等植物蛋白。

限制含镉量高的食物。如由动物肝和肾制成的食物、比目鱼、蚌类、扇贝、牡蛎以及在污泥中长成的蔬菜。

勿抽烟。烟对肾脏有害无益。

补充水分。根据病情供给适量的水分。

避免有损肾脏的化学物质。要避免含有镉、氯仿、乙烯乙二醇和四氯乙烯的用品和环境。它们一般存在于杀虫剂、汽车尾气、涂料、建筑物和家用清洁剂中。

肾功能衰竭

肾功能衰竭是一种综合征，由多种病因引起，使肾小球滤过功能迅速下降至正常状态的50%以下，血尿素氮及血肌酐迅速增高并引起水、电解质紊乱和酸碱平衡失调及急性尿毒症症状。肾功能衰竭由许多原因引起，其中一些因素导致肾脏功能下降（急性肾衰竭），而另外一些原因又造成肾脏功能逐渐降低（慢性肾衰竭）。

病因

慢性肾功能衰竭简称慢性肾衰。导致慢性肾功能衰竭的原因可能是：慢性肾小球肾炎、慢性肾盂肾炎、遗传性和先天性肾脏病、尿路梗阻和一些全身性疾病(如结缔组织病、糖尿病等）；肾脏病变引起的小球滤过率降低和肾小管功能障碍，导致水、酸碱平衡障碍；毒性物质的潴留；内

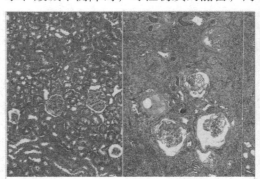

正常的肾脏　　　　　肾功能衰竭的肾脏

◎蓝色部分为受损部位。

分泌代谢异常以及免疫功能降低等。

引起急性肾衰的原因可分为以下3种。

肾前性原因。肾前性急性肾衰由血容量减少造成肾脏供血不足，肾实质有效灌注减少引起。如呕吐、腹泻、大出血、大量利尿、大面积烧伤、休克、心力衰竭、严重心律失常等。

肾性原因。肾性原因指各种肾实质及肾血管病变，如急进性肾小球肾炎、急性肾小管坏死、急性过敏性间质性肾炎（氨苄西林过敏等）、肾动脉及肾静脉栓塞等。

肾后性原因。肾后性原因多见于结石、肿瘤、前列腺增生肥大引起梗阻。

症状

慢性肾功能衰竭发展到后期会引起体内环境的紊乱，体内环境的紊乱会造成各个系统的问题。如水、电解质代谢方面，患者会出现高钾血症，血钾过高会影响心脏功能，可能造成心搏骤停；酸碱平衡方面，会出现代谢性酸中毒，对心肌的收缩力和代谢造成影响。另一方面，有些毒素不能排出体外。我们平常所说的血肌酐和血尿素氮只是代表了肾功能衰竭时小分子物质在体内的蓄积，还有一些中分子物质，如甲状旁腺素等也不能排出体外，这些毒素的蓄积可以引起恶心、呕吐、高血压、心肌的病变、思想不集中、定向力丧失、尿毒症性骨病、贫血（肾性贫血）等。总之，慢性肾功能衰竭是一种全身性疾病，可以影响全身各个系统，症状表现非常广泛，并且与许多非尿毒症的症状有交叉。

急性肾衰有哪些症状呢？最明显的症状，就是排尿量比平常少，每天排尿可能还不到0.5升。在很短的时间内，丧失食欲，恶心感愈来愈严重，并且开始呕吐。如果未能及时加以治疗，嗜睡、精神错乱、痉挛及昏迷等症状就会发生。在大多数情形下，造成急性肾衰竭的症状，在最初时会较肾衰竭本身症状更为明显。

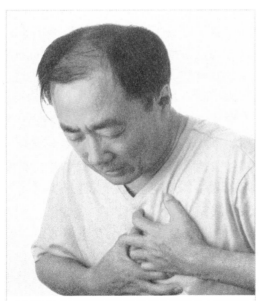

◎慢性肾功能衰竭发展到后期会引起体内环境的紊乱，会间接引起心搏骤停。

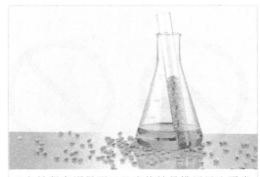

◎急性肾衰竭最明显的症状就是排尿量比平常少，每天的排尿量可能不到0.5升。

预防

肾功能衰竭者应注意以下几点。

要避免劳累过度及强烈的精神刺激。

预防感染，去除感染灶以减少病情恶化的诱因。

有烟酒嗜好者应戒除。

有水肿、高血压、蛋白尿显著及稍事行动则症状加重者，均宜卧床休息。

❷ 保健和护理

中医认为肾是先天之本、生命之源。肾病除了包括肾实质病变和排便（大小便）异常外，还包括人体许多系统的病变，如骨、齿、髓、脑、发、腰、耳、二阴（前阴、后阴）等病变。中医肾病多为虚证，而当其他脏器虚衰时，必然涉及肾脏真阴真阳的亏损。在临床上需辨明是肾阳虚还是肾阴虚，因为二者的治疗和方药大不一样。肾阳虚证，多因年高肾亏，或先天不足，或房劳过度，或素体阳虚，导致肾阳虚衰所致。主要表现为腰膝酸软而痛，畏寒肢冷，尤以下肢为甚；头晕目眩，精神萎

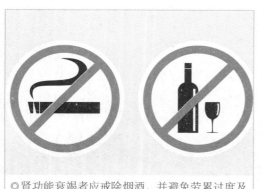

◎肾功能衰竭者应戒除烟酒，并避免劳累过度及强烈的精神刺激。

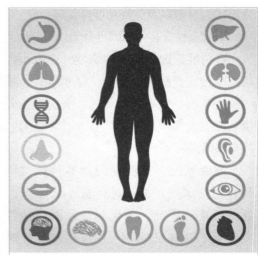

◎中医认为肾是先天之本、生命之源，肾病关系到人体多种系统的病变，所以我们平时一定要多关爱自己的肾脏。

靡，面色㿠白，舌淡苔白，脉沉细。在此基础上，还可出现男性阳痿、滑精早泄，女性不孕、白带清稀而多、尿频清长、夜尿频多、大便久泄不止、顽固不化、五更泄泻、全身水肿、腹部胀满等症。肾阴虚的原因主要是"以酒为浆，以妄为常，醉以入房，以欲竭其精，以耗散其真"（《素问上古天真本》）。肾阴一亏，则产生阴虚内热，甚则阴虚火旺。临床表现为腰膝酸痛、形体消瘦、潮热盗汗、五心烦热、咽干颧红、舌红少津、眩晕耳鸣、失眠多梦，男性强阳易举、遗精早泄，女性经少、闭经或崩漏。

由此可见，如果没有正常的肾，我们的生活质量将大大下降，就谈不上幸福与快乐。所以平时我们一定要多关注我们的肾。

第一，在饮食上要注意，不要过多

地进食高蛋白、高钠饮食，要适当控制食盐、蛋白质的摄入量。高蛋白饮食是加速肾功能损害的重要因素，老年人应格外注意。

第二，尽量不用或少用有损肾脏的药物，避免或减少与毒性强的各种毒物接触。

第三，戒烟忌酒。

第四，注意卫生。妇女月经期、妊娠期、产褥期等尤要注意个人卫生，预防尿路感染。养成良好的习惯，切忌强忍小便。

第五，定期检查身体。特别是尿液化验、肾功能化验，以及早发现和诊治各种肾脏疾病。

第六，提倡健康性生活。洁身自爱，预防性病危害肾脏。

第七，加强锻炼。体格瘦弱修长者，要加强锻炼，提高腰腹肌收缩力，预防肾下垂。

第八，要有充足的睡眠，保证精力充沛。

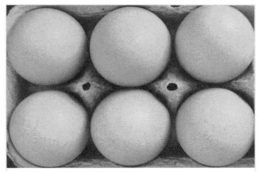

◎高蛋白食物是加速肾功能损害的重要因素，不要过多的进食高蛋白、高钠饮食，应严格控制每日蛋白质的摄入量。

输尿管

输尿管位于腹膜后，是肌肉黏膜组成的管状结构，上起自肾盂，下终止于膀胱三角。女性输尿管长为25～28厘米，男性输尿管全长20～30厘米。

女性输尿管在跨过髂动脉后，从盆腔边缘沿着卵巢动脉内侧进入盆腔，在盆腔内再由髂内动脉前面、卵巢动脉下面、闭孔动脉、膀胱动脉内侧走向中线，再沿着阔韧带基底部、子宫动脉内侧及下面进入膀胱。在实行盆腔手术或做子宫切除、结扎卵巢动脉或子宫动脉时，最容易误伤该段输尿管。

输尿管腔大小不一，其直径为2～5毫米，有3个生理性狭窄部位，两个扩张部分。尿路结石常被嵌顿于这些狭窄部位，引起管壁平滑肌痉挛，发生剧烈的绞痛或出现尿路阻塞等症状。

输尿管管壁平滑肌层的节律性蠕动使尿液不断流入膀胱。输尿管起自肾盂，由腹部进入盆腔，开口于膀胱，故将输尿管分为腹段、盆段和壁内段。腹段沿腰大肌前面下行，在小骨盆上缘，右输尿管跨过右髂外动脉，左输尿管跨过左髂总动脉进入盆腔。盆段沿骨盆侧壁弯曲向前，在膀胱底外上角处斜穿膀胱壁进入膀胱。壁内段输尿管为斜行，长约1.5厘米，具有瓣膜的作用，当膀胱充盈时，膀胱内压升高，压扁斜穿的壁内段，尿液不至逆流。而当输尿管的蠕动波到达时，壁内段入口开放，尿液仍可不断流入膀胱。

❶ 常见健康问题

输尿管结石

输尿管结石绝大多数来源于肾脏，包括肾结石或经体外震波后结石碎块降落所致。

由于尿盐晶体较易随尿液排入膀胱，故原发性输尿管结石极少见。有输尿管狭窄、憩室、异物等诱发因素时，尿液滞留和感染会促发输尿管结石。输尿管结石大多为单个，左右侧发病概率大致相似，双侧输尿管结石的概率占2％～6％。临床多见于青壮年，20～40岁发病率最高，男女之比为4.5∶1，结石位于输尿管下段的最多，占50％～60％。输尿管结石能引起梗阻和扩张积水，并危及患肾，严重时可使肾功能逐渐丧失。

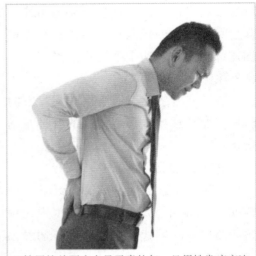

◎输尿管结石病多见于青壮年，且男性发病率比女性发病率高，一般5个病患中只有一个女性。

病因

结石形成的原因至今尚未完全清楚，可能与气候环境、饮食、营养、疾病等多种因素有关。例如长期卧床，使骨质脱钙；甲状旁腺功能亢进，血钙水平增高；细菌感染，使尿液碱化，尿中晶体增加；尿路梗阻，尿液排泄不畅，尿中结晶体容易沉淀；干燥、炎热、高温环境、长期尿量减少和维生素A缺乏等，都可能诱发本病。

症状

90％以上的输尿管结石原发于肾，下移至输尿管狭窄处滞留。结石堵塞在输尿管中上段者，出现腰部绞痛，向同侧阴部及大腿内侧放射，可伴有恶心、呕吐、冷汗等，严重时发生休克。发病时可见血尿。结石堵塞在输尿管下段者，可引起尿频、尿急、尿痛等症状。

治疗

治疗的宗旨不仅是解除病痛、保护肾

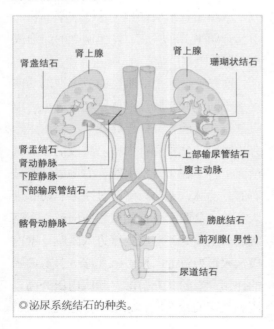

◎泌尿系统结石的种类。

肾上腺　肾上腺
肾盏结石　珊瑚状结石
肾盂结石
肾动静脉
下腔静脉　上部输尿管结石
下部输尿管结石　腹主动脉
髂骨动静脉　膀胱结石
前列腺（男性）
尿道结石

脏功能，更重要的是找到病因，防止结石复发。具体的治疗包括一般治疗、结石病因治疗、体外冲击波、燧石、腔内治疗、外科手术治疗等。每日进水量2000～3000毫升，炎热夏季增加到4000～5000毫升，大汗后还得增加，至少保持每日有2000毫升以上排尿量。可饮用磁化水，该水容易溶解结石。

此外，结石患者在饮食上还应遵循以下原则：

多吃含有维生素A的食品，例如猪肝、鸡蛋，以及新鲜白菜与水果。

少吃含钙丰富的食物，例如海带、黑木耳、豆类、苋菜、牛奶、芹菜、紫菜、海鳗、南瓜子、干红枣等。

少吃含草酸丰富的食物，例如菠菜、芹菜、可可、咖啡、甜菜、草莓、橘子、白薯、红茶等。

少吃容易引起尿酸盐、胱氨酸增多的

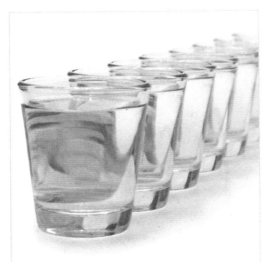

◎除一般治疗手段外，患者最需要注意的就是找到病因、防止结石复发，保证每日有2000毫升以上的进水量。

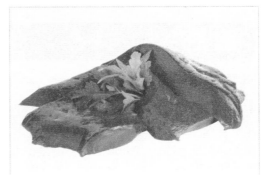

◎输尿管结石患者应多吃富含维生素A的食物，如猪肝、鸡蛋、新鲜的白菜和水果等。

食物，例如动物内脏、海产品、豆角、花生等。

❷ 保健和护理

结石形成的原因是多方面的。一项研究表明，精神压力大也能导致输尿管结石形成。如今，人们的工作、生活节奏较快，精神压力相对增大，这增加了结石发生的可能性。日常保健注意以下几点。

养成多饮水的习惯，特别是临睡前饮一大杯水，以保证夜间有足够尿量，有条件者可饮用含矿物质少的磁化水。

增加饮食中的纤维素，减少食盐、精制糖、蛋白质的摄入量，必要时还需减少钙的摄入，少吃动物内脏及油腻食物。

保持情绪乐观，适时调整心态，舒缓紧张的心情。

要多活动，即便是因病卧床的患者也应勤翻身。

掌握正确的饮食方法对于人们预防输尿管结石是大有帮助的，同时也有利于人们的身体健康。

膀 胱

膀胱是贮存尿液的囊性器官，其大小、形状、位置和膀胱壁的厚度均随尿液充盈程度而异。成人正常容量为300～500毫升，最大容量可达800毫升。空虚的膀胱位于小骨盆内，呈三棱锥形，前上部称膀胱顶，后下部呈三角形，称膀胱底，顶、底之间为膀胱体。当膀胱充盈时呈椭圆形，可超出小骨盆腔与腹前壁接触，触

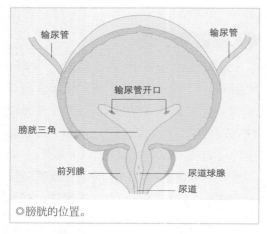

◎膀胱的位置。

诊时可在腹下部摸到。

膀胱壁由黏膜、黏膜下层、肌层和外膜组成。黏膜被覆于膀胱内面，除膀胱三角区外，经黏膜下层与肌层疏松连接。膀胱收缩时，黏膜聚集成皱襞，膀胱充盈时皱襞消失。在膀胱底部，左、右输尿管及尿道内口三者连线之间的三角区叫膀胱三角，因缺少黏膜下层，黏膜直接与肌层黏着，无论在膀胱充盈还是收缩时，均为平滑状态。

膀胱三角区是膀胱疾患（结核、肿瘤）好发部位。肌层由3层平滑肌组成。整个膀胱的肌层构成膀胱逼尿肌。在尿道内口处肌层变得较肥厚，形成膀胱括约肌（又称尿道内括约肌）。

常见健康问题

膀胱炎

膀胱炎是一种常见的尿路感染性疾病，占尿路感染总数的50%～70%。诱因有结石、异物、肿瘤，以及由于神经系统疾病产生的排尿功能障碍等。致病菌以大肠杆菌和变形杆菌最为多见，链球菌、葡萄球菌次之。膀胱炎可分为急性、慢性。

急性膀胱炎发病急骤，常在过于劳累、受凉、长时间憋尿、性生活后发病。其特点是发病"急"、炎症反应"重"、

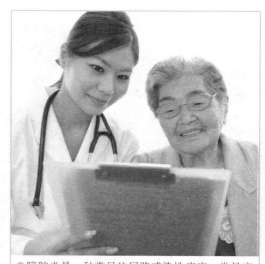

◎膀胱炎是一种常见的尿路感染性疾病，常见症状有尿频、尿急、尿痛、脓尿和血尿等。

病变部位"浅"。常见的症状有尿频、尿急、尿痛、脓尿和血尿。严重者由于炎症刺激发生痉挛使膀胱不能贮存尿液，频频排尿，出现类似尿失禁的现象。因急性炎症病变部位"浅"，膀胱黏膜吸收能力很弱，尿频使脓尿得以及时排出，所以单纯急性膀胱炎全身症状轻微，多不发热。

慢性膀胱炎症状与急性膀胱炎相似，但程度较轻，其特点是发病"慢"、炎症反应"轻"、病变部位"深"。

治疗

选用有效的抗菌药物。治疗用药剂量要足，时间要长，一般要应用至症状消退、尿常规正常后再继续使用1~2周。治疗过程中要经常进行尿细菌培养及药物敏感试验，随时调整对细菌敏感的抗菌药物，以期早日达到彻底治愈的目的，以防复发。

对有明显诱因的慢性膀胱炎，必须解除病因，否则，膀胱炎难以控制。

预防

患者需适当休息，注意营养，忌食刺激性食物，热水坐浴可减轻症状。膀

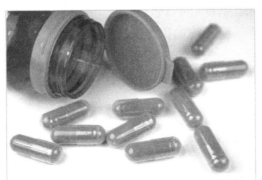

◎治疗膀胱炎要选用有效的抗菌药物，且药剂量要足，时间要长，一般在症状消退后要继续使用1~2周。

胱刺激症状明显的患者可服用解痉药物缓解症状。

喝足够的水是预防膀胱炎的关键。把每天喝6~8杯的白开水当作是健康饮食的一部分，并且把酒精和咖啡因的摄取量降到最低。

不要养成憋尿的坏习惯，每隔两三个小时就应该排尿一次。

尿潴留

膀胱内积有大量尿液而不能排出，称为尿潴留。引起尿潴留的原因很多，一般可分为阻塞性和非阻塞性两类。

阻塞性尿潴留有前列腺肥大、尿道狭窄、膀胱或尿道结石、肿瘤等疾病，阻塞

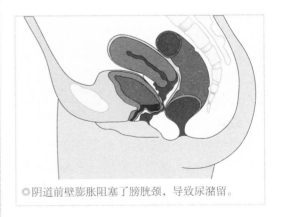

◎阴道前壁膨胀阻塞了膀胱颈，导致尿潴留。

了膀胱颈或尿道而发生尿潴留。非阻塞性尿潴留即膀胱和尿道并无器质性病变，是由排尿功能障碍引起的。

防治

注意休息，防止过劳，慎避风寒。

加强会阴部肌肉锻炼，如做肛门和尿道括约肌的收缩动作锻炼，长年坚持。及时治疗咳喘、便秘、膀胱及尿道的各种疾病。

经常食用炒绿豆芽、鲜拌莴苣、泥鳅炖豆腐等。

患者可温水坐浴，或用热水袋热敷下腹部，刺激膀胱肌肉收缩。

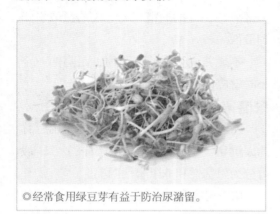

◎经常食用绿豆芽有益于防治尿潴留。

膀胱结石

膀胱结石多数在膀胱内形成（原发），少数来自肾。好发于10岁以内的男孩；在老年人中，膀胱结石常由前列腺肥大引起梗阻所致。

症状

典型的膀胱结石症状是患者排尿时，尿流突然中断，阴茎头剧痛。当患者改变体位时，则疼痛缓解，可继续排尿。膀胱结石的患者也可有血尿，常在排尿终了时出现血尿。

治疗

主要依据病史、体检、B超、X线，有时亦可通过CT诊断，有时可通过膀胱镜帮助诊断。B超下结石表现为强回声后伴声影，可随体位移动。X线需做泌尿系平片，阴性结石可通过CT平扫诊断。

注意有时需与膀胱异物、前列腺增生症、尿道狭窄、尿道结石、小儿后尿道瓣膜鉴别。B超、泌尿系平片、CT平扫可帮助鉴别。

小的结石可经尿道自行排出，较大的结石不能自行排出者可行膀胱内碎石术。碎石方法有体外冲击波碎石和电磁冲击碎石、超声波碎石及碎石钳碎石、激光碎石等。膀胱炎症较重者，宜于手术前置放导尿管引流数日，并用抗生素，待炎症缓解方可手术取石。

预防

必须消除下尿路梗死和感染。如手术治疗前列腺增生症和尿道狭窄，根治尿路感染，避免膀胱异物，减少结石发生。

营养不良所致膀胱结石主要见于小儿，流行病学资料已证实，只要改善孕妇、产妇的营养，使新生儿有足够的母乳，尤其强调母乳喂养或牛乳喂养，小儿膀胱结石是可以防止的。

有约2%的膀胱结石发生于女性，妇科术后如子宫切除术后缝线残留成为结石核心而形成膀胱结石，这种情况无法预防。

尿道

女性尿道的构造

男性与女性尿道的构造和功能不完全相同。女性的尿道比男性尿道短、宽而且较直。长约5厘米，直径约0.8厘米，仅有排尿功能，位于耻骨联合后下方与阴道前壁之间。上端起自膀胱的尿道内口，向前下方，下端开口于阴道前庭，称为尿道外口。尿道和阴道周围有横纹肌环绕，称为尿道阴道括约肌，能受意志支配。尿道最常出现的问题是尿失禁和尿道炎。

男性尿道的构造

尿道是排泄尿液的管道，而男性尿道兼有排精通道功能。它起于膀胱内的尿道内口，止于阴茎头的尿道外口，全长16～20厘米。尿道的起始部分穿过前列腺，称为尿道前列腺部。它的后壁有射精管和前列腺开口，是排精液的地方。离前列腺不远的地方称尿道膜部，此处尿道位置固定，管壁薄，是容易受伤的部位。阴茎段的尿道称尿道海绵体部。 男性尿道有3个狭窄处：尿道内口、尿道外口和尿道膜部。尿路结石容易嵌顿在狭窄处。

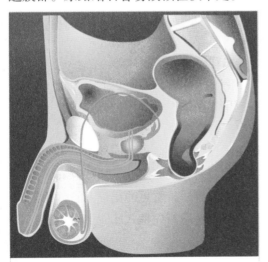

◎男性尿道起于膀胱内的尿道内口，止于阴茎头的尿道外口，全长近20厘米，比女性尿道长约4倍。

① 常见健康问题

男性尿道炎

尿道炎是一种常见的疾病，临床上可分为急性和慢性两种。致病菌以大肠杆菌、链球菌和葡萄球菌为最常见。

病因

尿道炎常因尿道口或尿道内梗阻所引起（如包茎、后尿道瓣膜、尿道狭窄或尿道内结石和肿瘤等），或因邻近器官的炎症蔓延到尿道（如精囊炎等），有时可因机械或化学性刺激引起尿道炎（如器械检查和留置导尿管等）。

症状

男性急性尿道炎的主要症状是有较多尿道分泌物，开始为黏液性，逐渐变为脓性。排尿时尿道有烧灼痛、尿频和尿急，重者可发生尿道痉挛。尿液检查有脓细胞和红细胞。慢性尿道炎尿道分泌物逐渐减少，或者仅在清晨第一次排尿时，可见在尿道口附有少量浆液性分泌物。排尿刺激症状已不像急性期显著，部分患者可无症状。尿道炎可直接蔓延到膀胱或前列腺而引起膀胱炎或前列腺炎。急性尿道炎若处理不当，可并发尿道旁脓肿，脓肿可穿破阴茎皮肤成为尿道瘘。在尿道炎症愈合过程中，纤维化则可引起尿道狭窄。

治疗

急性尿道炎采用诺氟沙星（氟哌酸）与磺胺药物联合应用，临床效果较好。全身治疗时应注意休息，补充足够液体。在急性期间，应避免性生活，否则会延长病程。慢性期间，若尿道外口或尿道内有狭窄，应做尿道扩张术或尿道外口劈开术。长期反复发作、全身用药效果不明显的慢性后尿道炎患者，可考虑尿道局部用药。

女性尿道炎

尿道炎是将尿从膀胱排出体外的管道—尿道的炎症。尿道炎可由细菌、真菌或病毒引起。对于女性，微生物一般从阴道侵入尿道。大多数情况下，细菌来自下段肠道，并由肛门到达肠道。在性交时性传播的微生物如引起淋病的淋病双球菌，从感染的一方传播到另一方，再蔓延到尿道。衣原体属和单纯疱疹病毒也可能引起尿道炎。

尿道炎通常初期具有尿道分泌物，淋球菌感染时分泌物为脓性，其他微生物感染时为黏液性。尿道炎的其他症状还有尿痛、尿频和尿急，阴道感染时酸性尿通过阴唇也可引起尿痛。

尿道的淋球菌感染若不治疗或治疗不当最终可导致尿道狭窄。尿道狭窄增加了尿道炎的高危险性，有时会导致尿道周围脓肿形成。脓肿可使尿道壁外凸，憩室也可被感染。若脓肿向皮肤穿破，尿可从新

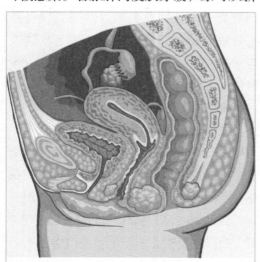

◎女性尿道炎是微生物从阴道侵入尿道而引发的炎症。

形成的管道流出（尿道瘘）。

尿道炎单凭症状易于诊断，取分泌物标本送实验室检查，可查到感染的微生物。

尿道炎治疗方法取决于感染的原因，细菌感染应使用抗生素；单纯疱疹病毒感染应选用抗病毒药物治疗。

尿道结石

尿道结石绝大多数来自膀胱和肾，结石可停留于尿道前列腺部、球部等处，少数原发于尿道狭窄近侧或尿道憩室处。男性的尿道结石常与包皮过长、包茎等同时存在。

症状

排尿困难（尿流变细，呈点滴状），结石嵌顿可引起急性尿潴留及感染，少数发生尿外渗或尿瘘。前尿道结石，常沿尿道扪到结石；后尿道结石，则在直肠指检时触及。

治疗

治疗舟状窝结石。可滴入无菌石蜡油后，用钳子取出。如尿道外口狭小者，需先在局部麻醉下切开治疗前尿道结石。注入无菌石蜡油，以手指向尿道口方向轻轻挤压排石，必要时用钳取石或碎石，或嘱患者用力排尿，常可冲出结石；如不能排出，则宜将结石先推入膀胱，继做膀胱切开取石。

应尽量避免在阴茎尿道处切开取石，以免发生尿道瘘及尿道狭窄。若结石推入膀胱有困难、行尿道切开取石时，注意皮肤切口与尿道海绵体切口错开。

排尿困难

引起排尿困难的原因多种多样，但总

的来讲可分为两种类型：一类为尿道机械性梗阻引起的排尿困难，如老年人的前列腺增生、前列腺纤维化，中年人的尿道狭窄、尿道结石嵌顿等。引起中年人尿道狭窄的因素也很多，如尿道炎、尿道外伤、使用刺激性很大的橡皮导尿管、结石等。另一类是动力性梗阻引起的排尿困难，主要原因是膀胱排尿压力降低，膀胱逼尿肌收缩同尿道括约肌开放不协调。

不同的原因治疗方法也不同，一定要去医院检查清楚，才能对症下药，否则延误治疗会损害肾功能，严重的会导致尿毒症。所以，出现排尿困难的症状不可大意，应及时去医院检查、治疗，以早日解除痛苦，恢复健康。

治疗

无症状者不需治疗，轻度排尿困难可保守治疗，如有严重的排尿困难，应及早手术治疗。

及时排尿，避免膀胱过度充盈，忌大量饮酒。

应用雌激素。

应用酚苄明。

可以放置导尿管或在耻骨上做膀胱造瘘术。

❷ 保健和护理

男性尿道的护理

由于男性的尿道距离肛门远，除非有不正当的性接触，年轻男性很少有尿道发炎的问题。但就外伤而言，男性受伤的概率比女性大得多。

尿道外伤后最容易发生的情形是出血、感染，然后可能会遭遇程度不等的狭窄，处理的方式视狭窄的位置、长短而言，包括尿道扩大术、内视镜切开狭窄、尿道成形术等。但是万一处理不当，或延误治疗，很可能发生阳痿、尿失禁、不育等严重的后遗症，所以，一旦发生尿道外伤，一定得由医生仔细检查，适当处理。

女性尿道的护理

相对而言，尿道炎更爱找女性的麻烦，这与女性的生理结构有关。尤其是在夏天，气温高，人体出汗多，女性的外阴部汗腺又特别丰富，如果穿的内裤因面料质地选择不当，就易使外阴局部长时间潮湿，此时细菌会繁殖得特别快，并乘虚而入，引起尿道发炎。鉴于上述原因，女性应从以下几个方面进行预防。

有尿意不要忍，及时排尿才不至于对泌尿系统产生挤压作用。

别坐热板凳，被人坐热的板凳尤其不能立即坐上去。

不要经常冲洗外阴。阴道本身的酸碱平衡和正常菌群容易因反复冲洗而被破坏，经常冲洗还会造成依赖。

注意经期卫生，经期勤做卫生工作。注意性交卫生，性生活前双方都应清洗外生殖器，性生活后女方要排尿一次，起冲洗作用，同时男女双方都应该再清洗一次外阴部。

尽量不吃辣、煎炸等刺激食品。在潮热天气下，这些刺激性食品容易引起泌尿系统炎症的发作。

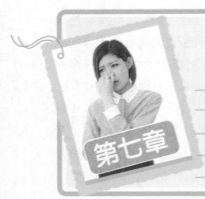

女性生殖系统

◎女性生殖系统包括乳房、内外生殖器官及其相关组织。女性内生殖器，包括阴道、子宫、输卵管及卵巢；女性外生殖器又称外阴，是指生殖器官的外露部分。女性生殖系统的主要功能是产生卵子，繁殖新个体，分泌性激素和维持副性征等。

第七章

乳房

成年女性因有发育增大的腺体，乳房呈半球形，或为轻度下垂的半锥形。其上缘起自第二肋骨，下达第五肋骨水平，外侧缘至腋前线，其外上方向腋部延伸，呈一尖形突出，称为乳房"尾部"。乳腺后面与胸大肌筋膜之间的疏松结缔组织连接，使其得以相对固定但又能移动。乳房中心是乳头。正常乳头呈筒状或圆锥状，表面呈粉红色或棕色。乳头直径为8~15毫米，上面有许多小窝，是输乳管开口。乳头周围皮肤色素沉着较深的环形区是乳晕。乳晕的直径3~4厘米。色泽各异，青春期呈玫瑰红色，妊娠期、哺乳期色素沉着加深，呈深褐色。乳房部的皮肤在腺体周围较厚，在乳头、乳晕处较薄，有时可透过皮肤看到皮下浅静脉。女性自青春期乳房开始发育，腺导管和脂肪组织显著增生，形成复管泡状腺。以后随月经周期变化，妊娠期急速生长，哺乳期达最高峰，乳头和乳晕有色素沉着而变黑。停止哺乳后，乳房萎缩变小。

① 乳房的形态美

丰满的乳房是体现女性魅力的重要标志，乳房的美最大限度地蕴藏于曲线之中。

乳房形态美的基本标准是：丰满、匀称、柔韧而富有弹性；乳房位置较高，在第二至第六肋间，乳头位于第四

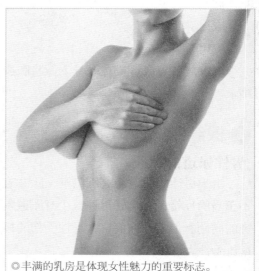

◎丰满的乳房是体现女性魅力的重要标志。

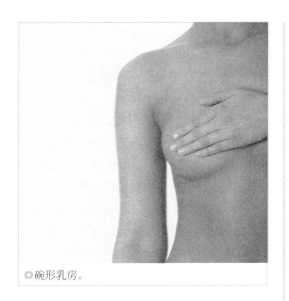

◎碗形乳房。

肋间；两乳头的间隔大于20厘米，乳房基底面直径为10～12厘米，乳轴(由基底面到乳头的高度)为5～6厘米；形状挺拔，呈半球形。

通常按乳轴高度与基底间直径比例大

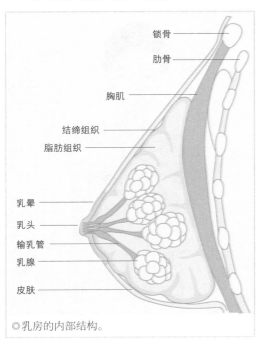

◎乳房的内部结构。

小将乳房分为3种类型。

碗形：乳轴高度为2～3厘米，小于乳房基底直径的1/2。属于比较平坦的乳房。

半球形：乳轴高度为3～5厘米，约为乳房基底直径的1/2。

圆锥形：乳轴高度在6厘米以上，大于乳房基底直径的1/2。

乳房的功能

第二性征

乳房是女性第二性征的重要标志，是最早出现的第二性征。丰满、对称而且外形漂亮的乳房是女性健美的标志。乳房是女性形体美的一个重要组成部分。

判断发育状况

女孩子进入青春期的第1个特征就是乳房发育。9～13岁时，乳头下面的乳蕾首先开始生长，此时可见到乳头初隆，并可在其下面触及豌豆大小的硬块，继而不断增大。

判断胎儿健康

妊娠后乳房受胎盘等分泌的雌激素、孕激素的刺激，开始不断增大，乳头胀大变黑，孕妇感到胀满，觉得原来的胸罩太紧、太小，必须换大号，此过程持续整个孕期，这表示胎儿发育良好。反之，如乳房胀满感停止，反而缩小，提示胎儿可能不正常。

催产

预产期已过，尚未临产，可按摩乳房激发子宫收缩，启动分娩。分娩过程中，如宫缩微弱，产程进展缓慢，亦可按摩乳房加强宫缩，缩短产程。这是由于按摩乳房可刺激垂体分泌催产素，从

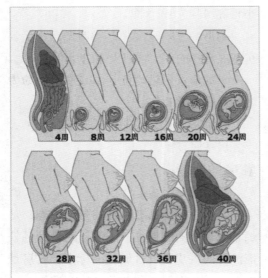

◎妊娠后，乳房受到雌激素、孕激素的刺激，形状和乳头不断发生变化，可以从乳房的变化判断胎儿是否健康。

而引起宫缩。

哺乳

哺乳是乳房最基本的生理功能。乳腺的发育、成熟为哺乳活动做好了准备。产后，在大量激素的作用及婴儿的吸吮刺激下，乳房排出乳汁，供哺乳之用。

② 乳房自我检查

在自我检查的过程中，应当仔细观察每一侧乳房的外观，包括大小、皮肤颜色或者乳头颜色的变化，乳房是否有湿疹，或者皮肤是否出现凸痕，两个乳头高度的差别，乳头有无液体或者血液流出。如果乳房有明显变化，你就需要注意了。

抬起一侧手臂看另一侧乳房是否像正常一样随之抬起。检查乳房上部与腋下结合部有无异常。双手举过头顶，身体转向一侧反复观察乳房的侧面。用同样的方法

观察另一侧。双手平稳地放在臀部，用力按压至觉得胸部的肌肉紧张起来，然后进行观察，看乳房是否有不同于以往的线条（如有无异物突起）。

上身前倾，继续寻找皮肤的凸痕或皱纹，乳房轮廓的变化或者乳头的回缩。先摸乳房，再摸腋下，用中指和示指的指腹，顺着一个方向全面检查乳房。

将右臂放在头底下，胳膊下面的乳腺组织会移向胸部的中央，用左手检查右侧的乳房是否有肿块，触摸时稍微用力，这样你的手将更接近乳腺组织并更容易触摸。同样方法检查左侧的乳房。如果你的乳房过大，可在你的左肩下垫一个枕头。

乳房自我检查的时间应在月经来潮后的第9~11天，可在淋浴时进行，因皮肤湿润更容易发现乳房问题。对于初学乳房自我检查的女性，可在一个月内几

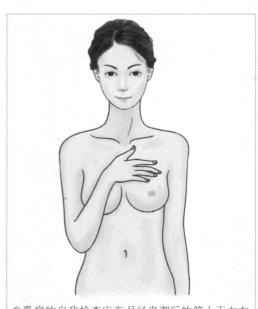

◎乳房的自我检查应在月经来潮后的第十天左右进行，可在沐浴时进行。

个不同的时间进行检查，这样你就会了解乳房的硬度以及皮肤肌理会发生怎样的周期性变化。之后再改为每月一次例行检查。如果发现两侧乳房不对称，乳房有肿块或硬结，或质地变硬，乳房皮肤有水肿、凹陷，乳晕有湿疹样改变，应立即去医院检查。

卵巢

女性有两个卵巢，位于子宫两侧，呈椭圆形，约核桃大小。成熟女性其卵巢外观呈灰白色，组织柔软。卵巢位于输卵管的下方，卵巢外侧以漏斗韧带连于骨盆壁，内侧以骨盆卵巢固有韧带与子宫相连。卵巢表面无腹膜，其内有一层纤维组织即卵巢白膜。白膜下的卵巢组织可分为皮质和髓质两部分。皮质在外层，其中有数以万计的始基卵泡及致密的结缔组织；髓质在卵巢的中心部分，其内没有卵泡，含有疏松结缔组织及丰富的血管、神经、淋巴管及少量与卵巢悬韧带相连续的平滑肌纤维。

青春期前，卵巢表面光滑；青春期开始排卵后，表面逐渐凹凸不平。成年女性的卵巢约4×3×1（厘米）大小，重5~6

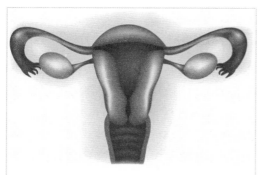

◎卵巢在女性子宫两侧各有一个，呈椭圆形，约核桃大小，外观呈灰白色。

克，呈灰白色；绝经期后卵巢萎缩变小、变硬。

卵巢作为女性主要的性腺器官，主要功能在于排卵和分泌性激素。排卵大多发生在两次月经中间，在每一个月经周期里，可以同时有8~10个卵泡发育，但一般只有一个卵泡成熟，而其余卵泡先后退化，形成闭锁卵泡。成熟卵泡突出在卵巢表面，卵泡破裂而使卵子从卵巢内排出。

卵巢排卵后，卵巢内残存的卵泡壁塌陷，血管壁破裂，血液流入腔内结成血块，称为血体。卵泡壁的破口很快被纤维蛋白封口，留下的卵泡壁细胞增生，这些细胞体内出现许多黄色颗粒，从而形成了黄体，它分泌孕激素和雌激素。这时，如果卵子和精子结合形成受精卵，黄体就在绒毛膜促性腺激素的支持下发育成妊娠黄体，以提供妊娠所需的孕激素和雌激素，并一直维持到妊娠4~6个月后，才逐渐退化。如果排出的卵子在48小时内没有受精，黄体则在排卵后的第9~10天开始萎缩纤维化，变成白体至消失，卵巢分泌女性激素的功能也随之减退，从而使月经来潮，而卵巢中又开始有新的卵泡发育。于是，又开始了下一个新的周期。

除产生生殖细胞外，卵巢的功能还有

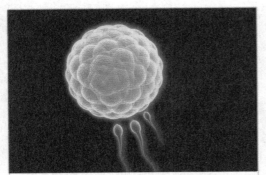

◎卵巢的主要功能是生产卵子和分泌性激素，成熟的卵子一旦与精子结合，即形成受精卵从而妊娠。

分泌性激素包括雌激素、孕激素和少量的雄激素。这些激素水平对保持女性生殖系统功能正常起着决定性作用。卵巢发育不良以及自身的疾病均可影响性激素的分泌和排卵，导致不孕和其他各种妇科疾病。

常见健康问题

卵巢囊肿

简单直观地说，卵巢囊肿就是指卵巢内部或表面生成肿块，肿块内的物质通常是液体，有时也可能是固体，或是液体与固体的混合。卵巢囊肿的体积通常比较小，类似豌豆或腰果那么大，也有的囊肿长得像垒球一样，甚至更大。

卵巢囊肿可分为肿瘤性和非肿瘤性两类。通常人们说的卵巢囊肿是指非肿瘤性囊肿。这种囊肿直径很少超过5厘米，它并不是肿瘤，大部分是良性的，能自行消退，无需手术。但如果囊肿较大或进行性增大或破裂，则也该手术切除。非肿瘤性卵巢囊肿又称非赘生性卵巢囊肿，大多是卵巢的功能性囊肿，包括卵泡囊肿、黄体囊肿、黄素囊肿、炎症性卵巢囊肿、多囊

卵巢以及子宫内膜异位囊肿（即卵巢巧克力囊肿）。肿瘤性卵巢囊肿一旦确定，即使是多为良性的卵巢囊性肿瘤，如浆液性囊腺瘤、黏液性囊腺瘤、良性囊性畸胎瘤等，也有转化为恶性的可能，因此均需早期手术切除。也就是说，一旦发现卵巢囊肿，应尽早确定其为肿瘤性的囊肿还是非肿瘤性的囊肿。可依据肿瘤生长的快慢、大小、性状以及相应的检查如：子宫输卵管造影、静脉肾盂造影、超声诊断或腹部断层扫描、核磁共振以及腹腔镜检查、剖腹探查等来明确诊断，如果是肿瘤性的，不管当前是否为恶性均要及早手术切除。

卵巢子宫内膜异位囊肿又名卵巢巧克力囊肿，也是较为常见的卵巢囊肿，是由于子宫内膜异位波及卵巢，在卵巢内形成巧克力样黏稠液体的囊肿。患者常有进行性加重的痛经、性交痛、不孕以及月经失调等症状。

卵巢囊肿对于身体的危害以及如何对它进行治疗，取决于它的性质。对30岁以上的女性来说，即使没有任何不适，每年都应体检一次，包括进行妇科检查。

一般来说，如囊肿直径小于5厘米，又无证据提示肿瘤的话，多为功能性囊肿，可以2～3个月检查一次，以后再根据情况调整检查间隔时间；若4～6周后缩小或未增大，则为功能性囊肿的可能性较大。若囊肿继续增大，尤其大于5厘米，或者突然下腹部阵发性绞痛，则可能是肿瘤性囊肿或发生了囊肿扭转或破裂，应手术探查以确定其良恶性，必要时进行手术切除，千万不能掉以轻心。

输卵管

输卵管是输送卵子的弯曲管道，长为10~12厘米，连于子宫的两侧。它执行卵子的运送、受精、营养和胚胎的发育功能。输卵管由内侧向外侧可分为4部分。

子宫部。子宫部位于子宫壁内的一段，向内经输卵管子宫口通于宫腔。

输卵管峡部。输卵管峡部短而狭窄，水平向外移行于壶腹部。输卵管结扎常在此进行。

输卵管壶腹部。输卵管壶腹部较粗而长，约占输卵管全长的2/3。自卵巢下端，沿卵巢前缘向下弯行，至卵巢上端向后弯曲，移行为漏斗部。卵子通常在此受精。若受精卵由于输卵管病变未能移入子宫，而在输卵管发育，就会发生宫外孕。

输卵管漏斗部。输卵管漏斗部是输卵管末端膨大的部分，向后弯曲覆盖卵巢上端和后内侧面。漏斗的末端有输卵管腹腔口，开口于腹膜腔。口的游离缘有许多指状突起，被称为输卵管伞，覆盖于卵巢表面。其中最长的一条叫卵巢伞，连于卵巢表面，伞端有拾起卵子的作用。

卵子成熟的过程

卵子是人体最大的细胞，也是女性独有的细胞，是产生新生命的母细胞。卵子是由我们通常所说的女性性腺——卵巢产生的，直径约为0.2毫米。卵巢的主要功能除分泌女性必需的性激素外，就是产生卵子。女性在胚胎时期3~6孕周时即已形成卵巢的雏形。出生前，卵巢中已有数百万个卵母细胞形成，经过儿童期、青春期，到成年也就只剩10万多个卵母细胞了。卵母细胞包裹在原始卵泡中，在性激素的影响下，每月只有一个原始卵泡成熟。一般来讲，女性一生成熟的卵子为300~400个，其余的卵母细胞便退化了。

一个卵子排出后约可存活48小时，在这48小时内等待着与精子相遇、结合。若卵子排出后由于多种原因不能与精子相遇形成受精卵，便在48~72小时后自然死亡。失去这次受精的机会，就要等到1个月后另一个卵子成熟并被排出，来重复同样的过程。左右两个卵巢通常是轮流排卵，少数情况下能同时排出两个或两个以上的卵子。这些卵子

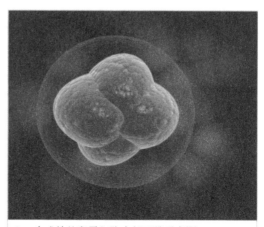

◎一个成熟的卵子细胞内部三维示意图。

如果分别与精子相结合，就出现了双卵双胞胎和多卵多胞胎。卵子运行的主要环节是输卵管伞端的作用。根据对一些动物体内情况的直接观察，排卵后卵子并不会游走很长的距离。输卵管肌肉、系膜及卵巢固有韧带的收缩活动相互配合，使输卵管伞端与卵巢排卵部位非常接近，卵子进入输卵管主要是靠输卵管伞端的捡拾作用。排卵的卵泡并非因暴力破裂而把卵子冲入腹腔，而是卵泡液带着卵丘细胞的次级卵母细胞经排卵点缓慢流出。排卵后由于孕激素的作用，输卵管伞端广泛分散、充血，输卵管收缩强度增加，加上伞端离排卵点很近以及伞端大量纤毛的摆动，几分钟内卵子就被迅速送至壶腹部。输卵管液在输卵管的峡部流速比较快，而在壶腹部的流速则很慢，便于卵子在壶腹部停留，并在此处受精。卵子从卵巢排出后15～18小时之内受精效果最好，如果24小时内未受精则开始变性。

子宫

子宫是由肌肉组成的器官，依靠4对韧带、盆底肌肉和筋膜的支托作用，以维持正常位置。子宫壁有3层，外面一层由腹膜覆盖，为浆膜层；中间为肌层，是主要的也是最厚的一层；最里面的一层是内膜层。

子宫的形状上宽下窄，像个倒置的鸭梨。上部宽，隆突，称为子宫底，子宫底两侧为子宫角，与输卵管相通。子宫下部较窄，呈圆柱状，称为子宫颈。子宫颈主要由结缔组织构成，亦含有肌肉和血管。子宫颈管黏膜有许多腺体，能分泌黏液，

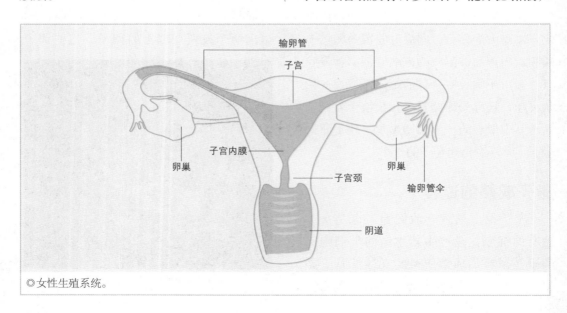

◎女性生殖系统。

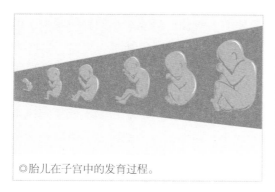

◎胎儿在子宫中的发育过程。

为碱性，这种黏液形成黏液栓，有防御疾病的作用。子宫体与子宫颈的比例，在婴儿期为1：2，成年期为2：1。子宫腔呈上宽下窄的三角形；子宫颈内腔呈梭形，称为子宫颈管。子宫体和子宫颈之间有个最狭窄的部分，称为子宫峡部。

子宫的主要功能如下：

产生月经。

性交时精子经子宫到达输卵管与卵子结合。

受孕后子宫为胚胎发育、成长的场所。

分娩时子宫收缩使胎儿及附属物娩出。

❶ 生育——变化中的子宫

子宫是肌肉纤维组成的"袋子"。在怀孕期间，由于体内激素分泌的影响，子宫会随着胎儿的成长而逐渐扩张。这种变化是相当大的。子宫由怀孕前有如小梨子的形状胀成有如一个西瓜那么大，而其重量也由大约60克增至1 000克，由此可以想象其变化是多么大。

在怀孕最初的3个月里，子宫的增大并不明显，一般要到3个半月至4个月时才能从外观上看出肚子变大。在怀孕的第3个月，子宫刚好出盆腔，直径为8厘米左右，如拳头般大小。肌肉质的子宫壁就像正在充气的气球一样逐渐被拉伸，子宫内膜腔随之扩张到能容纳下一个3～5千克的婴儿的程度。在分娩过程中，子宫壁将不断地扩张和收缩而迫使胎儿离开子宫，经过子宫颈和阴道来到母体外的世界。

生产以后，随着胎盘的排出，子宫会变得相当小。但是，它还是需要大约6周的时间，才能完全收缩至最初的大小与重量。收缩的过程称为复旧。当子宫复旧时，子宫内部不需要的东西会被排出。这些排泄物称为恶露，排泄过程大约持续3～4周。最初，是由胎盘处排出红色的血来，过了几天便呈褐色，数周以后，则呈黄白色。颜色的转变是不可预期的，因为在这期间，血的流失会有所变化，最常见的是小小的血凝块。一般的恶露不会有恶臭。如果你发现凝块很大，并不断流失，或是产生恶臭，就必须把这种情况告诉助

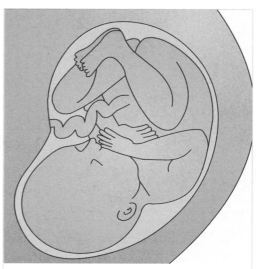

◎怀孕初期子宫的增大并不明显，一般要到3个半月以上时才能从外观上看出肚子变大，至10个月时呈最大状态。

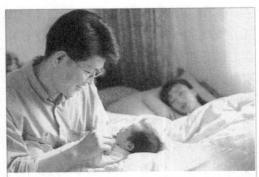

◎产妇分娩后，除了及时补充热量和各种营养素，以弥补分娩中的损失外，还要注意休息。

产士或医生，这意味着子宫内部受到了感染，应该接受治疗。

产后子宫恢复主要包括3方面，即子宫体的复原、子宫颈的复原和子宫内膜的复原。

在胎盘排出之后，子宫会立即收缩，在腹部用手可以摸到一个很硬并呈球形的子宫体，它的最高处和肚脐的水平同高。以后子宫底会每天下降1~2厘米，大约在产后10~14天内，子宫变小，降入盆骨腔内。这时，在腹部就摸不到子宫体了。

在分娩刚刚结束时，子宫颈会因充血、水肿而变得非常柔软，子宫颈壁也很薄，皱起来如同一个袖口，7天之后才会恢复到原来的形状。7~10天后子宫颈内口会关闭。一直到产后4周左右，子宫颈才会恢复到正常大小。

胎盘和胎膜与子宫壁分离，由母体排出以后，从子宫内膜的基底层会再长出一层新的子宫内膜。产后10天左右，除了胎盘附着面外，其他部分的子宫腔会全部被新生的内膜所覆盖。刚刚分娩后，胎盘附着部分的子宫壁面积约手掌大，到产后2

周左右，直径已经能缩小到3~4厘米，但产后6~8周才能完全愈合。

如果子宫里有残留的胎盘或胎膜组织，或产后子宫收缩不好，子宫复原的速度就会放慢。产后的子宫为了恢复到原来的大小，需要更有力地回缩，所以在产后1周内妈妈会感到产后宫缩的疼痛，这种宫缩会在妈妈给孩子哺乳时更为明显，但不会令人难以忍受。医学专家认为，多与孩子肌肤接触及哺乳是促进子宫复原的最佳刺激。

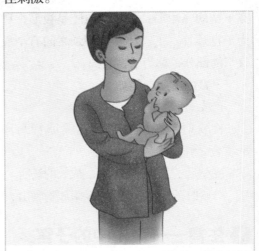

◎医学专家认为，多与孩子肌肤接触及哺乳是促进子宫复原的最佳刺激。

促进子宫复原的办法

产后应及时排尿，不要使膀胱过胀或经常处于膨胀状态。

产褥期应避免长期卧位，产后6~8小时，产妇在疲劳消除后可以坐起来，第2天应下床活动，以利于身体生理功能和体力的恢复，帮助子宫复原和恶露排出。如果子宫已经向后倾曲，应做膝胸卧位来纠正。

产后应该哺乳，因为婴儿的吮吸刺激

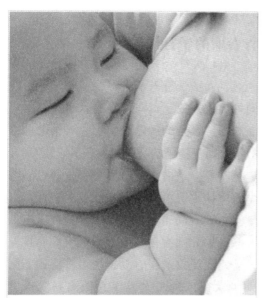

◎产后哺乳益处多，婴儿的吮吸刺激会引起子宫收缩，加速子宫复原。

会反射性地引起子宫收缩，从而促进子宫复原。

注意阴部卫生，以免引起生殖道炎症。

❷ 困扰女人的子宫疾患

女性的子宫，是孕育生命的地方。子宫如此重要，却又非常脆弱。据相关统计，与子宫有关的疾病竟占妇科病的1/2，即每两个妇科病人中，就有一人的子宫存在问题！

子宫疾病的信号

伴有下腹或腰背痛的月经量多、出血时间延长或不规则出血，这些症状提示长有子宫肌瘤（良性子宫肌瘤）的可能。生长在子宫内或表面的肌瘤是良性肿瘤者，肌瘤在肌肉和纤维组织中生长。肌瘤的大小是变化的，通常生长缓慢，它可发生在子宫腔内、子宫壁或子宫表面。20%以上

的妇女发病年龄在35岁以上。

肌瘤也可压迫膀胱或直肠或引起性交痛。如果肌瘤引起月经量过多，能导致贫血。然而，肌瘤经常无任何症状。肌瘤受激素影响，在孕期有增大的倾向；绝经后如果未行雌激素替代治疗，则肌瘤可萎缩。

尽管原因不清楚，但肌瘤的生长确实与激素有关，因为口服避孕药、雌激素替代治疗和妊娠都可引起肌瘤生长和增大。

肌瘤可以使子宫增大和变形，引起不孕。有时位于子宫壁间的肌瘤会变性，或肌瘤生长速度超过血液供应，造成缺血低氧引起肌瘤坏死，发生这种情况时会突然感到下腹剧痛，应立即去看医生，切除肌瘤。

大小便困难，当大笑、咳嗽、腰背痛时出现尿外溢，这可能提示有子宫脱垂。子宫脱垂是指子宫从下腹的正常位置下降。严重的话，子宫可脱出阴道外。在新生儿体重超过3.6千克的中年妇女中，这种情况最常见，但也可发生于无生育史的妇女中。

子宫脱垂的最常见原因是维持子宫的支持韧带拉长，这样的情况常发生在生育时。负重起一定作用，而且会进一步加重这种情况。

月经周期间出血或者绝经后出血，有时提示患有子宫癌。

慢性、不正常的绝经前出血被称为功能失调性子宫出血。如果出血表现为月经过多（经量多或经期间超过8天）、子宫不规则出血（月经周期间出血或者慢性月经频发、月经周期的间隔小于18天），都

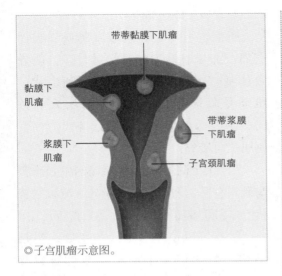

带蒂黏膜下肌瘤

黏膜下
肌瘤

浆膜下
肌瘤

带蒂浆膜
下肌瘤

子宫颈肌瘤

◎子宫肌瘤示意图。

可引起缺铁性贫血。

功能失调性子宫出血由未抑制雌激素而刺激子宫内膜所致，高雌激素水平会引起严重失调，原因包括卵巢肿瘤、肥胖。在30～40岁的妇女中，无排卵（抑制排卵）可引起功能失调性子宫出血。

下腹急性或慢性疼痛提示有子宫肌瘤或者其他严重的盆腔疾病。例如急性盆腔炎或子宫内膜异位症，应立即去看医生。

月经量过多导致的贫血，也可能是子宫肌瘤、功能失调性子宫出血、子宫癌或其他子宫疾病的症状。

正常情况下，子宫稍微向前倾斜，但是有20%的妇女子宫后倾（向后倾斜）。子宫位置的正常变化在生育期是存在的，但这种变化也可由肿瘤、盆腔炎或子宫内膜异位症引起。后位子宫通常是无害的。

③ 爱护你的子宫

保护好子宫，对妇女身心健康与延年益寿有着十分重要的意义。女性应将子宫

保健纳入日常的保健内容中。

青春期的子宫保健

第1次月经来潮标志着子宫发育基本成熟，女孩子进入了青春期。此时，子宫向外界"开放"，与外界的联系扩大，从而给形形色色的病原微生物以可乘之机，故强化防护措施势在必行。

首要一条措施是适龄婚育，切忌早婚早育。研究资料显示，女性过早婚育，由于子宫发育尚未完全成熟，不但难以担负起孕育胎儿的重任，不利于优生，而且易使子宫不堪重负，容易罹患多种疾病。比如少女在分娩时比成年女性更易发生难产，子宫破裂的机会显著增多，产后也更易出现子宫脱垂。

生育期的子宫保健

进入生育期后，子宫亦随之进入"多事之秋"。定期进行产前检查是母子平安的重要保障。如果忽视产前检查，就不能及时发现胎儿的异常，往往易出现难产或子宫破裂等严重后果。难产、多胎、分娩时产程过长、用力过猛或处理不当均可造成子宫周围韧带损伤、严重者可导致子宫破裂等。产后不注意休息、经常下蹲劳动或干重活，子宫就会从正常位置沿着阴道向下移位，医学上称为子宫脱出，简称"宫脱"。患者有下腹、阴道和会阴下坠感，出现腰酸背痛、局部肿胀、溃疡、白带增多等，严重者可终日脱在外面，需用手托方能回纳，非常痛苦。

除产前检查外，一般可每半年或一年到正规医院进行一次妇检，尤其是检查生殖器部位的病灶，不必害羞回避，应如实

回答医生询问。子宫是许多妇科病发源地之一，如子宫肌瘤、子宫体癌、宫颈癌、宫脱、糜烂、子宫内膜异位等。一旦发现都必须系统彻底治疗，万万不可大意。

绝经期的子宫保健

女性进入绝经期后，子宫虽已经退役，但并非万事大吉，保健工作依然不可松懈。一般说来，老年期遭受癌症之害，可能性大增，表现在老年女性身上，就是宫颈癌发病危险上升。故老年女性仍需要注意观察来自生殖系统的癌症警号，如性交出血等。

同时，更年期妇女要注意合理进餐，坚持适度体育锻炼，同时应戒烟，并防止肥胖，因为肥胖与吸烟也可增加子宫颈癌的发病危险。

阴道

阴道是女性性器官，也是排出经血和胎儿娩出的通道。阴道富于伸展性，是富有弹性的肌肉通道。普通阴道长度一般为7~10厘米，开口于阴道口。阴道由黏膜、肌肉层和外膜组织组成，连接子宫和外生殖器。阴道实际上是一个极富弹力的肌肉器官，能收缩也能舒张。阴道壁除阴道上皮、肌肉外还有纤维组织外膜。阴道上皮呈粉红色，表面为复层鳞状上皮，但无角化层。阴道壁上皮有许多皱襞以及斜方形栅状分布的肌肉层，阴道壁表面覆盖着一层黏膜，黏膜形成许多皱褶，阴道外1/3段及阴道口有丰富的神经末梢，平时无性兴奋时，阴道前后壁互相贴近，在性兴奋时阴道黏膜充血，渗出液体明显增多以润滑阴道，阴道内2/3段逐渐扩张，子宫颈和子宫体向后上方抬起。阴道外1/3段呈收缩状态，可起到包紧阴茎的作用，分娩时，阴道扩张，黏膜壁伸展呈平滑状，可使胎儿顺利通过。

阴道口是位于两侧小阴唇之间的菱形间隙，其形状、大小的个体差异较大。在处女的阴道口还有一个环状黏膜皱襞称为处女膜，这一薄膜样组织中含有结缔组织、血管和神经末梢，可以起着部分封闭阴道的作用。处女膜通常不会完全封死，中间有一个小孔，以便青春期到来之后月经血从中流出。孔的形状、大小和膜的厚薄因人而异。处女膜一般厚约2毫米，多在初次性交时破裂，但也有不少例外，如有的处女膜过于窄薄，可在运动、震动、

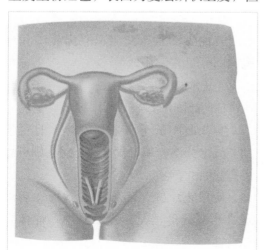

◎阴道是女性性器官，是经血和胎儿娩出的肌肉通道，开口于阴道口，止于子宫颈，一般长度约10厘米（即图中剖面所示部分）。

放置月经栓时破裂。

阴道本身没有分泌腺，它的正常分泌物系由上皮四周丰富的血管网渗透出的少量渗出液与脱落上皮、宫颈黏液混合而成，正常时量不多，呈蛋白样或乳状，能湿润阴道。青春期后由于卵巢内分泌的刺激，阴道上皮细胞内含有丰富的动物淀粉，经阴道杆菌分解作用后变成淀粉，以致阴道内分泌物呈弱酸性（pH值约4.5），可防止致病菌在阴道内繁殖，这就是所谓阴道的自净作用。正常女性的阴道微微潮湿并散发着一种自然的气味，如果出现异常气味很可能是长时间得不到清洗或有了炎症。只要没有患阴道疾病并能够经常清洗阴部，就不必为阴道的特殊气味而感到难为情，更没有必要为此而过度洗涤或使用某些有损于身体健康的化妆品或除臭剂。

在正常的月经周期中，阴道上皮脱落的上皮细胞的形态随着卵巢内分泌的变化而改变，因此可通过阴道脱落上皮的病理检查来初步判断卵巢的内分泌功能状况。

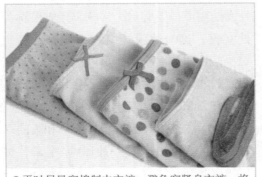

◎平时尽量穿棉制内衣裤，避免穿紧身衣裤，将有助于保持阴道清洁和干燥，可预防阴道炎。

阴道常见疾病

阴道炎

阴道炎是一种常见的妇科病，任何年龄的女性都有可能患上。常见的阴道炎多由念珠菌及滴虫引起，但其他的细菌也可引发阴道炎。妇女在闭经后，体内的性激素水平下降，亦会较容易患上阴道炎。阴道炎会令阴道分泌物出现异常情况，包括：白带流量突然增加，白带转为黄绿色、带臭味，或带血、外阴瘙痒、疼痛、红肿、排尿时有灼痛的感觉。

如果经常发生阴道感染，止血塞的使用不要超过6个月。另外，当有阴道真菌感染或细菌性阴道炎的明显症状时，避免性交;平时尽量穿棉织衣裤，避免穿紧身裤和衣服，这将有助于保持阴道清洁和干燥，有助于预防阴道炎。

不能忽视的疾病信号

伴有异味的阴道分泌物增加，有烧灼感、瘙痒和疼痛，提示可能有阴道炎。

若性生活时感到阴道肌肉收缩和疼痛，则可能患有阴道痉挛症。

不正常的阴道分泌物、出血和（或）在阴道任何部位有硬块，则可能患有阴道癌。

有长时间的下腹痛伴发热、月经失调、异常分泌物和（或）性交痛，则可能患有盆腔炎。

使用止血塞、隔膜或避孕棉球后出现高热或其他情况，提示有中毒性休克综合征。

阴道感染是很常见且可治疗的。真正危险的阴道癌，仅占所有妇科癌症的

2％。所以如果能够在日常生活中提高保健意识，就能起到预防阴道疾病的作用，也能减少疾病的复发。

在饮食方面，如果有阴道真菌感染，应坚持低糖饮食，多摄入乳酸杆菌，这有助于治疗阴道真菌感染。

此外，绝经后妇女有规律的性生活也有助于预防可导致阴道炎的阴道干燥和阴道壁变薄。

当然，保持好的卫生习惯和经常使用避孕套是预防阴道炎的最好办法。如果怀疑有阴道感染，去看医生前24小时内不要冲洗阴道，否则会冲走有助于诊断的分泌物。

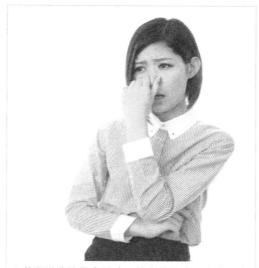

◎若阴道分泌物有异味，并有烧灼感、瘙痒和疼痛，可能是阴道炎的症状。

性爱对女性的健康意义

减轻压力，舒缓紧张	有专家指出，在性爱过程中，人体激素的释放使我们感受不到压力。这个反应甚至可以维持数小时之久，直至激素的水平回复整个身体系统的正常水平之中
帮助入睡	性爱时身体上的努力和情绪上的高涨会是完美的引擎，引你驶入梦乡。肌肉在兴奋时紧张，并在事后回复松弛，这个过程有助于休息和睡眠
保持青春	假如你不使用你的性器官，那么它会倾向于退化。但性生活可提高阴道的润滑程度，并且滋润阴道
改变外观	性爱时的刺激和运动会导致肾上腺素的产生，这些激素能够提高皮肤的透明度，使它看起来明亮透彻一些，人亦漂亮一些
舒缓痛经	做爱时所释放的激素能松弛引起痛经的拉力
缓解妇科疾病	女性婚前所患的某些妇科疾病，婚后可不药而愈。患月经不调、神经衰弱等病的女性，婚后可逐渐自愈
有益心血管健康	性爱可提高你的心率和血压。假如你做剧烈的运动，可对心血管系统起到良好的促进作用。专家认为，你的心跳偶尔加速不会有任何害处，这是舒展你的心血管系统的另一种方法

外阴

"外阴"是一个人体构造名词，医生用这个词来描述女性外生殖器。它包括阴阜、大阴唇、小阴唇（也称为内、外"唇"），以及阴蒂。

阴阜就是覆盖在耻骨上方、脂肪较厚的那部分皮肤，所有的阴毛都生长在这个区域。可以在肚脐下方大约10厘米处找到这一区域；大阴唇就是遮盖阴道口的两层皮肤褶皱；小阴唇是大阴唇内侧细小的皮肤褶皱。有些女性的小阴唇会下垂，或是从大阴唇中探出，而其他人的则是隐藏在外层的褶皱内。

① 常见的外阴疾病

外阴损伤

外阴损伤是女性常见的症状之一。其发病原因多数为骑跨式跌伤，如骑男式自行车时意外的急刹车，或上下车时阴部遭到猛烈碰撞，外阴部位受到暴力打击，等等。在这种情况下，外阴部会有严重的挫伤，可有疼痛，能见到皮下瘀血或血肿。

尖锐湿疣

尖锐湿疣是一种性传播疾病，一般与不洁性交有关。发病时，外阴瘙痒，分泌物增加。早期外阴部的皮肤、黏膜粗糙不平，随后可摸到小结节或肿块，样子为毛刺状，或者像大小不等的菜花状、鸡冠花状的灰白色肿物，多分布在小阴唇的内侧、大小阴唇之间的唇间沟、会阴和肛门处。

假性湿疣

假性湿疣不是性传播疾病。在阴唇内侧可以看到有小米粒大小的淡红色疹子，两侧对称，分布均匀。

外阴肿瘤

女性外阴的良性肿瘤如乳头瘤、纤维瘤等并不多见，它们是生长在大阴唇外侧的单个肿瘤。

常见的恶性肿瘤是"外阴鳞状上皮癌"。在外阴部能摸到硬结或肿物，常伴有疼痛或瘙痒，有的病人在外阴部位还会有经久不愈的溃疡。

外阴白色病变

外阴白色病变，也称为"慢性外阴营养不良"。

有一种外阴白色病变，一般发生于30～60岁的女性，主要症状是外阴奇痒难忍，抓破以后伴有局部疼痛。外阴皮肤增厚，颜色多为暗红色或粉红色，中夹杂有界限清晰的白色斑块。

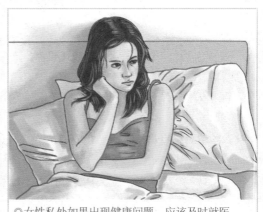

◎女性私处如果出现健康问题，应该及时就医。

如果发现有外阴白斑，应当去详细检查治疗。有外阴白色病变的人，更要保持外阴部位的清洁干燥，不要用肥皂或其他刺激性药物清洗外阴，也不要用手去搔抓，不要吃辛辣的食物，衣服要宽大，不要穿不透气的人造纤维内裤。

❷ 外阴的自我保健

从女性阴道的解剖结构来看，由于阴道口和尿道口、肛门的距离比较近，不利于阴道卫生。而大、小阴唇对阴道口的保

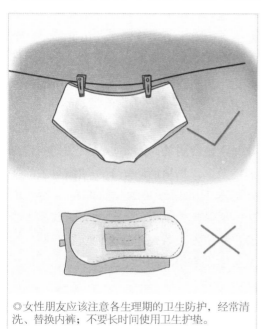

◎女性朋友应该注意各生理期的卫生防护，经常清洗、替换内裤；不要长时间使用卫生护垫。

护作用也远较男性性器官的保护差。所以女性要特别注意自己的外阴卫生，必须经常清洗外阴。

清洗的顺序是先由外向内，再由内向外。即从大阴唇内侧开始，向内清洗小阴唇、阴蒂周围及阴道前庭。

注意清洗尿道口、阴道口周围间隙，它们是细菌最常隐藏的地方。

然后，清洗大阴唇外侧、阴阜、大腿根部内侧，最后清洗肛门。

同时要做到勤换内裤。内裤要经常换洗，洗外阴和内裤最好用专用盆。另外，女性要避免穿太紧的内裤。

如果内裤穿得过紧，内裤与外阴和肛门及尿道口频繁摩擦，肛门处的病原体可以通过内裤污染到外阴、尿道，容易造成泌尿系统或生殖系统的感染。

女性应该注意各生理期的卫生防护。在排卵期（分泌物增多时）、月经期注意应用或更换卫生护垫；产育期抵抗力下降时可暂时禁性生活与盆浴。

产妇的外阴保健需要更加小心，因为大部分产妇的阴道口常会因胎头娩出时撑破，这些伤口不仅会产生疼痛，而且，还有引起伤口感染的可能。所以，产后关注自己的外阴卫生十分重要。

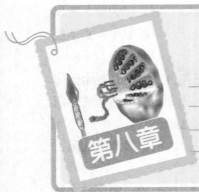

男性生殖系统

◎男性生殖系统包括内生殖器和外生殖器两个部分。内生殖器包括睾丸、附睾、输精管、射精管及附属腺等，外生殖器包括阴囊和阴茎。男性生殖系统的主要功能是产生精子，分泌性激素和维持副性征等。

第八章

睾 丸

男性的整个外阴部，包括阴茎和睾丸，都是人体要害部位，尤其是睾丸。睾丸位于阴囊内，左右各一。

睾丸是微扁的椭圆体，表面光滑，分内、外侧面，前、后缘和上、下端。前缘游离，后缘有血管、神经和淋巴管出入，并与附睾和输精管下段（睾丸部）相接触。睾丸随着性成熟迅速生长，老年人的睾丸随着性功能的衰退而萎缩变小。

睾丸表面有一层坚厚的纤维膜，称为白膜。沿睾丸后缘白膜增厚，凸入睾丸内形成睾丸纵隔。从纵隔发出许多结缔组织小隔，将睾丸实质分成许多睾丸小叶。睾丸小叶内含有盘曲的精曲小管，精曲小管的上皮能产生精子。小管之间的结缔组织内有分泌男性激素的同质细胞。精曲小管结合成精直小管，进入睾丸纵隔交织成睾丸网。从睾丸网发出12～15条睾丸输出小管，出睾丸后缘的上部进入附睾。

睾丸是一对捏不得碰不得的娇嫩器

官，它们对压力极其敏感。因此，一旦男性的睾丸被暴力击中，会痛苦不堪，无法忍受，甚至会痛得晕过去，发生所谓神经性休克。

一般说来，睾丸受到打击后会反射性收缩紧贴会阴处，因此，只要受到的打击不是太重，稍稍活动一下，使缩上去的睾丸迅速下降到原来的位置即可。不然的话，因受外力刺激而提升的睾丸长期处于不正常位置，睾丸扭转会使血管扭曲、睾丸血液供应中断、缺血时间过久，从而导

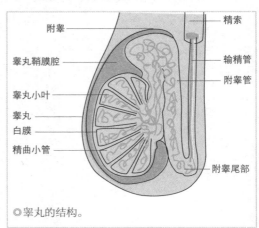

◎睾丸的结构。

致睾丸组织坏死。如果疼痛很快缓解，一般也就没有什么问题，但如果受力过重，疼痛不止，或尿中混有血液的话，应立即去医院泌尿科进行检查和救治，如果错过治疗良机，会出现严重并发症，那时就追悔莫及了。

❶ 常见健康问题

睾丸扭转

生活中，睾丸扭转并不罕见，不同年龄均可发生，但以青少年发病率最高。如果对此病认识不够或拖延了治疗，就可能因睾丸坏死被切除，使男性在几小时内便丧失一个性腺。即使睾丸不切除可以保存，也常因缺血过久，睾丸产生精子和内分泌功能受到破坏，出现睾丸萎缩。严重缺血者的睾丸还影响附睾的生精作用。

睾丸疼痛

睾丸是男性生殖和维持正常性功能的主要生殖器官，非常娇嫩，比别的部位更加敏感。睾丸疼痛的原因有很多，譬如感染、外伤、肿瘤等。睾丸疼痛大体上可分为急性的持续疼痛和慢性的经常性疼痛。

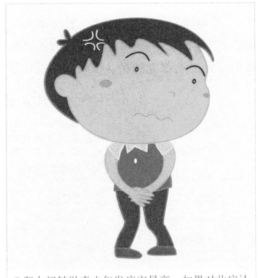

◎睾丸扭转以青少年发病率最高，如果对此病认识不足而拖延了治疗，可能因睾丸坏死而被切除，所以一旦发现病痛应立即就医。

睾丸疼痛的分类

急性疼痛	多见于睾丸炎和损伤，引发睾丸炎的原因除血行感染外，更常见的是细菌经尿道逆行至附睾和睾丸造成感染，临床可见附睾与睾丸肿胀和疼痛。此外，剧烈运动或性生活、暴力有时可引起提睾肌的强烈收缩，从而使系带过长的睾丸发生扭转并引起睾丸的剧痛
慢性疼痛	轻者迁延日久。疼痛较轻、泛化，具有放射性疼，所以不容易判断炎症的确切部位。睾丸的疼痛与炎症的轻重程度不一定成正比，有些人的神经敏感程度很高，轻度炎症就可引起较严重的疼痛感；而有些人比较迟缓，自我感觉疼痛较轻

睾丸炎

睾丸炎通常由细菌和病毒引起。睾丸本身很少发生细菌性感染，因为睾丸有丰富的血液和淋巴液供应，对细菌感染的抵抗力较强。细菌性睾丸炎大多数是由于邻近的附睾发炎引起的，所以又称为附睾—睾丸炎。

常见的致病菌是葡萄球菌、链球

菌、大肠杆菌等，可以直接侵犯睾丸，最多见的是流行性腮腺炎病毒，这种病原体主要侵犯儿童的腮腺，引起"痄腮"。但是，这种病毒也常侵犯睾丸，所以往往在流行性腮腺炎发病后不久，出现病毒性睾丸炎。

其症状有高热、畏寒；患病睾丸疼痛，并有阴囊、大腿根部以及腹股沟区域放射痛；患病睾丸肿胀、压痛，如果化脓摸上去就有积脓的波动感觉；常伴有阴囊皮肤红肿和阴囊内鞘膜积液；儿童发生病毒性睾丸炎，有时可见到腮腺肿大与疼痛现象。

睾丸萎缩

医学上的睾丸萎缩，是指睾丸原先是正常的，后出于某种原因，才逐步萎缩变小，大多数能引起不育。

睾丸萎缩的病因

病毒感染	病毒感染是诱发儿童与青少年睾丸萎缩最为常见的病因，尤其是流行性腮腺炎病毒，俗称"痄腮"。当睾丸受此病毒侵袭后，睾丸内的生精组织会受到破坏，睾丸体积缩小，质地变软
损伤或撞击	阴囊或睾丸部位发生过撞击性损伤，造成阴囊血肿或睾丸裂伤等，即使创伤愈合，睾丸也会长期处于供血不充裕状态，发生萎缩
重度睾丸炎	发病时睾丸肿胀、疼痛，可以持续多日。由于细菌侵犯而造成睾丸组织破坏，导致睾丸组织发生萎缩
内分泌疾病	睾丸是内分泌器官，主要产生雄性激素，而身体上许多指挥内分泌的器官，如垂体、肾上腺、丘脑等出现疾病，都会干扰睾丸的功能，引起睾丸萎缩
药物影响	长期服用某些有毒性药物，例如砷剂，或者反复使用对抗雄性激素的雌激素类药物，都会引起睾丸萎缩
放射性物质影响	凡是较长时间接触放射性物质者，例如长期接触X线、同位素等职业人员，如未做很好保护，都会引起睾丸萎缩症

治疗

运用药物醋酸可的松、氯米芬、维生素E等可有很好疗效。此外，也可采用中药疗法、针刺疗法等。

② 保健和护理

睾丸有两个功能，一是产生精子，二是产生性欲。睾丸分泌睾丸激素，这种激素使男性产生性欲。需要明确的是，睾丸激素更多的作用在于促进产生性欲，而不是直接导致勃起。

为了保护这重要的"弹丸之地"，在日常保健中需要做到以下几点。

· 内裤要宽松透气。能保持睾丸的自然形状的内裤是最好的，要穿四角裤，这远比紧身三角裤好。

· "坐"班族要加强体育锻炼。每天坐着超过10小时更容易患睾丸癌。

·自己检查睾丸，它应该摸起来像一个坚实的煮鸡蛋，光滑而结实，但不坚硬，任何肿块和坚硬区都要注意，不能忽视。

·减少脂肪性食物。脂肪含量高的饮食会干扰睾丸激素的产生。

附睾

附睾呈半月形，左右各一个，紧贴在睾丸的背面。它的近端与睾丸的输出管相连，远端连接输精管。附睾既是输送精子的通道，又是贮存精子的器官。睾丸产生的精子被运送到附睾贮存，2周后精子发育成熟。此外，附睾还具有吸收衰亡精子的功能。

在睾丸中产生的精子是缺乏活动能力的，还需要继续发育成长，此时生育力几乎等于0。这些精子从精曲小管排入附睾，通常停留5~25天，平均12天。在此期间，它改变了外表形态、大小、超微结构、膜通透性、代谢及耐寒和抗热性，尤其重要的是能够获得使卵子受精的能力。

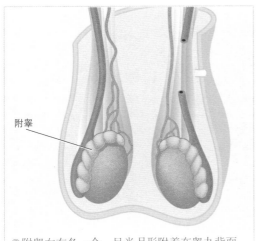

◎附睾左右各一个，呈半月形附着在睾丸背面，睾丸产生的精子约有70%存贮于附睾。

由此可见，附睾不是一种单纯的毫无机理的贮存器官，而是对精子的成熟和贮存有着很大的生理价值。当体内缺乏雄性激素时，贮存于附睾尾部的精子也会失去生育能力，这是由于附睾内环境变化所致的。

睾丸制造的精子约有70%贮于附睾，仅2%贮于输精管（主要在壶腹部）。贮存在附睾中的精子一部分被解体并吸收，其他精子则在性交时通过射精管及尿道排出体外。

❶ 常见健康问题

附睾炎

附睾炎是男性生殖系统常见疾病之一，多由邻近器官感染蔓延所致，表现为阴囊部位突然性疼痛，附睾肿胀，触痛明显，可伴有发热、附睾硬结等。急性附睾炎多继发于尿道、前列腺或精囊感染，慢性附睾炎常由急性期治疗不彻底而引起。

防治

治疗急性附睾炎应卧床休息，托起阴囊，给予抗生素、镇痛剂，做理疗。形成脓肿需切开引流。

慢性附睾炎需对症治疗，包括托起阴囊、局部理疗、精索封闭。屡发的慢性附睾炎、症状顽固者可考虑将附睾切除。

温水坐浴或局部热敷有很好的疗效。

❷ 保健和护理

饮食方面，改善饮食结构，防止高胆固醇类食物的摄入。少吃红肉(指猪、牛、羊等含胆固醇较高的肉类)，多吃白肉(指鸡、鱼类等含胆固醇较低的肉类)。避免食用辛辣刺激之品及饮酒。

因下身受凉、性生活过度、忍尿等易引起交感神经兴奋会诱发排尿困难，应注意避免。老年男性出现排尿异常需检查治疗。

生活要有规律，保持大便通畅。

保持心情舒畅，勿过度劳累。

应适当参加体育活动，如气功、太极拳等。

增强体质，防止感冒。

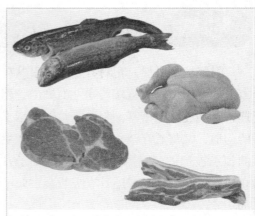

◎少吃猪、牛、羊等含胆固醇较高的肉类，多吃鸡、鱼等含胆固醇较低的肉类，对预防附睾炎有好处。

输精管与射精管

输精管左右各一，长35～45厘米，外径在2毫米左右，管内腔直径细小，不足1毫米。

输精管由附睾伸到精囊颈，与附睾管直接相连，是精液最终排出的管道。它起始于附睾尾部，经附睾内侧沿睾丸后缘上

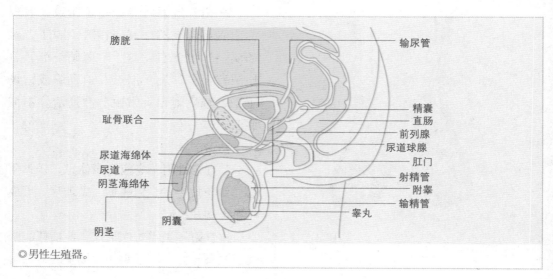

膀胱

输尿管

耻骨联合

精囊
直肠
前列腺
尿道球腺
肛门
射精管
附睾
输精管

尿道海绵体
尿道
阴茎海绵体

睾丸

阴茎

阴囊

◎男性生殖器。

行，穿过腹股沟外环。经腹股沟外环进入腹股沟管，进入腹股沟内环后沿小骨盆外侧壁向后下方前进，再转向内，跨越输尿管末端上方，经膀胱与直肠之间至膀胱底，在精囊上端沿精囊内侧向下，在此处呈梭形膨大，成为输精管壶腹，壶腹下端渐细，于前列腺底的后上方与精囊排泄管汇合而成射精管。

射精管位于膀胱底部，贯穿前列腺，开口于尿道前列腺部精阜的前列腺小囊下方，左右各一，该口称射精管开口。射精管长约1～2厘米，完全包在前列腺内，平时呈闭合状态，性高潮时出现节律性强烈收缩，促使附睾尾部、输精管的精子和精囊分泌物从后尿道中喷发。

输精管和射精管的主要作用是输送精子。后者还有喷出精液的功能。

精液，由睾丸所产生的精子、分泌物和生殖管道腺体（附睾、前列腺、精囊、尿道附属腺体等）的分泌物合并而成。前列腺液、精囊液和尿道球腺分泌的少量液体一起合称精浆。精浆是输送精子的必需递质，并为精子提供能量和营养物质。

精液的主要成分为水，约占90%以上。有形成分中，除成熟精子外，尚有1%的其他细胞，如未成熟的精原细胞、精母细胞以及生殖管道脱落的上皮细胞和少量白细胞，在病态的精液内这些细胞的含量可达30%以上。除细胞外，精液内还含有脂肪及蛋白质颗粒、色素颗粒、前列腺液的磷脂小体、无机盐、酶类、乳酸及果糖等。

常见健康问题

射精无力

射精无力是指精液不是喷射出来，而是"溢出"或"滑出"的。一些射精无力的人往往伴随有快感的下降、消失。一些男性会因此降低对性的兴趣，出现男性性冷淡。

射精力量和精液体积的减少，有以下几种可能的原因：如频繁射精会使精液体积减小；良性前列腺增生或任何尿道损伤（尿道狭窄、尿道内尖锐湿疣）可以使射精力量减弱；膀胱关闭不完全，使部分精液逆流入膀胱，而只有少量精液在较弱的力量推动下，从尿道口排出。发生在前列腺切除术、交感神经切除术、广泛盆腔手术后或服用某些降压药后均可能发生逆行射精。

治疗

中断排尿锻炼方法。由于男性的尿道

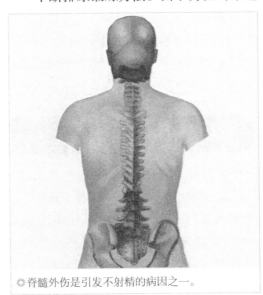

◎脊髓外伤是引发不射精的病因之一。

下段和射精通道是共用的，而排尿时的一些肌肉活动和射精时有共同的地方，如：尿道外括约肌的收缩、松弛，会阴部横纹肌和肛门括约肌的收缩等。所以，通过中断排尿的方法锻炼上述肌肉，增加它们的肌张力是可以改善射精的情况的。方法是：每次排尿到一半时，中断排尿，稍候片刻再次排尿，如此反复练习。经过一段时间的练习后，部分患者的射精力度是可以得到改善和提高的。

服用中药进行调节。可以选用一些能够调节生殖系统、性器官功能的中药进行调节。要指出的是，中药调节也只是对部分患者有效果。希望以后能够找到更理想的治疗方法。

不射精

不射精是指在性交过程中，阴茎能够勃起坚硬，但在出现性高潮时，不能射精或不能在女性阴道内射精，达不到性高潮，在阴茎勃起一段时间后，就慢慢变软下来而恢复正常。不射精分为原发性不射精和继发性不射精两种。原发性不射精是指勃起的阴茎从未能在阴道内射精；若过去有性交射精，而现在丧失在阴道内射精的能力，则为继发性不射精。

治疗

麻黄素。其具有兴奋中枢作用，提高性兴奋，可使精道平滑肌收缩，从而使射精加速。无效时应停药，改其他方法治疗。但高血压、冠心病患者禁用。

新斯的明。对因坐骨海绵体肌、球部海绵体肌无力所致的不射精症有效。有哮喘者禁用。

性激素。对伴有性欲减退、勃起不坚或持续时间较短的患者，可短期使用绒毛膜促性腺素、甲睾酮等治疗。

左旋多巴。它能降低催乳素水平和提高血液中肾上腺素水平，从而达到兴奋大脑皮质的作用，可收到性交射精的效果。

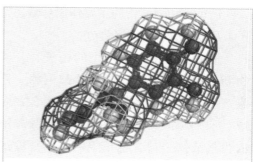

◎左旋多巴分子能起到兴奋大脑皮质的作用，从而促使性交射精。

阴囊

阴囊是一皮肤囊袋，位于阴茎的后下方。阴囊的皮肤薄而柔软，有少量阴毛，色素沉着明显。阴囊是由多层组织所构成的，自外向内分别为皮肤、肉膜、包被睾丸和精索的被膜。阴囊是腹壁延续形成的，由中间的隔分为两个囊。每一囊内有睾丸、附睾及精索。正中崤即阴囊缝，是胚胎生殖隆起的融合线。

阴囊的血供很丰富，动脉主要来自股动脉的分支（阴部外动脉）、会阴动脉的分支（阴囊后动脉）和腹壁下动脉的分支（精索外动脉）。阴囊的静脉与动脉平动

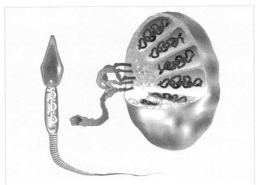

◎阴囊的作用主要有：保护睾丸、为精子的产生提供重要条件以及缓解外界的机械性撞击等。

动脉的分支（阴部外动脉）、会阴动脉的分支（阴囊后动脉）和腹壁下动脉的分支（精索外动脉）。阴囊的静脉与动脉平行，流入阴部内静脉和阴茎背静脉。阴囊淋巴引流至腹股沟淋巴结。阴囊神经为腰丛和会阴神经的分支。

阴囊有易收缩和伸展的特点，借此调节睾丸所适应的温度，保持局部温度低于体温2～3℃(产生精子的最适宜温度)。天气过冷或皮肤受到外部刺激时，阴囊壁收缩并向上提升，热时则松弛。阴囊还具有缓解外界机械性撞击的作用，又对精子的产生提供重要条件。

阴囊皮肤无皮下脂肪，却有许多皱襞、汗腺和皮脂腺，兼之阴囊靠近肛门，故阴囊皮肤的表面常有较多的细菌隐藏。所以必须注意阴囊部位的卫生。

❶ 常见健康问题

阴囊瘙痒

阴囊瘙痒是十分常见的问题，多发于青年。主要是因为阴部皮肤受到汗液浸渍、内裤摩擦等影响，体内缺乏维生素

B_2，由真菌引起的阴囊炎，以及阴囊部位出现神经性皮炎、湿疹等所致。

防治

一般的阴囊瘙痒不是性病，只要没有性混乱史、阴部溃疡或增生物、尿道流脓等现象，是不用担忧会患性病的。阴囊瘙痒者应该穿棉制的宽松的内外裤，使阴部通风透气，使阴囊保持干燥。注意局部卫生，每天清洗。

阴囊湿疹

阴囊湿疹是男性常见的性器官皮肤病，不是性传播性疾病，俗称"绣球风""胞漏疮"等，十分顽固。患者常因挠抓、不适当刺激引起疼痛或继发感染。本病分急性、慢性两种。

病因

阴囊湿疹的原因比较复杂，有内部因素，又有外部因素。过敏体质的人，精神长期紧张、情绪变化较大的人易患本病。

另外，患有一些疾病，如慢性消化系统疾病、胃肠功能紊乱、内分泌失常、新陈代谢障碍的人，在外部因素的作用下，也易患本病。外部因素包括：①生活、工作的环境潮湿，空气的湿度比较大；②外

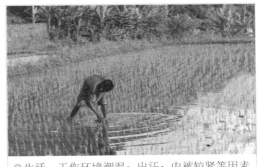

◎生活、工作环境潮湿；出汗；内裤较紧等因素都能引发阴囊湿疹。

界刺激，寒冷或炎热，出汗比较多，过度的挠抓等；③内裤较紧，或异物摩擦，穿化纤的内裤。

防治

内服抗组胺类药物，如氯苯那敏（扑尔敏）、阿司咪唑（息斯敏）等，病区皮肤清洗干净后涂氟轻松，曲安西龙尿素软膏等。

② 保健和护理

男人的"宝库"——阴囊，外观看起来像是放了气的破轮胎，这主要是由于阴囊外表有很多很厚的皮肤褶皱。

不过，阴囊的皮肤很松、很薄，无比娇嫩。局部不通风、湿度大，外加天气炎热，汗水浸渍潮湿，极易发生多种皮肤疾病。如湿疹、皮炎、癣等。

因此在日常生活中需注意以下几点。

保持阴囊干爽。最好坚持天天洗澡，尤其注意清洗阴囊缝，必要时可以涂些吸汗的痱子粉。

避免长期穿着紧身内裤和牛仔裤，否则会人为地造成对阴囊与睾丸的过紧束缚。特别是在炎热的夏季，透气性差会使局部散热不良，引起阴囊温度升高而导致疾病。

已经患有湿疹等各种皮肤病的人，应及时去医院诊治，可使用类固醇类药膏。应克制挠抓的欲望，避免刺激患处，否则可能会一再复发。

对于这些疾病要有正确认识，及时就医，消除紧张恐惧的情绪，切莫将其与性病相提并论，以免徒增忧虑。

改善饮食结构。少吃辣椒等刺激性强的食物。

禁酒。特别是烈性酒，这对于防治男性阴囊疾病也有好处。

阴茎

阴茎是男性外生殖器的主要部分之一。常态下成年人阴茎长度7.4厘米，直径约2.6厘米，勃起时长度可增加1倍。阴茎的长度与身高无关。过于肥胖的人，阴茎可能短些，这与其有丰厚的脂肪遮盖有关。

阴茎是由皮肤、筋膜和3个海绵体(位于背侧的2个阴茎海绵体和位于腹侧的1个尿道海绵体)构成的。阴茎是圆柱形器官，可分为阴茎根、阴茎体及阴茎头(龟头)。根部固定于骨盆耻骨支，根部的前方为阴茎体，阴茎头为阴茎末端蕈状膨大部，龟

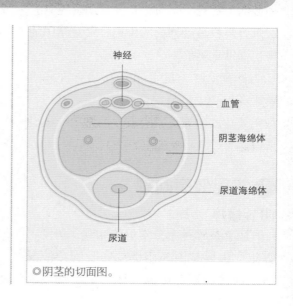

◎阴茎的切面图。

头与阴茎体部交接处为冠状沟。阴茎体和阴茎头为阴茎的可动部。

① 常见健康问题

包皮包茎

目前，威胁男性生殖健康且发生率很高的疾病除勃起功能障碍（ED）、射精障碍外，包皮过长、包茎是又一常见多发的疾病。在我国成年男性中，包皮过长者约占29%，包茎者占9%。

男性的阴茎头外面，有双层折叠的阴茎皮肤，这就是包皮。翻转包皮，可见龟头后面呈环状缩小部位，叫作冠状沟。随着青春期发育，男性的阴茎体积增大，长度增长，包皮会向后退缩，使阴茎头和尿道口暴露在包皮之外。如果到了成年，包皮口狭窄，或包皮与阴茎头仍然粘连，包皮不能上翻，露出尿道口或阴茎头，在医学上称之为包茎；如果包皮虽然能上翻露龟头，但包皮口很小，盖没尿道外口，就称包皮过长。

治疗

包茎及包皮过长的男性应当及早到医院手术治疗，作包皮环切术。对于不发炎的包皮过长，只要经常将包皮上翻清洗，也可不必手术。

包皮龟头炎

包皮龟头炎是男子阴茎头因细菌侵入组织或经血行播散感染引起局部红、肿、热、痛的一种化脓性疾病，多见于青壮年。其病因一是葡萄球菌、链球菌等化脓性细菌感染，多在各类急性化脓性感染后期或局部损伤后有血肿和异物残留的情况

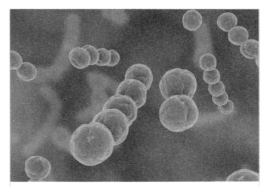

◎包皮龟头炎是由链球菌、葡萄球菌等化脓性细菌感染引发的。

下发生；二是结核杆菌感染，多因别处病灶直接蔓延或经血行播散而来。但以球菌和杆菌直接感染多见。

症状

急性化脓，局部有红肿热痛、跳痛、胀痛、触痛，夜晚疼痛尤甚；慢性化脓，局部微肿轻压痛，发展缓慢，有的形成硬节，若溃破难以愈合。

治疗

西医治疗的基本原则是消炎杀菌。一

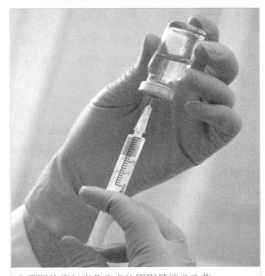

◎西医治疗包皮龟头炎的原则是消炎杀菌。

般是内外并治。对于急性浅表性包皮龟头炎和环状溃烂性包皮龟头炎的治疗首选红霉素和四环素。滴虫性包皮龟头炎的治疗首选甲硝唑（灭滴灵）。对于白色念珠菌引起的包皮龟头炎常用曲古霉素或伊曲康唑治疗。

防治

注意局部卫生，每日清洗龟头和包皮。如包皮过长要及时治疗，必要时作包皮环切术，及时清洁包皮垢很有必要。

避免不洁性交，洁身自好。

如形成溃疡或糜烂要及时换药，每日换药2次，避免不适的刺激。

对于急性包皮龟头炎，要避免使用皮质类固醇激素药膏，以免引起更加严重的感染。

❷ 保健和护理

体育锻炼可以从两个方面提高男子的性功能：一方面，锻炼能增强人体的性反应性，增加阴部肌肉的协调性；另一方面，锻炼能够加速机体的血液循环，有利于阴茎局部微循环状况的改善，这对于维持其勃起能力是有益的。

研究表明，适度的性生活能促进人体内分泌功能，使下丘脑、垂体及性腺的内分泌调节增强，促进性激素分泌。人体中控制性活动的神经中枢在下丘脑，适度性生活可以活跃该部位的功能，长久保持性生活的能力。

实践证明，如果没有时间和精力参加有规律的全身体育运动，那么针对改善性能力的阴茎"锻炼"，无疑会让多数男性从中受益。

阴茎锻炼的最简单方式莫过于坚持做缩肛运动和坐浴，这两种方式除了都能改善会阴部血液循环之外，前者还能使盆底的肌肉和韧带强度得到增强。

下面再介绍3种阴茎锻炼操。

下腹部摩擦。临睡前，将一只手放在脐下耻骨上小腹部位，另一只手放在腰上，然后一面按住腰，一面用手在下腹部由右向左慢慢摩擦，以自觉腹部有温热感为度。

大腿根部按摩。临睡前，将两手放于两侧大腿根部，以掌沿斜方向轻轻按摩36次，可每周按摩1次。对增强性欲、提高性功能有一定作用。

摩揉睾丸。将双手揉热，先用右手握住两侧睾丸，使右侧睾丸位于手掌心，左侧睾丸位于拇指、示指及中指螺纹面上，然后轻轻揉动，向右转30～50次，再向左转30～50次，以略有酸胀而无痛为度。然后再以左手如上法轻轻揉按。

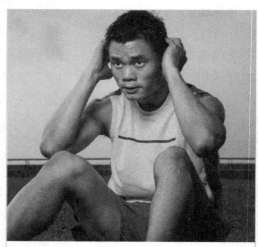

◎体育锻炼可以提高男性的性功能，一方面能增强阴部的肌肉协调性；另一方面能加速会阴部的血液循环。

前列腺

前列腺是男性特有的性腺器官。它的底部横径4厘米，纵径3厘米，前后径2厘米。前列腺与膀胱相贴，尖朝下，抵泌尿生殖膈，前面贴耻骨联合，后面依直肠。前列腺腺体的中间有尿道穿过，可以这样说，前列腺扼守着尿道上口，所以，前列腺有病，排尿首先受影响。

前列腺每天分泌约2毫升前列腺液，这是构成精液的主要成分。前列腺液是均匀、稀薄的乳白色浆液性液体，正常时呈弱碱性（pH值7.2），含有多种酶。精液由精浆和悬浮于精浆中的精子组成，精浆占射精总量的95%以上，而前列腺液则占精浆的1/3左右。射精时，前列腺液连同精囊、输精管的分泌物与精子一起射出，碱性液体可以中和女性阴道的酸性分泌物，使其适于精子的生存和活动。前列腺液中其他小分子和酶的成分，能够稀释子宫颈部的黏稠分泌物，有利于将活精子递送至女性生殖器官中，以便受孕。作为内分泌腺，前列腺分泌的激素被称为"前列腺素"。

① 常见健康问题

前列腺炎

据资料显示，在我国，前列腺炎以青壮年人患病率最高，在城市医院中因前列腺炎而就诊的人数占就诊男性患者的25%～30%。

前列腺炎常由尿道炎、精囊炎或附睾炎引起。临床有急性和慢性、细菌感染性和非感染性、特异性和非特异性之分。它可全无症状，也可以引起持续或反复发作的泌尿生殖系统感染。

病因

前列腺炎的感染途径为血行感染或直接蔓延。其中经尿道直接蔓延较多见，主要病因有以下几个方面。

细菌经前列腺管进入前列腺体引发细菌性尿道炎。

前列腺增生和结石使尿道前列腺部变形、弯曲充血，失去对非致病菌的免疫力而发生前列腺炎。

使用尿道器械时带入细菌或上尿路炎症细菌下行，导致前列腺感染。

血行感染，常继发于皮肤、扁桃体、龋齿、肠道或呼吸道急性感染，细菌通过血液到达前列腺部引起感染。

症状

前列腺炎的主要临床表现为：尿频、尿急、尿刺痛、尿混浊、血尿、小便发黄、夜尿多、血精、性功能减退、性交痛等。前列腺炎是由细菌和非细菌性病理因素导致的炎症，一般分为急性前列腺炎和慢性的前列腺炎。在临床中前列腺炎根据病因病理的不同，又分为急慢性细菌性前列腺炎，急慢性非细菌性前列腺炎，以及慢性顽固性前列腺炎等。治疗中对于不同类型的前列腺炎，需针对具体的病因病理施以个性化的治疗方法。

前列腺炎的主要症状

全身症状	发热寒战、全身酸痛、乏力虚弱、厌食、恶心呕吐、大便干结、头痛等
局部症状	会阴或耻骨上区有重压感，久坐、排便后加重，且向腰部、下腹、背部、大腿根部放射
尿路症状	排尿时灼痛、尿急、尿频、尿后滴沥或见脓尿，严重时可出现排尿不畅、尿流变细，甚至引起尿潴留
直肠症状	直肠胀满、便急或排便痛，大便时尿道流白
性症状	性欲减退、性交痛、阳痿、血精等

防治

急性前列腺炎。患者应卧床休息、多饮水以及通便。膀胱刺激症状严重者可给镇痛解痉药物和热水坐浴以缓解症状。抗菌药物可选用青霉素、氨苄西林、先锋霉素以及头孢呋辛等。急性前列腺炎经一般对症处理及抗感染治疗后，症状常于1～2周内消退。如症状不见好转或反而加重，

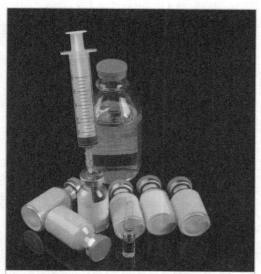

◎青霉素、氨青苄霉素、先锋霉素等抗菌药物是治疗急性前列腺炎的常用药。

前列腺更为肿胀且有波动，B超检查可见脓肿形成。经会阴穿刺抽出脓液者，应经会阴部行脓肿切开术引流。

慢性前列腺炎。要增强信心，消除思想顾虑，节制性欲，但不宜强制性禁欲；忌酒及刺激性食物，热水坐浴每晚1次，局部理疗，改变生活中明显的诱发因素，如避免长时间骑车等。

前列腺增生

前列腺增生是男性的常见病和多发病。它产生原因，往往要从肾和膀胱上寻找。中医认为，本病多是湿热下注，影响到肾和膀胱的功能造成的。肾主水，而膀胱司气化，如果他们的功能失调，身体的水液代谢就会出现阻滞。当水液停留在人体的下部，比如尿道、阴茎部位，前列腺就会出现肥大。其症状以排尿次数增多（尤其夜间）、排尿困难、尿流变细为主要特点。如气候变化、劳累、饮酒、性生活或感染等诱因，极易引起尿潴留，甚至尿液完全排不出，造成极大痛苦。因此，自我保健和防治非常重要，既可巩固治疗

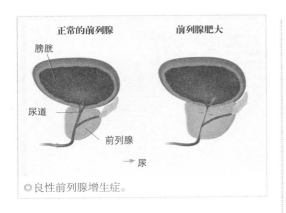

◎良性前列腺增生症。

效果，又可避免病情恶化和急性尿潴留的发生。

防治

前列腺增生应首选药物治疗，控制病情，减轻症状，治疗无效时可实施前列腺摘除术或经尿道切除术，以恢复正常的排尿功能。年老体弱者、肾功能不全者，可做尿道内留置导尿管或耻骨上膀胱造口术。饮食上应注意以下几点。

少食甜、酸、辛辣食品，多食蔬菜、大豆制品及粗粮，适量食用鸡蛋、

牛肉，种子类食物（如核桃、南瓜子、葵花子）等。

若膀胱有热感，尿道涩痛，可饮用绿豆汤或食绿豆粥。亦可用黑木耳煎汤服或凉拌黑木耳食之。

豆瓣酱是降低前列腺增生症及肠癌发病率的良药，食之有益。

戒酒。

❷ 保健和护理

如果没有好好保养前列腺，上了年纪后不但会排尿困难，出现性功能障碍，它还有可能成为导致男性患上癌症的祸首。

从起居生活来看，应该排尿有节。养成及时排尿的习惯，因为憋尿可使尿液反流进入前列腺。不宜长时间地坐着或骑自行车，以免前列腺血流不畅，应当少车多步。

另外，还要注意自己的情绪调节，多谈心，广交友，使心胸豁达，乐观向上。下面有几个实用的保健小秘方，供男性朋友参考。

前列腺的保健方法

洗温水澡	洗温水澡可以缓解肌肉与前列腺的紧张，因此可以减缓症状
远离刺激性食物	咖啡因、辛辣食物与酒精这类食物对前列腺有害
多排尿	既有利于前列腺健康，同时也是肾脏保健的好方法
多喝水	多喝水就会多排尿，浓度高的尿液会对前列腺产生较多的刺激，所以多喝水，以稀释尿液的浓度
多放松	生活压力可能会增加前列腺肿大的风险，临床显示，当生活压力减缓，前列腺症状通常多会有所缓解
规律的性生活	规律的性生活可以缓解前列腺疾患，因为这也是让前列腺排空的最佳方法，而许多中年夫妻通常会慢慢减少性生活，这对于前列腺保健十分不利

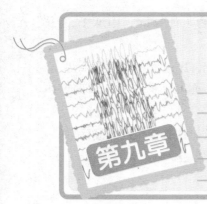

第九章

神经系统

◎神经系统是人体内起主导作用的功能调节系统，它包括中枢神经系统和周围神经系统两大部分。神经系统直接或间接调节控制人体内各器官、各系统功能、各生理过程的协调运行，使人体成为一个完整统一的有机体，实现和维持正常的生命活动。

脑

脑的结构

脑是中枢神经系统的主要部分，位于颅腔内。分为大脑、小脑和脑干3部分。

大脑

大脑是神经系统最高级部分，由左、右两个大脑半球组成，两半球间有横行的神经纤维相联系。大脑表面有很多往下凹的沟（裂），沟（裂）之间有隆起的回，大大增加了大脑皮质的面积。

小脑

小脑在大脑的后下方，分为中间的蚓部和两侧膨大的小脑半球，小脑皮质被许多横行的沟分成许多小叶。小脑的内部由白质和灰色的神经核所组成。而小脑的主要功能是协调骨骼肌的运动，维持和调节肌肉，保持身体的平衡。

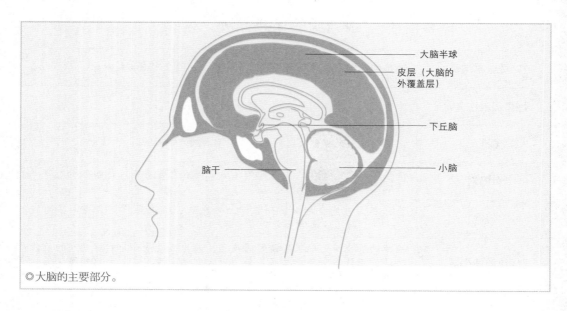

大脑半球
皮层（大脑的外覆盖层）
下丘脑
小脑
脑干

◎大脑的主要部分。

脑干

脑干包括间脑、中脑、脑桥和延髓，分布着很多由神经细胞集中而成的神经核或神经中枢，并有大量上、下行的神经纤维束通过，连接大脑、小脑和脊髓，在形态上和功能上把中枢神经各部分联系为一个整体。脑各部内的腔隙称脑室，充满脑脊液。

脑的分工

人脑的左右脑平分了脑部的所有构造。左脑与右脑形状相同，功能却大不一样。

左脑

左脑控制语言功能，也就是用语言来处理信息，把看到、听到、触到、嗅到及尝到(左脑五感)的信息转换成语言来传达，相当费时。左脑主要控制着知识、判断、思考等，和显意识有密切的关系。

右脑

右脑的五感包藏在右脑底部，可称为

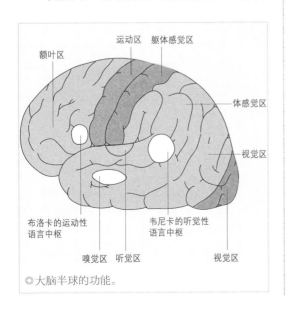

◎大脑半球的功能。

"本能的五感"，控制着自律神经与宇宙波动共振等，和潜意识有关。右脑是将收到的信息以图像处理，瞬间即可处理完毕，因此能够把大量的资讯一并处理(心算、速读等即为右脑处理资讯的表现方式)。一般人右脑的五感都受到左脑理性的控制与压抑，因此很难发挥既有的潜在本能。然而懂得活用右脑的人，听音就可以辨色，或者浮现图像、闻到味道等。

如果让右脑大量记忆，右脑会对这些信息自动加工处理，并衍生出创造性的信息。也就是说，右脑具有自主性，能够发挥想象力、思考，把创意图像化，同时具有故事述说者的卓越功能。

❶ 常见健康问题

脑血栓

脑血栓脑血管病分出血性和缺血性两种，出血性的称脑出血，缺血性的称脑血栓或脑梗死。脑血栓是脑血栓形成的简称。它是在脑动脉内膜病变的基础上，在血液黏稠度增多、血流缓慢、心律失常等因素的作用下，使脑动脉管腔狭窄或完全阻塞，导致言语不利等局限性神经功能障碍的一种多发和常见疾病。病情严重者可逐渐恶化，出现意识障碍，甚至发生脑癌，危及患者生命。血栓形成必需的直接条件是血管壁改变、血流变化和血液成分的改变，以上3种因素是诱发脑血栓形成的基本因素。

治疗

脑血栓需要急诊处理，迅速处理有时可减轻并防止疾病进一步发展。特别是最

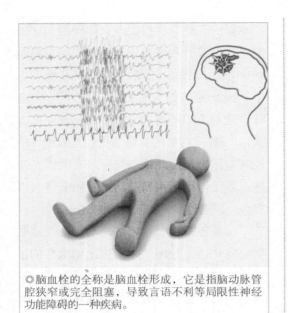

◎脑血栓的全称是脑血栓形成，它是指脑动脉管腔狭窄或完全阻塞，导致言语不利等局限性神经功能障碍的一种疾病。

初几个小时中，医生会首先给患者吸氧，同时输液以保证大脑必需的营养。

进展性脑血栓患者应给予抗凝剂如肝素等。但这些药物在完全性脑血栓中是无效的，也不能用于高血压和脑出血患者。

为了减少急性脑血栓造成的脑组织肿胀和颅内压力增高，可以用甘露醇，偶尔也可用皮质类固醇。

恢复期应继续加强瘫痪肢体功能锻炼和语言功能训练。除药物外，可配合使用理疗、体疗和针灸等。此外，可长期服用抗血小板聚集剂，如双嘧达莫或阿司匹林等，有助于防止复发。

脑出血

脑出血，又叫脑溢血，指脑实质内的血管破裂引起大块性出血。约80%发生于大脑半球，其余20%发生于脑干和小脑。它多发生在40～70岁的人，其中50岁以上

的人发病率最高，占93.6%。但近年来发病年龄有愈来愈年轻的趋势。因此做好脑出血疾病的防治是非常重要的。

高血压和动脉硬化是脑出血的主要因素，还可由先天性脑动脉瘤、脑血管畸形、脑瘤、血液病、感染、药物、外伤及中毒等所致。当具备上述改变的患者，一旦在情绪激动、体力透支等诱因下，出现血压急剧升高超过其血管壁所能承受的压力时，血管就会破裂出血，形成脑内大小不同的出血灶。

症状

本病多见于有高血压病史和50岁以上的中老年人。多在情绪激动、劳动或活动时发病，少数可在休息或睡眠中发生。寒冷季节多发。

发病急，绝大部分患者出现不同程度的意识障碍，伴头痛、恶心、呕吐。

急性期有低热，外周血象白细胞增高。

脑脊液压力增高，含血。

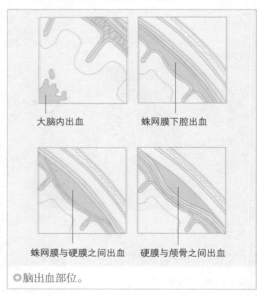

大脑内出血　　　　蛛网膜下腔出血

蛛网膜与硬膜之间出血　　硬膜与颅骨之间出血

◎脑出血部位。

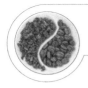

脑出血的中医疗法

按摩疗法

可以用轻柔的手法按摩合谷穴、迎香穴，以患者感觉舒适，并有酸胀感为度，每个穴位每次大约按摩 3 分钟。

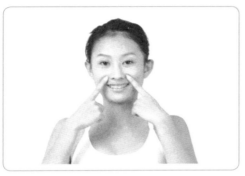

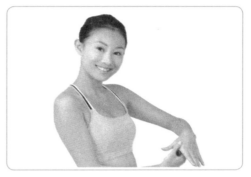

按摩部位	迎香	按摩手法	按揉
按摩时间	3分钟	按摩力度	2

按摩部位	合谷	按摩手法	按揉
按摩时间	3分钟	按摩力度	3

艾灸疗法

可以选用隔盐灸，进取气海穴和关元穴，先把盐放在穴位上，再把艾炷置于盐上，点燃艾炷，以温热舒适感为度，每穴灸 3～5 壮，每日 1 次，5 天为 1 个疗程。

腹部对症取穴

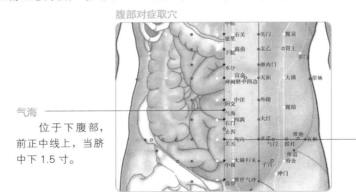

气海
　　位于下腹部，前正中线上，当脐中下 1.5 寸。

关元
　　位 于 下 腹部，前正中线上，当脐中下 3 寸。

●中医专家教你的小窍门

脑出血患者要防止血压过高和情绪过于激动，生活有规律，合理饮食，防止便秘。

轻度脑出血患者要在病情好转之后及时开始恢复性活动和按摩，每日 2～3 次，每次 20 分钟左右，以恢复生活能力和劳动能力。

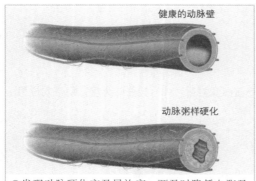

健康的动脉壁

动脉粥样硬化

◎发现动脉硬化应及早治疗，要及时降低血脂及胆固醇，保持血管弹性。

根据出血部位不同而有相应的神经系统症状和体征。

治疗

防止继续出血，加强护理和对症治疗。有躁动不安和抽搐者应据病情给予镇静药和抗癫痫药。血压应保持在20.0～21.3千帕／12.0～13.3千帕左右。降低颅内压，控制脑水肿，防止脑疝。防止并发症。必要时外科手术治疗。

预防

必须早期发现，及时治疗。做到定期检查，采取服药措施。降低或稳定血压，防止血压突然增高。

发现动脉硬化，必须早期治疗，降低血脂及胆固醇，以保持血管的弹性。

精神必须乐观。避免精神紧张和疲劳，防止动脉硬化和血压上升。

注意劳逸结合，合理安排工作，保证足够睡眠，避免过劳过累。

饮食必须清淡，少食动物脂肪或胆固醇含量高的食物，也不宜过多食糖。可多吃豆类、水果、蔬菜和鱼类等，尤其对血压较高、动脉硬化、高血脂者更为重要。

忌烟酒。烟能加速动脉硬化的发展，对高血压更有害，并能引起血管痉挛。长期大量饮酒也会促使动脉硬化，甚至促使血管破裂。

大便必须保持畅通，避免过度用劲排大便。多吃蔬菜、水果，多饮水，软化粪便，以免血压突然增高。

注意季节变化，防寒避暑。高温和严寒易使血管舒张收缩功能发生障碍，血压波动幅度加剧而发生意外。

蹲下、弯腰及卧床、起身或改变体位时，动作必须缓慢，可用头低位及眼睛向下方式渐渐起身，切勿突然改变体位，防止头部一时供血不足而发生意外。

适当地坚持体育锻炼，从事力所能及的工作，避免剧烈的运动或过度劳动。

❷ 保健和护理

随着年龄的增长，脑细胞会明显地减少，但在脑细胞的死亡速度方面，男性比

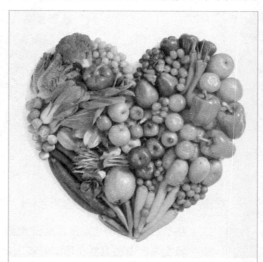

◎多吃蔬菜和瓜果，多饮水，保持大便通畅，可有效防止血压增高。

女性快2倍。

研究发现，女性大脑两侧失去的脑细胞大致相等，而男性大脑左侧失去的细胞数量大约是右侧的2倍。男性丧失的脑细胞大多是与语言、推理等与认知能力有关的脑细胞，因此患老年性痴呆症的男性比女性多。

脑部的保健和护理

不开夜车	人体内的肾上腺皮质激素和生长激素只有在夜间睡眠时才分泌，前者在黎明前分泌，后者入睡后即产生。肾上腺皮质激素具有促进体内糖的代谢与肌肉发育的功能。夜晚用脑过度，会使人的机体规律紊乱，导致脑细胞衰减
体育锻炼	体育锻炼会促进大脑健康，这是因为体育锻炼增强了心血管功能，大脑因而从血液中获得更多氧气和营养成分
避免高血压	高血压会造成许多严重后果。大约40%的脑出血是由高血压引起的。高血压还降低思维速度，使人迟钝，损害记忆等。因而避免高血压也是保持大脑健康的方式
多吃鱼	鱼类含有丰富的不饱和脂肪酸（比肉类高10倍），这是健脑的重要物质。尤其是海鱼中含有的促进神经细胞发育物质，健脑作用更佳
宜食蒜和葱	蒜和葱中都含有一种叫前列腺素A的物质，能舒展小血管，促进血液循环，降低血压，具有较好的健脑功能

脊髓

如果我们把整个脊柱的椎管打开来，可以看到一条有点儿像蜈蚣的条状物，那长长的"蜈蚣"名叫脊髓。从"蜈蚣"身体两边伸出去的31对"脚"，则是从脊髓出来的神经。这些神经通过椎间孔后逐步分支，通向全身各处。

脊髓系中枢神经的一部分，位于脊椎骨组成的椎管内，呈长圆柱状。成人脊髓平均长44.5厘米。颈段长10厘米，占23%；胸段长26厘米，占58%；腰骶段长8.5厘米，占19%。脊髓上端与颅内的延髓相连，下端呈圆锥形，终于第1腰椎下缘（新生儿则平第3腰椎）。临床上做腰椎

穿刺或腰椎麻醉时，多在第3～4或第4～5腰椎之间进行，因为在此处穿刺不会损伤

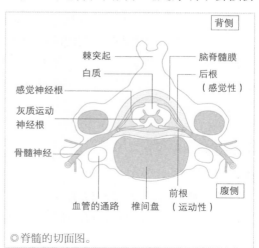

◎脊髓的切面图。

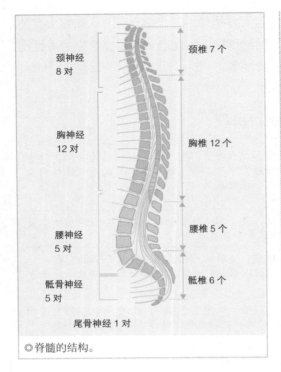

颈神经
8 对

颈椎 7 个

胸神经
12 对

胸椎 12 个

腰神经
5 对

腰椎 5 个

骶骨神经
5 对

骶椎 6 个

尾骨神经 1 对

◎脊髓的结构。

脊髓。

　　脊髓两旁发出许多成对的神经（称为脊神经）分布到全身皮肤、肌肉和内脏器官。脊髓是周围神经与脑之间的通路，也是许多简单反射活动的低级中枢。

　　脊柱受到外伤时，常造成脊髓损伤。严重的脊髓损伤可引起下肢瘫痪、大小便失禁等。脊髓也会受细菌、病菌的侵犯而导致疾病。比如脊髓灰质炎危害十分严重，得病后能造成下肢麻痹，也就是通常所说的小儿麻痹症。

常见健康问题

脊髓损伤

　　脊髓神经由许多神经纤维和神经细胞组成。它可以将身体的感觉（如痛觉、温觉、触觉）刺激传导至中枢（大脑），也可将大脑的指令传导到运动肌群而产生运动。

　　脊髓损伤会造成损伤平面以下的感觉、运动障碍，反射异常以及大小便失禁等相应的病理改变，这就是常说的"四肢瘫"（指颈部脊髓损伤）和"截瘫"（指胸、腰段脊髓损伤）。

　　脊髓损伤可造成终生残疾，很多人因此生活不能自理，需要有人照料，并且可由此产生许多并发症。例如长期卧床局部皮肤受压产生的压疮（俗称褥疮），由于小便失禁造成的泌尿系统感染，长期不站立引起的骨质疏松以致骨折，骨关节长期不运动引起的挛缩固定、肌肉萎缩，以及脊髓神经破坏导致的痉挛和疼痛，髋关节、膝关节周围的异位骨化、下肢静脉血栓等。另外，由于对脊髓损伤的治疗目前医学尚无有效办法，上述严重后果会造成

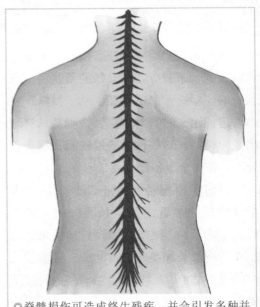

◎脊髓损伤可造成终生残疾，并会引发多种并发症。

患者极大的心理创伤，导致心理失衡，悲观、失望、焦虑、忧郁等均有可能产生。

治疗

治疗的首要目标是防止伤害进一步加重。送往医院时搬动要小心。在医生治疗后进行护理时需倍加小心，良好的护理可以防止无力和瘫痪带来的并发症。

脊髓损伤的治疗方法

物理治疗	主要是改善全身各个关节活动度和残存肌力增强训练，以及平衡协调动作和体位交换及转移动作（例如：卧位到坐位、翻身、从床到轮椅、从轮椅到厕所马桶等移动动作等）
康复工程	可以定做一些必要的支具来练习站立和步行，另外也可配备一些助行器等特殊工具，靠这些工具来补偿功能的不足。此外，用护理和药物等手段，预防各种并发症发生，亦可进行一些治疗性临床处理，减轻症状，促进功能恢复
营养治疗	制订合理食谱，加强营养和适应康复训练的需要
心理治疗	针对心理不同阶段（如否认、愤怒、抑郁、反对独立求适应等各个阶段）的改变制订出心理治疗的计划，可以进行个别和集体、家庭、行为等多种方法
理疗	利用水疗、光疗、生物反馈等有针对性的疗法促进康复

脊髓空洞症

脊髓空洞症是一种受损部位脊髓灰质内空洞形成和胶质增生缓慢进展的脊髓退行性病变。其病因和发病机理尚未明确。最常见于颈膨大，常向下扩展。空洞可侵及延髓，少数仅发生在延髓。

本病起病进展缓慢，多见于20～30岁青年，男女之比为3：2。因体表浅感觉分离，患者常发生指端灼伤、割伤、刺伤无痛感而就诊，随病情发展渐出现手部肌肉

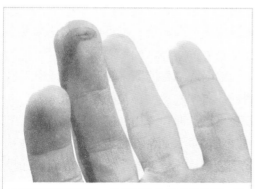

◎脊髓空洞症早期，患者因体表浅感觉分离，常发生指端割伤、刺伤、灼烧无痛感的事故。

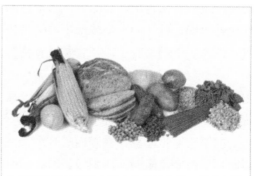

◎目前尚无对脊髓空洞症的特效疗法，故以预防为主，多吃山药、薏米、莲子、陈皮等，配合药膳有良好效果。

萎缩，下肢出现上运动神经元性瘫痪。

治疗

迄今为止尚无特效疗法，一般采用对症支持综合疗法。早期用深部X线治疗，或许可阻止空洞发展。如空洞较大，发生椎管梗阻，可行椎板切除减压术。

如何预防脊髓空洞症

保持乐观愉快的情绪	较强烈的长期或反复精神紧张、焦虑、烦躁、悲观等情绪变化，可使大脑皮质兴奋和抑制过程的平衡失调，使肌跳加重，使肌萎缩严重
合理膳食，保持消化功能正常	脊髓空洞症肌萎缩患者保持消化功能正常，合理调配饮食结构是康复的基础
学会在日常生活中保护无感觉区	每天检查几次看有无受伤，注意皮肤有无发红、水疱、烫伤、青肿、抓伤、切伤等。患者要特别注意不要被荆棘和碎片刺伤。对皮肤有自主神经功能障碍者，要防止皮肤干燥和皲裂。如果已有伤口，要尽快去医院诊治
注意手脚的保护	长时间看电视、玩扑克、打麻将是对病情极为有害的生活方式。高枕头对患者不利，应予更换
家庭康复	积极地参与家务活动，如打扫卫生、煮饭、种花等，家务活动是一种有效的功能训练
劳逸结合	忌强行功能锻炼，因为强行功能锻炼会因骨骼肌疲劳，而不利于骨骼肌功能的恢复、肌细胞的再生和修复。应和治疗医生经常联系，得到指导
注意预防感冒、感染	患者由于自身免疫功能低下，或者存在着某种免疫缺陷，一旦感冒，病情加重，病程延长，肌萎无力、肌跳加重，特别是延髓性麻痹患者易并发肺部感染

脊髓压迫症

正常状态下，脊髓受骨性脊柱保护，但某些疾病可以压迫脊髓并破坏其正常的功能。压迫可来自于破裂的椎体、脊柱的其他骨组织、椎体间一个或多个椎间盘突出、感染（脊髓脓肿）以及脊髓或脊柱肿瘤。脊髓急性压迫症的病因通常是创伤或出血，但也可能是感染和肿瘤。此外，血管畸形（动静脉畸形）也可以压迫脊髓。

如果压迫程度重，脊髓内的神经传导通路可以被完全阻断。压迫较轻时，可以仅造成部分通路破坏。如果在神经被完全破坏之前就发现并及时治疗脊髓压迫症，脊髓的功能通常可以完全恢复。

症状

脊髓损伤的部位决定了肌肉和感觉受影响的范围。在脊髓受损平面以下，可出现肌肉无力或瘫痪，也可出现感觉减退或完全丧失。

髓内或髓外的感染和肿瘤慢慢地压迫脊髓，可引起病变部位的疼痛和压痛，以及该区域的肌肉无力和感觉异常。由于压迫症状加重，通常在数天及数周后疼痛和无力发展成瘫痪和感觉丧失。然而，如果脊髓的血供突然中断，瘫痪和感觉丧失则可以在数分钟内出现。缓慢发展的脊髓压迫的原因通常是退行性关节炎所致的骨异常增生或生长缓慢的肿瘤。患者可以仅有轻微的或完全没有疼痛感，在数月内逐渐出现感觉异常（如刺痛）和无力加重。

治疗

脊髓压迫症的治疗主要取决于病因。必须尽早解除压迫，否则会导致脊髓永久性损害。虽然，放射治疗也可以减轻由肿瘤引起的压迫，但根本消除压迫往往需要外科手术。皮质类固醇常可减轻脊髓内及其周围的水肿，对缓解压迫有一定的帮助。

如果是由感染引起脊髓压迫症的话，应立即给予抗生素治疗。神经外科医生常采用外科手术的方法引流脓肿，有时医生也可以用注射器直接抽吸脓液以引流脓肿。

周围神经

神经系统包括中枢神经和周围神经两部分。中枢神经包括脑和脊髓，分别位于颅腔和椎管内。周围神经广泛分布于全身，包括脑神经、脊神经和自主神经3部分。

神经系统是人体内最高级、最重要、功能最复杂的一个系统，是人体的调节装置。神经系统能感受体内、体外的各种刺激，调节全身各器官的功能活动，使器官、系统之间的活动互相配合而形成统一的整体，并和外界环境不断地保持平衡。

神经把称为神经冲动的信息传导到肌肉。例如，在劳动中，呼吸加强，血液循环加速，使肌肉获得充分的氧和营养物质，这些功能活动就是在神经系统的调节下完成的。

脑神经能将光线、声音、气味等外界刺激传至大脑相应中枢产生视、听、嗅等各种感觉，也能支配面部表情肌活动、眼球活动、大部分腹腔内脏器官活动等。

脊神经按脊椎区分，可分为颈神经、胸神经、腰骶神经。脊神经的功能是传导感觉和运动。

自主神经是整个神经系统的一个重要组成部分。根据其形态、功能的不同，又分为交感神经和副交感神经两部分。内脏、心血管和腺体等都受交感神经和副交感神经这两种功能相反的神经的双重支配。虽然两种神经的功能是相对的，但是，在中枢神经系统的统一管理下，这两

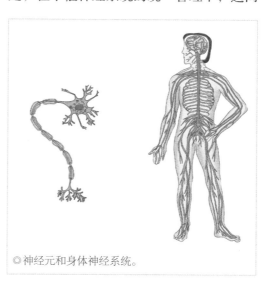

◎神经元和身体神经系统。

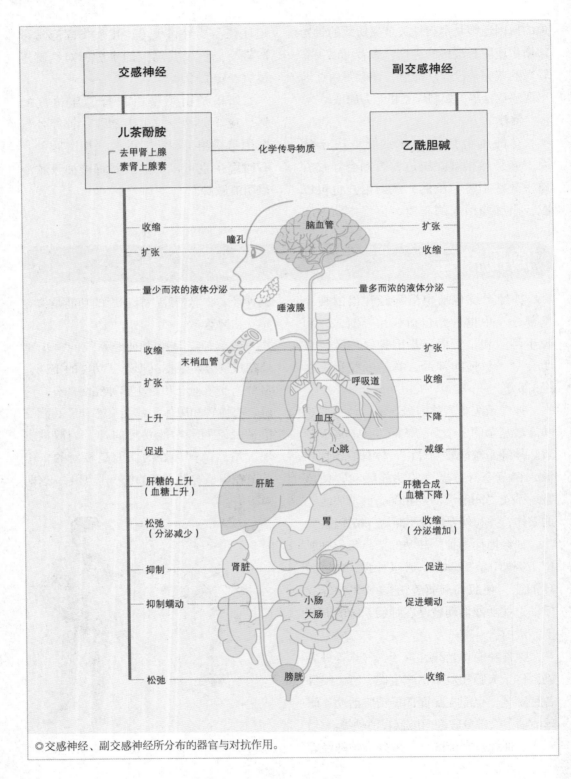

◎交感神经、副交感神经所分布的器官与对抗作用。

种不同功能的神经既对立又统一，保持着功能的相对平衡，使人体能够适应内、外环境的变化。

人体在正常情况下，功能相反的交感神经和副交感神经处于相互平衡制约中。当机体处于紧张活动状态时，交感神经活动起着主要作用。

迷走神经是脑神经中最长、分布最广的一对神经，含有感觉、运动和副交感神经纤维。迷走神经支配呼吸、消化两个系统的绝大部分器官和胸腔、腹腔等内脏器官的感觉、运动以及腺体的分泌。因此，迷走神经损伤会引起循环系统、消化系统和呼吸系统功能失调。

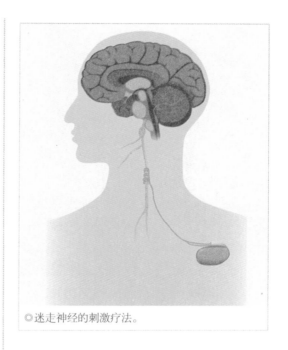

◎迷走神经的刺激疗法。

① 常见健康问题

周围神经损伤

周围神经损伤是很常见的创伤性疾患，周围神经损伤可引起严重的肢体功能障碍，甚至留下终生残疾。神经损伤者务须及早进行神经修复，建议患者尽量在有条件的医院找专科医生做显微外科修复手术。

坐骨神经痛

坐骨神经痛并不是一种病，而是常见的临床症状。很多疾病都可引起坐骨神经痛。通常我们所说的坐骨神经痛是指沿坐骨神经通路及其分布区发生的疼痛。坐骨神经分布区包括臀部、大腿后面、小腿后外侧和足外侧。其疼痛多在夜晚明显，可以是阵发性疼痛，也可以是持续性疼痛，疼痛多从臀部向大腿后侧、小腿外侧及足背外侧放射，站立、咳嗽可使疼痛加剧。

坐骨神经痛多发于中年男性，在年轻人也常见于椎间盘突出的患者，如不当受力、错误姿势可增加椎间盘压力，使软骨往后膨出压迫神经。患者无法正常弯腰，坐姿或打喷嚏、咳嗽常加重症状。临床检查发现相对的神经根所支配的肌肉肌力变差、感觉变钝、反射失常。而臀部的梨状肌发炎、肿胀有时也会压迫到下方的坐骨神经，引起类似的症状。极少数病例是由于脊髓肿瘤而引起的。

治疗

症状较重时，应适当卧床休息，体位不受限制，睡硬板床更为适宜。卧床期间可进行双下肢持续或间断牵引。

治疗法有局部按摩、理疗、针灸、推拿等，均有疗效。

药物治疗可口服消炎止痛药。外用

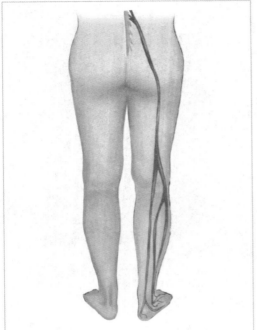

◎坐骨神经痛是指沿坐骨神经通路及其分布区发生的疼痛，许多疾病都可以引起坐骨神经痛。

剂有代温灸膏、天和骨痛、寒痛乐等。神经阻滞疗法是最为有效的方法之一，通过注射镇痛液可作用于坐骨神经周围而发挥治疗作用。一般每周1次，1周后可重复1次。

预防

患者要防止受寒受湿，尤其在运动出汗以后不可受凉，应保持干燥，不能久坐或躺卧于凉湿地面。

患坐骨神经痛后，只要不在急性期内仍可坚持适度的体育锻炼。对嗜好球类、跑步等跳跃式运动的患者，可改变原来的运动方式，选择脚踏车、游泳等低撞击性运动，以维持体能，改善症状，防止肌肉萎缩，矫正不良姿势，改善全身健康状况。

② 保健和护理

神经系统非常容易受到伤害，而且，一旦神经系统受到损伤往往会导致整个人体系统瘫痪，后果非常严重。因此，加强神经系统的自我保健是十分必要的。

在日常生活中，要注意加强营养，蛋白质、维生素、无机盐等丰富的食物都能促进神经系统的发育及功能的完善。

注意加强体育锻炼，特别是动作、速度、耐力、灵活性、敏捷性和反应性运动有助于神经系统功能的提高。

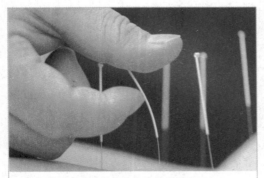

◎针灸是治疗坐骨神经痛的有效手段之一。

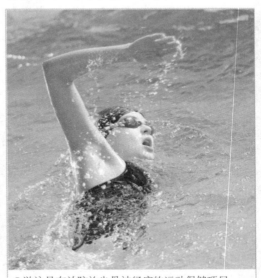

◎游泳是有效防治坐骨神经痛的运动保健项目。

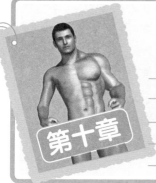

内分泌系统

◎内分泌系统是人体重要的调节系统。它主要包括垂体、甲状腺、肾上腺和胸腺等组织，其主要作用是调节新陈代谢、维持内环境的稳态、促进组织细胞分化成熟，保证各器官的正常生长发育和功能活动、调控生殖器官的生长发育及生殖活动等。

第十章

垂体

垂体是全身内分泌腺中最复杂、最重要的一个，但它的体积最小，约为一颗黄豆般大小，前后径为8～11毫米，横径为10～16毫米，高度为5～6毫米，重量只有0.4～1.1克。可能是由于它的重要性，它在体内受到良好的保护。它深居在大脑底部：大脑底部有一块骨头叫蝶骨，蝶骨上有一个像马鞍形状的小窝，称蝶鞍，垂体就舒舒服服地躺在里面。所以，垂体一旦有病需要开刀时，外科医生必须费一番周折才能找到它。

垂体分前叶和后叶两部分，它的上部经垂体柄与下丘脑相连，依靠丰富的血管和神经纤维互通信息，调节垂体的内分泌功能。垂体能分泌多种激素，如生长激素、促甲状腺激素、促肾上腺皮质激素、促性腺素、催产素、催乳素、抗利尿激素、黑色细胞刺激素等。这些激素对代谢、生长、发育和生殖等有重要作用，如血糖、电解质、人体的高矮、男性性征等都是通过垂体来调节的。

1 常见健康问题

垂体瘤

垂体瘤系良性腺瘤，相当常见，约10

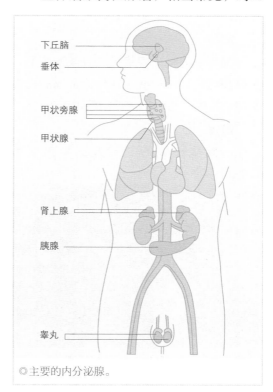

◎主要的内分泌腺。

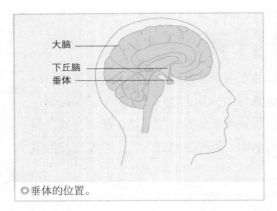

大脑

下丘脑

垂体

◎垂体的位置。

万人中即有1例，近年来有增多趋势。据研究，垂体瘤约占颅内肿瘤的12%。

解剖显示，世界上10%~25%的人有垂体瘤，绝大多数是微腺瘤，无任何症状。垂体瘤可以分为无功能腺瘤、泌乳素瘤、生长激素瘤和库欣病。发现垂体瘤后，患者应先接受垂体功能评估，判定肿瘤的性质，再决定下一步治疗。

症状

垂体瘤的临床症状可能表现为头痛、垂体瘤压迫视神经交叉部位而造成的视力下降或失明、男性的性功能障碍等。

治疗

治疗垂体瘤的一种方法是保守治疗，也就是不用开刀的治疗。另一种方法就是开刀手术治疗。保守治疗包括药物治疗，还有放射线治疗。但是总的看来手术是治疗垂体瘤的最佳方式。手术分为两大类，一类是开颅手术，就是把颅骨打开切除肿瘤，由于需要抬起脑组织才能看到肿瘤，故手术创伤比较大。另一类是经鼻腔手术，此类手术用于较小体积的肿瘤。

尿崩症

尿崩症是由下丘脑—垂体后叶功能减退，抗利尿激素缺乏所致的疾病，多见于青年，男性多于女性，分为原发性尿崩症和继发性尿崩症。原发性尿崩症病因不明，继发性尿崩症多由下丘脑肿瘤所引起，主要表现为多尿、烦渴、多饮。每日尿量为4 000~8 000毫升，多者可达12 000毫升，甚至在40 000毫升以上。尿比重低。继发性尿崩症还可有原发病的症状。

禁饮试验、禁饮血管加压素试验、高渗盐水试验、血管加压素测定等检查可帮助确诊本病。

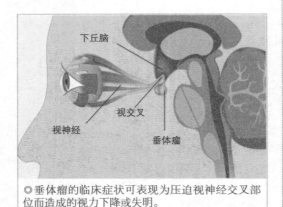

下丘脑

视交叉

视神经

垂体瘤

◎垂体瘤的临床症状可表现为压迫视神经交叉部位而造成的视力下降或失明。

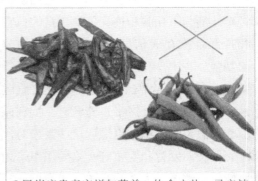

◎尿崩症患者应增加营养，饮食少盐，忌辛辣食物。

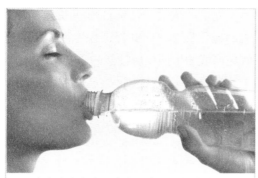

◎尿崩症患者应防止失水、失钾，但在补足饮水的同时要防止过量而致水中毒。

治疗

治疗可采用激素替代疗法，也可使用氯磺丙脲、氨甲酰氮、祛酯乙酰及利尿剂等。治疗继发性尿崩症应同时治疗原发病。

预防

尿崩症患者治疗期间应给予足量饮水，防止失水、失钾，同时也应防止饮水过量而致水中毒。

患者应增加营养，饮食少盐，忌辛辣食物。

保持乐观情绪，避免精神刺激，创造良好的休息环境。

应避免手术和外伤损伤下丘脑、垂体；积极防治脑炎、脑膜炎；发现肿瘤及时治疗等，从而预防尿崩症的发生。

肢端肥大症

肢端肥大症是一种罕见的成人病，是垂体分泌过多生长激素所致。儿童体内产生过多生长激素，则形成巨人症。肢端肥大症患者的某些骨头慢慢地长得异常宽阔，同时软组织增厚，不仅手脚增大，以致戒指和鞋变得紧窄，而且容貌会变形——面貌变得粗鲁，皮肤增厚，下颌凸出，牙齿间隔增大。患者声带增粗，声音因而变得低沉；心脏、肾脏和其他内脏可能增大。此外，肢端肥大症患者还有多汗，感到头痛和疲乏的症状。这些症状有时变化得相当缓慢，以致发病多年也没引起注意。

治疗

垂体分泌过多的生长激素，通常是肿瘤引起的。最常用的治疗方法是动手术切除肿瘤；在某些病例中，放射治疗也有效。

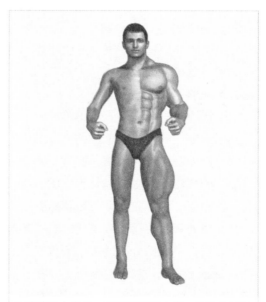

◎肢端肥大症是一种罕见的成人病，垂体分泌过多的生长激素，致使患者的某些骨头长得异常宽阔，手脚变肥大，容貌也变形。

❷ 保健和护理

医学研究发现，有时出现亚健康竟是因为垂体瘤。对于垂体瘤来说，早期发现尤为重要，如果能够在其压迫视神经造成视力下降前采取手术治疗，会取得非常好的疗效，有些甚至可以达到治愈的目的。此外，根据医学专家以下几个方面的建议在日常生活中进行保养。

体育锻炼。坚持有规律的体育锻炼能对垂体的分泌以至整个内分泌系统起到多样化的作用。

充足的睡眠。常被打断睡眠会降低激素的变化程度，因此保证稳定而充足的睡眠应当成为生活中应注意的重要事项。

解除压力。压力过大会影响下丘脑、垂体、肾上腺的功能，导致激素的分泌过量，这对身体健康也会产生消极影响。

甲状腺

甲状腺是人体内最大的内分泌腺，位于颈部前下方气管两侧，分左右两叶，中间有峡部相连。正常人的甲状腺重25克左右。

甲状腺外层被膜与气管筋膜相连，吞咽时甲状腺可随喉上下移动。正常的甲状腺看不到摸不着。

甲状腺内含有许多大小不等的圆形或椭圆形腺泡。腺泡是由单层的上皮细胞围成的，腺泡腔内充满胶质。胶质是腺泡上皮细胞的分泌物，主要成分为甲状腺球蛋白。腺泡能分泌甲状腺素。甲状腺素对于调节人体的新陈代谢十分重要，若甲状腺功能亢进，甲状腺分泌过多，则可引起心跳急促或心律不齐、血压升高、容易紧张、难以入睡或睡眠不深、出汗量变多、体重会无故减轻、常觉得沮丧或心神不宁，此外还会导致眼球突出和视力方面的问题。若甲状腺功能减退，甲状腺素分泌不足，小儿常出现呆小病，成人则表现为氧耗量降低、基础代谢率降低、呆滞、昏睡、苍白、记忆力减退、精神萎靡。在甲状腺腺泡之间和腺泡上皮细胞之间有滤泡旁细胞，又称C细胞，分泌降钙素。

甲状腺功能异常会让患者感觉不适并能影响到患者的情绪、工作和家庭生活。更重要的是未及时治疗的甲状腺功能异常可能给患者带来严重的甚至威胁生命的并发症。所以一旦发现甲状腺功能异常应及时治疗。

常见健康问题

地方性甲状腺肿

由于碘是人体合成甲状腺激素不可缺少的重要原料，缺碘就会使身体内的甲状腺激素合成不足，导致促甲状腺激素的增多，刺激甲状腺不断增生、肥大，形成甲状腺肿，俗称大脖子病。

症状

甲状腺肿的患者十分痛苦，肿大的甲状腺体影响头、颈的活动，甚至导致呼吸困难、声音嘶哑、精神不振，不能参加重体力劳动。

防治

生活在缺碘地区的人们应坚持长年使用合格的加碘食盐。

甲状腺的功能

脂肪代谢	甲状腺激素高时可以使体内脂肪的分解大于合成，血中胆固醇、甘油三酯都呈低值；甲状腺激素低时，血中脂肪成分呈现高值
维生素代谢	甲状腺激素多时体内水溶性维生素和脂溶性维生素量增加而使组织中的维生素相对减少，甲状腺激素少时有相反作用
调节神经系统	甲状腺激素过多可以使人神经敏感、脾气不好控制、手抖、易流汗等，少则相反
消耗氧及各种营养物质产热	甲状腺有助于消耗氧及各种营养物质产热
蛋白质代谢	中等剂量的甲状腺激素可促进蛋白质合成，对生长发育期的人而言是必需的，对发育期后期可以多些。而甲状腺激素多时则可抑制蛋白质的合成
碳水化合物（主要指糖类）的代谢	少量的甲状腺激素可以增强肝糖的合成；量多时会使胰岛素加速分解，提高肾上腺激素对葡萄糖的新生作用和对肝糖的分解作用

多食用海带等。人体的碘80%～90%来自食物（海带等），10%～20%来自饮用水（自来水和矿泉水）。当然，碘也不可摄入过多，以免引发甲状腺功能亢进。

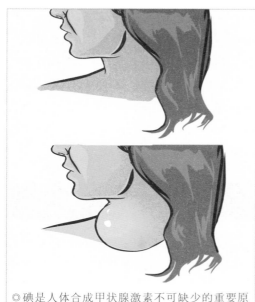

◎碘是人体合成甲状腺激素不可缺少的重要原料，缺碘就会引起地方性甲状腺肿，俗称"大脖子病"。

有些蔬菜和水果不能同食，如果同食了这些蔬菜和水果，也会诱发大脖子病。临床研究证实，人体摄食了萝卜等十字花科蔬菜后，体内会产生硫氰酸盐，并代谢成硫氰酸。而硫氰酸具有抑制甲状腺的作用，只是正常进食量产生的硫氰酸并不会对甲状腺造成危害。但是，如果此时摄食富含植物色素的橘子、梨、苹果、葡萄等水果，这些水果中的类黄酮在人体内被肠道细菌分解后，能够生成羟苯甲酸及阿魏酸，可加强硫氰酸抑制甲状腺的作用，从而诱发大脖子病。

甲状腺功能亢进

甲状腺功能亢进症（简称甲亢）较常见，它是由于甲状腺功能过度活跃，分泌过多的甲状腺素，引起氧化过程加快，代谢率增高的一种常见内分泌疾病。其发病与精神创伤、自身免疫、遗传、感染、环境污染等有关。多数甲亢起病缓慢，亦有

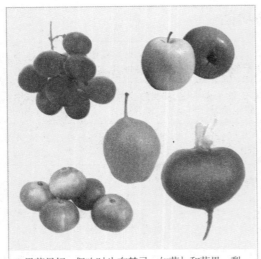

◎果蔬虽好，但吃时也有禁忌。如萝卜和苹果、梨、葡萄、橘子等水果不能同食，会诱发大脖子病。

急性发病，发病率约为31/100 000。

症状

患者有消瘦、易出汗、食量过多、情绪易激动、失眠等症状。甲状腺可呈弥漫性肿大伴突眼，或甲状腺有多发结节，或高功能腺瘤。

防治

患者对疾病要有正确的认识，树立信心，保持心情舒畅，避免精神负担，配合好各种治疗。

注意休息，减少能量消耗，减轻心脏负担。

凡精神紧张、容易激动或伴失眠时，可服用镇静剂，如安定、奋乃静或巴比妥药物治疗。

凡有心悸、心动过速者可应用普萘洛尔、利血平等药物，减慢心率，改善部分症状，但要防止心率减得过慢，血压降得太低，必须密切观察，调节剂量。

注意饮食。甲亢时甲状腺激素分泌过多，促进脂肪、蛋白质等营养物质代谢，加速氧化。机体产热与散热明显增多，基础代谢率异常增高，所以每天必须增加能量，才能补充体内的能量消耗。

生活中，如果常常觉得很疲劳，老是忘东忘西，或是常觉得心情低落，那就得小心是不是甲状腺出了问题。当处于压力较大、身体或心理负担较重，以及过了中年以后，甲状腺比较容易出现分泌失调的问题。

甲状腺疾病的治疗以服药为主，当病情严重时也可能会需要将腺体切除。医生建议，保养甲状腺是一辈子的事，平时最好不要熬夜、不要太劳累，避免作息不正常，并且注意自己是否有甲状腺失调的症状，超过50岁的男性则应每年定期做筛检。

肾上腺

肾上腺是人体重要的内分泌腺之一，位于肾的上方，左右各一。左侧肾上腺呈半月形，右侧的似三角形，一般左侧肾上腺比右侧略大，总重为10～20克。

肾上腺的外层为皮质，中心部为髓质。皮质占肾上腺重量的90％，髓质只占10％。皮质可产生肾上腺皮质激素，对调节水、盐代谢及糖与蛋白质的代谢有重要作用。肾上腺髓质能产生肾上腺素和去甲肾上腺素，有加快心跳、收缩血管、升高

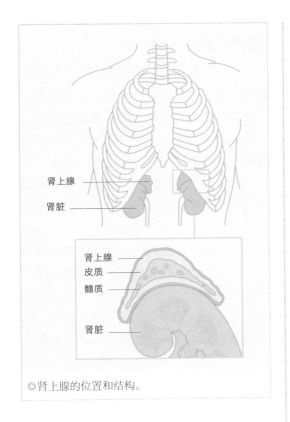

◎肾上腺的位置和结构。

血压的作用。

肾上腺是人体产生相互作用激素的复杂系统的一部分。下丘脑分泌的促肾上腺皮质激素释放激素，刺激垂体分泌促肾上腺激素，以调节肾上腺分泌皮质类固醇。当垂体和下丘脑分泌的激素量不足时，肾上腺也会因此出现功能障碍。肾上腺的任何激素分泌得过多或过少，都会导致严重疾病。

❶ 常见健康问题

肾上腺皮质功能减退症

原发性肾上腺皮质功能减退症亦称艾迪生病，是由肾上腺皮质萎缩或被破坏引起皮质醇或醛固酮缺乏所致。这类患者可有性欲衰减的表现，睾酮合成减少、精子生成障碍，而发生少精症或无精症。患者多有阳痿症状而影响性生活。

病因

以往肾上腺结核是诱发肾上腺皮质功能减退症的最常见原因，约占80%，但目前发病率已明显下降。

出现肾上腺皮质功能减退症与自身免疫有关，双侧肾上腺皮质纤维化，伴炎性细胞浸润。

其他少见原因，如恶性肿瘤转移、白血病、真菌感染、放疗破坏、双肾上腺切除等也可诱发此病。

症状

醛固酮缺乏综合征。由于机体储钠能力下降及钾、氢离子排泄异常，引起低血钠、低血容量、高血钾及轻度代谢性酸中毒。其表现为：厌食、无力、低血压、慢性脱水以及虚弱、消瘦。

皮质醇缺乏综合征。可引起厌食、恶心、呕吐、腹痛、腹泻、腹胀、消化不良；软弱无力、淡漠、嗜睡、精神失常、头昏、眼花、低血压、少尿等。

生殖系统。男性性功能减退、性欲减退、阳痿、少精症。

治疗

须去除原发病，如不能去除原发病者可予激素替代治疗。

用皮质类固醇治疗。通常口服泼尼松。病情严重者应往静脉输送氢化可的松，然后服用泼尼松片。

注意饮食调节。多吃富含营养，容易消化的食品；补充盐分，每日至少摄入10

克以上的盐，如有大汗、腹泻等情况，还应酌情增加。

肾上腺肿瘤

肾上腺皮质和髓质均可发生肿瘤，肾上腺肿瘤主要分为功能性和非功能性两大类。

非功能性肿瘤包括转移瘤、血肿、囊肿等。

肾上腺功能性肿瘤主要类别

皮质醇增多症

患者出现满月脸、水牛背、向心性肥胖、多毛、糖尿病倾向、性功能异常、精子减少等症状。需要注意的是儿童出现此症约一半以上由癌肿引起，男性女性化表现明显，也提示癌肿可能性大。一般通过手术或放射治疗切除或破坏肿瘤。

醛固酮增多症

血压逐渐升高，降压效果不佳，并有低血钾和碱中毒表现（肌肉无力、肌麻痹、心律失常、手足搐搦、痛性肌痉挛等）。醛固酮增多者，应检查肾上腺是否有腺瘤或癌肿，若发现有，需手术切除。切除后约70%的患者症状消失。

肾上腺嗜铬细胞瘤

大量释放肾上腺素和去甲肾上腺素，这些物质可以引起血管收缩、心跳增快，从而引起阵发性高血压，并伴有剧烈头痛，皮肤苍白尤其是脸色苍白，心动过速，四肢及头部有震颤出汗、无力，有时可有胸闷气急、恶心呕吐。首选疗法是手术切除。恶性的已发生转移的嗜铬细胞瘤可用环磷酰胺、长春新碱、达卡巴嗪等化疗，减缓肿瘤生长速度。

② 保健和护理

对肾上腺功能造成的损伤，有其他疾病引起的，如关节炎、哮喘、肺结核等，但更多的是来自精神上的，如经济压力、工作压力、情感压力、人际压力等，日积月累，对肾上腺的损伤都是非常大的。

精神压力过大，会促进肾上腺皮质激素的分泌增加，引起一系列的症状，比如神经紧张、心跳加速和血糖上升等，如果经常处于高度紧张的状态，如紧张的就业压力、人际关系不和谐、情感问题等一系列的压力问题，会导致人体出现各种疾病，对肾上腺的损伤尤其严重。而肾上腺对于我们人体的各项功能保持良好的状态处于一个重要的角色，因此肾上腺的保健就显得尤为重要。

要维持肾上腺的功能良好，必须注意以下几方面。

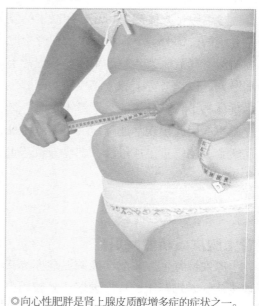

◎向心性肥胖是肾上腺皮质醇增多症的症状之一。

避免神经紧张

婚姻不和、工作环境恶劣、生病、不受尊敬或寂寞的感受等所引起的长期精神负担，它们对肾上腺都是有害的。因为在紧张的状况下，肾上腺必须加倍工作，持续地对肾上腺施加压力将损害其功能。

补充营养

多喝牛奶，可辅助肝功能，进而促进肾上腺功能。补充维生素D，B族维生素，维生素C，胡萝卜素等营养素，都能减轻肾上腺的压力。此外，一些天然药草对肾上腺也有益处，如紫云英草能改善肾上腺功能，并有助于减轻紧张与压力。

注意饮食

避免使用酒精、咖啡因、烟草，这些物质对肾上腺及其他腺体具有高度的毒性。也应避免脂肪、油炸食物、火腿、猪肉、高度加工食品、汽水、糖等食品。这些物质均增加肾上腺的压力。

多吃新鲜果蔬

多吃生鲜果蔬，尤其是绿叶菜类。啤酒酵母、糙米、豆科植物、橄榄、完整谷类等都是健康食物，可以加入饮食中。

适度运动

适度的运动有助于刺激肾上腺的功能。

胸 腺

胸腺是一个特殊的器官，它既是人体免疫系统的中枢免疫器官，又是内分泌系统的一个腺体。

它位于胸骨后面，紧靠心脏，呈灰赤色，扁平椭圆形，分左、右两叶，由淋巴组织构成。青春期前其发育良好，青春期后逐渐退化，为脂肪组织所代替。

胸腺主要由淋巴细胞和上皮网状细胞构成。它是一个淋巴器官，但上皮网状细胞能分泌胸腺素，具有内分泌腺体的功能。胸腺激素能刺激淋巴组织生长，促使其长成具有免疫功能的胸腺依赖细胞（T细胞），发挥免疫功能，并使萎缩的淋巴细胞复活，退化的淋巴细胞再生、增殖，加强人体的抵抗力。在血液循环中，胸腺还可以增强T细胞对"入侵之敌"的杀伤力。所以说胸腺对整个人体免疫系统的建立、完善和功能的发挥上都起着重要的作用。

胸腺还有免疫监视功能，它能消灭和制止组织细胞发生恶性变化，减少肿瘤病变。有人认为，老年人患癌症的较多，就是由于胸腺功能衰退、消灭突变细胞的能力下降所引起的。

胸腺素作为内分泌激素还有许多功能。例如，它能抑制神经末梢合成一种使传出神经兴奋的物质，从而抑制运动神经的兴奋。切除胸腺后，症状就会有明显的改善。另外还发现，胸腺素与衰老有关，科学家们正在尝试用胸腺素来提高人体免疫力，进行肿瘤等疾病的治疗和延缓人体衰老过程。

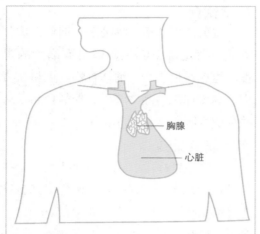

◎胸腺肿瘤会造成胸腺素过多，导致人体肌肉四肢无力，甚至连眼皮都抬不起来。

常见健康问题

胸腺肿瘤

起源于胸腺上皮细胞或淋巴细胞的胸腺肿瘤最为常见，占胸腺肿瘤的95％。像任何纵隔肿瘤一样，胸腺瘤的临床症状产生于对周围器官的压迫和肿瘤本身特有的症状。小的胸腺瘤多无临床主诉，也不易被发现。肿瘤生长到一定体积时，常有的症状是胸痛、胸闷、咳嗽及前胸部不适。胸痛的性质无特征性，程度不等，部位也不具体，一般来讲比较轻，常予对症处理，未做进一步检查。症状迁延时久，部分患者在进行X线检查，或在胸透或摄胸片时发现纵隔肿物阴影。被忽略诊断的胸腺瘤此时常生长到相当大的体积，压迫无名静脉或上腔静脉梗阻综合征的表现。剧烈胸痛，短期内症状迅速加重，严重时出现刺激性咳嗽，胸腔积液所致呼吸困难，心包积液引起心慌气短，周身关节骨骼疼痛，均提示恶性胸腺瘤或胸腺癌的可能。

胸腺瘤特有的表现是并发某些综合征，如重症肌无力（MG）、单纯红细胞再生障碍性贫血（PRCA）、低球蛋白血症、肾炎肾病综合征、类风湿性关节炎、皮肌炎、红斑狼疮等。

X线检查是发现及诊断纵隔肿瘤的重要方法，但有些情况下不适用。胸部CT是先进而敏感检查纵隔肿瘤的方法，它能准确地显示肿瘤的部位，大小，突向一侧还是双侧，肿瘤的边缘，有无周围浸润以及外科可切除性的判断，对于临床和普通的X线检查未能诊断的病例，胸部CT有其特殊的价值。

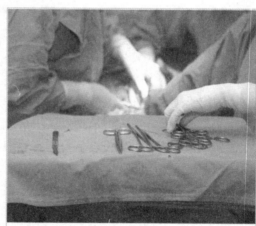

◎胸腺瘤一经诊断要立即用外科手术切除，无论是良性或恶性。

治疗

胸腺瘤一经诊断即应用外科手术切除。这是由于肿瘤会继续生长增大，压迫邻近组织器官产生明显临床症状，单纯从临床和X线表现难以判断肿瘤是否为良性，而且良性肿瘤也可恶变。

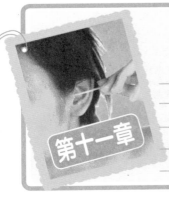

感受器

◎感受器是肌体接受内、外环境刺激，并将之转换成神经过程的结构。感受器可分为外感受器、内感受器和本体感受器三类。外感受器分布在皮肤、黏膜、视听器等处；内感受器分布在内脏器官和心血管等处；本体感受器分布在关节、肌腱等处。

皮 肤

皮肤是体内脏器与组织的保护器官，亦是内部脏器对周围环境的感应器官，是人体健康的第一道防线。

表皮

表皮从外向内可分为5层，依次是角质层、透明层、颗粒层、棘细胞层、基底层。

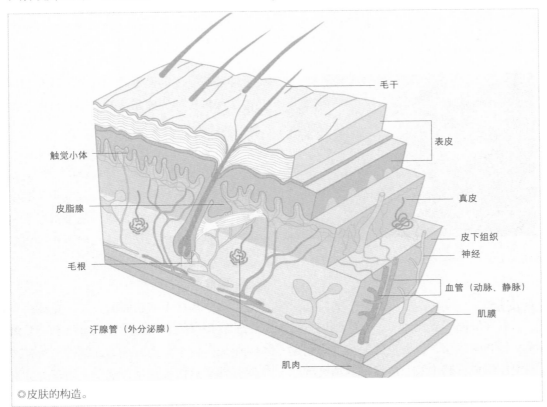

毛干

表皮

真皮

皮下组织

神经

血管（动脉、静脉）

肌膜

肌肉

触觉小体

皮脂腺

毛根

汗腺管（外分泌腺）

◎皮肤的构造。

表皮的结构

角质层	角质层位于皮肤的外表，是由数层完全角化、嗜酸性染色无核细胞组成的板层状结构保护层，起着屏障作用。角质层坚韧，对冷、热、酸、碱等一切刺激有一定的防护作用。如在做皮肤护理或面部按摩前，需用蒸汽浴面、洁面、去死皮、磨砂等软化和去除部分角质层，以利于药物和营养成分的渗透和吸收
透明层	透明层如条状透明带，是角质层的前期。由2~3层扁平、无核细胞紧密相连而成，有防止水及电解质通过的作用，有较强的折光能力，细胞在这一层开始衰老萎缩
颗粒层	颗粒层是由2~4层扁平菱形细胞组成，内含透明角质颗粒，有核、染色深。它是一道防水屏障，使水分不易渗入，同时也阻止表皮水分向角质层渗出，致使角质层细胞的水分显著减少，成为角质细胞死亡的原因之一
棘细胞层	棘细胞层周围有棘突，是表皮的主要组成部分，一般由4~8层多角形细胞组成，对皮肤美容和抗衰老起着重要作用。基底层的新生细胞进入棘细胞层，然后上移到颗粒层约需14天，再通过角质层而脱落又需14天左右
基底层	基底层位于表皮最下面，由一层排列整齐规则的圆柱细胞组成。它有较强的分裂和生长能力，能不断地产生新的表皮细胞；基底层细胞之间夹杂着黑色素细胞。黑色素细胞产生黑色素颗粒，黑色素颗粒的多少决定肤色的深浅。黑色素是防止阳光中的紫外线对人体损伤的重要防线

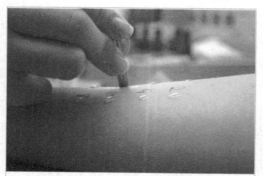

◎表皮是人体最外层的皮肤，覆盖全身，有抗摩擦和抗损伤的功能，起保护机体的作用。

真皮层

真皮层位于表皮之下，从外到内分为乳头层和网状层，比表皮厚3~4倍。由结缔组织组成，其中胶原纤维和弹力纤维纵横交织，使皮肤具有一定的弹性和张力，可伸可缩，坚韧而柔软，起着缓冲机械冲击、保护机体的作用，是皮肤对外防护的第二道屏障。

乳头层

位于真皮最上面，是较薄的一层。向表皮隆起，形成许多乳头与表皮突互相交错。乳头层中有毛细血管、毛细淋巴管网和感觉神经末梢，伤及此层时可出现点状出血。

网状层

位于真皮下部较厚的一层，主要由粗大的胶原纤维、较多的弹性纤维和网状纤维组成。由于弹力纤维的回缩性，可使皮肤在伸展后恢复正常，老年人由于弹力纤维变性而失去弹性，皮肤呈松弛状态，并出现皱纹。

真皮层在美容学上有重要意义，一般美容治疗未达真皮时，皮肤恢复不留瘢痕，如深达真皮层或真皮以下则形成瘢痕不可愈。

皮下组织

在真皮下部延续而无明显界线，由结缔组织和大量脂肪细胞组成，又称为皮下脂肪层，其中含有血管、汗腺、皮脂腺、毛囊、淋巴管和神经。有一定弹性，可缓和外来冲击，起到保护机体的作用，并供给身体以热量。它是皮肤各种组织和内脏器官的第三道屏障。

皮肤的功能

皮肤可以保护机体免受外界环境中各种有害物质的伤害，同时防止人体内的各种营养物质、电解质和水分的丢失。

防紫外线伤害。因为皮肤角质层能反射大部分日光，表皮细胞对紫外线有吸收能力，表皮基底层的黑色素细胞产生的黑色素颗粒对紫外线的吸收作用最强。

防低电的伤害。皮肤为电的不良导体，对低压电流有一定的阻抗能力。特别是角质层，由于它比较干燥，而且受外界环境相对湿度的影响，越靠外，细胞越干燥，因而它是电的主要屏障。

防机械的伤害。柔软的皮下脂肪对外来的撞击、挤压起一定缓冲作用。正常的皮肤角质层坚韧，表皮细胞排列紧密，真皮中的弹力纤维和纵横交错的胶原纤维坚韧而具有弹性，在一定程度内，皮肤能承受外界的各种机械性刺激，如摩擦、牵拉、挤压及冲撞，迅速恢复正常状态，而

不发生不可逆的改变。

防化学物质侵入。皮肤对化学物质的防护主要在角质层。角质层结构紧密，形成一个完整的半通透膜，除了有汗管向外排出汗液外，不存在大的孔道。

防微生物侵入。角质层对微生物有良好的屏障作用，在正常情况下，细菌和病毒一般不能由皮肤进入人体；当皮肤破损，防御能力被破坏时，容易受到病菌的感染；还有，皮肤表面偏酸性，不利于微生物的生长；此外，皮肤表面皮脂中的某些游离脂肪酸对寄生菌的生长有抑制作用。

防止水分和电解质的丢失。表皮角质层的独特结构足以防止脱水；水分子要通过角质层，就必须出入几层结构紧密的角质细胞和富含脂质的细胞间物质。

皮肤是身体的调节器。皮肤可以通过毛细血管和汗液的分泌来防止体内过多的热量散发，同时也防止体外过多的热量进入人体，对维持人体正常功能所需要的恒定的体温有很重要的调节作用。皮肤就像一张不透明的纸，薄而穿不透，正是这张看似脆弱的纸保护着我们的身体。

常见健康问题

皮炎

皮炎是皮肤真皮和表皮的炎症。其症状是皮肤出现脱皮、剥落、变厚、变色及碰触时会发痒等现象。其病因多种多样。大致可分为：机械性、化学性、真菌性、寄生虫性、过敏性等因素。皮炎虽然不会对人体造成致命的伤害，但一旦发现皮炎还是及时治疗为宜。

皮炎的病因及防治

病因	**机械性病因**	擦伤、搔抓引起外伤性皮炎、烫伤、冻伤、放射性损伤等
	化学性病因	化学洗浴剂，涂搽刺激性药物，脓性分泌物长期刺激
	真菌性病因	小孢子菌、石膏样小孢子菌、须发癣菌
	寄生虫性病因	蠕形螨、疥螨、虱、蚤、血吸虫、钩虫等
	过敏性病因	食物过敏、药物过敏等
防治	**忌搔抓**	搔抓可使皮肤不断遭受机械性刺激而变厚，甚至引起感染。还会形成愈抓愈痒、愈痒愈抓的恶性循环
	忌刺激性食物	辣椒、酒、浓茶、咖啡等刺激性食物，可使瘙痒加重，容易使湿疹加重或复发，都应禁忌。小麦、裸麦(黑麦)、燕麦、大麦等含麸质的食物应避免食用，禁食刺激性食物6周后，即可在一定程度上控制皮肤炎
	忌热水烫洗	由于毛细血管扩张，皮炎在急性期会有不同程度的皮肤红肿、丘疹、水疱。用热水烫洗或浸泡，红肿加重，渗透液增多，加重病情。因此，皮炎患者宜用温水淋浴，切忌在热水内浸泡和用力搓擦
	忌用肥皂洗	特别是碱性大的肥皂，对皮肤是一种化学性刺激，可使皮炎、湿疹加重。若需用肥皂去污时，最好选择刺激性小的硼酸皂
	忌盲目用药	皮炎病程较长，易反复，患者要配合医生耐心治疗。有的人治疗心切，未经医生诊治就在皮损处涂高浓度的止痒药，反而加重病情。因此，切忌擅自用药
	补充营养素	①B族维生素是皮肤健康及血液循环所需之物，并能帮助细胞再生。②海带是修复组织所必需的矿物质。③维生素F可促使皮肤有光泽。④维生素E可以缓解皮肤瘙痒及干燥。⑤每天摄入100毫克锌(勿超过此量)，可以帮助组织复原。⑥维生素A乳剂可以使皮肤光滑，预防皮肤干燥。⑦维生素D可帮助组织修复
	其他	天然药草治痛草根、蒲公英及红首蓿等均有助于症状缓解。使用糊药把金印草根粉末与维生素E油混合，并调入一些蜂蜜，直到混合物呈均匀、松软的糊状，然后敷在患部，能够起到去痒以及促进复原的作用

皮肤皲裂

手脚皲裂多发生于严寒的季节与比较寒冷的地带，常见于成年人手脚肌肤。发生皲裂伴有干痛，俗称"裂口疮"。

由于皮肤表面角化代谢异常，或皮肤感染真菌，或皮肤过敏，使皮肤发生病变，如手足癣、湿疹，均可以造成表皮角质增生，失去弹性，皮肤角质层脆裂，造

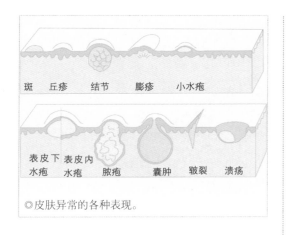

斑　丘疹　结节　膨疹　小水疱

表皮下　表皮内　脓疱　囊肿　皲裂　溃疡
水疱　水疱

◎皮肤异常的各种表现。

成表皮皲裂、出血，发生皮肤皲裂。

防治

洗手、洗足、洗脸时，要尽量少用肥皂或药皂，因为皮肤表面的油脂是保护皮肤的，油脂洗得太彻底，皮肤就容易干燥及开裂。冷天还应适当减少洗的次数。洗后要立即擦干，并涂搽油脂，保护皮肤的滋润。护肤的油脂种类很多，如凡士林、甘油等。

平时要多做些室外活动，经常摩擦手、脸，活动手足关节，促进血液循环，增强皮肤的耐寒能力。

注意饮食营养。维生素A有促进上皮生长、保护皮肤、防止皲裂的作用，可多吃富含维生素A的食物，如胡萝卜、豆类、绿叶蔬菜、鱼肝、牛奶等。我们还应适当多吃脂肪类、糖类食物，可使皮脂腺分泌量增加，减少皮肤干燥及皲裂。

有手足癣、角化过敏合并皲裂，除了用抗皲裂药还可同时合用新型抗真菌药，如派瑞松、联苯苄唑、孚琪、环利软膏等。有皲裂湿疹者，除了用抗皲裂药外，还可合用激素软膏，如尤卓尔（丁酸氢化可的松）、氯氟舒软膏、艾洛松软膏等。

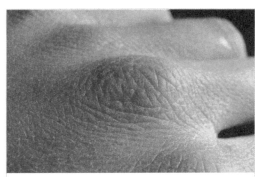

◎皮肤皲裂多数是由于气候严寒引起的，可造成表皮皲裂、出血。

眼 睛

眼睛是人体非常重要的器官，它是人体与外界沟通的窗口，从外界传入大脑信息的70%～80%来自眼睛。

人的眼睛近似于球形，位于眼眶内。正常成年人其前后径平均为24毫米，垂直径平均23毫米。最前端突出于眶外12～14毫米，受眼睑保护。

眼睛的结构可分为3部分：眼球、视觉通路（主要为神经组织）和眼附属器（包括眼睑、眼外肌、泪器等）。

在这些结构中最重要的当数眼球了，它的构造十分精密。眼睛最外层的无色透明部分叫作角膜，中间的透明囊状物叫作晶状体。紧贴着晶状体有一带孔的薄膜叫作虹膜，中间的小孔叫作瞳孔。瞳孔的大小可通过肌肉的伸缩自动改变，以控制进

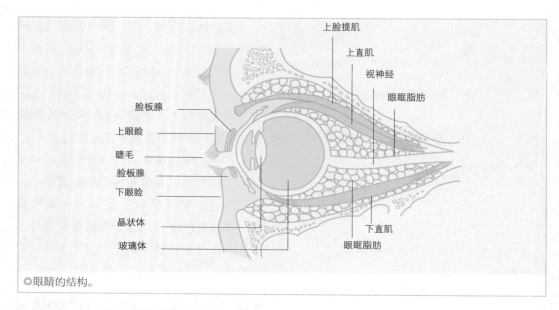

上脸提肌
上直肌
视神经
眼眶脂肪
脸板腺
上眼睑
睫毛
脸板腺
下眼睑
晶状体
玻璃体
下直肌
眼眶脂肪

◎眼睛的结构。

入眼睛内光的多少。光线强时，瞳孔变小；光线暗时，瞳孔变大。晶状体和前面的角膜之间充满着无色透明的液体—房水，晶状体和后面的视网膜之间充满着无色透明的胶状物质—玻璃体。角膜、房水、晶状体和玻璃体都对光线产生折射，它们的共同作用相当于一个凸透镜，这个凸透镜的前焦点约在角膜前1.5厘米处，后焦点约在角膜后2厘米处。用眼睛观察的物体，距离都大于2倍焦距，所以从物体射进眼睛里的光线经过这个凸透镜折射后，在视网膜上形成倒立、缩小的实像，刺激分布在视网膜上的感光细胞，通过视神经传给大脑，产生视觉，于是我们就看到了物体。

常见健康问题

睑腺炎

俗称针眼，是由细菌感染眼睑边缘腺体所引起的局部化脓发炎。一般来说，睑腺炎并无大碍，但处理不当会引起并发症。

病因

针眼往往由以下几种原因引起：营养不良；用眼不卫生；头部有化脓性病灶，如蛀牙、鼻窦炎等；有沙眼或近视、远视、散光等视力问题。有视力问题的人经常眯着眼睛看东西，导致眼轮肌收缩，堵塞腺体出口而引起睑腺炎；脂肪、糖分摄入量过高，导致眼睑边缘腺体的油性分泌

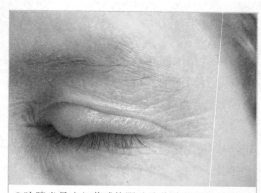

◎睑腺炎是由细菌感染眼睑边缘腺体引起的局部化脓发炎，俗称针眼。

青光眼的中医疗法

拔罐疗法

让患者采取坐位，在对穴位皮肤进行常规消毒后，先用三棱针在穴位上点刺，然后用闪火法将罐吸拔在点刺的穴位上，留罐 15 ~ 20 分钟。每日或两日 1 次。

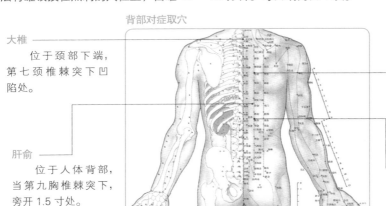

背部对症取穴

大椎
位于颈部下端，第七颈椎棘突下凹陷处。

心俞
位于人体背部，当第五胸椎棘突下，旁开 1.5 寸处。

肝俞
位于人体背部，当第九胸椎棘突下，旁开 1.5 寸处。

脾俞
位于人体背部，在第十一胸椎棘突下，左右旁开两指宽处。

刮痧疗法

对症取穴
头部：丝竹空、攒竹、睛明
上肢部：合谷
下肢部：足三里

时间	运板	次数
20 分钟	面刮法	40 次

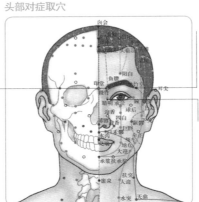

头部对症取穴

攒竹
面部，当眉头凹陷中，约在目内眦上。

丝竹空
人体的面部，眉梢凹陷处。

睛明
面部，距目内眦角上方 0.1 寸的凹陷处。

中医专家教你的小窍门

保持愉快的心情。生气、忧虑以及精神受刺激，很容易导致眼压升高，引起青光眼，因此平时要放松心情，保持愉快的情绪，避免不必要的烦恼。

保持良好的睡眠。睡眠不安和失眠，容易引起眼压升高，诱发青光眼，老年人睡前最好洗脚，喝牛奶，以帮助入睡，尤其是眼压较高的人，更要睡好觉。

避免在光线暗的环境中工作或娱乐。在暗室中工作的人，每隔 1 ~ 2 小时最好走出暗室或适当开灯照明。

物增多而堵塞腺体。

青光眼

青光眼主要是由房水排出障碍、眼压升高、视神经损伤、视野缺损导致的。眼内压升高通常是由于眼房水排出管道堵塞或被覆盖，而睫状体不断地产生房水，积聚在眼内，多余的房水压迫眼睛的最薄弱点眼后部的视神经，长时间过高的眼内压损害了部分视神经，表现为视力逐渐减退，以致失明。

所有年龄均可发生青光眼，但超过35岁的人、高度近视者、糖尿病患者更易产生青光眼。

症状

青光眼通常是双眼发病，但是首先在一侧眼睛表现出来。最常见的青光眼房水积聚非常缓慢，一般无任何不适或疼痛的症状，一些少见的青光眼类型的症状很严重。如视力模糊、头痛或眼疼、恶心或呕吐、灯光周围的彩虹光晕及突然失去视力。

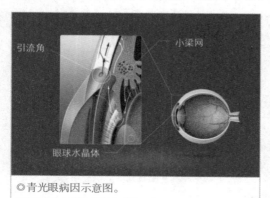

引流角　小梁网　眼球水晶体

◎青光眼病因示意图。

耳朵

耳朵是听觉和位觉（平衡觉）的感觉器官，由外耳、中耳和内耳3部分组成。外耳和中耳的功能是传导声波，内耳具有感受声波和头部位置变动刺激感受器的作用。

外耳包括耳郭、外耳道。耳郭有收集声波的作用。外耳道是外界声波传入中耳的通道。

中耳有鼓膜、鼓室和咽鼓管等结构。鼓膜为椭圆形半透明的薄膜，将外耳道和中耳分隔，在声波的作用下，能产生振动。鼓膜里面是一个小腔，叫鼓室。鼓室内有3块互相连接的听小骨，由外向内依次为锤骨、砧骨、镫骨。声波振动鼓膜时，3块听小骨的连续运动将振动传到内耳。咽鼓管是连接鼓管和咽的小管。当喝咖啡、打呵欠时管口开放，空气由此进入鼓室。所以它有调节鼓室内气压，从而维护正常听力的作用。

内耳有半规管、前庭和耳蜗等结构。半规管和前庭内有感受头部位置变动的位觉（平衡觉）感受器，前者引起旋转感觉，后者引起位置感觉和变速感觉。前庭及半规管过敏的人，在直线变速及旋转变速运动时，传入冲动引起中枢有关部位强烈的反应，导致头晕、恶心、呕吐、出汗等，这就是通常说的晕车、晕船。在耳蜗内有听觉感受器。听觉感受器和位觉感觉器的传入神经合在一起，组成位听神经。由听小骨的振动引起耳蜗内淋巴的振动，

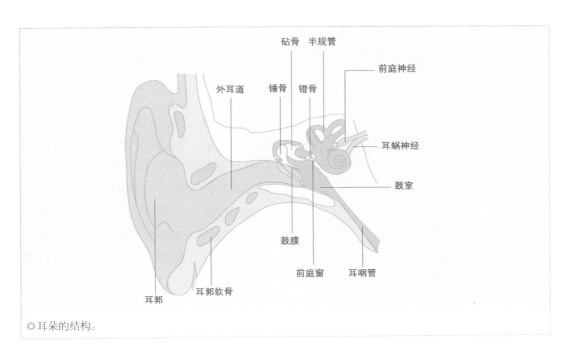

◎耳朵的结构。

刺激内耳的感觉器，听觉感受器兴奋后所产生的神经冲动沿位听神经传到大脑皮质的听觉中枢，产生听觉。

中医认为，耳朵是人体重要经脉和

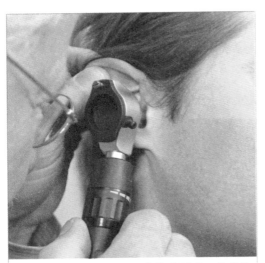

◎耳常见病有外耳道炎和急性中耳炎，前者外耳道红肿，有局部压痛；后者呈跳痛状，有脓液流出。

神经的汇聚之地，人体的五脏六腑、四肢百骸均在耳郭上有固定的反射位置和病变反应点，称为耳穴。以不同的方法刺激这些耳穴，就可影响对应的人体器官和组织。

常见健康问题

耳鸣

耳鸣是指人们在没有任何外界刺激条件下所产生的异常声音感觉。如感觉耳内有蝉鸣声、嗡嗡声、嘶嘶声等单调或混杂的响声，实际上周围环境中并无相应的声音，也就是说耳鸣只是一种主观感觉。耳鸣可以短暂或持续性存在。

有些耳鸣可能是某种疾病的先兆，如注射链霉素后发生耳鸣，说明已发生耳中毒；高血压患者发生耳鸣或原有耳鸣加重，常提示血压升高；奎宁、水杨酸等药物久服也会导致耳鸣；鼓膜内陷、混浊、粘连、穿孔、鼓室积脓、鼻咽部肿瘤等都会发生耳鸣。

外耳、中耳疾病所引起的耳鸣，多为低音调、持续性的耳鸣。

动脉硬化、高血压、神经衰弱或药物及酒精慢性中毒所引起的耳鸣，多为高音调、间断性的。

预防

由于耳鸣受多种因素的影响，患者在治疗耳鸣过程中还应注意以下事项。

要有乐观豁达的生活态度。一旦有耳鸣，不要过度紧张，应及时接受医生的诊治。在诊治过程中，听从医生指导，积极配合治疗并且可积极主动地发挥其他优势(如业余爱好等)来分散自己对耳鸣的关注，调整自己的生活节奏，培养各种兴趣爱好。

避免在强噪声环境下长时间逗留或过多地接触噪声。避免或谨慎地使用耳毒性

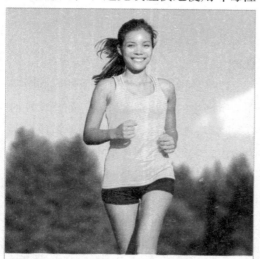

◎保持乐观、积极锻炼、合理饮食是预防耳鸣的基本诀窍。

药物，少吸烟、少饮酒、生活作息有规律，睡眠不宜过长(中青年7～8小时，老年人6小时睡眠即可)。

中耳炎

中耳炎，俗称"烂耳朵"，是鼓室黏膜的炎症。病菌进入鼓室，当抵抗力减弱或细菌毒素增强时就产生炎症，其表现为耳内疼痛（夜间加重）、发热、恶寒、口苦、小便红或黄、大便秘结、听力减退等。如鼓膜穿孔，耳内会流出脓液，疼痛会减轻，并常与慢性乳突炎同时存在。

防治

弄湿耳朵后，应将外耳向上及向外拉，使耳道伸直，再以吹风机向耳内吹30秒，可避免为细菌及霉菌提供适合其生存的湿热环境。

勿清除耳垢，适度的耳垢可防潮并为有益菌提供栖身处。

保持耳道的干燥，可以棉花蘸点儿凡士林，轻轻地塞入耳道入口处，有助吸收耳朵内的水分，使耳道干燥。

患中耳炎时若想游泳，应将头露出水面，减少水进入耳内的机会。

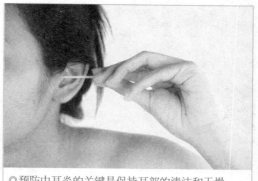

◎预防中耳炎的关键是保持耳部的清洁和干燥。

使用止痛剂暂时止痛，但仍应就医。

使用消毒酒精、白醋等，在每次弄湿耳朵后充当干燥剂。使用方式是侧着头将

上述液体滴入耳朵，晃动头部，使其抵入耳道底部，再偏另一边使其排出。

耳部保健的主要方法

对健康不利的东西不听	如噪音、爆破音等。长期生活在噪声环境中的人，听觉会受到影响，并容易患神经衰弱、高血压等疾病。如果突然暴露在极强的噪声下，鼓膜会破裂出血，使人失去听觉。遇到巨大声响时，应迅速张开口，使咽鼓管张开，或闭嘴、堵耳，以保持鼓膜两侧大气压力平衡
听的时间不能过长	容易使听神经疲劳，听力下降。如听的声音太大、太强对听力损害更大。尤其使用耳机者，既要防止听的时间太长，也要防止声音太大
注意有耳毒性的药物	如链霉素、卡那霉素、庆大霉素和氯霉素等，容易引起药物性耳聋，应尽量不用或少用
耳痒时要正确处理	不少人耳痒时，常用牙签、火柴棒、头发夹等硬物挖耳道，容易损伤耳道，引起外耳道发炎等，应当纠正。耳痒可用酒精棉签洗擦，必要时到医院耳科检查处理
鼻咽部炎症	要及时治疗，避免引起中耳炎。不要让污水进入外耳道，避免外耳道感染
常做保健按摩	有鸣天鼓、耳郭按摩、提拉法，耳孔旋转、顶压法等。这些方法有醒脑强记、聪耳明目等作用
平时自我检查	将右耳用手掩住，测左耳听力情况，而后，换另一边测试：一旦有异常情况及时到医院诊治。自查无发现，也应该定期到医院的耳科检查。定期查耳，可以早发现听力减退情况，及早采取防治措施

唇

唇是语言表达的器官，由于它与面部表情肌密切相关，因此还具有高度特殊化的表情功能。

唇分上唇和下唇两部分。上、下唇则又各自可分为3部分：皮肤部（白唇）、红唇部（突出于前方的部分）和黏膜部（一般位于口内，外观光滑、湿润）。

唇的大小、厚薄和色泽能反映个人的情感世界，唇形还会表露性格倾向，而唇色变化则反映情绪起伏。总之，静态和动感的嘴唇无不泄露出健康状态的信息，堪称"人体健康晴雨表"。

❶ 常见健康问题

口唇皲裂

口唇皲裂指口唇出现裂隙或裂沟，古称"唇燥裂"，多发生在秋季，是维生素B_2缺乏及阴虚火旺的症状。

口唇皲裂好发于下唇，可生出皮屑和鳞片，色泽也可改变。嘴角裂口疼痛常影

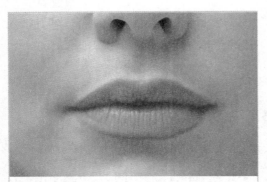

◎唇是语言表达的器官，唇的大小、厚薄和色泽能反映出个人的健康状态和情绪。

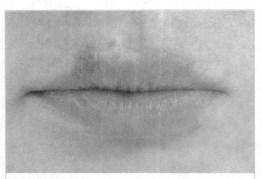

◎嘴唇皲裂是指口唇出现裂隙或裂沟，是缺乏维生素B_2及阴虚火旺的症状。

响张口活动，有时，甚至说话和吃饭都会受到一定影响，连笑也不敢笑。严重者还可皲裂至深部，形成唇裂伤，极易出血。

防治

发生口唇干裂后，最好不要用舌头去舔，越舔越干，使口唇干裂加重。

天气寒冷或风大时，外出戴上口罩，可保持口唇湿润。

平时要注意多喝水，多吃蔬菜、水果，以补充体内充足的水分和维生素，能有效地防止口唇干裂的发生。

口唇干裂最好的处理方法是：先将局部用温水清洗干净，然后，用金霉素眼膏，或防裂膏或油脂搽在口唇裂缝处，每日3~4次。

可以服用一些维生素B_2，或复合维生素B片，每日3次，维生素C每次2~3片，每日3次；维生素AD（即鱼肝油丸）每次2粒，每日3次以及维生素E等。

❷ 保健和护理

先把唇部干裂的死皮清除掉，同时也便于唇部充分吸收滋润的养分。但唇、眼皮肤都只有脸部皮肤厚度的1/3，去角质时得小心。如果选用磨砂膏等磨砂类产品，则要特别轻柔地按摩，温和去除唇部死皮。或用热毛巾敷唇3~5分钟，随后用软毛牙刷或棉棒轻轻擦去死皮即可。

去完角质后，必须涂一层润唇膏。涂润唇膏可不能早晨涂一次就了事，最好随身携带，觉得干了就补一补。

抽烟会造成唇色暗淡、嘴唇发干，所以尽量不抽。

不要用舌头舔唇部，出现翘皮更别撕扯。嘴唇干裂时吃一根胡萝卜，效果立竿见影。当然还要多喝水。

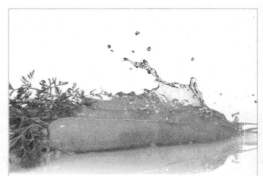

◎多吃胡萝卜、多喝水，对预防唇部干裂有良好效果。

舌

舌是口腔中一个重要的肌性器官，它附着于口腔底、下颌骨，舌骨呈扁平而长形。舌的上面称舌背，下面称舌底，舌背又分为舌体与舌根两部分，以人字沟为分界。伸舌时一般只能看到舌体，习惯上将舌体的前端称为舌尖；舌体的中部称为舌中；舌体的后部、人字形界沟之前称为舌根；舌两边称为舌边。舌体的正中有一条纵行沟纹，称为舌正中沟。

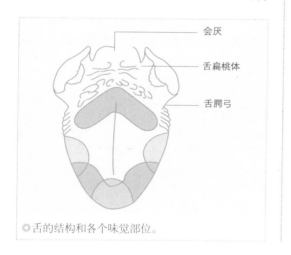

◎舌的结构和各个味觉部位。

整个舌头的表面都覆盖着一层皮肤质的、发根状的味蕾，舌尖是锥状的乳头状突起细胞，这些细胞使舌的前2/3段呈白色。

舌的主要功能是辨别滋味、调节声音、搅拌食物、协助吞咽。

舌头常见健康问题

皱襞舌	皱襞舌也叫阴囊舌、裂纹舌，表现为舌背有许多放射状或不规则沟回，使舌面状如阴囊的皱襞。这种疾病多属先天发育缺陷，多见于婴儿，与遗传有关。但B族维生素缺乏或黏液性水肿患者也会出现典型的皱襞舌。前者不需治疗，后者当针对病因进行治疗
地图舌	地图舌是原因不明的良性炎症性疾病，表现为舌面部分丝状乳头减少，形成不规则状或地图状，光秃的红色斑块和健康色的区域交错在一起，边界线常发生变化。这种疾病可能持续数月到数年，大多能自然缓解，不会产生不良后果
黑毛舌	由于丝状乳头增生和角化过度，加上产生色素的细菌或真菌作用，局部色素增加，使舌质表面呈黑色或棕灰色。这种疾病有的与服药有关，如某些抗生素或治疗溃疡病的药物等，有的与吸烟有关，一般不需治疗
强直舌	强直舌也叫结舌症，主要是由于舌系带短小使舌的活动范围受限而影响说话，为发育缺陷所致。如果明显影响舌的正常功能，可以考虑外科手术纠正
巨舌	巨舌即舌的体积增大。这可能由多种原因引起。如果是先天发育异常不需治疗。但由血管瘤、淋巴管瘤、神经纤维瘤等引起的就应该通过外科手术治疗；由甲状腺功能低下或淀粉样病变引起的应积极治疗原发病

续表

舌痛症	舌头局部疼痛，或有烧灼感、局部发热，性质和程度不同，以舌尖部最敏感。疲劳、饮酒或刺激性食物会使不适感加剧，而口腔检查一般不会有任何异常发现

保健和护理

舌头最重要的功能之一便是辨别滋味。为了使其更好地行使这一功能，我们要谨防味觉被过度开发，尤其是无节制地嗜吃大油大盐大辣，会致使味蕾对这种味道感觉越来越迟钝，甚至丧失。

每天补锌约15毫克，就可以预防味觉障碍。含锌最多的食物是牡蛎，每100克含锌40~70毫克。此外，小鱼、绿茶、可可、芝麻、杏仁、海藻、黑米、蛋黄、动物肝脏也是含锌量较高的食物。

舌头的日常保健方法

别让胃病影响你的味觉	胃病会引起食欲下降，继而影响味觉的敏锐性，这是一个连续的反应
补锌让味蕾更敏感	锌是人体内重要的微量元素之一，由于味蕾细胞寿命比较短暂，与其他细胞相比，对锌的需要量更大。缺锌时味蕾细胞更新减慢，味觉的敏锐度下降
注意口腔清洁	各种口腔疾病、牙齿疾病都会影响咀嚼，造成味觉障碍。因而在日常生活中要注意口腔清洁，包括舌头本身的清洁

头 发

头发是一种从头皮上生长出来的纤维组织，是由细胞再生而形成的一种硬角质的排列。头发是由发根和发干两部分组成的。发根在头皮下面，被毛囊所保护。毛囊是一根狭窄的管道，是皮肤的表皮层构成的，并深入到真皮之中。毛囊的周边是分泌腺，能分泌一种脂肪，称为皮脂，皮脂可使头发亮泽，且具有防水功能。胎儿在母体的子宫中时便开始形成毛囊，出生后就不会再制造新的毛囊，但毛囊不会在后天情况下减少或消失。

头皮平均有100000~350000个毛囊，毛囊能长出头发纤维，但不代表每个毛囊都有生产头发的能力。具有生产力的毛囊都是循着一个特定的周期性生长。这个周期可分成3个阶段，就是成长期、静止期和脱落期。而周期会受年龄、病理及各种生理因素影响。

常见健康问题

脱发

目前世界上大约有五成成年男性受到脱发的困扰，脱发可分为暂时性脱发和永久性脱发两种。暂时性脱发大多由于各种原因使毛囊血液供应减少，或者局部神经调节功能发生障碍，以致毛囊营养不良，

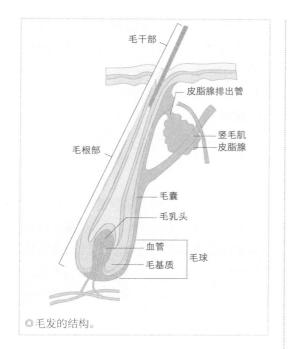

◎毛发的结构。

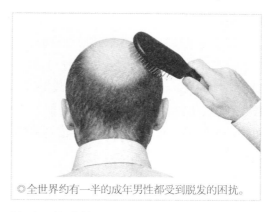

◎全世界约有一半的成年男性都受到脱发的困扰。

但毛囊结构无破坏，所以，经过治疗新发还可再生，并恢复原状。永久性脱发是因各种病变造成毛囊结构破坏，导致新发不能再生。

病因

遗传是脱发最重要的病因之一。脱发患者有家族史者占20%。在遗传中，对男性呈显性遗传，对女性呈隐性遗传，这就是脱发患者男多于女的原因之一。

内分泌紊乱，精神、神经失调，免疫功能障碍，病灶感染，饮食不当及脂肪代谢紊乱等也是脱发的重要原因。

此外，头发受损也是导致脱发的原因。国外有专家经过调查指出，长期使用染发剂，可在2～20年中出现脱发现象。此外，经常使用电吹风、火钳、电热器烫发，也会造成脱发。

治疗

脱发可用中药疗法、膳食疗法、推拿按摩等方法进行治疗。

治疗脱发的方法

中药疗法	可选用补益牛膝丸或加味四君子汤。补益牛膝丸选用中药牛膝、生地黄、枳壳、菟丝子、地骨皮等，捣末，制蜜丸，内服；加味四君子汤选用中药人参、白术、茯苓、炙甘草、熟地等，煎汤剂服用
膳食疗法	将中药菟丝子、茯苓、石莲肉、黑芝麻、紫珠米等，用旺火煮开后加适量水，用微火煮成粥，加少许食盐食之。每日1～2次，可连服10～15日。此粥滋补肾阴、健脾，适用于脾肾阴虚的脱发者
服用维生素	服用维生素B_1、维生素B_2、维生素B_6，注射维生素B_{12}。对于严重脱发者可在医生指导下，服用激素类药物
局部用药	如生发水、脱发再生剂等
其他方法	采用面部按摩、紫外线照射、梅花针、激光耳穴等治疗办法

预防

日常注意精神调节，保持心情舒畅。

常清洁头发，中性头发一般1周洗1次，干性头发10天洗1次，油性头发3天洗1次。洗头水温不宜过高也不宜过低，不用强碱性肥皂，选用各种适宜自己发质的洗发水。

热食、热浴后出汗者，头部注意避风。冬季注意头部的防寒保暖，夏天防晒。

注意营养，多吃蔬菜水果，少食白糖、盐、肥肉及辛辣食物，不酗酒。

加强体育锻炼，同时服用八珍丸、首乌片等，以补胃养血。

经常进行头部保健按摩。

头皮屑

头皮屑是指散布在头皮和头发间呈灰白色或灰黄色的细小鳞屑，梳头时易飘扬坠落，鳞屑略带油腻性，洗头后很快又产生新的鳞屑，头皮一般无明显炎症，有时会感到瘙痒。头皮屑主要是由卵圆形糠孢子菌引起，也可能是由于体内外各种因素引起头皮代谢过快引起的。

防治

养成良好的生活习惯、保持充足的睡眠、愉快的心情、多参加体育运动，有利于皮肤健康。

合理洗发。有人以为天天洗头就可以将头皮屑洗干净。其实不然，过多的洗头会减少头皮皮脂的厚度，令皮脂腺加速分泌，自然就会出现头皮干燥、头皮屑过多的现象。最好4～5天才洗一次头。梳子、枕头、枕巾也要保持干净，最好不共用梳子。

调整饮食。平时应多吃一些含碱性多的食物，如海带、紫菜。常喝鲜奶，多吃豆类、水果类等能起到润发作用的食物，清热去毒的食物也应多吃；而那些刺激及煎炸的食物要少吃。

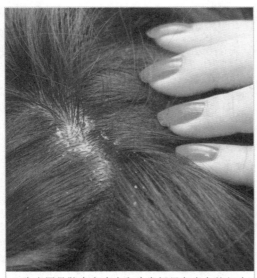

◎头皮屑是散布在头皮和头发间呈灰白色的细小鳞屑，主要是由卵圆形糠孢子菌引起。

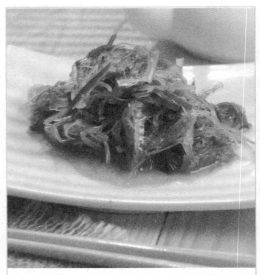

◎多吃海带、紫菜等含碱性多的食物；鲜奶、豆类和水果；清热祛毒的食物，能有效预防头皮屑。

指甲

指甲是由一种名叫角蛋白的脆弱的纤维物质构成的。它的主要功能是保护手指尖，使其免受尖硬物的刺激；提高手指尖触觉敏感度；保持手指拾物或操作小物品的能力。

指甲主要包括以下几部分。

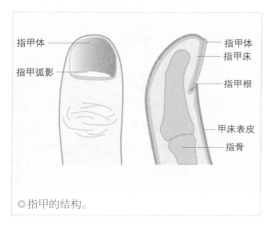

◎指甲的结构。

指甲尖：也叫指甲前缘，是指甲面从甲床分离的部分，由于下方没有支撑，缺乏水分及油分，所以容易裂开。

指甲体：也叫甲盖，是由位于指甲根部的甲母构成的。

指甲沟：指甲的外框，如果太干燥，便容易长出肉刺。

指甲弧影：也叫半月区，是位于指甲根部白色如半月形的地方。它对指甲起到保护作用，俗称"健康圈"。

指甲床：支撑指甲皮肤的组织，与指甲紧密相连，供给指甲水分，下面血管密布，使指甲呈粉红色。

指甲根：位于指甲根部，在甲基的前面，极为薄软，其作用类似于农作物的根茎。

甲床表皮：即"软皮"，其功能在于保护柔软的指甲。

指甲基质：位于指甲根部，含有毛细血管、淋巴管和神经。其作用类似于土壤，指甲基质是指甲生长的源泉，指甲基质受损时，指甲会停止生长或畸形生长。

健康的指甲应该是光滑、亮泽、圆润饱满、呈粉红色的，指甲每个月生长3毫米左右，新陈代谢周期为半年。指甲的生长速度随季节发生变化，一般夏季生长速度较快，冬季较缓慢。

① 常见健康问题

甲沟炎

甲沟炎是指（趾）甲周围软组织的化脓性感染。在手指上，多因撕剥肉刺或剪指甲时损伤所引起的；在脚趾，多因嵌甲或鞋子过紧引起的。开始时，指（趾）甲

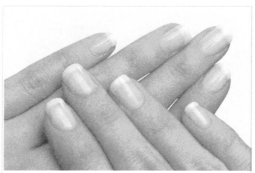

◎健康的指甲是光滑、亮泽、圆润饱满并呈粉红色的，指甲每月生长约3毫米，新陈代谢周期为半年。

的一侧有轻度疼痛和红肿，如不予治疗，炎症可向另一侧或甲下蔓延。在足趾嵌甲一侧的甲沟炎常呈慢性感染表现，甲沟处长期流脓，并有肉芽组织形成，伤口不易愈合。

感染早期用局部热敷治疗，或将患指（趾）浸泡在0.1％高锰酸钾温热溶液中，每日3次，每次15～20分钟。有脓肿形成时要切开排脓；一旦有甲下脓肿要切除部分或拔除全部指（趾）甲，否则脓液会排出不畅。只要甲床尚未受损，在2～3个月后指（趾）甲仍会再生。因嵌甲引起的，必须切除患侧的部分趾甲和甲沟旁隆起的肉芽组织。

指甲受伤

生活中，我们的指甲被挤掉、因意外而发生指甲缝破裂出血的现象时有发生。以下有一些防治措施，以供参考。

指甲被挤掉时，最重要的是防止细菌感染。应急处理时，首先用纱布、绷带包扎固定被挤掉指甲的手指，再用冰袋冷敷，然后把伤肢抬高，立即去医院。万一不能去医院时，应对局部进行消毒，如家

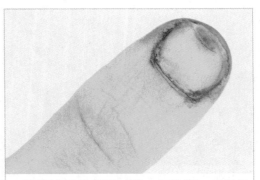

◎指甲受伤时最重要的是防止细菌感染，可用蜂蜜兑等量温开水，涂抹患处，数天治愈。

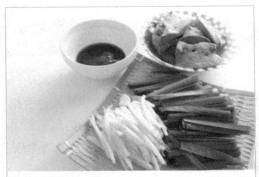

◎指甲受伤的患者应多食韭菜、猪肝、胡萝卜等富含维生素A的食物。

里有抗生素软膏，应抹上一层。第二天一定要去医院诊治。

指甲缝破裂出血，可用蜂蜜兑等量温开水，搅匀，每天抹几次，就可逐渐治愈。如果指甲破裂者是球类运动员，在治疗期间，如果需要继续打球，在打球之前，一定要用橡皮膏将手指末节包2～3层，加以保护，打完球后立即去掉，以免引起感染。

有指甲破裂出血史的人，还应在日常的膳食中注意多吃些含维生素A比较多的食物，如胡萝卜、韭菜和猪肝等，以增加皮肤的弹性。

如果因外伤引起甲床下出血，血液未流出，使甲床根部隆起，疼痛难忍不能入睡时，可在近指甲根部用烧红的缝衣针扎一小孔，将积血排出，消毒后加压包扎指甲。

❷ 保健和护理

指甲要经常修剪，保持清洁，指甲内不能有污垢，用小刷子擦洗干净。

指甲保护不当，会造成传染病的传

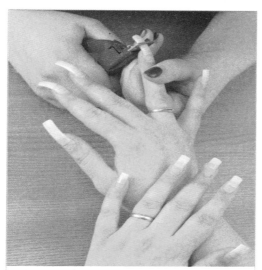

◎指甲要经常修剪以保持清洁，指甲内不能有污垢，为减少传染病的传播，应避免与他人共用修剪工具。

播、损伤指甲等问题。保护指甲应该注意以下4点：

（1）为了减少传染病传播，应该避免和他人共用修指甲的工具。

（2）修剪指甲的时候不应该用手撕坏死的指甲表皮，而是应该用指甲刀轻轻地剪去。

（3）避免用锉子来磨指甲，因为这样很容易损伤指甲的健康。

（4）不要把指甲修剪成"鸡蛋状"，因为这样虽然好看但是却很容易令指甲根部受到伤害。

趾 甲

趾甲是一种质硬、无新陈代谢的组织，主要由角蛋白组成。它们覆盖着脚趾的末端，起保护作用。角蛋白是一种很坚硬的防水性的物质，由于我们可以透过这些物质看到脚趾里血液的颜色，所以趾甲呈粉红色。

指甲每月约生长4毫米，而趾甲生长得更慢。正常的趾甲光滑、半透明、亮泽、略呈弧形，是健康的象征。

❶ 常见健康问题

灰趾甲

"灰趾甲"属甲癣病的范畴，是甲癣病中的一种常见病、多发病，具有传染性，是由浅部霉菌感染所引起的甲板病变，多由手足癣传播而致，诱发因素还有外伤、甲沟炎、逆剥、妊娠等。甲癣病初起，甲旁有发痒的感觉，多是1~2个趾甲感染，日久甲板出现高低不平、增厚、变色、变形，严重者甲内产生臭液。

治疗

内服法。口服伊曲康唑，采用冲击疗

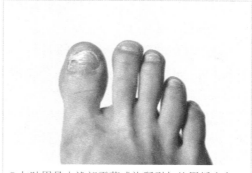

◎灰趾甲是由浅部霉菌感染所引起的甲板病变，多由手足癣传播所致，会导致甲板出现高低不平、增厚、变色、变形的现象。

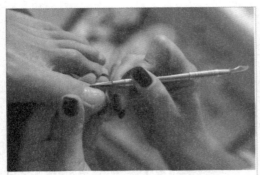

◎用传统的修脚术可以将灰趾甲增厚的病甲削薄。

法，服1周停3周，连用4个月，病甲退去，生出健康趾甲。此药须在医生指导下，正确应用。

外治法。用传统的修脚术将增厚的病甲削薄，局部外涂5%～10%的碘酊或30%的冰醋酸，每日2次。趾甲周围最好涂一层凡士林，保护趾甲周围皮肤。定期修除病甲，便于新甲生长。

趾甲嵌入

趾甲嵌入常会使趾甲周围的皮肤和趾甲床发生肿胀或发炎和疼痛，拇趾尤易受影响。

病因

趾甲剪得太短，旁边的软组织因为没有趾甲覆盖，会向上长，结果趾甲长出来后，就刺到软组织内。

穿不合适的鞋子。不适合的鞋子，如尖头皮鞋，前面太窄，会把足趾的软组织挤起来，时间一长，也会形成嵌甲。

足趾曾经受过外伤。由于踢足球、碰撞、砸伤等，使足趾产生破损，影响到甲床或甲母细胞时趾甲也会出现畸形。

感染真菌、身体过胖等也是常见诱发因素。

治疗

对早期无感染病例，可用非手术治疗，将甲侧缘掀起，修去嵌入软组织的尖角。垫一片极薄的无菌棉花。如炎症明显，早期治疗是休息，抗感染，热敷及引流通畅，待感染控制后可施行手术。

趾甲变脆

通常是遗传性的。但过多接触水、洗涤剂和苛性化学剂会加重此症。经常剪短趾甲，也可涂上指甲油做保护。

❷ 保健和护理

要保持趾甲的健康，应多吃含锌、铁的食物。腰果中含有的维生素，也能帮助趾甲健康生长。

趾甲只要略微与甲床脱离，就可能受到真菌的感染，解决的办法就是勤剪趾甲，以免趾甲意外断裂。另外，趾甲尖向内弯曲生长并戳进肉里，通常是由于剪趾甲不当造成的，所以剪趾甲不要留下一个尖，而且两个边角处不要剪得太短，否则趾甲就能穿破皮肤而向肉里生长。

鞋袜穿着应宽松舒适，改正蹋趾踮地

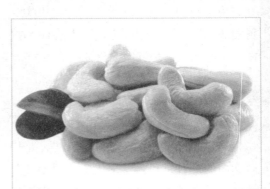

◎腰果中含有的维生素能帮助趾甲健康生长，另外一些含锌、铁的食物对保持趾甲健康也有益处。

的习惯。

如果趾甲又厚又难看，可能意味着你身上存在着某种疾病；如有甲癣（灰趾甲）、趾红肿及足拇趾持续疼痛等不良情况，都应及时就医。

汗 腺

汗腺是皮肤的附属器，分为大汗腺和小汗腺两类。大汗腺主要分布在腋窝、肚脐、肛门四周及生殖器等处。它刚分泌出来的汗液是白色黏稠无臭的液体，经过细菌分解后则产生特殊的臭味，称为腋臭或狐臭。小汗腺除唇红部、包皮内侧及龟头部外，全身均有分布，以掌跖、额部、背部、腋窝等处最多。

汗腺是一种管状结构，可分为分泌部和排泄部，分泌部是由细管子盘曲而成的，位于真皮和皮下组织中，排泄部是由分泌部通向皮肤表面的细管，开口处呈漏斗状，叫汗孔。汗液的主要成分是水，其余为无机盐、尿素、尿酸等。所以出汗有排泄作用。

汗液中的乳酸有抑制细菌生长的作用。出汗还有调节体温的作用，因为汗液的蒸发会带走身体的热量。在炎热的夏天，如果汗腺管堵塞，汗液排出不通畅，就会发炎，形成痱子。

常见健康问题

多汗症

多汗症的患者出汗异常多，尽管有些全身性疾病，如甲亢、肥胖、糖尿病、结核病等，可以引起全身多汗，但大部分都是仅局限于手掌、腋窝、脸部的原（特）发性多汗。所谓"原（特）发性"，即其原因尚不明确，其发病机理主要是交感神经异常兴奋所引起的。

症状

有全身性多汗及局部多汗两种。全身

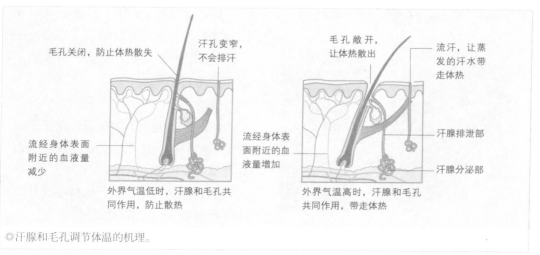

毛孔关闭，防止体热散失　　汗孔变窄，不会排汗

毛孔散开，让体热散出　　流汗，让蒸发的汗水带走体热

流经身体表面附近的血液量减少

外界气温低时，汗腺和毛孔共同作用，防止散热

流经身体表面附近的血液量增加

汗腺排泄部

汗腺分泌部

外界气温高时，汗腺和毛孔共同作用，带走体热

◎汗腺和毛孔调节体温的机理。

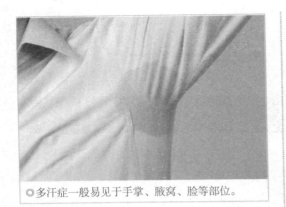

◎多汗症一般易见于手掌、腋窝、脸等部位。

性多汗者皮肤表面常是湿润的，而且有阵发性的出汗。局部多汗常见于手掌、足跖、腋下，其次为鼻尖、前额、阴部等。多在青少年时发病，患者常伴有末梢血液循环功能障碍。

防治

避免精神紧张，情绪激动。对有精神情绪因素者可选用谷维素、溴剂、地西泮等内服。

抗胆碱能药物如阿托品、溴丙胺太林等内服，有暂时的效果，可减少汗液分泌量。

注意保持皮肤清洁干燥，腋部和外阴处常扑些痱子粉，这样有助于多汗症的防治。

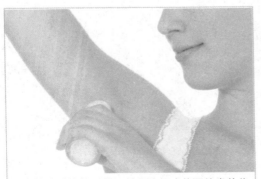

◎保持皮肤清洁干燥，并在腋部或外阴处常扑些痱子粉，有助于多汗症的防治。

狐臭

狐臭，医学上称臭汗症，主要由分泌一种带有臭味的汗液所引起，是由大汗腺分泌物和局部细菌作用的结果。夏季多汗时尤其明显。多数人在青春期后发生，到老年气味逐渐减轻。狐臭有一定遗传性，不少患者有家族史。

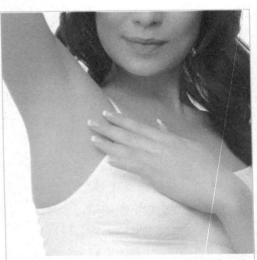

◎狐臭是由大汗腺分泌物和局部细菌作用产生的一种带有臭味的汗液引起的。

治疗

狐臭最常发生在腋下。传统的手术方法是将腋下有腋毛部位的皮肤连同大汗腺一起切除，另外还有刮除法、刮吸法、电凝和激光治疗等。

预防

注意个人卫生，勤洗澡，保持干燥。经常用些有抗菌作用的花露水或爽身粉，这样就可减轻或闻不到臭味。

平时注意稳定情绪，保持心情开朗。不宜做剧烈活动，减少出汗。

戒烟酒，不吃或少吃大蒜、大葱、洋

葱、浓茶、烈性酒等有强烈刺激性的食物也可减轻臭味。

盗汗

盗汗是中医的说法，是以入睡后出汗异常，醒后汗泄即止为特征的一种疾病。凡是影响人体

体温调节中枢，以及使交感神经兴奋性增高的原因和疾病，都可以引起盗汗。如果出汗量较少，醒后汗即止，不伴有不舒适的感觉或仅有口干咽燥的感觉，一般不会对身体损伤太大。但如果出汗量极大，甚至可使被褥浸湿，常伴烦躁、头晕、消瘦、疲乏不堪、尿量少、大便干燥等症状，时间久了就会发生脱水等情况，严重威胁着患者的健康与生命安全。

治疗

如果是气虚引起的盗汗，一般是血管扩张功能不好，可用补中益气汤加减方来调整；心血不足造成的盗汗，心悸少寐，宜补血养心，以归脾汤加减方来治疗；如果是阴虚体质引起，身体出现燥热症，也会有盗汗的情况，此时可用六味地黄丸加减方来改善；对阴虚火旺的盗汗，五心烦热，宜滋阴降火，以当归六黄汤加减方。

预防

注意避免一些辛辣、刺激性、燥类的食物，多吃一些清淡的食物以使汗腺的分

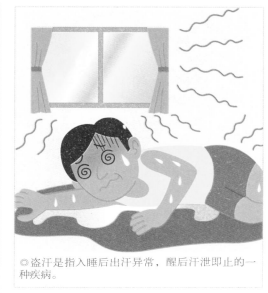

◎盗汗是指入睡后出汗异常，醒后汗泄即止的一种疾病。

泌功能得到恢复。

适当调节一下居住环境的温度与湿度，如阴虚血热者的居住环境应稍偏凉一些等。

被褥、铺板、睡衣等，应经常拆洗或晾晒，以保持干燥，并应经常洗澡，以减少汗液对皮肤的刺激。

增强体育锻炼，做到劳逸结合。

调节自己的情绪，放松自己，缓解自身的压力。

对于体质较弱的人，在适当的季节，应在医生的指导下进补，多吃些滋阴补气的食物，如大枣、黑豆、核桃、黑芝麻、桂圆等。

泪腺

流泪是人与生俱来的简单行为，无须学习，人人都会。每个人的眼睛里都有制造眼泪的"小工厂"——泪腺。眼肌和泪器属于眼睛的辅助装置，虽是辅助装置，却也缺一不可。其中泪器又由2个零件组成—泪腺和泪道。泪腺是贮存器，泪腺有

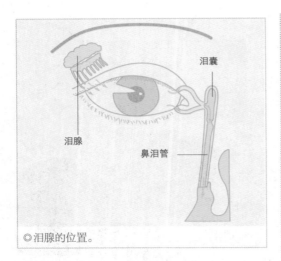

◎泪腺的位置。

许多细小的泪道，人的泪液就是从位于眼眶外上方的泪腺中发出，经由泪道流出来的。

泪液是一种含盐的液体，一般有两种：即在正常状态下，无论男女，每天均分泌0.5～0.6毫升，称为生理性泪液。通过眼皮的运动，将泪水均匀分布在角膜和结膜上，起到保护、湿润和清洁眼球的作用。但当人们受到外界环境的刺激，如悲伤、激动时，眼泪会一涌而出，此种眼泪称为情绪性眼泪。

常见健康问题

迎风流泪

"迎风流泪"是指常不自主地有泪流出，见风更甚，初起时，冬季较重，夏季减轻，时间久后，则不分冬夏。

如果受到风、尘等刺激流泪不止，需要到医院检查眼睛，看是否属于泪道狭窄或堵塞。泪道堵塞可以通过冲洗疏通堵塞，泪道狭窄可以通过手术扩张泪道。

泪液分泌过少

泪液过少是由于泪腺分泌功能的减退，会引起干燥性角膜炎、结膜炎，这是一种难以治疗的慢性疾病。

症状

有黏性分泌物增多，上下干燥，黏稠的黏液粘住上皮，在睁眼时可牵拉上皮面引起疼痛。上皮脱落可发生丝状角膜炎，也可并发角膜浸润。

病因

先天性泪腺缺失。

泪腺本身疾病所致，任何发生泪腺萎缩的疾病，都可能导致泪液分泌减少。如老年性泪腺萎缩、斯耶格兰综合征等。

支配泪腺的面神经、三叉神经、交感神经发生神经麻痹，尤其外伤，都可阻断流泪反射，终止泪液分泌。

治疗

常用人工泪液，如甲基纤维素、液状石蜡、硼酸溶液等。

副交感神经兴奋剂，适用于轻症患者。电灼泪小点，使之封闭，保持结膜囊常有湿润，必要时做睑裂缝合术。

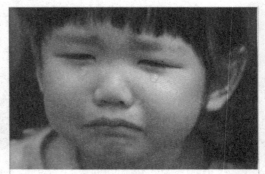

◎泪液是一种含盐的液体，有保护、湿润和清洁眼球的作用。

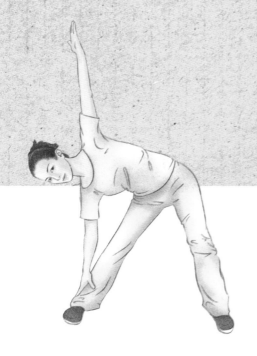

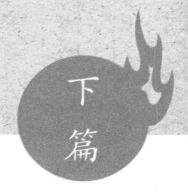

下篇

防治常见疾病

●疾病并不可怕，关键在于积极预防和及时治疗。现代保健医疗的理念是"保健重于预防，预防重于治疗"，只有全面了解常见病痛机理，才能有效地完成自我保健和自我防治工作，达到强身健体的目的。本章节全面翔实地介绍了数十种常见疾病的病症、病因、预防和治疗方法，是进行自我防治工作的优良读物。

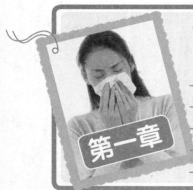

识别疾病信号

◎俗话说"病来如山倒",但山倒之前,多少总有一些细微的征兆。疾病发作之前也是如此,它将表现出一些固有的症状,如果能够辨明这些信号,及时开展防治工作,将病痛扼杀于萌芽状态,必将极大地减少疾病所带来的痛苦,使人体迅速恢复到健康状态。

第一章

不容忽视的疼痛

❶ 头痛

头痛,可以说是日常生活中最普遍的疼痛之一,差不多每个人都有过至少一次的头痛经历。比如,在饥饿、紧张、疲劳、焦虑或大便干燥时,以及眼睛注视某物体时间较长时,都会引发头痛。另外,平时的一些小毛病,如感冒、醉酒后醒来以及乘车太久都可能引起头痛。

神经性头痛

神经性头痛主要包括紧张性头痛和偏头痛。

紧张性头痛的症状如下。

大约有90%以上的紧张性头痛病人为两侧头痛,多为两颞侧(脸颊两侧鬓角部位)、后枕部、头顶部或全头部。头痛性质为钝痛、胀痛、压迫感、沉重感、麻木感和束带样紧箍感。

头痛的强度为轻度至中度,有的病人可有长年累月的持续性头痛,有的病人的症状甚至可回溯10～20年。

病人会整天头痛,但一天内可以有逐渐增强和逐渐减轻的波动感。激动、生

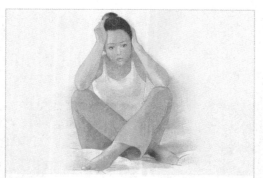

◎头痛是日常生活中最普遍的疼痛之一,根据引起头痛的原因可以分为神经性头痛、颅内病变引起的头痛、颅外病变引起的头痛等几类。

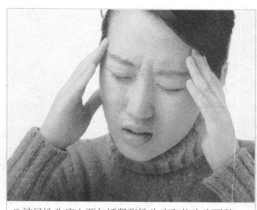

◎神经性头痛主要包括紧张性头痛和偏头痛两种。

气、失眠、焦虑、忧郁等因素会导致头痛加剧。

偏头痛的症状：偏头痛只发生在一边，每次都在头部的同一边发作。通常在早上发作，头痛时间会持续几个小时，每隔几天或几个星期就会发作一次。

发作前先有眼部先兆，出现视力障碍如闪光、周边视野消失、短暂性无法阅读等，也可有面、舌、肢体麻木等，这些症状与颅内血管痉挛有关。

颅内病变引起头痛

颅内病变包括脑膜炎、脑出血、脑血栓、缺血性脑血管病、高血压、癫痫、颅脑损伤等。这些病变都可能引起头痛。这种头痛一般较为剧烈，多为深部的胀痛、炸裂样痛，常不同程度地伴有呕吐、神经

引发头痛的常见颅内病变

脑膜炎	脑膜炎属于脑膜刺激性头痛，具有突发性，头痛剧烈，持续时间长，同时有发热、恶心、呕吐及颈部僵直的现象发生，颈项部也多疼痛
脑出血	脑出血会导致剧烈头痛，本病多在用力或情绪激动后突发剧烈头痛、呕吐、也具有脑膜刺激性头痛特点。病因多为先天性动脉瘤、动静脉畸形和脑动脉硬化
缺血性脑血管病	头部转动时会引起头痛，头痛时多伴有脑干短暂性缺血症状，如眩晕、视觉障碍、口面麻木、耳内疼痛等，还可能有轻微的脑干损害体征，如眼球震颤（患者头后仰转颈，使一侧椎动脉受压后更易出现）、一侧角膜反射等。缺血性脑血管病产生头痛的机制，可能因颅内供血不足，颅外血管代偿性扩张所致，因此，也具有血管性头痛特点
高血压	高血压患者如果血压骤升可能导致脑部小动脉痉挛，引发急性脑水肿。急性颅内压增高会导致剧烈头痛，伴随眼底可见视网膜动脉痉挛、出血、渗出等症状
脑动脉硬化	脑动脉硬化是因脑部缺氧引起的。由脑动脉硬化导致的头痛多伴有神经衰弱表现，有高血压者则有高血压头痛特点，并有轻微神经系统损害体征
颅内肿物和颅内压升高	颅内肿物包括脑瘤、脑脓肿、颅内血肿、囊肿、脑寄生虫等。这种头痛呈进行性加重，并有神经系统局限体征。80%的肿物患者颅内压增高，全头部呈现胀痛、炸裂痛
癫痫性头痛	癫痫性头痛多见于青少年及儿童，呈剧烈搏动性痛或炸裂痛，发作和终止均较突然，为时数秒至数十分钟，有时可长达一天，发作频率不等。发作时伴有恶心、呕吐、眩晕、流涕、流泪、腹痛、意识障碍、恐怖不安等
颅脑损伤	颅脑损伤早期头痛与软组织损伤、脑水肿、颅内出血、血肿、感染等有关。后期的头痛相当多见，成为外伤性神经症和脑外伤综合征。大部分患者还有其他头痛表现，机制也十分复杂。比如，血管性头痛、肌收缩头痛、颅表神经痛，以及头皮疤痕引起的头痛

系统损害体征、抽搐、意识障碍、精神异常以至生命体征的改变。

颅外病变引起的头痛

头颅外部疾病也会引起头痛，比如头颈部神经炎性头痛，头骨部皮肤、肌肉和颅骨病变引起的头痛，五官病变引起的头痛等。

头颈部神经炎性头痛。头颈部神经炎性头痛是因受寒、感染、外伤引起头部神经痛。三叉神经第一支也可因感染、受寒等引起前头部持续性或短暂剧烈的刺痛，称为三叉神经炎或症状性三叉神经痛。这种头痛多发生在老年人身上，在刷牙、咀嚼或触碰到脸部某个部位时会引发这一症状。

头骨部皮肤、肌肉和颅骨病变引起的头痛。头皮的急性感染、疖肿、颅骨肿瘤。均可引起局部头痛，原发病灶明显，诊断不难。紧张性头痛（肌收缩性头痛）相当多见。因头颈部肌肉持续收缩所致，多为前头部、枕颈部或全头部持续性钝痛。病因大多为精神紧张或焦虑所致，也可继发于血管性头痛或五官病变的头痛，有时为头颈部肌炎、颈肌劳损或颈椎病所致。

五官病变引起头痛

五官病变引起的头痛十分常见，多数是由于工作压力造成人体经常处于亚健康

引发头痛的五官病变

鼻窦炎	鼻窦炎是一个普遍的头痛原因。头痛时伴有鼻阻、流涕和局部压痛。鼻窦炎经常在重感冒期间或之后发作。疼痛因咳嗽、打喷嚏或突然转头而加重。急剧的气温变化或者在冬天从温暖的室内走到寒冷的室外会使病情加重
鼻咽腔癌肿	鼻咽腔癌肿也会引发头痛。典型者除头痛外，还伴有脓涕、多发性颅神经麻痹和颈部淋巴结转移。鼻咽腔活检可确诊，如果症状不典型，应多次做鼻咽腔活检以求早期确诊
屈光不正（远视、散光、老视）及眼肌平衡失调	头痛多为钝痛，伴有眼痛眼胀。阅读后头痛加重，还会导致阅读错行或成双行现象，久后可有神经衰弱表现
青光眼	疼痛以患眼为主扩及病侧前额。急性者常伴有呕吐、视力减退、角膜水肿、混浊等；慢性者有视盘生理凹陷扩大等症状。测量眼压可以确诊
眼部急性感染	常引起剧烈头痛，伴随角膜炎、结膜炎、眼部充血等症状。但局部征象明显，不易漏诊
耳部病变	比如急性中耳炎、乳突炎会引起严重耳痛并扩及一侧头痛，多呈搏动性
口腔病变	比如牙痛有时可扩及病侧面部疼痛。咬合时颞颌关节疼痛，并有局部压痛。颞颌关节痛也会扩及一侧头痛

状态，身心紧张且无法及时到医院就诊造成的。常见有鼻窦炎、青光眼和口腔病变等引起的头痛。

❷ 肩膀疼痛

如果你无法将手臂提到头部上方，肩膀红肿，移动肩膀时感到疼痛，或者肩膀仿佛有脱臼的感觉，那么你就应该提高警惕，检查一下是什么原因造成肩膀疼痛。

肩膀疼痛最主要的原因是肌肉损伤。要注意休息，避免让肩膀肌肉长期处于紧张状态。做做按摩、揉揉肩膀，做耸肩或旋转肩膀的动作，让其放松。长时间保持不良姿势也会造成肩膀疼痛。比如晚上睡觉的时候把手臂蜷曲起来压在身体下面，第二天起来感到肩膀扭伤般的疼痛。这时你要慢慢活动上臂和肩膀，调整疼痛部位的肌肉和肌腱。

导致肩膀疼痛的疾病

导致肩膀疼痛的疾病主要以关节炎和肌腱炎较为常见，肩膀发红、肿痛并随着

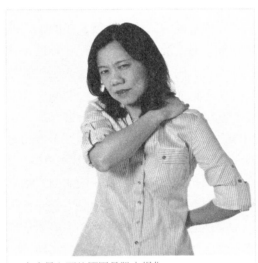

◎肩痛最主要的原因是肌肉损伤。

导致肩膀疼痛的常见疾病

滑囊炎或肌腱炎	如果出现局部性压痛或局部红肿，局部皮肤明显发红，而且温度升高，触碰时感到剧烈疼痛，那么很可能是患了滑囊炎。如果肩膀感到麻木或刺痛，关节僵硬，运动不便，或者关节轻微肿胀，持续疼痛，可能是肌腱炎引起的
关节炎	如果肩膀发红、肿痛，持续时间较长，有周期性发作的迹象，而且随着天气的恶化更加严重，那么很可能是罹患了关节炎。这时需要注意日常保养，并采用物理治疗，抑制疼痛
椎间盘病变	分布在肩膀部位的神经由脊椎发出时，如果受到突出鼓起的椎间盘挤压，就会感到颈部疼痛，神经末梢所在的肩膀部位也会感到疼痛。可以采用休息、牵引法和手术治疗
心绞痛或心脏病发作	胸骨后面会有沉重感或产生疼痛，由于胸部神经彼此距离很近，肩膀部位也会感到疼痛。这时要立即就医
横膈膜受到刺激也会引起肩膀疼痛	如果疼痛的部位是右肩膀，移动肩膀时疼痛不会加剧，而在咳嗽或深呼吸时胸部感到刺痛，那么疼痛的原因可能是横膈膜牵连引起的。病因可能是胆囊发炎、肝大或肺部疾病。这时应该立即就医

天气的恶化变得更加严重那就是关节炎的症状；局部红肿并有剧烈的触痛则可能是患了滑囊炎。

❸ 腹部疼痛

我们常说的肚子疼，就是指的腹部疼痛。如果只是肚子疼，我们无法知道是什么原因造成的，因为腹部不像心脏或骨骼一样是单一的器官，而是一个装满了许多组织和结构的大容器。导致腹部疼痛的原因繁多而复杂，因此当你感到肚子疼的时候一定不要掉以轻心，不要只吃一些肠胃药或止痛药，而要找到真正的病因。如果你只是腹泻，就没有必要惊恐不安。如果腹部突然感到从未有过的疼痛，痛得让你弯下腰，呼吸急促，而且疼痛时间超过30分钟，那么你就要立即去医院就诊。因为腹部器官都是带状组织，比如胃、肠、胆

囊等，任何一个器官发生破裂、穿孔或阻塞都会造成致命的危险。

要想了解腹部疼痛的原因，首先你要知道各个器官在腹部的位置和各个器官的功能。为了方便了解，我们把腹部分为左上、右上、左下、右下、中上、中下六个部位。

左上腹疼痛

左上腹部的器官有脾脏、胃、胰脏（胰脏横跨整个腹部）、肠子（腹部到处都有肠子）、左半部横膈膜。

脾脏靠近身体的表面，做检查时只要轻轻一压就能碰到。脾脏的功能是将超过使用期限的红细胞从血液中析出并分解，然后将分解后的成分送到骨髓。很多疾病会导致脾脏变大，压迫包裹脾脏的包膜，导致疼痛感，比如单核白细胞增多症会导致脾脏变大变软。因为脾

◎腹部疼痛俗称肚子痛，由于腹部充满了各种组织和结构，所以感到肚子痛时不能掉以轻心，疼痛超过30分钟应立即就诊。

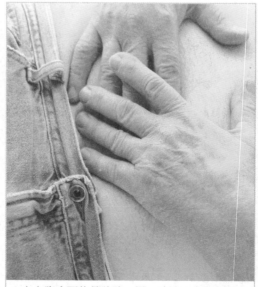
◎左上腹痛可能是脾脏、胃、胰脏、大肠等器官发生病变。

脏接近体表，所以剧烈运动和外力触碰很容易造成变大的脾脏破裂。脾脏破裂之后一触即痛，而且肚脐周围会有瘀青的现象。如果有这些现象要及时治疗。

大肠横跨腹部上方，在左上腹腔内向下弯曲，沿着腹腔向下延伸。大肠疼痛的原因可能是在转弯的节点上气泡囤积，也可能这个部位的肠子患有憩室炎或结肠炎。如果有炎症还会伴有腹泻或便秘（可能两者皆有），粪便中带有血液或黏液，甚至会伴有发热的症状。这种情况需要及时治疗。

左上腹疼痛很可能是胃出现了问题，因为胃正好在左上腹部里面。吃错东西、消化不良、胃炎、饮酒过量，或者每天服用阿司匹林都可能导致胃部疼痛。胃疼一般不会是剧烈的疼痛，但是也会影响工作和生活，而且伴随恶心、呕吐。服用制酸

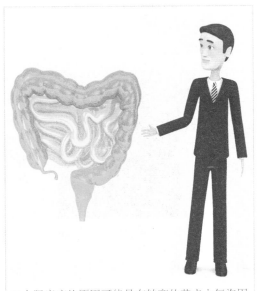

◎大肠疼痛的原因可能是在转弯的节点上气泡囤积，或是患有结肠炎。

剂会使症状减轻。如果疼痛超过1天，就要去医院诊治。胃溃疡或癌症也会导致胃疼，但这种情况并不多见。

胰脏发炎也会导致左上腹疼痛。很多药物或有毒物质会导致胰脏病变，比如烟草、酒精，长期服用利尿剂、类固醇（治疗关节炎、气喘、癌症的药物）等。胆汁从胆导管漏出或结石流过胆导管都会引起胰脏发炎。糖尿病患者也容易罹患胰脏疾病。如果左上腹疼痛非常厉害，疼痛部位在身体内部，而且伴随发热、恶心、呕吐，同时吸烟、酗酒，服用利尿剂、类固醇，有糖尿病或胆囊方面的疾病，那么可能罹患了胰脏疾病。

呼吸系统感染后，患者在深呼吸时会感到胸部刺痛，刺激扩散到横膈膜会使左上腹感到疼痛。

十二指肠溃疡也会引起左上腹疼痛。

右上腹疼痛

右上腹的器官有肝脏、胆囊、肠、胰脏和右边的横膈膜。这些器官发生病变可导致右上腹疼痛。

肝脏肿大会导致右上腹疼痛。肝脏疼痛是隐隐作痛，而且在腹腔深处。造成肝脏肿大的病因主要有以下几种：

肝炎：肝脏受到感染就会发炎，常见的传染源是过滤性病毒。肝炎是传染性疾病，分为甲肝、乙肝和丙肝。甲肝通过食物（贝类、介壳类）或饮水传染，同性恋者和使用注射器的吸毒者容易得乙肝，丙肝通过受污染的血液或针头传染。

许多化学物质和药剂都会伤害肝脏，比如抗生素、降血压剂、静脉注射

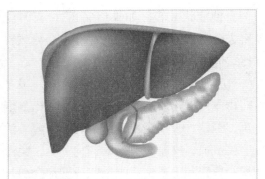

◎右上腹的器官主要有肝脏、胰脏和胆囊等，这些器官的病变都有可能导致右上腹疼痛。

的毒品、止痛剂、清洁用的四氯化碳，等等。其中，对肝脏造成威胁最大的是酒精。

心肌衰弱的患者无力将流到心脏的血液送出去，有些血液会倒流到肺部，然后流到肝脏，导致肝脏扩张引起疼痛。

胆囊受到感染或者罹患胆结石是右上腹疼痛的常见原因。四十多岁的肥胖女性，如果有多次生育记录，长期服用避孕药，而且有胃胀气现象，那么她患有胆囊感染的可能性就很大。胆囊感染发作时，患者会感到剧烈的疼痛，而且伴有冒汗、恶心和高热等症状。

发生病变的胆囊大多有胆结石，胆汁运送到肠子的导管时，导管会一直收缩，试图把结石排出，患者会感到导管绞痛。这种疼痛会间歇性发作。如果结石被排出，疼痛就会减轻，如果结石不能排出，就需要做手术将结石取出。

胰脏的头部在右上腹。胰脏部位疼痛的主要原因是胰脏炎。症状参见左上腹的情况。

肠子患有憩室炎或结肠炎也会引起右上腹的疼痛。症状参见左上腹的情况。

横膈膜受到肺炎的影响，接触到附近的肠子也会导致右上腹疼痛。

肾脏长在腰窝（侧腹）附近，身体两侧各有一个。肾脏受到感染产生脓肿或形成结石，会导致右上腹和背部的疼痛。

左下腹疼痛

左下腹的主要器官有肠子、输尿管、女性的卵巢和输卵管。

肠子发炎或感染会导致左下腹疼痛。

肾结石通过输尿管会造成左下腹的剧烈疼痛。

宫外孕会造成左下腹疼痛。如果上个月没来月经，突然感到下腹疼痛就要想到宫外孕的可能。

卵巢囊肿会引发慢性的持续的疼痛。

子宫内膜组织异位会在经期引起下腹剧烈疼痛。

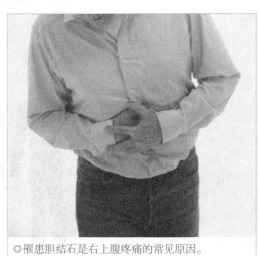

◎罹患胆结石是右上腹疼痛的常见原因。

右下腹疼痛

右下腹的器官有盲肠（阑尾）、肠子、输尿管、女性的卵巢和输卵管。

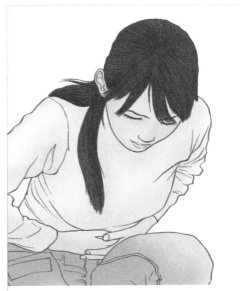

◎输尿管、女性卵巢和输卵管病变是左下腹疼痛的主要原因。

盲肠发炎是导致右下腹疼痛的主要原因。如果患者能用一根手指指出疼痛的部位在肚脐附近，而且疼痛时间长达12小时，那么就可以断定是阑尾炎。一旦怀疑自己得了阑尾炎就要去医院就诊。

腹部中上部疼痛

这个部位的器官主要是胃和十二指肠。

胃炎、胃溃疡、胃癌是造成腹部中上部疼痛的常见原因。胃溃疡是胃壁受到腐蚀而引发的病症，多半在空腹时发作。如果不及时加以治疗，溃疡会持续好几个星期。

十二指肠很少有恶性病变，但是也有发生溃疡的可能。平时应该检查自己的粪便，黑色的粪便表示溃疡引起了出血。

腹部中下部疼痛

这个部位疼痛表示肠、直肠、泌尿系统、女性生殖系统出现病变。可参见左下

腹疼痛的情况。

对闭经后妇女来说，造成中下腹疼痛的原因可能是子宫内长了大型的纤维瘤（良性肿瘤）。

子宫颈癌和卵巢癌也会导致下腹疼痛。虽然这种情况比较少见，但是绝不能忽视。

腹部主动脉硬化也会导致下腹部疼痛。

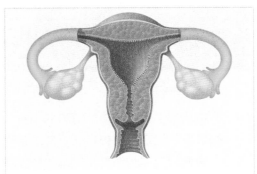

◎女性生殖系统病变，尤其是子宫的损伤是女性腹部中下部疼痛的原因。

4 腰痛

引起腰痛的原因很多，首先要想到的是肌肉扭伤。比如在搬重物的时候闪了腰，就会导致腰部肌肉疼痛。

长期伏案工作，平时缺乏锻炼，会导致腰部肌肉萎缩，容易发生腰肌劳损导致腰痛。如果腰部疼痛剧烈，爬楼梯或受到震动时疼痛加剧，这是骨质疏松症的警讯。如果腰痛向尿道部位放射，疼痛非常剧烈，伴有小便赤涩、浑浊、尿血，这是肾脏疾病的警讯。如果腰部感到酸软无力，膝部无力，活动时症状加重，休息时减轻，那么可能是慢性肾病疾病所致。

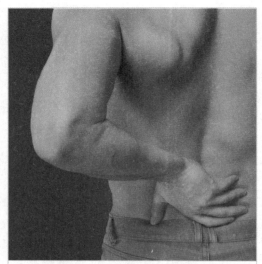

◎腰部疼痛要引起重视，因为腰部疼痛会涉及脊椎、胆囊等诸多重要器官。

不同的病因导致腰痛的发作时间不同：

如果早晨起来后腰部很痛，经过活动之后疼痛减轻，这种情况是腰部组织发炎的症状，比如关节炎、肌肉筋膜炎、僵直性脊椎炎等。

如果早上不痛，午后开始发作，越到晚上越痛，这种情况很可能是由腰椎间盘突出引起的坐骨神经痛，多发于中青年人。针对这种症状，可以采用重物牵引疗法。患者卧床休息的时候，脚上系上一定的重量，绕过床尾支轴，用重力牵引患者的脚部以及腰椎。这样可以减缓腰肌的紧张，还可以帮助椎间盘恢复原位。

如果腰痛常在半夜发作，这是癌症的信号。这种疼痛非常剧烈，敲击痛处会使疼痛加剧。如果是一般的肌肉扭伤，敲击痛处会反而会感到舒服。

移位性骨折也会导致腰部剧烈疼痛，这种情况要进行外科手术治疗，修补骨折的腰椎。如果腰痛是由腰椎感染或肿瘤引

起的，则需要去医院诊治，服用专门的抗生素和抗肿瘤药物。

如果腰痛时伴有热感，下雨天或热天疼痛加重，活动后疼痛减轻，那么可能是患有急性风湿性腰痛，需要及时治疗，否则可能会引发轻度细胞增多的贫血。

女性出现月经不调、带下等妇科病时，或者在妊娠期和人工流产之后都会出现腰部疼痛的症状。如果出现牵引性腰痛，则可能是因为子宫位置异常。如果腰痛伴有发冷、发热、小腹痛，或者尿频、尿痛、排尿困难等症状，则可能患有急性

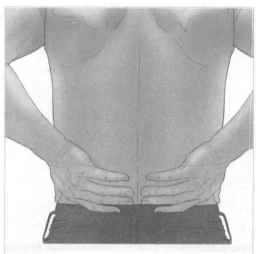

◎腰间盘突起可引起坐骨神经痛，这是导致许多中青年人，特别是上班族腰痛的原因。

盆腔炎。如果不能及时治愈，可能会导致慢性盆腔炎、附件炎、盆腔结缔组织炎等妇科炎症。如果腰痛伴有腹部广泛性疼痛可能是阴道有异常分泌物。如果腰痛伴有月经改变以及大小便改变，则是盆腔肿瘤的征兆，比如子宫肌瘤、子宫颈癌、卵巢囊肿等。妇女如果生育过多、人工流产过

盆腔炎的中医疗法

女性盆腔器官

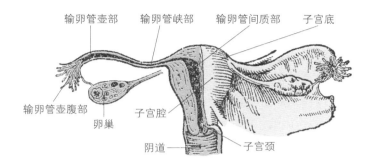

输卵管壶部　输卵管峡部　输卵管间质部　子宫底

输卵管壶腹部　卵巢　子宫腔　子宫颈　阴道

拔罐疗法

　　让患者取适宜体位，并对穴位皮肤外进行常规消毒（每次选 2 ~ 4 个穴位），用三棱针先在所选穴位上挑刺至出血，随后用闪火法将火罐吸拔在挑刺的穴位上，留罐 10 ~ 15 分钟，每周 1 ~ 2 次，挑刺治疗完每个穴位为 1 个疗程。

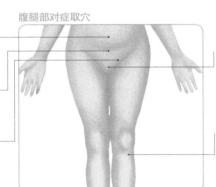

腹腿部对症取穴

气海
　　该穴位于下腹部，前正中线上，当脐中下 1.5 寸处。

关元
　　位于下腹部，前正中线上，当脐中下 3 寸之处。

归来
　　位于人体的下腹部，当脐中下 4 寸，距前正中线 2 寸之处。

曲骨
　　位于人体的下腹部，当前正中线上，耻骨联合上缘的中点处。

足三里
　　位于外膝眼下 3 寸，距胫骨前嵴 1 横指，当胫骨前肌上。

◖中医专家教你做食疗

　　生地粳米粥：生地 30 克，粳米 60 克。生地切片，用清水煎煮 2 次，取汁 100 毫升。粳米熬粥，快熟时放入煎好的生地药汁，粥熟后即可食用。

　　败酱玫瑰饮：败酱草 30 克，佛手 10 克，玫瑰花 10 克，将三种材料用水煎服。每天 1 剂，连服 6 天。

多或者房事不节制也会出现腰痛。

男性出现腰痛、腰酸等症状可能是罹患了泌尿感染疾病。泌尿感染一般是由衣原体或支原体引起的，表现为腰痛、腰酸，伴有尿频、尿痛、尿急、刺痒等症。出现这些症状要及时治疗，否则，如果细菌上行或引发前列腺炎、膀胱炎等疾病，甚至会造成不孕不育。

此外，感冒、结核病、胆囊炎都会引起腰痛。若感到腰部疼痛应引起重视，找到病因，及时治疗。

⑤ 皮肤触痛

皮肤覆盖全身，保护体内各组织免受伤害。

皮肤感到疼痛有可能是以下几方面的原因：

如果你感到皮肤干涩、粗糙、有触痛感，不用担心，这可能只是由天气原因导致的皮肤过敏。在秋冬季节，这种情况比较严重，你只需要涂抹润肤产品，保持皮肤湿润即可。浸泡身体可以让皮肤吸收充足的水分，然后用凡士林等保湿剂封住水分，可以缓解皮肤干涩、疼痛的症状。

如果皮肤发红，触碰时有强烈的刺痛感，痛处有水疱皮疹，很有可能是带状疱疹引起的。这种病症很容易传染，不要刺激挠抓患处，以免传染到其他部位。如果怀疑是带状疱疹，应该立即去医院就诊，接受治疗。带状疱疹引发的皮肤疼痛可能会持续很久，在老人身上尤其如此，阿司匹林等温和的止痛剂有助于缓解疼痛。如果疼痛严重，最好按照医生的建议服用处方药。

感冒或其他病毒也会使皮肤有酸痛的感觉。随着感冒症状的好转，皮肤酸痛感也会逐渐消失。如果疼痛难忍可以在医生的建议下服用止痛药。

晒伤会导致日光性皮炎，引起皮肤疼痛。紫外线对皮肤的伤害不仅是晒黑和留下晒斑那么简单，还会使皮肤变得脆弱，出现带红、疼痛、脱皮、起水泡等症状，严重者甚至会引起发热、头痛。晒伤后要进行紧急护理，皮肤感到灼热疼痛时，将芦荟汁液涂在晒伤部位可以起到降热清凉的作用。

如果皮肤有触痛感和麻痹感，而且患者有糖尿病史，那么可能是糖尿病引起的神经痛刺激了皮肤内的神经。这种多发性的皮肤触痛需要到医院接受治疗。

体表症状

① 发热

发热是身体生病的一个预警信号。如果出现发热的症状，人们就会很紧张。其实大可不必，一定限度内的发热是人体抵抗疾病的生理防御反应。如果发热过高，或持续不退，就要引起注意了。体温过高会使人体各个系统和器官的功能发生严重障碍。

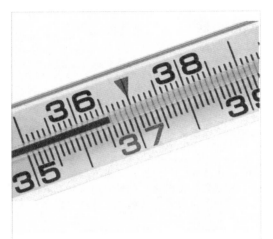

◎人体的正常体温是36~37度，超过37.4度即可视为发热。

人的正常体温是36℃~37℃，体温超过37.4℃可视为发热。每个人的基础体温不一样，每个人一天中不同时段的体温也会有所不同。要想确定是否发热，最好先知道你的基础体温是多少。要想知道自己的基础体温，可以连续3天在清醒的时间每隔4个小时测量一次，所得的体温值应该在你的基础体温范围内。

发热时不要急着降温，应该先找到发热的原因。如果发现体温升高就立刻服用阿司匹林，反而会使发热的原因变得不明朗，剥夺体内免疫机制作用的发挥。导致发热的原因很多且并不明显。大多数发热是由身体某个部位隐性感染所致。发热的另外一个原因是身体组织受到损伤，比如心脏病、中风、癌症或免疫系统失调。此外，一些药物也会引起发热，比如用来消炎的抗生素、治疗过敏症的抗组胺药、治疗失眠的巴比妥酸盐、治疗高血压的降血压剂等。如果是药物引起的发热，须让医生更改处方。

② 怕冷

怕冷是急性感染性疾病的前兆。感染性疾病的致病原作用于机体，引起发热之前身体会感到寒冷，起鸡皮疙瘩，全身颤抖，肌肉不自主地活动，这种症状在中医称为"畏恶风寒"，简称"恶风""畏寒"或"恶寒"。怕冷症状出现之后一般会继之以高热。

怕冷的主要原因是急性感染性疾病，比如流行性感冒、脓胸、肺脓肿、丹毒、胆囊炎急性发作、细菌性肝脓肿、门脉血栓性脉管炎、脊髓炎等。这些由细菌感染引起的发热性疾病都是先怕冷后高热，然后出现各种疾病特有的症状。如果寒战之后出现高热，随后出现胸痛、咳嗽、咯铁锈色痰等呼吸道症状，可能是患有休克型肺炎。如果恶寒之后出现渐升型的发热，可能是支气管肺炎的警讯。如果在反复多次恶寒之后出现高热，可能是亚急性细菌性心内膜炎的警讯。如果是细菌感染引起的，医生会开出适当的抗生素药物让患者服用。

③ 肤色异常

人的肤色由基因决定，如果后天肤色出现明显变化，不仅关系到人的外表，而且是身体病变的预警讯号，需要引起注意。

如果喜欢吃胡萝卜，或者食用大量含有胡萝卜素的食物，那么皮肤可能会发黄。老年人由于皮肤变薄，使脂肪层透映出来，显得皮肤发黄。这两种情况

引起肤色异常的疾病

恶性黑瘤	如果皮肤上长了黑痣，或其他衍生性组织，要注意它的颜色、大小，最好找皮肤科大夫做检查，因为这可能是致命的恶性黑瘤病变，应该及早发现，并加以割除
白斑症	有些人的皮肤在阳光下曝晒几分钟就会出现大片白色斑块，这是由免疫系统细胞侵蚀皮肤色素导致的。这种情况可能表示患有糖尿病、恶性贫血或甲状腺功能衰退，但是一般来说除了影响美观以外对身体健康没什么影响
肝胆疾病	如果皮肤发黄是出现类似感冒症状之后发生的，那么可能是患有肝炎、胆囊炎或肝硬化。胆红素是人体肝脏制造、排泄的代谢废物。如果它回流到血液中就会导致皮肤变黄，它的最初症状是让人的眼白变黄，这就是黄疸症。出现黄疸症之后，要让医生诊断原因，并加以治疗
晒伤	我们都知道过度曝晒会使皮肤变黑，甚至会晒伤。晒太阳是必要的，但是不要在强烈的阳光下曝晒时间过久。由晒太阳造成的古铜色皮肤几年之后就会出现皱纹、失去弹性，甚至会罹患各种皮肤癌症
阿狄森氏病	如果皮肤和嘴部出现棕色色素沉淀，那么可能是肾上腺功能衰弱的阿狄森氏病。肝脏疾病和肠道疾病也会使皮肤颜色变深，但是不会影响嘴唇的颜色
静脉曲张	如果脚踝部位的皮肤变成棕色，可能是腿部血液从静脉渗出进入附近组织导致的皮肤变色，这种变色伴随腿部肿胀，是静脉曲张的症状
孕妇斑	孕妇如果在脸颊和前额出现棕色斑点不用紧张，这是孕妇斑，经过一段时间之后就会自动消失
治疗和药物导致皮肤变色	接受放射线治疗的患者，被X光照射的皮肤几个星期后会变色。有些妇女服用避孕药也会导致皮肤变色。停止服用，变色的部位就会恢复原状。有些治疗心脏病的药剂会使皮肤变黑或发蓝。此外，一些抗生素、安眠药、镇静剂、防止心律不齐的药物也会使皮肤变色
恶性贫血	如果皮肤变为柠檬色，可能是患有恶性贫血，或者甲状腺功能衰退。恶性贫血是胃里缺少一种酶，导致人体无法吸收维生素B12

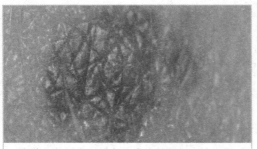

◎皮肤上如果出现黑色的瘤或其他衍生性组织，要及时检查，必要时加以割除。

都不用担心。此外，有些疾病也会引起肤色异常。只要出现皮肤变色的情况就要立即查清病因，以免耽误病情。

❹ 嘴唇变色

嘴唇变色也是病变的预警信号，因此平时要观察自己的嘴唇的正常颜色。正常的嘴唇颜色一般是红色，但是和肤色一样，每个人嘴唇颜色的深浅也有所区别。当嘴唇出现异常症状的时候，需要引起注意。

嘴唇变色预示的疾病

嘴唇发蓝，而且伴随剧烈的咳嗽。这是哮喘病的症状，多发生在儿童身上。出现这种症状应该去医院治疗相关的呼吸系统疾病。

嘴唇突然变蓝或发紫，而且伴随着心跳加快、呼吸困难等症状，可能是心脏或肺部出现了问题，导致血液无法获得足够的氧气。这时，应该去医院检查一下是否患有心脏病、肺炎、支气管炎、肺气肿等病。导致嘴唇发紫的原因也可能是过于寒冷或者血瘀。如果找不到原因，应该做个心电图或彩超进行检查。

如果嘴唇变为蓝色，而且皮肤苍白，可能是患有贫血症。铁是血红素的主要成分，可以使血液呈红色。如果铁元素不足，就会导致贫血症。这种情况应该去医院治疗，在医生建议下补充铁元素。

如果嘴唇发蓝，可能是吸入了有毒的气体，或者抽烟导致血液中缺氧。遇到这种情况应该换一个环境，呼吸新鲜空气，如果得不到缓解就去医院检查。

⑤ 关节肿胀

在剧烈运动中扭伤关节会导致关节红肿，摸起来鼓鼓的、软软的，那是因为少量的内出血撑开了皮肤和附近组织。这时要减少活动量，使受伤的关节得到休息。受伤的关节会受天气变化的影响，阴天的时候就会肿胀。有些旧伤会因为关节附近

液体积聚也会导致肿胀。可以使用冰敷法治疗受伤引起的肿胀。

关节炎是引起关节肿胀的常见原因。如果关节不但肿胀，而且又红又热，那是发炎的症状，可能是细菌或病毒侵入关节引起的感染。任何一个部位的关节肿胀超过一个半月都可能是关节炎引起的。治疗关节炎引起的肿胀可以使用热敷法。

风湿性关节炎起病急，表现为游走性多关节炎，感染部位为膝、踝、肩、肘、髋等大关节，症状为明显的红肿、触痛、发热，呈对称性，疼痛部位有时伴有皮肤环形红斑或皮下结节。受感染的关节症状减轻之后，其他关节又出现症状，此起彼伏。出现关节炎症状，应及时有效治疗，防止病情恶化。

类风湿性关节炎先有乏力、低热、手足麻木等症，然后出现单一或多处关节肿

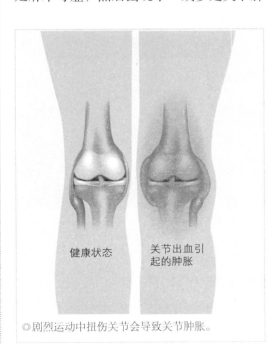

健康状态　　　关节出血引起的肿胀

◎剧烈运动中扭伤关节会导致关节肿胀。

痛，一般是指关节、腕关节等小关节受到感染。指关节出现梭形肿胀，而且有疼痛感，晚期会导致手指鹅颈样或纽扣花样畸形。脚部会出现滑膜炎，脚趾关节受累，伴有软组织肿胀、拇趾外翻，或2、3、4足趾向外侧移位畸形。有些类风湿关节炎患者会感到颈椎疼痛、僵硬无力，下颌关节出现张口困难症状。类风湿关节侵犯大关节也表现为对称性和游走性，导致关节肿胀、疼痛、清晨僵硬，膝盖、肘部、肩膀、髋部活动受限制，活动后症状减轻。关节痛在早晨、夜里、阴雨天，受到寒冷以及感冒、腹泻时会加重。

关节肿胀出现在四肢小关节时，很容易检查出来。如果症状严重，需要立即就医治疗。

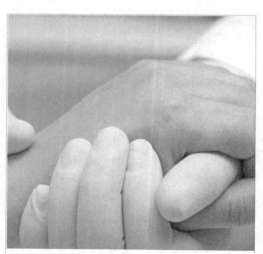

◎类风湿性关节炎一般是指关节、腕关节等小关节受到感染，但如果症状严重，需要立即就医治疗。

❻ 腿部水肿

腿部出现水肿可能是外界环境因素导致的，可能是生理因素导致的，也可能是病理因素导致的。

环境因素

腿部任何部位的外伤或扭伤会造成水肿；坐飞机或坐火车时间久了，腿部长时间不运动，就会出现肿胀现象；炎热的天气，在室外站立太久也会出现腿部水肿。

生理因素

有些女性在月经期因为水分滞留会造成腿部肿胀。

一般性的过敏也会导致腿部水肿。

病理因素

腿部水肿的病理因素主要以心力衰竭、静脉炎、肾病和甲状腺功能不足等症状较为常见。有时严重的肝病也会造成腿部肿胀，这是由于干细胞受到破坏无法制造足够多的蛋白质，为了维持血管内和血管外组织的蛋白质含量的平衡，导致血液流入组织造成肿胀。

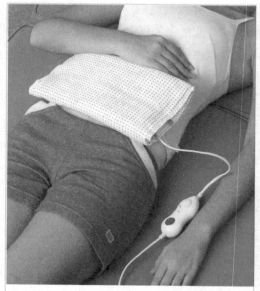

◎女性月经期会因为水分滞留而造成腿部肿胀。

腿部水肿的病理因素和主要症状

心力衰竭	两条腿都肿胀，没有痛感。心力衰竭者的心脏无法将血液送到肺部，血液倒流进入肝脏，导致肝脏充血肿胀，如果得不到缓解，血液就会流到腿部的静脉，导致腿部水肿。这种情况需要针对心脏的情况加以治疗
静脉炎	一条腿肿胀，伴有红肿、疼痛症状。静脉炎是腿部表面或深层一条或多条静脉发炎或者受到血凝块阻碍引起的。如果静脉中有血凝块，会迫使血液倒流入附近的组织，血管壁会因为静脉炎而变得有渗透力，导致血液渗出，出现肿胀现象。用热敷、休息、抗凝血剂治疗
肾病	严重的肾病患者全身各处都会出现肿胀现象，这是尿液流失太多蛋白质造成的。为了维持血管内和组织内蛋白质含量的平衡，血液中的蛋白质就会扩散到附近的组织中，造成身体的肿胀。如果症状比较严重，要使用透析术治疗
肝病	严重的肝病也会造成腿部肿胀。肝细胞受到破坏，无法制造足够的蛋白质，这种情况与肾病导致蛋白质流失类似，为了维持血管内和血管外组织的蛋白质含量的平衡，血液会流到组织内，造成肿胀
甲状腺功能不足	严重的甲状腺功能不足会引起全身水肿，包括腿部水肿。这种情况也是为了平衡血管内外蛋白质，导致血液渗出，进入组织中引起水肿。补充甲状腺素可以缓解症状
肿瘤	如果腹腔有肿大的腺体或肿瘤，就会压迫到静脉，造成腿部肿胀。这时要进行检查，确诊之后进行适当治疗
冠状动脉旁导管手术	这种手术要用腿部的细小静脉作为导管结合在已经阻塞的冠状动脉旁边。腿中的小静脉被切除之后，腿部就会肿胀起来。这种情况不严重，适应一段时间，肿胀就会消失
药物导致	一些药物会引起腿部肿胀，比如甲睾酮、类固醇、雌激素、口服避孕药及一些抗抑郁剂和降血压药等。这种情况要停止使用会引起肿胀的药物

❼ 脚踝肿胀

走路不小心脚踝崴伤，就会造成脚踝肿胀，并伴有疼痛、瘀青、关节变形等症状。造成肿胀的原因是扭伤了韧带或肌肉，甚至骨折。这时要去医院进行处理，才能加速恢复，以免留下后遗症。

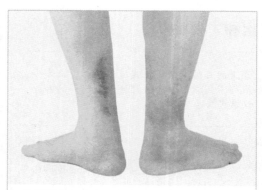

◎脚踝崴伤会造成脚踝肿胀，并伴有疼痛、瘀青和关节变形等症状，通常要立即送医处理，以免留下后遗症。

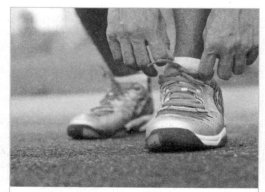

◎鞋子过紧有时也会引起脚踝肿胀。

治疗由外部伤害造成的脚踝肿胀可以采用RICE疗法：

休息（Rest）——卸下脚部的负担；

冰敷（Ice）——控制出血和体液的渗出；

压迫（Compression）——用弹性绷带或脚踝趾甲固定关节；

抬高（Elevation）——靠地心引力使肿胀部位的体液疏散。

导致脚踝肿胀的疾病

肌腱炎会导致脚踝肿胀，拉伸动作时刺激到肌腱，就会形成肿胀。

心脏衰竭是引起脚踝肿胀的常见原因，高血压、心脏病，以及任何导致心脏肌肉衰弱的病症都会引起血液循环的问题，导致脚踝部位血液淤积，造成肿胀。

淋巴和肾脏疾病、糖尿病、风湿性关节炎等疾病也会导致脚踝肿胀。

这些疾病不容易治愈，应该及时确诊，对症治疗。

此外，如果鞋子不合脚，太紧或太松、太厚或太薄、太重或太轻都可能导致

血液循环功能不足，使血液积留在脚踝里，导致肿胀。选择鞋子的时候，不但要考虑款式，更要选择合脚的鞋子。有些人的体质容易发生水肿，在较热的天气长期静止不动，即会引发。长期服用某种药物会导致过量液体在脚踝部位累积，形成肿胀。如果是药物造成的肿胀，要及时停药，请医生更改处方。

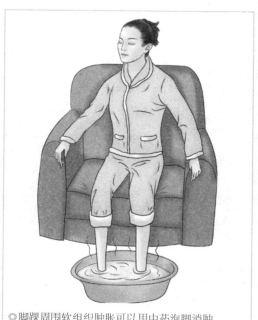

◎脚踝周围软组织肿胀可以用中药泡脚消肿。

眼部异常

① 眼痛

　　眼部组织布满非常敏感、精细的神经末梢，因此眼睛很容易受到外界刺激而感到疼痛。比如有异物进入眼内，或者一股又干又冷的空气都会刺激眼部神经，眼睛就会觉得刺痛。

　　通常引起眼睛刺痛的主要原因是眼睛过于疲劳，除此之外则可能是疾病引起的，如青光眼、头痛、眼睛发炎和身体其他部位发生的感染等。

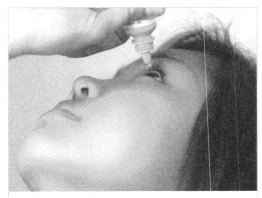

◎眼睛过度疲劳是引起眼部刺痛的主要原因。

眼睛疼痛的原因

眼睛疲劳	如果眼睛周围肌肉感到紧绷和僵直，伴有隐隐的酸痛，那么可能是用眼过度造成的眼部疲劳。长时间阅读会导致用眼过度，如果阅读时光线太强或太暗，也容易造成眼部疲劳。长时间阅读要每隔一段时间让眼睛休息一会儿，闭目养神或看向远方。此外，要养成做眼保健操的习惯
眼镜不合适	如果佩戴的眼镜不合适，也会导致眼睛疲劳。如果感到眼睛不舒服，就要考虑是不是眼镜的问题。如果眼镜度数不合适，就要配一副新的
头痛	由于情绪紧张造成的头痛，会引起脸部肌肉疼痛，这种情况感觉上像是眼睛痛。消除紧张情绪之后，疼痛的症状就会缓解。由头痛引起的眼睛疼痛可以服用阿司匹林，如果两天之后症状得不到缓解，就要看医生
眼睛发炎	如果眼睛疼痛伴有发红的现象，并且视力下降，视线模糊，那么可能是角膜炎、结膜炎或葡萄膜炎引起的。眼睑上如果有毛囊受到感染也会引起眼睛疼痛。这种情况要去医院进行治疗
身体其他部位感染	身体其他部位感染也会导致眼睛疼痛，比如鼻窦炎。任何引起发热的病毒性感染都会引起眼睛痛。应该去医院检查找到病因，并进行适当治疗
青光眼	如果眼睛疼痛的同时伴有头痛、恶心感，而且光线周围产生光环，那么可能是青光眼导致的。这种情况应该尽快去医院确诊治疗，否则可能会有失明的危险

❷ 眼睛水肿

如果睡醒之后发现眼睛出现水肿，首先要想想前一天有哪些活动。前一晚是不是熬夜了或者睡前喝了大量的水？是不是吃得过咸？有没有长时间低头工作？有没有失眠？这些情况都可能导致眼袋水肿，形成"金鱼眼"。

一般而言，这种情况不严重，起来活动活动，身体就会将水分吸收，水肿随之消失。如果水肿长久不退，就要引起注意

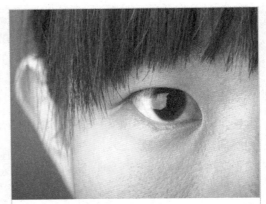

◎眼部水肿会形成非常难看的"金鱼眼"，这是女性美容的大敌，应引起爱美女性的重视。

眼睛水肿的原因

过敏	如果眼睛水肿的同时，身上出现一些小红疹，可能是由食物、虫子、花粉造成的过敏。有时面部或其他部位的过敏性皮炎会波及眼睑。如果手摸到变应原（比如甲醛、草莓等）之后，再触摸眼部，也会引起过敏
内分泌不正常	女性在来月经的时候激素发生变化会引起眼部水肿，月经结束之后就会恢复正常。此外，一些内分泌疾病也会引起眼部水肿，需要去医院检查
生理原因	随着年龄的增长，老化的皮肤变得松弛，眼部皮肤下的脂肪致使表皮向外鼓起，会形成持久性的水肿。这种情况要注意眼部皮肤保养，并保持充足的睡眠
肾脏疾病	如果眼睛水肿的症状几天都不见消退，那么可能是肾脏疾病。急性肾炎的最初症状为眼部水肿，其次会出现在面部、阴囊、下肢，甚至会发展到全身水肿。这种情况需要去医院做尿常规检查
遗传	遗传也会导致眼部水肿，有的人在十几岁时就开始显现，有的人年纪再大些才开始显现
睫毛发炎	眼泡上皮脂腺和睫毛发炎引起的眼睑缘炎，也会形成眼睛水肿。如果长期画眼线和眼影，而且卸妆不彻底，就可能阻塞皮脂腺管，造成眼睑缘炎。这种情况要去医院在医生指导下治疗，并注意睡觉之前彻底去除眼部残状
上呼吸道感染	儿童上呼吸道感染也会引起眼部水肿。这种情况应该尽早去医院检查，早诊断早治疗。除了这些原因之外，营养不良也会导致眼睛水肿，节食减肥的女士需要注意这种情况。如果眼睛经常水肿，并形成永久性的眼袋，那么可能是正常的脂肪囤积造成的

导致眼疲劳的原因

长期用眼	如果长时间看书、看电视或看电脑，睫状肌长期处于紧张状态，就会导致眼睛干涩、疲劳
距离太近或姿势不正确	看书、看电视或看电脑时如果距离太近会加重眼睛疲劳。如果看书或工作时，头部前倾，颈部肌肉用力也容易造成身体劳累，引起眼睛疲劳
光线刺激	如果光线太强或太弱，也会造成眼部疲劳。尤其是看电脑屏幕时，屏幕和外界形成强烈的反差，容易对眼睛产生刺激
屏幕清晰度	如果电视或电脑画面不清晰，或者计算机使用太久导致画质降低，就会造成阅读困难，导致眼睛疲劳
眼睛疾病	沙眼、睑缘炎、慢性结膜炎、角膜炎等都会导致眼睛干涩、疲劳。中老年人如果出现眼睛疲劳，伴有眼胀、头痛、呕吐等症状，可能是青光眼导致的
其他疾病	结核病、头部外伤、贫血、营养不良、神经衰弱、精神紧张等都会引起眼睛疲劳
眼镜的度数不合适	如果眼镜度数过高或高度散光，导致瞳距不合理，会加重眼睛的负担，导致眼睛疲劳

了，可能是某些疾病的警讯。

❸ 眼睛干涩、疲劳

眼睛疲劳是由于用眼过度，睫状肌长期紧张导致的，症状为眼睛干涩、发胀、发酸、灼热，严重时甚至会伴有头痛、头晕、注意力不集中、恶心、呕吐等症。

眼镜度数不合适以及电视、电脑等电子产品显示屏幕模糊，是造成越来越多的青少年出现眼睛疲劳的主要原因。

❹ 眼球突出

眼球突出，伴有干涩、发痒、发红、畏光等症，严重时眼睑无法遮盖突出的眼球，面部表情看起来呈惊吓状，

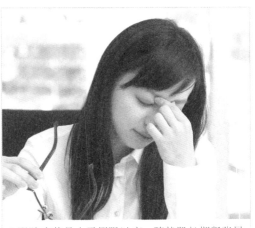

◎眼睛疲劳是由于用眼过度，睫状肌长期紧张导致的。

这种情况可能是甲状腺失调症候，也叫作"葛瑞夫兹病"。甲状腺制造过多的激素，使身体免疫系统制造出攻击眼睛

组织与肌肉的免疫细胞，导致眼部组织肿起来。眼球突出还会导致眼睛调准发生问题，造成双重影像。由甲状腺失调造成的眼球突出，需要服用抗甲状腺药物，可能疗程要长达一两年。

眼睛过度疲劳或感染，也会造成眼球突出。如果血管破裂，还会导致出血。

如果一只眼睛突出，而且伴有充血、疼痛、视力下降、外形改变以及虹膜颜色改变，可能是罹患了视网膜母细胞肿瘤。罹患这种肿瘤可以通过瞳孔看到白色物体的形成。这种肿瘤可以致盲，而且有遗传性，要及时诊断，及时治疗。

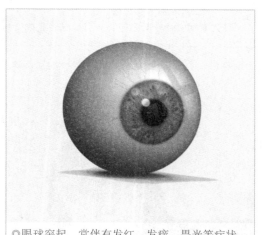

◎眼球突起，常伴有发红、发痒、畏光等症状，严重时眼睑无法遮盖突起的眼球，这可能是甲状腺失调症，也叫"葛瑞夫兹病"。

⑤ 夜盲

如果你从强光处走到暗光处，一开始看不见，过一段时间就会逐渐适应，能够看清暗处的事物，这种对光的敏感度逐渐增加，最终达到最佳状态的过程，叫作"暗适应"。如果对弱光敏感度下降，暗适应时间延长或在较暗的环境中出现视力障碍，则是患了夜盲症。夜盲患者在明亮的环境内视力正常，但是在光线暗淡的环境中视物不清。因为麻雀等鸟类先天夜盲，所以又叫"雀目""雀盲"。

夜盲的原因

导致夜盲的原因是视网膜杆状细胞缺乏合成视紫红质的原料或杆状细胞本身发生病变。

决定暗视觉好坏和暗适应快慢的主要因素是视紫红质在血液中的浓度。视紫红质的合成与分解受光的调节，强光下分解多于合成，弱光下合成多于分解，使其浓度达到光敏感度所需的水平，达到这一水平所需的时间就是暗适应时间。维生素A是视紫红质的原料，如果缺乏，视紫红质就得不到充足的补充，导致血浓度下降，对弱光的敏感度下降，出现夜盲症状。

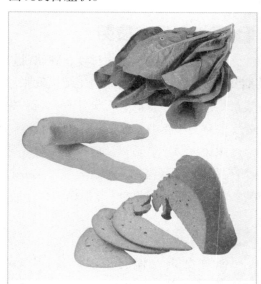

◎夜盲症患者适合多吃含维生素A多的食物，如猪肝、菠菜、胡萝卜、苹果等。

夜盲的种类

暂时性夜盲	这是由于食物中缺乏维生素A，或消化系统疾病影响维生素A的吸收，导致体内没有合成视紫红质的原料补充，引起夜盲。这种夜盲是暂时的，只要多吃富含维生素A的食物，比如鱼肝油、胡萝卜、动物肝脏等，就可以很快痊愈
获得性夜盲	这是由视网膜杆状细胞营养不良或本身病变引起的。一般是由弥漫性脉络膜炎及广泛的脉络膜缺血、萎缩引起的。当这些疾病得到有效治疗之后，夜盲症状就会逐渐改善
先天性夜盲	这是先天遗传造成的视网膜色素变性、杆状细胞发育不良，失去合成视紫红质的功能而造成的夜盲。先天性夜盲没有特效疗法

❻ 复视

正常人的两只眼睛协调作用使看到的图像重叠成一个。当你把两只眼睛对向中央的时候，你看到的将是两个图像。如果你没有对眼睛，看到的却是重像，就要引起注意了。这种情况叫作复视，复视的原理是一只眼的成像落在黄斑部的小凹处，另一只眼的成像不落在黄斑处的小凹上，落在小凹上的影像比不落在小凹上的影像清晰，形成两个影像。

引起复视的原因

单眼复视可能是眼部疾病引起的。如果看到一个模糊、残存的影像或重叠的阴影，而不是两个清晰的影像，可能是白内障引起的。除了复视之外，白内障的症状还有视物模糊、怕光、看物体颜色较暗或呈黄色。

如果看到的是两个完全分开的影像，表示两眼的焦点不在相同的目标上，一般是控制眼部活动的肌肉和神经发生问题导致的。外眼肌无力或麻痹会引起这种情况。外眼肌由脑神经控制，所以脑神经或

大脑疾病会引发复视。如果脑内控制眼肌的某个神经受到创伤，也会影响眼肌的运动，比如血管病等。

当机体的主要操作系统受到影响时，就会影响眼肌的运动，比如糖尿病、高血压等疾病。10年以上的糖尿病患者由于代谢改变会减少视网膜供氧而引起复视。

动脉瘤的瘤体导致动脉壁肿胀，压迫某些影响视力的神经，也会引起复视。

动脉粥样硬化会减少或阻止流向视神经的血液，这种情况也会引起复视。

重症肌无力症导致眼部肌肉失去活动能力，也会引起复视。

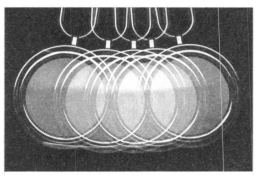

◎正常人的两只眼睛协调作用只能看到一个图像，但复视患者却能看到两个图像。

❼ 虹视

当你看灯光时，如果在灯光周围出现彩色光晕，这种现象在医学上叫作"虹视"。虹视患者看灯光时，会看到一个像彩虹一样的光圈围绕在灯光周围。这是由眼球屈光度的改变而产生的分光作用，把灯光射出的白色光线，根据光波长度的不同，分解为多种颜色，从而形成彩色光环。

当出现虹视症状时，说明眼部出现了疾病，需要引起注意。

虹视症状是很多眼部疾病的预兆，出现虹视现象之后要及时就医检查，对症治疗。正常人在有雾的天气看到小而亮的灯光时，也会出现虹视的现象，这是由空气中水分较多导致的。

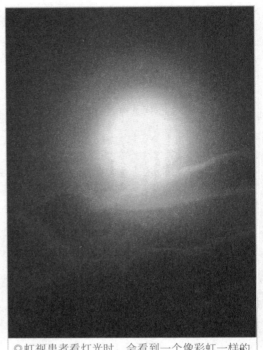

◎虹视患者看灯光时，会看到一个像彩虹一样的光圈围绕在灯光周围。

导致虹视的眼睛疾病

结膜炎	结膜炎患者黏液性分泌物分布在角膜上，会导致虹视。把分泌物擦去，虹视就会消失。如果外结膜囊内有血液、脓液、小气泡等也会出现虹视
角膜炎	角膜上皮受到损伤，或角膜水肿，会引起虹视
青光眼	眼压升高引起角膜上皮水肿，细胞间液体潴留，造成角膜屈光状态改变，引起虹视。由青光眼引起的虹视伴有头痛症状
白内障	白内障患者眼内出现放射状排列的晶状体纤维，这些纤维吸收水分，变得肿胀，从而产生了分光的作用，引起虹视
色素膜炎	色素膜炎影响角膜内皮细胞，破坏角膜水化作用，引起角膜上皮水肿，出现大泡样或小泡样，导致虹视

耳鼻喉的异常表现

① 鼻塞

鼻塞是指有东西阻碍呼吸，是鼻子常见的症状，又称"鼻阻塞"。出现鼻塞症状，要引起注意，这可能是一些鼻腔疾病的征兆。造成鼻塞的原因主要是鼻黏膜因炎症刺激而肿胀、增生、肥厚，导致空气流通困难。此外，鼻腔内的肿物也会导致鼻塞。异物或分泌物堵塞也会造成鼻塞，去除以后即可通气。

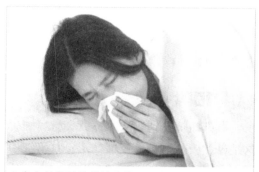

◎鼻塞是鼻子常见的症状，又称"鼻阻塞"，出现鼻塞症状可能是一些鼻腔疾病的征兆，要引起注意。

炎症引起的鼻塞

急性鼻炎：由感冒引起的急性鼻炎，发展很快，几天内达到高潮，出现鼻塞症状，并伴有发热、头昏等全身症状。一周左右自行消退。

慢性单纯性鼻炎：这种鼻炎日轻夜重，多呈阵发性或交替性，而且受体位影响，躺卧时比较严重。滴入萘甲唑啉或麻黄素药水后，症状可减轻。

慢性肥厚性鼻炎：这种疾病会导致持续性鼻塞，适用麻黄素和萘甲唑啉效果不明显，必要时可去医院进行手术治疗，用激光或微波缩小鼻甲。

过敏性鼻炎：对花粉或化学物质过敏引起的鼻炎，可能季节性发作，也可能常年发作，多伴有打喷嚏、流清鼻涕、鼻痒感。幼儿患过敏性鼻炎，还可能伴有哮喘。

萎缩性鼻炎：症状为鼻塞、鼻黏膜干燥、鼻涕带血、痂皮多。萎缩性鼻炎即使去掉痂皮，因鼻黏膜萎缩，还会有鼻塞感。

慢性鼻窦炎：鼻塞的同时伴有鼻腔流黄脓、鼻涕、头痛、头昏、记忆力下降的症状。如果感冒后很长时间里，流鼻涕症状还不好转，就可能患了慢性鼻窦炎。

由肿块引起的鼻塞

鼻息肉：鼻息肉是赘生在鼻腔或鼻黏膜上的肿块。鼻塞的同时可能伴有流鼻涕、头痛、耳鸣、耳闷、听力下降等症。由鼻息肉造成的鼻塞呈持续性、进行性加重，单侧双侧都可能发生。

鼻窦囊肿：由鼻窦囊肿引起的鼻塞呈进行性加重，伴有黄水样分泌物，也可能有头昏症状。

鼻窦肿瘤：由鼻窦肿瘤引起的鼻塞多呈进行性，单侧或双侧，如果伴有少量鼻出血，可能是恶性肿瘤。如果伴有耳闷、颈部包块、鼻涕带血，可能是鼻咽癌的症状，需要到医院检查确诊，及时治疗。

由鼻腔结构异常引起的鼻塞

鼻中隔偏曲会引起鼻塞。这种情况多见于年轻人，表现为持续性的鼻塞，有鼻窦炎症状，也可伴随过敏性鼻炎发生。

此外，鼻腔粘连、鼻瓣区狭窄、鼻翼下塌等也会导致鼻塞。

❷ 打喷嚏

当鼻黏膜受到刺激时，就会打喷嚏，这是鼻黏膜的防御性反射作用。打喷嚏由深吸气开始，随机产生一个急速而有力的呼气动作。

当遇到冷空气、异物、刺激性气味时打喷嚏是正常的生理反应，是机体的反射性保护动作。通过打喷嚏把异物或过多的分泌物排出，可以清洁和保护呼吸道。

打喷嚏是感冒的早期症状。上呼吸道受到细菌或病毒感染，会出现鼻黏膜水肿、充血、流鼻涕、鼻塞，也会伴有打喷嚏的症状。由感冒引起的打喷嚏会随感冒的治愈而消失。

血管收缩性鼻炎患者也会打喷嚏，并流黏液鼻涕。这种喷嚏是鼻内血管对湿度、温度，以及有辣味的食物过敏引起的。

此外，慢性鼻炎患者也会打喷嚏，有些鼻息肉、鼻窦炎患者也会打喷嚏。过敏性鼻炎患者也会打喷嚏，变应原可能是花粉、灰尘、霉菌、头屑等。找到变应原之后，要避免接触。外出或打扫卫生时戴上口罩。

打喷嚏从某方面来说对人体是有益的，可以把有害物质和病菌排出体外。但是也要提防由喷嚏引起的严重并发症。剧烈的喷嚏可能导致鼻出血，甚至还会引起急性腰软组织损伤、腰间盆突出等疾病。如果持续打喷嚏，最好去医院检查，找到病因之后对症治疗。

❸ 耵聍（耳屎）过多

耳道的分泌物叫作耵聍，俗称"耳屎"。正常的耵聍在耳道内有保护外耳道皮肤及防止异物进入耳朵的作用。如果耵聍过多，则是一些疾病的警讯。

处理耵聍的正确做法

不要经常掏耳朵，用指甲或掏耳勺等硬物掏耵聍，会刺激耳道内皮肤，可能引起毛囊感染，形成耳疖。

用棉签蘸温水后将水挤干，然后放入外耳道内朝一个方向旋转。棉签可将耵聍泡湿，使之松动，然后用掏耳勺轻轻取出。如果这种方法不能使耵聍变软，就需要就医，请医生用专业的器具帮助取出。

如果耳朵内分泌物旺盛，导致大量耵聍堆积，造成耳道阻塞，可能会引起耳鸣、疼痛、瘙痒等症，甚至导致听力下降。这种情况最好不要自行解决，应该请医生帮助处理。

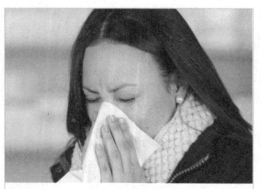

◎打喷嚏是正常的生理反应，当遇到冷空气、异物、刺激性气味时鼻黏膜受到刺激就会打喷嚏。

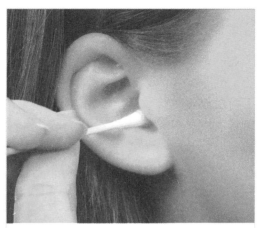

◎耳屎是耳道的分泌物，有保护外耳道皮肤及防止异物进入耳朵的作用，但如果耳屎太多也要及时清理。

④ 耳郭颜色异常

中医认为，人体的很多疾病都可以在耳朵上表现出来。耳郭的正常颜色与面部皮肤的颜色一样，微黄而红润。如果身体各个部位出现病变，耳郭的颜色就会发生变化，不同的颜色预示着不同的疾病。

导致耳郭颜色异常的疾病

如果耳郭发白无血色，可能是贫血、失血症或慢性消耗病导致的。在中医这是寒证和虚证的征兆。如果耳朵局部出现点状或块状白色隆起，光泽发亮，或边缘有红晕，可能是慢性疾病的征兆。

如果耳郭颜色鲜红，在中医是急性热证的征兆，可能罹患了各种急性热病。如果伴有红肿疼痛，则是肝胆热盛或毒火上攻的症状，可能是中耳炎、疖肿、湿疹或耳郭炎症引起的。如果耳郭颜色暗红，则表示患者处于疾病恢复期，或者患有病史较长的疾病。

如果耳背上出现红色脉络，并且耳根

有凉感，那么很可能是麻疹的先兆。

如果耳轮焦黑、干枯，则是肾亏的表现。

如果耳垂受寒变为紫红色，并肿胀发生溃疡，还容易结痂，这是糖尿病的先兆。

如果耳垂呈青色，是房事过多的表现。

如果耳垂经常潮红，是多血质体质的表现。

当你发现耳郭颜色异常之后，要引起注意，如果怀疑自己患有某方面的疾病，要及时去医院检查，确诊之后，对症治疗。

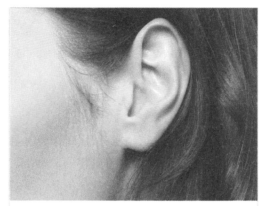

◎中医认为耳郭的颜色可以反映人体的疾病，正常耳郭的颜色与面部皮肤一致，微黄而红润，如果出现异常颜色要引起注意。

耳内出血

如果耳内出现出血的情况，可能是用尖利的器具挖耳朵，导致耳道皮肤受到刺激，引起出血。比如用牙签、发卡、火柴棒掏耳朵都可能把耳道皮肤弄破。因此千万不要用尖利的器具掏耳朵，即使用棉签掏耳朵，也只能伸到眼睛看得到的外耳部位，否则还可能刺破鼓膜。尤其要警告儿童，不要把异物塞进耳道里，那样可能会刺伤耳道。

鼓膜受到感染的时候，会从耳道流出

少量血液。鼓膜受到外伤，也会造成耳内出血。这种情况需要立即就医。巨大的震荡性噪音，比如爆炸或耳边的枪声会造成鼓膜的损害。在飞机里遭受急剧的气压变化，也会导致鼓膜受伤。尤其是在感冒的时候，耳咽管受阻，耳内外压力不平衡，鼓膜更容易受到伤害。由噪音和压力巨变造成的鼓膜损害，需要找耳鼻医生诊治。

如果耳内出血，伴有流鼻血，或身体其他部位出血，那么可能不是耳朵的局部问题，也许是头部受伤造成的头骨破裂，或者是身体血液凝固机制出现问题引起的出血。这种情况需要立即去医院查明原因，对症治疗。

❺ 咽部溃疡

咽部溃疡是指咽喉部位出现溃烂，在呼吸和吃东西的时候会感到疼痛。咽部溃疡是一些疾病的警讯，最常见的是溃疡假膜性病变，此外还有结核、梅毒、白喉、硬结等感染性疾病和咽部肿瘤。

病症原因

疱疹性咽炎：7岁以下的儿童出现咽部溃疡的症状，并伴有高热，发病12小时后，软腭、悬雍垂、舌腭弓、扁桃体、咽后壁等处出现白色疱疹，并且颌下淋巴结肿大，那么很可能是患有疱疹性咽炎。

单核细胞增多症性咽峡炎：青少年出现咽部溃疡症状，而且伴有高热、淋巴结肿大、咽痛、肝脾肿大等症状，这可能是由传染性单核细胞增多症引起的咽峡炎。

粒细胞缺乏性咽峡炎：如果咽部突然出现溃疡症状，伴有高热、咽痛、吞咽困难、口臭等症，并且全身器官出现衰竭现象，这是粒细胞缺乏性咽峡炎，属于全身性疾病。

白血病性咽峡炎：咽峡部溃疡坏死，并伴有不规则发热、扁桃体重度肿大、扁桃体、软腭、咽壁都出现溃疡和坏死症状，有时会出现吞咽和呼吸困难，这是白血病性咽峡炎的症状，是白细胞异常增生导致的血液病。

白色念珠菌病：出现咽部溃疡的症状，并且在软腭、咽后壁以及唇、舌、两颊内侧的黏膜上出现白色凝乳样斑点，这是白色念珠菌病的征兆。白色念珠菌如果入侵血液，就会导致败血症。

对症治疗

疱疹性咽炎：不需要特殊治疗即可自行痊愈。可在患处涂抹金霉素、达克宁和甘油的混合药物，起到消炎止痛的作用。

单核细胞增多症性咽峡炎：注意口腔部位的清洁护理，用复方硼砂漱口水漱口，用青霉素控制继发感染，重症患者可在医生指导下使用类固醇激素以消炎消肿。

粒细胞缺乏性咽峡炎：这种情况要针对全身进行治疗，促进粒细胞的生长，同时也要使用消炎性药物避免感染，口腔和咽部可用氧化氢液或复方硼砂液漱口，保持口腔和咽部清洁。

白血病性咽峡炎：以全身性化疗为主，同时使用复方硼砂液等漱口保持口腔清洁，使用消炎药物防治继发感染。

白色念珠菌病：加强营养，注意身体整体状况的改善，使用4%碳酸氢钠溶液保持口腔和咽部清洁，然后使用1%甲紫溶液涂抹，症状严重的患者可以使用制霉菌素抑制病菌。

⑥ 咽部有异物感

咽部是呼吸道和消化道的大门，会感受到空气和食物的刺激。咽部感觉神经非常丰富，神经末梢交织成网，这些神经与食道、胃肠、气管相连。一旦相连的器官出现问题，比如胃溃疡、消化不良、上呼吸道感染等都会引起咽部异物感。

咽部异物感是指咽部感觉异常，比如梗阻、压迫感、球塞感、灼烧感、黏着感、蚁行感等。导致这些不适感的疾病有很多，包括咽部疾病和全身性疾病。

咽部疾病：咽喉炎、咽喉肿瘤、悬雍垂过长、囊肿等。如果咽部异物感呈进行性加重趋势，并伴有吞咽困难，可能是肿瘤导致的。如果一侧咽喉有异物感，转动颈部时加重，且位置固定，那么可能是颈突过长导致的。如果咽部有异物感伴随返酸、嗳气，而且睡觉前喜欢吃东西，那么可能是反流性咽喉炎。

全身性疾病：高血压、心脏病、糖尿病、屈光不正等。

⑦ 呼吸急促

虽然很多时候你意识不到，但是你每时每刻都在呼吸。呼吸的功能绝大多数时候是靠身体的自然机制进行的。当你感到自己没有吸进足够多的空气，需要有意识地控制呼吸系统的运作时，你就会感到呼吸急促。在剧烈运动之后容易出现这种情况，比如尽全力跑完1000米之后，你会累得喘不上气来。当你焦虑、紧张、沮丧、气愤的时候也会出现这种情况。

上呼吸道出现问题，导致氧气不能顺利进入肺部，就会引起呼吸急促症状。比如灰尘、真菌等异物进入气管，引起堵塞，就会让人感到呼吸急促。

肺脏组织发生病变，比如受到感染或受到损伤，或者外科手术切除，都会使氧气无法进入血液，导致体内缺氧，引起呼吸急促。

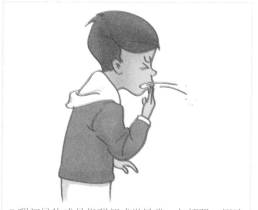

◎咽部异物感是指咽部感觉异常，如梗阻、压迫感、球塞感、灼烧感等，这是多种病变的表现。

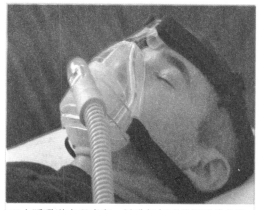

◎上呼吸道出现病变，导致氧气不能顺利进入肺部，是引发呼吸急促的主要原因之一。

四肢异常

❶ 关节疼痛

关节疼痛是常见的身体症状，除了关节本身的损伤性病变，如关节脱臼、关节韧带损伤、膝半月板损伤导致的疼痛之外，最主要的原因就是关节炎引起的疼痛。

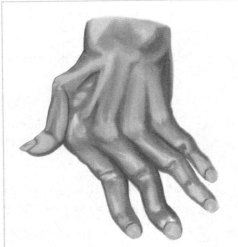

◎关节疼痛是常见的身体症状，多数病因是由关节炎引起的疼痛。

急性关节疼痛

非损伤性关节病变导致的急性关节疼痛往往是急性关节炎导致的，伴有肿胀感，这是由细菌和病毒感染引起的，比如化脓性关节炎、布氏杆菌病等。

变态反应性关节炎也会导致急性关节疼痛，比如风湿性关节炎、血清病性关节炎、过敏性紫癜等。

代谢障碍性关节炎也会导致急性关节疼痛，比如急性痛风性关节炎等。

慢性关节疼痛

慢性关节疼痛常见于自身免疫性慢性关节炎，如类风湿关节炎、系统性红斑狼疮、结节性多动脉炎、硬皮病及皮肤炎等。这种病症多发于青少年或中年人，表现为四肢关节游走性疼痛，多处关节受累并反复发作，后期侵犯心脏，伴有颈、肩、腰、腿痛以及骨质增生症状。

慢性感染性关节炎会导致慢性关节疼痛，比如结核性关节炎。

代谢障碍性关节炎也会导致慢性关节疼痛，比如痛风性关节炎、骨质增生等。

血液病也会导致慢性关节疼痛，比如血友病。

由外伤或其他原因导致的关节炎也会有慢性关节疼痛的症状，比如外伤后导致的关节疼痛、大骨节病以及牛皮癣性关节炎。

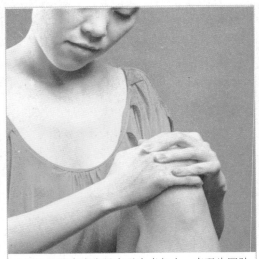

◎慢性关节疼痛多见发于中青年人，表现为四肢关节游走性疼痛。

应对措施

出现关节疼痛症状要减少关节活动，避免爬山、跑步、爬楼，减少走路，让关节得到充分的休息，有利于恢复。要注意保暖，用热水袋热敷患处可以缓解疼痛。服用消炎药或局部使用消炎止痛膏药，但是要注意防止皮肤过敏。

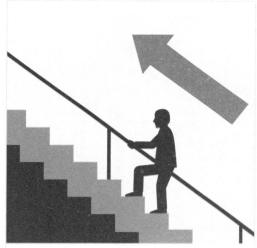

◎出现关节疼痛症状要减少关节活动，尽量不爬山、不爬楼，也不跑步，让关节得到充分休息，有利于恢复。

② 手心发热

正常情况下，人感觉不到自己手心的温度，如果在体温没有上升的情况下感到手心发热，那么可能是疾病引起的，需要引起注意。

如果手心发热伴有盗汗、咳嗽、乏力、精神不振等症状，那么可能是肺结核导致的。

如果手心持续性或间歇性发热，并伴有全身发热、腰酸、乏力、尿频、尿痛等症状，那么可能是慢性肾盂肾炎导致的。

如果手心发热并伴有食欲不振、消瘦、乏力、腹胀、肝区隐痛、失眠等症，可能是肝胆疾病引起的，比如，病毒性肝炎、肝硬化、慢性胆道感染等。

出现手心发热症状之后，应该尽快查明病情，及时医治。疾病治愈之后，手心发热的症状会随之消失。

③ 手腕疼痛

腕关节非常脆弱，很容易受伤，引起手腕疼痛，比如意外的碰撞或用力不当都会导致腕关节受伤，因此剧烈运动时要注意戴上护腕。除了受伤会引起手腕疼痛之外，一些疾病也会导致手腕疼痛。

如果手腕使用过度，不停弯曲、扭转或重复用力，就会导致肌腱发炎、肿胀，并出现刺痛，严重时甚至会导致大拇指、示指和中指失去知觉，无法调节手指的活动。这种情况是腕部隧道综合征引起的。妊娠妇女在怀孕7个月的时候会出现手指麻木、刺痛，握物困难等症状，也是腕部隧道综合征的表现。这种症状在夜间会加重。由于肌腱发炎使手部积蓄液体，导致

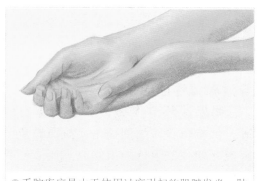

◎手腕疼痛是由于使用过度引起的肌腱发炎、肿胀，从而出现刺痛。

夜晚感到刺痛和灼热。

治疗手腕疼痛，首先要停止使手腕受伤的动作，不要一直重复同样的动作。在工作的间隙要注意休息。如果手指长期弯曲使用，则要试着让手指与手掌呈一条直线，可以用夹板把手掌固定住。

❹ 膝盖疼痛

生长发育阶段的青少年如果出现膝盖疼痛的症状，有可能是小腿肌腱承受过度压力造成的，俗称"成长痛"。青春期肌肉和骨骼快速成长，加上活动量大，过度压力会导致膝盖前方长出一块骨状隆起，引起疼痛。这种情况要减少活动量，避免对膝盖造成过大的压力。此外，膝盖疼痛还预示着一些疾病。

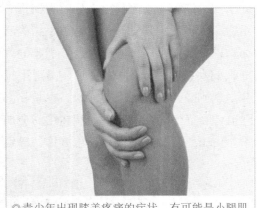

◎青少年出现膝盖疼痛的症状，有可能是小腿肌腱承受过度压力造成的，俗称"成长痛"。

导致膝盖疼痛的疾病

如果膝关节疼痛，伴有严重的水肿，可能是膝盖受到撞击或扭伤导致滑膜炎，使膝盖附近的组织充满血液或其他体液引起的。这种情况应该去医院确诊，及时治疗。

如果膝盖持续疼痛，并伴有发热、红肿症状，可能是膝盖使用过度导致韧带、软骨或肌腱受到损伤，引起发炎。这种情况要注意休息，并进行适当护理。

膝盖疼痛还有可能是由身体其他部位的疾病引起的。比如足弓陷落或脚踝无力会导致腿过度内翻，引起膝盖疼痛。如果走路的姿势不正确，或步伐不当，也会引起膝盖疼痛。这种情况要找到病因，进行适当调整。

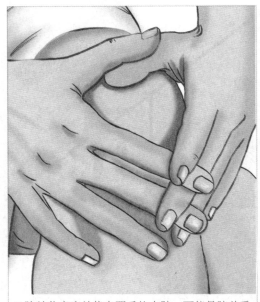

◎膝关节疼痛并伴有严重的水肿，可能是膝盖受到撞击或扭伤导致滑膜炎，使膝盖附近的组织充血引起的。

❺ 腿部疼痛

腿部疼痛一般是因为剧烈运动导致肌肉、韧带、软组织受伤。如果腿部出现持续的疼痛，休息之后得不到缓解，那么可能是由疾病引起的。

引起腿痛的疾病

如果咳嗽时疼痛向腿背部放射，那么

可能是坐骨神经痛引起的腿部疼痛。这种情况非常顽固，最好及早治疗。

如果腿部有悸动的灼烧感，并且感到沉重，那么可能是血栓性静脉炎引起的，是静脉炎伴有凝血现象的病症。

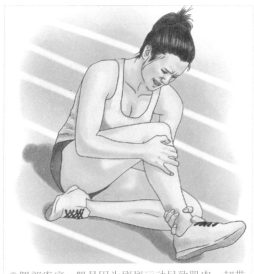

◎腿部疼痛一般是因为剧烈运动导致肌肉、韧带和软组织受伤引起的。

⑥ 足部异常

健康的足部是红润饱满、富有弹性的，如果足部出现异常，可能预示着身体其他部位的一些疾病，需要引起注意。

正常情况下，轻触足底不会有不适的感觉，如果出现不适感，可能是罹患了某种疾病。

足部不适感对应的疾病

如果出现痛感，可能是神经疾病导致的。

如果出现麻感，可能是皮肤疾病或血液病导致的。

如果出现酸感，可能是外伤引起的。

如果出现木感，可能是患有炎症。

如果出现胀感，可能是水肿引起的。

如果出现跳感，可能是痉挛引起的。

如果出现凉感，可能是患有风寒。

足背或脚趾异常预示着疾病

足背出现隆起，可能是泌尿系统结石导致的。

足背的脚趾根部出现白色小脂肪块，是高血压的征兆。

足背趾关节水肿，可能是盆腔炎或胸膜炎导致的。

大拇指经常肿胀，可能是糖尿病导致的。

右脚第二、三脚趾之间长鸡眼，表示右眼视力有障碍。

第四趾侧苍白水肿，可能患有高血压、动脉硬化。

足底第二三脚趾出现水肿，表示眼底有疾病。

内踝出现紫色斑点，可能是妇科病导致的。

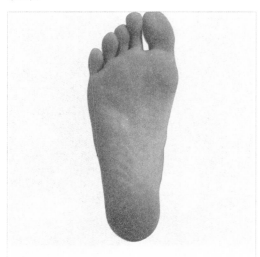

◎足底二、三脚趾间长鸡眼、水肿，表示眼底可能有疾病出现。

❼ 脚部疼痛

走路时间过久就会造成脚部疼痛，如果穿着不合脚的鞋子，症状更为严重。老年人脚痛可能是衰老导致的器官退行性变化。衰老导致脚底肌肉变软，皮下脂肪变薄，走路时骨头硌得脚底疼痛。

脚部疼痛还可能是疾病导致的，比如脚底长跖疣。其特征是中心有暗黑色斑，通常与皮肤平齐，这是行走负重压力过大引起的。跖疣一般会自行消除，也可以通过冷冻制剂或激光使其脱落。

跖底痛是脚痛的常见症状，表现为跖骨下陷，脚底板肌肉疲劳。导致这种疾病的原因是长期卧床，维持脚弓的韧带松弛，无力维持脚弓的形状，常见于久病卧床、身体虚弱的老年人，或者有扁平足的老年人。这种情况要训练患者用五趾尖和脚后跟着地走路，形成脚弓，或者走路时在脚心垫一个橡皮垫，减轻跖底痛。

如果脚趾疼痛，拇趾明显向小趾倾斜，趾跖关节肿胀，并有局部皮肤增厚症状，那么可能是拇趾外翻导致的。这种病有遗传因素，常见于中老年妇女。拇趾外翻患者应该穿松紧合适的鞋，睡觉时用夹板固定拇趾，使拇趾回到原位。病情严重可通过手术治疗。

腱膜炎也会导致脚痛，尤其是老年人腱膜弹性差，长时间走路或受到寒冷潮湿刺激，就容易发炎。跟腱及周围组织受伤，导致跟腱周围发炎，也会引起脚痛。穿又硬又小的皮鞋，反复摩擦跟腱，就容易引起跟腱发炎。出现这种情况应该穿上宽大软帮布鞋，少走路，多用热水烫脚。

跟骨如果长骨刺也会导致脚痛，这种情况也常发生在老年人身上。长骨刺后要经常用热水烫脚，减少剧烈运动，并采取理疗、针灸、按摩等疗法。

◎脚部疼痛常见于老年人，老年人衰老导致器官退行性变化，脚底板肌肉变软，皮下脂肪变薄，走路时骨头硌得脚底疼痛。

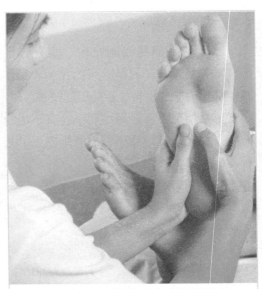

◎按摩、针灸、理疗等是治疗脚痛的常用方法。

⑧ 脚踝疼痛

脚踝疼痛如果不是由外伤或关节脱臼等情况导致的，那么可能是由关节炎或静脉曲张导致的。

脚踝疼痛并肿胀，多是关节病变，常见于女性。如果呈游走性疼痛，多发于小关节，急性发作时，疼痛明显，甚至不能活动，这是风湿性关节炎的症状。

如果脚踝疼痛发生在一侧，并且该侧小腿肿胀，压迫小腿两侧可引起剧烈疼痛，这是静脉曲张的症状。发病初期只有脚踝水肿、疼痛，随后小腿疼痛。

出现脚踝疼痛症状之后，首先要找到病因，然后对症治疗。

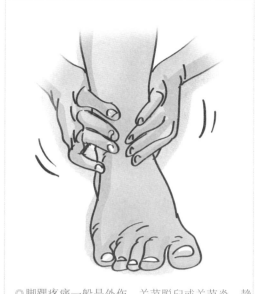

◎脚踝疼痛一般是外伤、关节脱臼或关节炎、静脉曲张等导致的。

心血管的求救信号

① 血管疼痛

当感到血管疼痛时，首先要想到血管内发生病变。这时需要对血管进行检查，看是否患有静脉炎、动脉硬化或血栓症。医生会通过审视皮肤表层的方法找到对压力敏感或出现硬化现象的血管。如果下肢血管剧烈疼痛，有可能是静脉炎、脉管炎引起的。静脉炎是由血管内壁的刺激，导致血管壁发炎。患处肿胀、有压痛，并伴有全身反应，但多不严重。由静脉炎导致的疼痛，除了进行药物治疗外，还可抬高患肢促进血液循环，也可通过热敷缓解疼痛。动脉硬化患者用力触摸堵塞的血管时，就会感到疼痛，硬化血管周围的区域

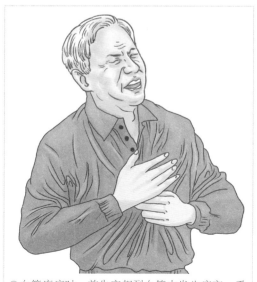

◎血管疼痛时，首先应想到血管内发生病变，看是否患有静脉炎、动脉硬化或血栓症。

也会感到疼痛。休息之后，疼痛会逐渐消退。动脉硬化导致血管变窄，甚至完全封闭，引起对应器官发生供血障碍，所需氧气和养分不足，导致这些器官发生缺血性病理变化。冠状动脉粥样硬化会引起心绞痛、心肌梗死。出现血管疼痛症状，要及时去医院就诊，然后对症治疗。如果不及时治疗，甚至会有截肢的危险。

❷ 颈部血管异常

颈部是人体的重要部位，汇集着大血管、食道、气管、神经、淋巴管等重要管道。颈部血管负责为大脑提供血液。如果颈部血管出现异常，则预示着一些疾病。

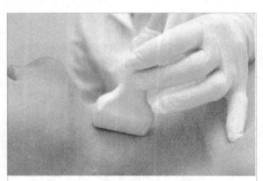

◎颈部是人体的重要部位，如果颈部血管出现异常，则预示着身体出现了疾病。

可能的疾病

青筋暴露是颈部动脉扩张的表现，是颈静脉压力增大导致的，可能由心功能衰竭、心包积液、心包炎等疾病引起。

如果颈部静脉明显变粗，可能是肝硬化的征兆。

如果在没有运动的情况下，发现颈动脉明显跳动，可能是高血压、主动脉关闭不全等疾病导致的。

应对措施

如果颈部血管出现明显的青筋，应该注意保护心脏，不要做剧烈运动。

如果颈部动脉跳动不正常，需要警惕高血压，注意降压，并控制情绪。

如果颈部血管异常情况严重，应该去医院检查，进行适当的治疗。

❸ 心脏感觉不适

心脏感觉不适可能是由生理性因素导致的，比如剧烈运动或情绪激动会导致心动过速，引起心慌的感觉，当休息或心情平静之后，心脏不适的状况就会消失。如果在没有剧烈运动或情绪波动的情况下，出现心慌、心悸、心动过速或过慢等症状，则很可能是心脏病引起的，需要引起注意。

"心脏病"是所有心脏疾病的总称，包括风湿性心脏病、先天性心脏病、高血压性心脏病、冠心病、心肌炎等各种心脏病。

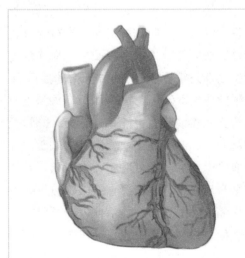

◎心脏是人体最重要的器官，如果出现不适症状，一定要引起注意。

对心脏不适要引起重视，出现胸闷或心慌症状之后要及时检查心脏。有些年轻人出现心脏不适症状之后，认为没关系，忍一忍就过去了，结果延误了最佳治疗时间，甚至导致猝死。心脏病如果积极治疗，就能有效地缓解。

❹ 小腿肌供血不足

如果走路时突然感到小腿疼痛，好像发生肌肉痉挛，不得不停下来休息，休息一会儿，疼痛就会减轻；如果不加治疗，疼痛减轻的时间越来越短，疼痛出现的情况越来越频繁。这种情况在西方叫作"橱窗前停留症"。当一个人因为小腿疼痛不得不停下来休息的时候，为了避免引起路人的注目会向旁边的橱窗看一看。

橱窗前停留症的病因是小腿肌供血不足，其深层原因是动脉硬化导致血管变窄，使供血量不能满足需要。如果症状较轻，患者卧床时血液供给能够满足肌肉需要，负重走路时则不能。如果症状比较严重，患者卧床时也会感到抽筋般的疼痛。

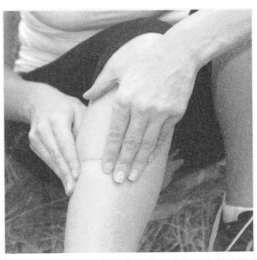

◎小腿突然疼痛，好像发生肌肉痉挛，休息时疼痛减轻，随后又反复发作的情况，是因为小腿肌供血不足所致。

泌尿和排泄

❶ 尿道灼烧、尿后滴白

如果排尿时出现了一种灼烧的感觉，那就是尿道灼烧的表现。尿道灼烧多是尿路感染引起的，且女性的出现率要远远大于男性。为什么女性更容易出现尿道灼烧的症状呢？这是由女性特殊的生理构造决定的。女性的尿道口临近阴道口，而阴道口又是繁殖肠道细菌的地方，因此很容易通过尿道使膀胱受到感染。所以说，女性很容易出现尿路感染，据统计，有一半女性在一生中都出现过至少一次的尿路感染。

尿后滴白是针对男性而言的，主要表现为在小便后从尿道中滴出白色的分泌物，一般还会伴有尿频、腰酸、腰痛、性功能减退、失眠等症状。有些男性误以为滴出的白色分泌物是精液，但事实却并非如此，这种白色液体其实是前列腺液，而在尿后滴出前列腺液的原因就是患了慢性前列腺炎。

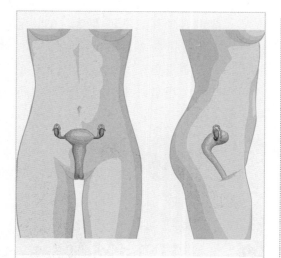

◎女性比男性更容易发生尿路感染，因为女性的尿道口临近阴道口，而阴道口又是肠道菌滋生的地方。

❷ 尿味异常

尿液都带有一定的气味，所有人排出的尿液都不例外，这是尿液中的挥发性酸散发出来的气味。有些时候，尿液还会发出一种臭味，这是因为尿液放置的时间过长，使得尿素分解出了氨，我

们闻到的臭味其实就是氨的气味。尿液的这两种气味都是正常的生理变化造成的，与疾病无关，但如果出现了其他的异常气味，那就要小心了，因为尿味异常很可能是疾病的信号。

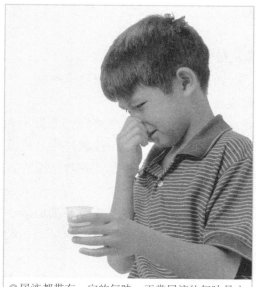

◎尿液都带有一定的气味，正常尿液的气味是由尿液中的挥发性酸散发出来的，如果尿液出现了其他的异常气味，那么可能是疾病的信号。

异常的尿味及产生原因

恶臭味	比氨臭味要严重得多，尿味恶臭很可能是细菌感染的信号，也可能是恶性肿瘤溃烂或坏死性膀胱炎造成的
粪臭味	尿味粪臭多是由膀胱结肠瘘引起的
腐败腥臭味	多是膀胱炎或化脓性肾盂肾炎造成的
硫黄磺燃烧味	可能是膀胱炎或尿潴留引起的，但也可能是进食过多的芦笋造成的
甜水果味	这种气味多是病菌感染造成的，这种尿味一定要加以重视，因为糖尿病患者的尿液也可以出现甜水果味
焦糖味	这种情况非常少见，只有罹患一种叫作槭糖尿病的遗传病的患者，才可能出现焦糖味的尿液，这是患者不能正常代谢蛋白质的表现

❸ 血尿

血尿是尿液中带血的一种症状。当出现血尿的症状以后，我们基本就可以判定是泌尿系统出了问题。这是因为尿液是由肾脏制造、由尿道排出的，因此，尿液中的血液只能来自于这个路径中的某一个部位。要确定发生病变的部位，我们可以通过血尿出现的具体情况来判断。

血尿中血液的来源

尿液中带有血液一定是泌尿系统中某个部位出血造成的，这些血液的来源即在泌尿系统的某个部位（见下表）。

如何确定尿液中的血液究竟来自哪里呢？我们可以从血尿的颜色以及血尿的发生情况来判断出血的部位。比如：

如果血液呈暗红色，那么出血的器官应该是肾脏，因为血液从肾脏流出到排出体外需要有一个过程，因此流出来的时候也就不再新鲜了。

如果血液呈鲜红色，那么出血的器官则应该是输尿管以下的器官，如膀胱、前列腺、尿道等。

如果刚一开始排尿就出现了血尿，或者不排尿的时候也有血液流出，那么出血的位置就应该是尿道。

如果血尿只在尿液快排完的时候出现，那么出血的器官就可能是膀胱。

如果排尿过程中始终有血液排出，那么出血的器官就很可能是肾脏，等等。

血尿中血液的主要来源

肾脏出血	外伤、肾脏肿瘤、感染、肾结石等都可导致肾脏出血，从肾脏流出的血液会由输尿管进入膀胱，然后再由尿道排出体外
输尿管出血	多是结石进入输尿管时划破管壁而引起的出血现象，肾结石、输尿管结石患者均可出现这种情况
膀胱出血	膀胱受到感染、发炎或长了肿瘤、息肉，都会造成出血现象，且血液会混杂在尿液中从尿道中排出
尿道出血	当尿道受到病毒或细菌感染，或有异物进入时，就很容易受到损伤，从而造成出血现象
前列腺周围的血管出血	当前列腺受到感染时，就会造成周围的血管出血，这也会导致尿液中带血的症状

导致血尿的病症

血尿是尿液中带血的一种症状，一般都是由泌尿系统病变引起的。

导致血尿的主要病症

肿瘤	在泌尿系统中，如果某个部位长有肿瘤，那就可能造成尿液中夹带血液的症状，但是患者并不会感到疼痛
肾结石	在结石排出时，除了会导致血尿以外，还会出现腹痛、腰痛的症状，且疼痛的程度一般都比较强烈
肾脏感染	肾脏感染可造成持续性的背痛，即使在不排尿的时候，背痛也仍然不会消失，如血管球性肾炎等疾病均可导致此种症状
急性血管球性肾炎	此种病症除了会造成血尿以外，还可导致身体各个部位的水肿
红斑狼疮	这是一种自身免疫性疾病，患者除了尿液中带血以外，还会出现关节疼痛的症状
其他泌尿系统感染	除肾脏感染以外，膀胱感染、前列腺感染等其他泌尿系统感染也会使人出现尿液中带血的症状

❹ 夜间小便增多

正常情况下，人在白天排出的尿液要明显多于晚上。一般来说，白天排尿的次数在四次到六次，而晚上则只有一次或两次，有些人甚至整晚都不会排尿。但如果夜间的小便次数增多，达到了白天的排尿次数，甚至比白天的排尿次数还要多，那就要特别小心了，因为这很可能与某些疾病有关。

导致夜间小便增多的原因

总的来说，夜间小便增多的症状是由三种因素引起的，一种是生理因素，一种是精神因素，还有一种是病理因素。前两种情况比较明显，也很容易判断。当人在睡前饮水过量或食用了有利尿作用的食物时，就会导致夜尿增多。此外，天气异常寒冷或人的精神过度紧张，也会导致夜间小便增多。如果排除了以上两种情况，那就是疾病造成的了。

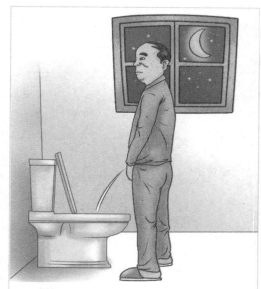

◎正常情况下，人在白天排出的尿液比夜晚多，如果夜间的小便次数增多，比白天的次数还多，那么这有可能是某些疾病引起的，需要引起注意。

导致夜间小便增多的病症

肾脏病变	最常见的是慢性肾炎造成的水肿及肾浓缩功能不全的患者，老年人则多见于长期高血压造成的肾小管动脉硬化症，慢性肾盂肾炎等其他肾脏病变也可能出现夜间小便增多的症状
心脏功能不全	夜间小便增多常被认为是心脏功能不全的早期信号，这是因为白天患者的活动量比较大，心脏功能不全也就表现得较为明显，由于血流量下降，因此尿液也会有所减少，而到了晚上，心脏功能相对白天有所加强，血流量有所提高，因此尿液也会随之增加
糖尿病	排尿频繁是糖尿病的典型症状之一，患者不仅夜间小便增多，在白天也会频繁排尿
尿崩症	由于体内抗利尿激素的分泌量减少，使得水分的再吸收作用减少，因此会排出大量稀释的尿液，患者还会同时出现头痛、乏力等脱水的症状

⑤ 大便疼痛

正常情况下，人在排便的时候是不会感到疼痛的，如果出现了大便疼痛的症状，那就要特别小心，因为这很可能是某种疾病引起的。引起大便疼痛的疾病大多与肛门病变有关，比如说痔疮、肛裂、肛门狭窄等。

痔疮是一种比较常见的慢性病，可分为内痔、外痔和混合痔三种。痔疮的形成是静脉曲张的结果，由于排便时会持续用力，因此使得静脉内的压力不断升高，造成静脉肿大。当痔中的血液凝结成块的时

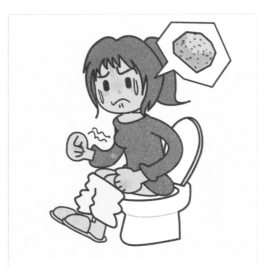

◎一般人在排便时是不会感到疼痛的，如果出现大便疼痛的症状，那么要小心，因为这可能与某些疾病有关。

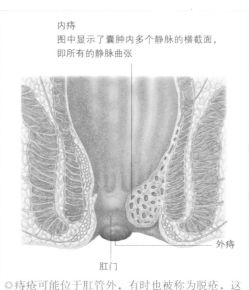

内痔
图中显示了囊肿内多个静脉的横截面，即所有的静脉曲张

外痔

肛门

◎痔疮可能位于肛管外，有时也被称为脱疮，这需要手术切除。

候，就会形成血栓，从而引起疼痛。无论是哪一种痔疮，都可能发生血栓。

因此也就都可能引起疼痛。

肛裂主要指肛管裂口溃疡，且不易愈合，由于裂口和溃疡的存在，在排便用力时自然就会感到疼痛。肛门狭窄是肛门畸形的一种情况，因为肛门不能让粪便顺利地通过，因此常常会出现大便困难、大便疼痛等症状。

对于无症状静止期的痔疮，一般不需要特别的治疗，只要平时多注意饮食，保持大便通畅即可。如果痔疮比较严重，已经破坏了周围的结缔组织，则应该通过手术来根除痔疮。如果是肛裂引起的大便疼痛，可口服药物来软化大便，并用1：5000的高锰酸钾温水坐浴，同时在患处外敷消炎止痛的药物。如果肛裂经久不愈，则可考虑手术治疗。如果是肛门狭窄引起的大便疼痛，则只能由手术来矫正。

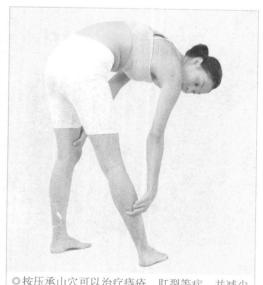

◎按压承山穴可以治疗痔疮、肛裂等症，并减少疼痛。

❻ 大便形态异常

很少有人会注意大便的形态，但实际上，异常的大便形态也是一种很重要的身体信号，可以传递给我们疾病的信息。正常情况下，我们排出的粪便是很软、很轻的，而且是呈香蕉状或螺旋状的。如果身体内部发生了病变，就很可能会造成大便形态的异常。所以说，观察大便形态的改变，也是发现身体内部病变的一种方式。

一般来说，大便形态异常所反映的都是消化道的病变。如果大便呈脓状或脓血状，就可能是痢疾、溃疡性结肠炎、局限性肠炎、结肠癌或直肠癌造成的；如果大便干硬呈颗粒状，就可能是肿瘤、肠息肉、肠痉挛、肠套叠等疾病造成的；如果大便中出现了大量的黏液，则可能是肠炎引起的，且黏液混在粪便中的是小肠发炎，黏液附着在粪便表面的是大肠发炎。

❼ 粪便中带血

人每天都要进食，这些食物在经过人体的消化吸收后，剩下的食物残渣一般会在大肠内停留十小时以上，而粪便就是在此过程中形成的。除食物残渣外，粪便中还包括脱落的肠上皮细胞、大量细菌、肝排出的胆色素衍生物以及由肠壁排出的某些金属。也就是说，粪便的成分中并不包含血液，如果出现了粪便中带血的症状，那就是一种异常的身体信号，应该引起我们的注意。

导致粪便中带血的病症

便血又名"血便""下血""泻血"，以血便或便后下鲜为特征。粪便中带血一般是下消化道疾病引起的。

导致粪便带血的主要病症

痔疮	如果只是发现粪便中带血，但却未感到疼痛，则多是内痔的信号，主要表现在排便过程中鲜血呈喷射状流出或便后滴血
肛裂	肛裂的便血量较少，但疼痛比较严重，且在便后可出现周期性疼痛
肛管癌	主要症状为便血和疼痛，且在排便前疼痛加剧
直肠息肉	其特点为间歇性便血，血量较少，一般附在粪便的表面
直肠癌	除了粪便中带血之外，还同时伴有大便次数增多、总有排便不尽的感觉等症状，晚期还可出现大便恶臭呈黏液状、体重减轻等症状
结肠息肉	结肠息肉多发生在幼儿身上，除粪便中带血之外，还伴有营养不良、贫血、生长迟缓等症状
瘤息肉综合征	排便量大且便中带血，多伴有腹泻、腹痛、厌食、乏力等症状
结肠癌	当肿瘤破裂时，粪便中就会出现鲜血
痢疾	主要特点为脓血便，且伴有左下腹疼痛
出血性大肠杆菌肠炎	多是食物中毒引起的，常伴有发热、腹泻等症状

便血的预防

当发现粪便中带血的症状以后，应该马上查明病因，及时进行治疗。此外，在生活及饮食上，还要注意以下几点：

养成定时排便的习惯。

尽量避免增加腹压的运动，如下蹲等。

不要长久保持一个姿势，也不要过度劳累。

避免进食辛辣油腻、粗糙多渣的食物，也要避免烟酒和咖啡。

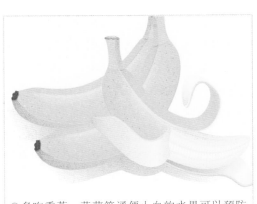

◎多吃香蕉、菠萝等通便止血的水果可以预防便血。

多吃清热滋润、通便止血的食物，如生梨汁、胡萝卜、苦瓜、茄子、黄瓜、菠菜、香蕉、黑芝麻等。

保持心情舒畅，切忌动怒和忧郁。

减少房事。

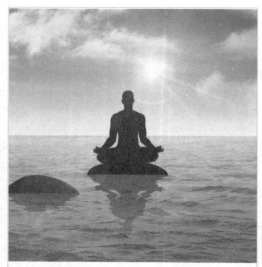

◎保持心情愉快，切忌动怒和忧郁是预防便血的有效措施。

⑧ 肛门发痒

肛门发痒的现象在现实生活中并不少见，各个年龄段的人都可能出现，常是原发病变的一种症状。在各种原发病变中，导致肛门发痒最常见的原因就是肛门湿疹，这是一种过敏性皮肤病，以瘙痒及分泌物渗出为主要症状。除了肛门湿疹以外，其他原发病变如肛瘘、湿疣、神经性皮炎、肛管直肠肿瘤等也会引起肛门发痒。另外，脱肛患者也可能出现肛门发痒的症状。

脱肛，是一种直肠或直肠黏膜脱出肛门的病症，多见于体弱的小儿和老人。刚开始的时候多表现为直肠黏膜脱出，但脱出后可自行缩回。随着病情的加重，脱出后就很难自行缩回了，必须用手将其托回，而且还常常会有黏液从肛门中流出，且排便后有坠胀感和排便不尽的感觉。如果病情继续加重，直肠脱出的情况就会频繁发生，甚至在咳嗽、打喷嚏、久站、稍一用力等情况下，就可引起直肠再次脱出。由于脱肛的症状比较明显，因此即使不出现肛门发痒的症状，也很容易判断。

在出现肛门发痒的症状以后，一定要马上确定病因，对症治疗。一般来说，对于原发病变引起的肛门发痒，都可以利用抗生素来治疗。此外，在用药的同时，也应该注意饮食和卫生。贴身的衣物要勤洗勤换，且最好选择纯棉面料的，外面的衣裤也要宽松合体。在饮食上，要尽量避免刺激性食物和饮品。如果上述措施都不起作用，也可以选择用手术来治疗。

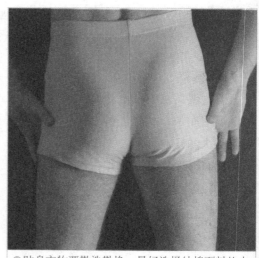

◎贴身衣物要勤洗勤换，最好选择纯棉面料的内衣裤，这对预防肛门发痒有好处。

❾ 肛门疼痛

大部分肛门疼痛是痔疮引起的。由痔疮引起的肛门疼痛，其特点是间歇性发作，发作的时候感到肛门疼痛、排便不畅，且常伴有便血的症状，但持续几天后会自动消失，不过在以后的生活中仍然会发生。此外，肛裂也会导致肛门剧烈的疼痛，且这种疼痛会在便后周期性发作。当然，并不是只有痔疮和肛裂才能引起肛门疼痛，肛门疼痛也可能是由其他疾病引起的。

如果肛门持续疼痛且伴有发热的症状，那就很可能是体内发生了感染的现象，最常见的感染如结肠炎、肿瘤、盲肠炎等，都可造成这样的症状。如果是已经生过几个小孩的妇女出现了肛门疼痛的症状，那很可能就是直肠脱离正常的位置造成的。此外，性病、卵巢囊肿等也都可能导致肛门疼痛。

在出现肛门疼痛的症状时，我们可以采取一些办法来减轻疼痛。比如说用温水坐浴，每天两次，每次15分钟。如果不方便坐浴，也可以用温水浸泡的毛巾覆盖在肛门上。如果症状得不到有效的缓解，还可以在患处涂抹药物，以减轻疼痛。如果这些方法都不起作用，那最好用手术来治疗。当然，对于疾病引起的肛门疼痛，还是要针对病因进行治疗，这样才能解决根本上的问题。

❿ 肛门肿胀、肛门坠胀

肛门肿胀常是痔疮引起的，当痔疮中的血液凝结成块的时候，就会导致肛门肿胀，当然还会同时伴有疼痛感。这就是说，由痔疮引起的肛门肿胀与疼痛是同时发生的，但并不是所有的肛门肿胀都会伴随疼痛的症状。肛门坠胀大多出现在女性身上，主要表现为总感到有便意，但实际上却根本就无便可排。

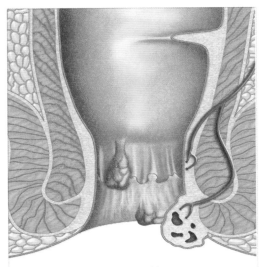

◎大部分肛门疼痛是由痔疮引起的。

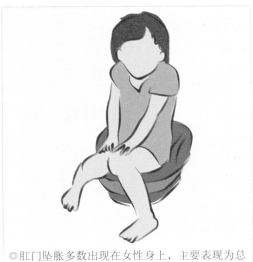

◎肛门坠胀多数出现在女性身上，主要表现为总感到有便意，但实际上却无便可排。

肛门肿胀的原因及处理

导致肛门肿胀的原因并不是只有痔疮这一种病症，除了痔疮以外，下面几种病症也会造成肛门肿胀（见下表）。

在出现肛门肿胀的症状以后，我们可以用坐浴的方法来消除肿胀，也可以用甘油敷在患处来缓解肿胀。但这些方法并不能代替治疗，尤其对疾病引起的肛门肿胀，只有从根本上消除疾病，才能彻底消除肿胀。

除痔疮外造成肛门肿胀的其他原因

湿疹	肛周的急慢性湿疹均可造成肛门肿胀，并可同时出现皮肤发热、潮红、发痒等症状
毛囊炎	毛囊炎可造成局部红肿、疼痛，这是葡萄球菌入侵毛囊产生的化脓性炎症
肛瘘	肛瘘是肛周脓疡溃破形成的，除了肛门肿胀以外，患者还会反复排出恶臭的糊状分泌物，且伴有疼痛感
其他疾病	肛裂、囊肿、肿疮等病症都可导致肛门肿胀，此外，肛门肿胀也可能是性传染病的信号

女性肛门坠胀的原因及处理

有些女性在痛经的时候往往会伴有肛门坠胀的症状，这是子宫为排出血块而增大所造成的，但这种坠胀感通常都是间歇性的，不会一直存在。如果肛门坠胀的症状持续存在，那就可能是疾病的信号了。

除了月经时偶尔出现的肛门坠胀以外，其他持续性的肛门坠胀都是比较危险的信号，一旦有此感觉就要马上到医院就医，以免延误了病情，错过最佳治疗时机。

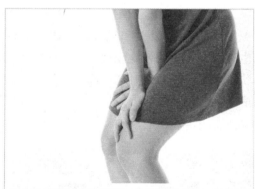

◎女性在痛经时会出现肛门坠胀的症状，这是子宫为排出血块而增大所造成的。

导致女性肛门坠胀的其他原因

异位妊娠	是指子宫外的妊娠，主要包括输卵管妊娠和卵巢妊娠。无论是输卵管还是卵巢，都不可能供受精卵持续发育下去，当其发育到一定程度的时候，就必然会破裂开来。破裂后流出的血液聚集在直肠窝，就会造成肛门坠胀，患者可能进一步发生休克，甚至有生命危险
异位分娩	胎位异常会给分娩造成极大的麻烦，由于胎儿的头压迫到了直肠，因此就会造成肛门坠胀的症状，并可导致宫颈水肿，影响产程
肿瘤	子宫、宫颈或卵巢中长有肿瘤可能导致子宫增大，当其压迫到直肠的时候就会出现肛门坠胀的现象

妇科疾病

① 女性低热

低热即体温超出了正常的范围，但还没有达到高热的程度，一般在37.5℃左右，患者自身就可以感觉到。一般来说，低热的症状多发生在下午或傍晚。单纯的低热与人体自身的抵抗力有着密切的关系，身体虚弱、抵抗力差的女性更容易出现低热的症状。有些时候，低热也可能是由其他疾病造成的。

引起女性低热的主要疾病

生殖器结核	输卵管结核、子宫内膜结核等生殖器结核不仅会导致低热现象的出现，而且还会使患者出现下腹隐痛、月经量渐少等症状。
子宫内膜异位	当异位的子宫内膜出血的时候，就会刺激机体造成低热，如果低热在月经前半期更为明显突出，就可以考虑这种情况
慢性盆腔炎	除了低热之外，患者还会出现下腹疼痛和腰痛等症状，且在身体虚弱或月经期时还可能出现高热的症状
宫颈粘连综合征	宫颈粘连会导致经血外流受阻，从而聚集在宫腔内，使患者出现低热的症状，并可伴有下腹痉挛痛等症状

② 女性腹痛

女性腹痛虽然是一种比较常见的症状，但大多数腹痛却都是不正常的。正常的腹痛只出现在妊娠后期，特别是临近预产期的时候，这是子宫不规则收缩的结果。也就是说，除了妊娠后期出现的腹痛之外，其他任何时期出现的腹痛都是不正常的。如果出现了不正常的腹痛，就要考虑到病理因素。

女性腹痛可能是由以下几种病症造成的，子宫内膜异位症、附件炎和盆腔炎、膀胱炎、泌尿系统感染、肿瘤。

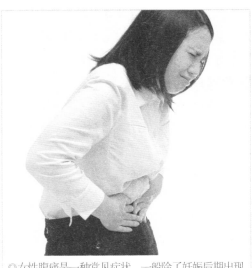

◎女性腹痛是一种常见症状。一般除了妊娠后期出现的腹痛，其他时期出现的腹痛都是不正常的。

造成女性腹痛的几种病症

子宫内膜异位症	由子宫内膜异位症造成的腹痛多在经前期及经期较为明显，疼痛常在一侧大腿的根部，且一般会伴有性交痛、盆腔痛等症状
附件炎和盆腔炎	附件炎和盆腔炎都可导致腹痛，疼痛的部位可能是一侧，也可能是两侧，且常伴有腰酸、腰痛等症状，如果腹痛剧烈，不可按压，那就很可能是急性附件炎和盆腔炎的表现
膀胱炎	膀胱炎可造成下腹疼痛，并有坠胀感，一般还会伴有尿频、尿急、尿痛等症状
泌尿系统感染	泌尿系统感染造成的腹痛多是尿潴留引起的，患者有强烈的胀痛感，想要排尿但却很难排出。
肿瘤	肿瘤也可引起腹痛，且一般是持续存在的，不会轻易消失，疼痛的程度也不会轻易改变，但如果肿瘤发生扭转、破裂、出血等异常情况，则可使疼痛突然加剧

❸ 女性腰酸、腰痛

腰酸和腰痛是两种非常普遍的症状，每个女性都可能经历过，如果不是出现了明显的不适，很少有人会去重视。有些生理性的腰酸和腰痛确实不需要小题大做，但情况并不总是这样的，有些时候，腰酸和腰痛的原因并没有这样单纯，而是与身体内部的病变有关，这时的腰酸和腰痛就是不容忽视的。

导致腰酸的原因

腰酸的症状一般出现在月经期和妊娠期。在月经期，由于子宫出血、盆腔充血，很容易导致盆腔神经水肿或反射，从而使人出现腰酸的症状。在妊娠期，由于子宫增大，也会压迫局部而导致腰酸。这两个特殊生理时期的腰酸症状属于生理性腰酸，与疾病无关，只要注意休息，不要劳累就可以了。但腰酸并不都是生理性的，有些腰酸也是由疾病引起的，比如说

肾炎、肾盂肾炎、肾结石等肾脏疾病都可导致腰酸。不过肾炎导致的腰酸一般都不是很严重，而其他肾脏疾病则可造成严重的腰酸，且常为单侧腰酸。

导致腰痛的原因

同腰酸相比，腰痛的原因要复杂得

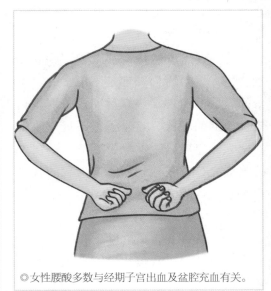

◎女性腰酸多数与经期子宫出血及盆腔充血有关。

导致腰痛的主要原因

宫位异常	正常的宫位应该是前倾前屈位，如果宫位后屈，就会过度牵引支撑子宫的韧带，并压迫到周围的部分神经，从而导致腰痛，但通常都不会伴有其他的症状
宫颈炎	宫颈炎除了会导致腰痛以外，还可造成局部瘙痒、刺痛以及白带增多等症状
盆腔组织炎症	除了宫颈炎之外，盆腔组织炎症也可导致腰痛，如子宫骶骨韧带炎症、盆腔腹膜炎、慢性附件炎等造成的腰痛都属于这种情况
肿瘤	无论是生殖系统的肿瘤，还是盆腔内的肿瘤，都会因肿瘤压迫到附近的神经而导致不同程度、不同性质的腰痛，且随着肿瘤的增大，腰痛的程度也会有所增加
子宫脱垂	子宫脱垂常常会造成腰部酸痛，且多伴有腹腔下坠的症状
白血病	白血病可造成剧烈的腰痛，且在痛处会出现热感，遇到炎热的天气或下雨天时，疼痛会更加严重，但活动后通常会有所减轻，这种疼痛也可能是急性风湿性腰痛的表现
腰椎间盘突出	腰椎间盘突出也可导致剧烈的腰痛，严重者甚至连转身都感到困难，但通常会有明显而固定的痛处，这种腰痛也可能是跌打损伤引起的
腰肌劳损	腰肌劳损是腰部肌肉萎缩引起的，如果腰部长期缺乏锻炼，就很容易导致腰肌劳损而引发腰痛
骨质疏松	骨质疏松症可导致比较严重的腰痛，且在腰部受到震动时疼痛加剧
肾脏疾病	肾脏疾病除了会导致腰酸之外，也会造成腰痛，如果在腰痛的同时出现了一些泌尿系统的症状，如尿道疼痛、尿液混浊等，就可能是肾脏疾病引起的
其他疾病	其他疾病如感冒、胆结石、结核病等也可能会导致腰痛

多，很多疾病都会出现腰痛的症状，数种疾病同时发生也可能会导致腰痛。

❹ 乳房疼痛

乳房是女性身体上最柔软的器官，是女性魅力的完美展现，但也是受癌症威胁最大的器官。在我国，乳腺癌已成为严重威胁妇女的一大杀手，其死亡率每年都在以3%的态势快速增长，远远超过肺癌而成为我国近十年来死亡率增长最快的癌

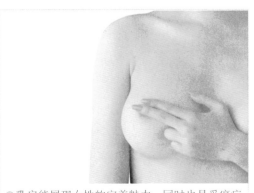
◎乳房能展现女性的完美魅力，同时也是受癌症威胁最大的器官。

症。女性对乳腺癌的恐惧是可以理解的，但有些女性却对乳房的异常过度紧张，当自觉乳房疼痛的时候，就方寸大乱，以为自己患了乳腺癌。其实，乳腺癌一般是不会引起疼痛的。

导致乳房疼痛的原因

囊状慢性乳腺炎	这是引起乳房疼痛最常见的原因，一般出现在月经到来之前，而一旦月经开始，疼痛的症状就会减轻或消失，这主要是体内雌激素的变化引起的，通常表现为两个乳房都有疼痛感
特殊的生理时期	刚来月经的少女，快进入更年期的妇女，怀孕初期的孕妇以及正处在哺乳期的产妇，乳房都会变得更加敏感，这时就可出现乳房疼痛的症状
乳腺增生	乳腺增生一般表现为乳房肿块和乳房疼痛，且以双侧疼痛较为常见，但也有单侧疼痛的情况，青春期以后任何年龄的女性都可能发生，尤其多见于30～50岁的中青年妇女
带状疱疹	这是由带状疱疹病毒引起的，由于病毒不可能横跨身体两侧，因此由带状疱疹引起的乳房疼痛只表现为单侧疼痛
药物	很多药物都会造成乳房疼痛，比如以洋地黄属物质制成的药剂、各种治疗情绪症状的药物以及含有雌激素的药物等
外伤	当乳房被咬伤或受到其他外伤时，就会使乳房受到感染而疼痛

对乳房疼痛的处理

当出现乳房疼痛的症状以后，首先应该弄清导致乳房疼痛的原因，然后再进行适当的处理。具体的处理办法如下：

如果是囊状慢性乳腺炎引起的，可通过调整饮食来消除症状，比如增加维生素E的摄取量，避免咖啡因等。

如果是特殊生理时期下的生理症状，那就不需要做任何处理。

如果是乳腺增生或带状疱疹引起的，要马上针对病因进行治疗。

如果是药物引起的，可与医生商讨药量、更换药物或停药。

如果外伤引起的，且已经出现了感染的症状，则要马上进行抗生素治疗。

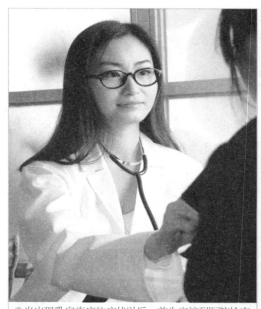

◎当出现乳房疼痛的症状以后，首先应该到医院检查弄清导致疼痛的原因，再对症下药进行适当处理。

⑤ 白带异常

白带是女性阴道中流出的白色液体，是前庭大腺、子宫颈腺体、子宫内膜等的分泌物和阴道黏膜的渗出液、脱落的阴道上皮细胞混合而成的。白带的形成与雌激素有着密切的关系，因此，只有育龄期的女性会出现白带，而青春期以前的少女及绝经期以后的女性都是没有白带的。正常的白带对妇女的健康是有益的，能起到自净作用，因为它能经常保持阴道、子宫湿润，利于阴道杆菌的生长、繁殖，而这种杆菌可以说是阴道的"卫士"，它所产生的酸性物质可杀死混进来的病菌。正常情况下的白带为白色糊状，无特殊气味，量不多，仅能使妇女微有湿润的感觉。虽然处在育龄期的女性分泌出白带是一种正常的生理现象，但是如果白带的颜色、形态或分泌量出现了异常，那就不能再大意了。

导致白带分泌量异常的原因

正常情况下，白带的分泌量都比较少，但如果白带过少或者忽然增多，那就是白带分泌量异常的表现。白带过少大多与卵巢功能衰退和性激素分泌过少有关，更年期之后的女性可能因为卵巢功能衰退而出现这种情况，而其他育龄期女性的白带过少则大多是与疾病有关，如慢性肾炎、慢性肝炎、糖尿病等。此外，多次流产、长时间的精神损伤以及哺乳时间过长等因素也可能导致白带分泌量过少。

导致白带颜色及形态异常的原因

白带异常是各种不同疾病的临床表

与白带增多有关的几种因素

月经	在月经周期的中间阶段，由于雌激素的分泌达到高峰，因此会促使子宫颈腺体分泌更多的黏液，导致白带增多。此外，在月经快来的时候，由于子宫颈与阴道的血流量比平时多，因此也可能出现白带增多的现象。与月经有关的白带增加都属于正常的生理现象，无需多虑
妊娠	在妊娠期，由于宫颈口被黏液阻塞，因此白带的成分主要是阴道黏膜的渗透液和脱落的阴道上皮细胞。在雌激素和孕激素的作用下，阴道的黏膜变得更薄，因此从中渗出的液体自然也就比平常多。妊娠期的白带增多也是正常的生理现象
性生活	在性生活的过程中，体内的雌激素分泌量会大大增加，从而刺激相关的腺体分泌出更多的黏液，因此白带量自然也就比平常更多。性生活中白带量增加可以润滑阴道，有助于性行为的进行，这同样是一种正常的生理变化
感染	当女性的泌尿生殖系统受到细菌、病毒、淋球菌、真菌、原虫等感染的时候，就会出现白带增多的症状
子宫肌瘤	子宫肌瘤可使宫腔变大，宫腔的排出物也会随之增多，因此白带的分泌量自然也就会有所增加
药物	所有含有雌激素的药物都可能引起白带增多

现，而以炎症最为多见，特别是滴虫、霉菌引起的阴道炎，容易交叉感染。马桶、浴具、游泳池等都可成为感染的媒介，如有白带异常现象，应及时就医，以便针对原因进行治疗。

导致白带颜色及形态异常的原因

白色或淡黄色的脓性白带	通常还会带有臭味，多是滴虫性阴道炎、慢性宫颈炎等炎症引起的
豆腐渣样白带	多是真菌性阴道炎的表现
血性白带	可能是宫颈癌、子宫体癌、宫颈息肉等造成的
乳白色的水样白带	可能是盆腔肿瘤、子宫后屈以及糖尿病、肺结核等全身性疾病造成的
黄色或黄绿色的泡沫样白带	大多是阴道滴虫引起的
黄色的脓性白带	大多是淋病造成的
带血的浆液性白带或黄色的黏性白带	多是阿米巴原虫感染造成的
无色透明的黏性白带	多是体虚引起的
黄红色的间歇性白带	可能是输卵管癌引起的

⑥ 外阴瘙痒

外阴瘙痒是一种十分常见的妇科症状，瘙痒的部位多见于阴蒂和小阴唇，一般为间歇性发作，但也有持续性发作的情况，且在夜间的时候症状会有所加重。有些外阴瘙痒严重者甚至会坐立不安，无法正常地工作和生活。引起外阴瘙痒的原因比较多，可以是生理原因，也可以是病理原因，或者有些外阴瘙痒根本就找不到任何原因。

导致外阴瘙痒的原因

外阴瘙痒的发生常与不良的生活习惯有关。外阴的皮肤是非常敏感的，而且其所处的位置又很特殊，既不利于通风，又要经常受到尿液、白带及经血的浸渍，因此，如果不注意清洗，就会使阴部积聚过多的分泌物而引起瘙痒。此外，有些女性为了保持体形，总是喜欢穿一些紧身的衣裤，这非常不利于外阴部皮肤的通风，因此也很容易造成外阴瘙痒。

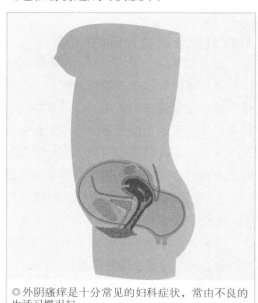

◎外阴瘙痒是十分常见的妇科症状，常由不良的生活习惯引起。

引起外阴瘙痒的主要原因

感染	阴部受到感染是外阴瘙痒的原因之一，最常见的感染即滴虫性阴道炎和霉菌性阴道炎，阴虱、阴部疥疮等也可导致外阴瘙痒
皮肤病变	外阴湿疹、慢性外阴营养不良、疱疹、湿疹等皮肤病变均可引起外阴瘙痒
糖尿病	糖尿病患者排出的糖尿会对外阴造成刺激，从而导致外阴瘙痒，因此也常将外阴瘙痒看成是糖尿病的早期信号之一
其他全身性疾病	黄疸、贫血、白血病、维生素A及B族维生素缺乏症等全身性疾病都可导致外阴瘙痒，但这些疾病并不仅仅会造成外阴瘙痒，而是会使全身都出现瘙痒的症状
过敏或刺激	某些药物或含有化学成分的物品直接接触阴部，很有可能会使阴部因直接受到刺激或过敏而引起接触性皮炎，进而出现外阴瘙痒的症状

❼ 阴吹

所谓阴吹，即是指女性的阴道中不时有气体排出，严重者甚至还会伴有声响，就像放屁一样，是自己无法控制的。患有阴吹的女性并不少，但主动去求医的却不多见，结果延误了治疗。其实，阴吹并不是一种严重的疾病，只要及时治疗，一般都可以痊愈。因此，再出现阴吹的症状以后，应该马上到医院就医，而不要讳疾忌医。

导致阴吹的原因

身体虚弱	中医认为，阴吹是气血虚亏、中气下陷造成的，因此产后的妇女最容易发生阴吹的现象，尤其是本身就比较虚弱的女性，产后出现阴吹的可能性更大
耻尾肌无力	耻尾肌也叫作PC肌，位于会阴底部，如果耻尾肌无力，就会使得外阴萎缩，阴道口不能完全闭合，从而使得空气很容易进入阴道
阴道感染	真菌、滴虫等感染阴道的时候，也会导致阴吹的症状，但由感染引起的阴吹通常都会伴有外阴瘙痒、白带增多等症状
直肠—阴道瘘	这是指在直肠和阴道之间存在一条异常的通道，也就是瘘管，这就使得本应从肛门排出的气体也有一小部分从阴道排了出来
神经官能症	由神经官能症引起的阴吹通常都不会发出声响，因此其他人很难察觉，只有患者本人可以感觉到有气体从阴道排出

⑧ 阴道排液异常

女性的阴道有液体排出是一种正常的生理现象，在正常情况下，这些液体负责润滑阴道，并防止和杀灭外界的致病细菌的侵入，属于人体自身防御系统的一个组成部分。也就是说，正常的阴道排液不但对人体没有害处，反倒会保卫人体的健康。但如果阴道排出的液体颜色、气味或性状发生了明显的改变，那就很可能是病理性排液，是由某种疾病引起的。

导致阴道排液异常的主要病症

霉菌性阴道炎	霉菌性阴道炎可使阴道排出的液体呈凝乳状或豆腐渣状，通常还会伴有阴道黏膜充血水肿、外阴瘙痒等症状，多发生在孕妇、糖尿病患者、长期使用抗生素者及大量接受雌激素治疗者身上
肿瘤	无论是良性肿瘤还是恶性肿瘤，都会导致阴道排液异常，当阴道排出的液体中含有血液的时候，就要考虑长有肿瘤的可能，多见于宫颈息肉、黏膜下子宫肌瘤、宫颈癌、子宫体癌等病症
滴虫性阴道炎	滴虫性阴道炎可导致阴道排出的液体呈灰黄色的泡沫状，并散发出难闻的臭味，通常还会伴有外阴瘙痒、灼热、疼痛等症状，多见于身处妊娠期或月经期等阴道酸性较低时期的女性
癌症	宫颈癌、子宫体癌、输卵管癌等癌症可使阴道排出黄色的水性液体
生殖道炎症	生殖道炎症可导致阴道排出的液体呈黄色或黄绿色的黏稠状，并带有臭味，多见于慢性宫颈炎、子宫内膜炎、非特异性阴道炎、阿米巴阴道炎等病症患者身上

⑨ 阴道异常出血

除了外伤造成的出血以外，身体各个部位的出血一般都被认为是比较严重的症状，是体内器官发生病变的表现，但阴道出血却是一个特例。所有处在育龄期的健康女性，每个月都会发生一次阴道出血的现象，那就是月经。月经是正常的生理现象，对健康没有任何危害。此外，当女性第一次性交的时候，由于处女膜破裂，也可能出现轻微的出血现象。不过如果阴道出血与月经无关，也不是发生在第一次性交时，那就是异常的阴道出血，应该引起注意。

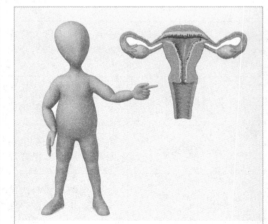

◎正常的阴道出血现象一般只存在于月经或第一次性交时，对健康没有危害，除此以外的阴道出血大多是由疾病引起的。

导致阴道异常出血的原因

受伤	当阴道受到外界的创伤时，很容易发生出血的现象，比如说性交过于粗暴或者有异物进入阴道时，都可能使阴道因为受伤而出血
感染	生殖系统感染是导致阴道出血的原因之一，除了阴道出血之外，通常还会伴有发热的现象，如果同时出现了下腹疼痛的症状，则很可能是骨盆受到感染而引起的
流产	无论是自然流产，还是人工流产，都会导致子宫出血，子宫中的血液从阴道排出，从而造成了阴道出血的症状，此时的出血量很大，且常伴有腹部疼痛的症状
异位妊娠	异位妊娠将造成输卵管破裂，不仅会引起大量的出血，而且还会伴有剧烈的疼痛，是一种非常危险的情况
肿瘤	良性肿瘤和恶性肿瘤都可能导致阴道异常出血，且通常会伴有下腹疼痛的症状，比如子宫息肉、子宫纤维瘤、宫癌、宫颈癌、卵巢癌等，都可造成阴道出血
甲状腺机能不足	甲状腺机能不足除了会造成阴道异常出血以外，还会使皮肤变得干燥而粗糙，并使人经常产生倦意和睡意
肝病	比较严重的肝病会使得身体内积存过多的动情素，从而导致阴道出血，此外，大量酗酒也可能造成这种现象
药物	开始或停止服用避孕药和雌激素，都可能使人出现阴道异常出血的症状
血液凝固障碍	血液凝固障碍是一种全身性的疾病，主要表现为患者很容易出血，即使只是轻微的刮擦，也可能会出血，对于这种疾病的患者来说，阴道出血不过是其中的一个症状罢了

⑩ 性交疼痛

性生活的质量与夫妻的感情并没有必然的联系，一对非常恩爱的夫妻，也可能在性生活中表现出不和谐的一幕。如果女性总是在性交时感到疼痛，那就要及时将自己的感受说出来，不要"忍气吞声"，否则就会影响性生活的质量，长期下去还可能影响夫妻间的感情，而且还可能耽误了治疗。

女性性交疼痛的原因

女性的性交疼痛可能是生理性的，也可能是病理性的。

导致女性性交疼痛的主要原因

缺乏必要的性知识和性技巧	如果男性过于心急，在女性的阴道未湿润之前就进行性交，男性在性交的时候动作太过粗暴或者采用了不合适的性交姿势等，这些都会让女性感到疼痛，严重者甚至对性交产生厌恶和恐惧情绪
阴道畸形	阴道萎缩、双阴道等阴道畸形都会导致性交疼痛。如果不到医院检查，女性自身是很难发现阴道畸形的，因为阴道畸形并不会对女性的生活产生太大的影响，只有在性交的时候才会因此而感到疼痛
感染	感染是造成女性性交疼痛最常见的原因，如阴道感染、尿道感染、膀胱感染以及骨盆里的慢性感染等，都可能导致性交疼痛。疼痛感一般在阴茎插入时产生，当阴茎深入时，疼痛感会加剧
其他原因	痔疮和子宫内膜组织异位也可能导致性交疼痛，如果疼痛的程度越来越厉害，就要考虑这种因素。一般来说，孕妇和处在更年期的女性更容易发生这种状况。此外，阴道肿瘤也会导致性交疼痛，但这种情况非常少见

女性性交疼痛的预防和治疗

为了避免在性交时出现疼痛的症状，影响性生活的质量，女性朋友们应该注意采取以下预防措施：

控制好性交节奏，待阴道充分湿润后再进行性交。

学习必要的性知识和性技巧。

对于更年期以后的女性来说，阴道已经不可能再自行变得湿润，这时就只能通过涂抹一些雌激素软膏来润滑阴道，防止性交疼痛。

刚刚生产过的女性必须要经过一段时间的调整，待身体完全恢复以后，才能进行性生活。

拒绝性伴侣的粗暴动作，告诉他你的感受。

调整好自己的心情，在自己完全放松的情况下开始性生活。

注意阴部卫生，防止感染等。

如果已经出现了性交疼痛的症状，则要积极寻找原因，对症治疗。比如：

如果性交疼痛是因为性生活质量不佳造成的，那么就可以按照上面的预防办法来做，如果疼痛只是偶尔发生，那就很可能与性交的姿势有关，可以通过调整姿势来摆脱疼痛。

如果是阴道畸形导致的性交疼痛，

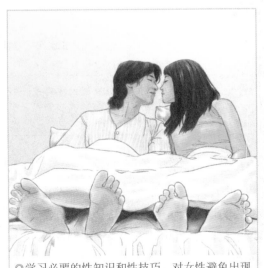

◎学习必要的性知识和性技巧，对女性避免出现性交疼痛有好处。

则要通过手术来矫治。

如果是感染造成的性交疼痛，一般都可以用抗生素来治疗。

如果是其他病理因素导致的性交疼痛，则要针对病因进行治疗。

男科疾病

① 男性腹痛

与女性腹痛不同，男性腹痛并没有生理性的，而全部都是病理性的。这就是说，只要男性出现了腹痛的症状，那就是某种病症的表现。一般来说，男性腹痛大多是由于消化系统病变引起的，如消化不良、肠胃功能紊乱、急性肠胃炎、急性阑尾炎等。此外，男性腹痛也可能与泌尿系统疾病有关，比如泌尿系统感染，即可导致腹痛。如何来区分这些病症呢？我们可以根据腹痛的具体症状来判断。

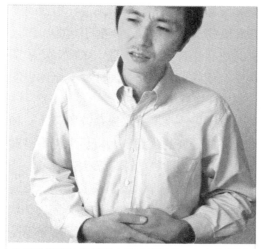

◎男性腹痛几乎都是由疾病引起的，如急性肠胃炎、消化不良、肠胃功能紊乱等。

男性腹痛的主要原因和症状

消化不良	主要表现为中腹部疼痛，且只在饭后发作
肠胃功能紊乱	主要表现为强烈的腹痛，且持续时间较长，也是在饭后发作，但不是饭后马上就发作
胃肠炎	主要表现为腹痛腹泻，并同时伴有粪便中带血或含有黏液等症状，多是感染或食物中毒引起的
急性肠胃炎	主要表现为持续性的腹痛，并同时伴有腹胀、腹部触痛、呕吐等症状，急性阑尾炎等急性的消化道疾病都可表现出这样的症状
泌尿系统感染	主要表现为腹痛，但疼痛并不是一开始就出现在腹部，而是由腰背部转移过来的
胆结石	主要表现为扩散性的腹部疼痛，这是胆结石聚集在胆囊和消化道之间的管道内的结果

❷ 男性腰酸、腰痛

　　相对女性来说，男性发生腰酸、腰痛的概率要小一些，这是由男性和女性不同的生理结构决定的。但男性的腰酸和腰痛并没有生理性的，一旦出现，就要考虑到病理因素，因为健康的男性是不会出现腰酸和腰痛的症状的。通常来说，男性的腰酸和腰痛多是泌尿系统疾病引起的，而且同时还会伴有尿频、尿急、尿痛等泌尿系统感染症状，多见于衣原体和支原体引发的泌尿系统感染。

　　对于男性来说，泌尿系统感染是一种绝对不能轻视的疾病，否则后果将不堪设想。这是因为男性的尿道和生殖道是一条通道，也就是说，尿液和精液是从一条通道排出，如果泌尿系统发生感染，就必然会危及生殖系统，导致输精管、附睾等受到感染，不仅影响生活质量，而且还可能会导致不育。此外，细菌也可能会通过性

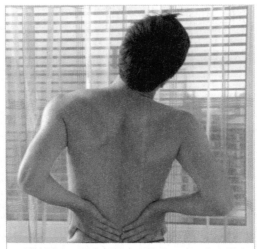

◎男性腰酸、腰痛都是病理性的，而且大多是由泌尿系统疾病引起的。

接触传给女性，使女性的生殖道也发生感染，危害女性健康。所以说，一旦出现了泌尿系统疾病，一定要及时治疗，以免造成更为严重的后果。

❸ 睾丸疼痛

　　睾丸分为左右两个，位于阴囊的内部，是制造精子和雄性激素的"工厂"。精子用来繁殖后代，雄性激素用来维持男性的特征，所以说，睾丸是男性的性腺之一。正常情况下，左右两个睾丸的位置是不同的，左侧的比右侧的要稍低一些，这样可以避免男性在两腿并拢的时候挤压睾丸。当然，如果你是个左撇子，那也有可能是右侧比左侧低。睾丸一般是不会疼痛的，如果出现了睾丸疼痛的症状，那就很可能是疾病的表现。

睾丸疼痛的原因

睾丸损伤	睾丸可能因为过于频繁的运动等外部伤害而肿胀疼痛
睾丸扭转	睾丸可能因为剧烈的运动或房事而发生扭转，从而引起睾丸的疼痛
睾丸精索扭转	如果悬挂着睾丸的精索发生了扭转，就会使得睾丸的血液供应被切断，引起睾丸疼痛
炎症	睾丸炎和附睾炎是引起睾丸疼痛的常见原因，此外，流行性腮腺炎也可能使睾丸受到感染，引起睾丸疼痛
阴囊疝脱	阴囊疝脱不仅会导致阴囊肿胀，而且还很可能会演变成一触即痛的敏感状况
肾结石	当肾结石排出体外的时候，也会造成睾丸短暂的疼痛

睾丸疼痛的处理

由于导致睾丸疼痛的原因比较复杂，自己很难准确判断，因此，当出现睾丸疼痛的症状以后，应该马上到医院就医，请医生进行诊断。医生在得出结论后，会根据病因给出适当的医疗建议，比如由炎症引起的睾丸疼痛可采用抗生素治疗、有阴囊疝脱或精索扭转现象的可用手术矫正等。

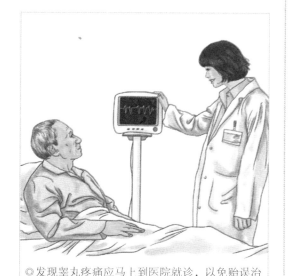

◎发现睾丸疼痛应马上到医院就诊，以免贻误治疗时机。

在众多导致睾丸疼痛的原因中，尤其需要引起注意的就是精索扭转，因为这种情况常常具有很大的潜伏性，患者本身很难察觉到这种病症。精索扭转会使供应睾丸的血液忽然遭到切断但通常很快就可恢复，因此患者常常会忽然感到睾丸疼痛，但一会儿就消失了。正是因为来得快去得也快，所以很难引起患者的注意。

如果一直对这种状况不加注意，那么随着情况的不断恶化，睾丸疼痛的症状便不会再自行消失，而当疼痛持续几个小时以上的时候，就会造成睾丸坏疽，这时这个睾丸就不能再要了，只有将其切除掉才能痊愈。其实，如果能早一点儿发现这种情况，只要做一个小手术就可以使扭转的精索恢复正常，将睾丸保住。由此看来，及时就医是非常重要的，即使只是很快即可恢复的睾丸疼痛，也绝不能掉以轻心。

❹ 睾丸肿胀

睾丸肿胀常常会伴随睾丸疼痛的症状一起发生，像前面提到的流行性腮腺炎、附睾炎、精索扭转等病症，除了会导致睾丸疼痛以外，也都会造成睾丸肿胀。当然，并不是所有的睾丸肿胀都会和睾丸疼痛同时发生。

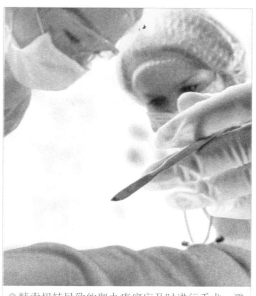

◎精索扭转导致的睾丸疼痛应及时进行手术，避免病情恶化使睾丸坏疽。

睾丸肿胀的主要病因

精索静脉曲张	精索静脉曲张看起来有些像静脉瘤，患者自觉阴囊内有一种沉重或拖赘感，肿胀是由阴囊及睾丸里的静脉充血形成的
肠子进入阴囊	有些时候，缠绕着的肠子会钻进阴囊里面，这也会引起睾丸肿胀，但这种肿块可以被推回去，只要将其推回腹部，肿块就会马上消失
阴囊积水	从表面上看，阴囊积水似乎和肠子进入阴囊的情形很像，但由阴囊积水导致的睾丸肿胀，用手是推不回去的
睾丸癌	睾丸癌是最常见的男性恶性疾病，尤其多见于25～35岁的男性，睾丸癌初期并不会造成任何疼痛，只是用手摸的时候会摸到硬块

睾丸对于男性的重要性自然是无需多说的，但令人感到遗憾的是，很多男性都不知道该如何检查自己的睾丸，或者是懒得去检查，结果给了疾病可乘之机。男性应该像女性定期检查乳房一样定期检查自己的睾丸，检查的方法主要以观察和按摩为主，当发现自己不能解释的异常时，应该马上向医生求助，这对于及时发现疾病是非常重要的。

❺ 阴茎疼痛

阴茎疼痛主要是指阴茎表皮或阴茎内部的疼痛，有些男性在第一次性交时会产生这样的感觉，但稍后便可自行消失。这样的阴茎疼痛是无需担心的，因为性交后短时间的阴茎胀痛通常是由于阴茎大量充血但回血功能较弱造成的，属于正常的生理现象，一般在初次性交后便可改善。此外，性交过度也可能造成阴茎疼痛，这时只要注意控制性交频率就可以了。生理性的阴茎疼痛很容易消除，但病理性的可就没那么容易了。

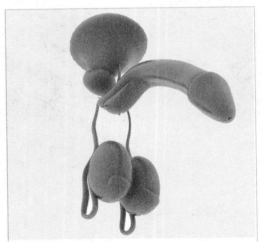

◎生理性的阴茎疼痛是因为阴茎大量充血但回血功能较弱造成的，一般男性初次性交或性交过度都可能造成阴茎疼痛。

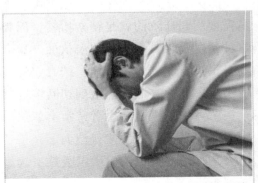

◎生理性的阴茎疼痛一般适当休息即可自行消除，但病理性的阴茎疼痛则困难得多。

导致阴茎疼痛的常见病因

外伤	阴茎表皮的外伤是引起阴茎疼痛的主要原因，比如阴茎被咬伤或长了丘疹等，都会导致阴茎疼痛
生殖器疱疹	阴茎表皮的疱疹不仅会导致阴茎疼痛，而且还会造成灼烧、发痒的症状，但随着疱疹的愈合，疼痛等一系列症状也会随之消失
前列腺发炎	前列腺的炎症可能会刺激阴茎或者使阴茎受到感染，从而导致阴茎疼痛
性行为传染病	有些通过性行为传染的疾病常常会造成阴茎疼痛，比如非典型的尿道炎、淋病等
龟头炎	龟头炎即是发生在包皮内的感染，可导致阴茎疼痛和肿大，未割破包皮的男性很容易出现这种状况

导致阴茎疼痛的其他原因

除了常见的病因之外，阴茎疼痛还可能是由一些不太常见的原因造成的，虽然说在现实生活中出现这些情况的概率比较小，但却并非没有可能发生。

一些较少见的导致阴茎疼痛的原因

人工弥补术	人工弥补术是用来治疗阳痿的一种方法，通过在阴茎组织中植入管子，帮助阴茎顺利地勃起，这种弥补术虽然可能让男性重新恢复性功能，但是植入的管子却可能会因为受到感染而引起阴茎疼痛
赖透性综合征	赖透性综合征是一种因免疫系统失调而导致的病症，患者除了阴茎疼痛之外，还会出现阴茎分泌物，并同时伴有发热、眼红、关节痛等症状，这些通常会在几个星期后自行消失，不需要治疗
血液沉淀性疾病	沉淀的血液会凝结成块，当阴茎勃起时，血凝块会随血液从阴茎流出，从而造成阴茎的持续勃起，引起阴茎的强烈疼痛，患有白血病、镰刀状细胞性贫血症的患者很容易发生这种状况
北洛尼病	此病患者的阴茎里由于有结缔组织形成，因此在阴茎勃起时会造成阴茎弯曲并疼痛，给性交造成了很大的障碍，严重者甚至根本无法进行性交，只能通过手术来改善这种状况

⑥ 阴囊潮湿

阴囊长期处在潮湿的状态下将导致多种皮肤病，此外，有些疾病也可能导致阴囊潮湿。所以，男性切莫将阴囊潮湿的症状看得过于简单，平时就要多注意预防阴囊潮湿，一旦发现异常则应该尽快就医。

与阴囊潮湿相关的几种病症

阴囊皮炎	阴囊皮炎通常是饮食中缺少B族维生素引起的，患者不仅表现为阴囊潮湿，而且还会同时出现阴囊疼痛、瘙痒、脱皮、渗液等症状
阴囊湿疹	阴囊湿疹通常是汗水或污秽刺激引起的，患者除了有阴囊潮湿的症状以外，同时还会伴有阴囊皮肤红肿、瘙痒难耐、渗液结痂、增厚粗糙等症状
神经性皮炎	阴囊部位的神经性皮炎可导致阴囊潮湿、瘙痒增厚等症状，病情反复发作，持久不愈
阴囊癣症	阴囊癣症常是由其他部位的皮肤癣症引起的，主要表现为阴囊潮湿、阴囊皮肤潮红、先起水泡继而脱屑，奇痒难耐等症状
阴囊炎	核黄素缺乏性阴囊炎可导致阴囊潮湿，并可同时出现食欲不振、口角炎及舌炎等症状，常年食用精米精面的男性很容易出现这种症状
慢性前列腺炎	阴囊潮湿也可能是慢性前列腺炎的典型信号之一，如果在阴囊潮湿的同时还伴有小腹胀痛、小便不利、足下发热、腰酸乏力等症状，则基本可以肯定是这种情况

⑦ 阴囊肿大

阴囊是重要的男性生殖器官，它的病变是绝对不能忽视的，因为严重的阴囊病变很可能会危及生命。虽说如此，但也不用对所有的阴囊病变都过分紧张，因为有些阴囊病变并不意味着严重的疾病，这时的紧张显然就是多余的。比如说阴囊肿大，导致这种症状的原因很多，有些比较严重，有些则无伤大雅。

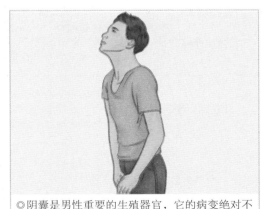

◎阴囊是男性重要的生殖器官，它的病变绝对不能忽视，应及早就医治疗为宜。

前列腺炎的中医疗法

按摩疗法

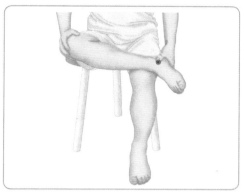

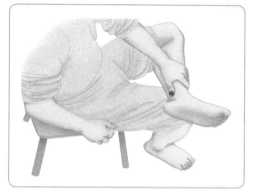

按摩部位	中封	按摩手法	指压
按摩时间	3分钟	按摩力度	3

按摩部位	水泉	按摩手法	指压
按摩时间	2分钟	按摩力度	3

刮痧疗法

对症取穴

腰背部：肾俞、膀胱俞
腹部：水道、归来
下肢部：复溜、太溪

时间	运板	次数
30分钟	面刮法	50次

背部对症取穴

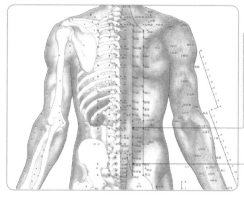

肾俞

腰部，当第二腰椎棘突下，旁开1.5寸。

膀胱俞

背正中线旁开1.5寸，平第二骶后孔。

●中医专家教你的小窍门

注意生活方式，不能长期驾驶。男性一旦出现尿频、尿急等症状要及早去医院就诊，争取在急性期内一次性治愈。

平时要保持大便通畅，多饮水，多排尿，因为尿液经常冲洗尿道有助于前列腺分泌物排出，也有利于预防重复感染。

造成阴囊肿大的主要原因

精囊囊肿	精囊囊肿除了会造成阴囊肿大之外，一般不会导致其他的症状，对健康也没有危害，因此是不需要担心的
皮肤病	阴囊部位的皮肤疾病常常会导致阴囊肿大，比如皮肤水肿、瘀血、外伤等，都可出现阴囊肿大的症状
急性睾丸炎	睾丸的炎症也可造成阴囊肿大，此种情况多出现在青年男性身上
附睾炎	附睾炎是一种十分常见的病症，除了会造成阴囊肿大以外，还会出现阴囊局部皮肤红肿、触之即痛等症状，有时甚至会出现全身发热等全身性症状，多发生在青壮年或做过前列腺手术的男性身上
腹股沟斜疝	腹股沟斜疝造成的肿大不仅仅表现在阴囊部位，而是从阴囊一直延伸到腹股沟，且肿块会随着体位的变化而移动
精索静脉曲张	这种情况在前面已经提到了，阴囊及睾丸里的静脉充血将会造成阴囊肿胀和睾丸肿胀
睾丸鞘膜积水	当睾丸鞘膜出现积水的时候，就会导致阴囊肿大，但轻微的积水是可以自行吸收的，因此不需多虑，不过如果是比较严重的积水，那就会破坏睾丸的血液循环，导致睾丸萎缩，甚至可能造成不育
睾丸扭转	如果阴囊肿大的现象发生在睾丸剧烈的疼痛之后，那就很可能是睾丸忽然发生扭转而引起的
睾丸肿瘤	睾丸肿瘤所造成的阴囊肿大，主要表现在睾丸的体积变大和质量增加上，且通常情况下，这种肿瘤都是恶性肿瘤

小儿身体的警讯

❶ 小儿鼻出血

鼻出血是一种非常普遍的症状，无论是成人还是孩子都可能发生，但孩子的出现概率要更高一些。一般来说，鼻出血的症状更容易发生在气候干燥的季节，但其他季节也有可能发生。虽然这是一种常见症状，但家长们绝不能忽视，因为并不是所有的鼻出血都那么简单，而且长期反复流鼻血也会危害小儿的身体健康。

导致小儿鼻出血的原因

小儿鼻出血与他们的年龄和生理特征有着密切的关系。

导致小儿鼻出血的主要原因

鼻外伤	鼻黏膜可能因为外伤而破裂，从而流出鼻血来，比如当鼻子受到外部撞击或者是孩子经常挖鼻孔等，都可能造成鼻黏膜的破裂
鼻腔异物	孩子都比较淘气，很可能会将一些小东西塞进鼻腔里，而自己又取不出来，这样滞留在鼻腔里的异物就很可能导致鼻黏膜的感染或破裂，造成鼻出血的症状
急性发热性传染病	孩子的抵抗力通常比较差，很容易受到传染病毒的感染而发生传染病，急性发热性传染病可导致鼻黏膜充血水肿，这时只要鼻腔一用力，就会造成鼻黏膜下的血管破裂而流出鼻血来
鼻内炎症	鼻内炎症也可导致鼻腔内黏膜的充血水肿，因此一旦受到刺激，黏膜下的血管就会破裂出血
血液病	这是最为严重的一种情况，是人体自身的血液凝固功能出了问题，如白血病、血友病、再生障碍性贫血等，都可出现流鼻血的症状

小儿鼻出血的处理

当发现小儿鼻出血以后，应该马上想办法止血，比较有效的方法是用手指紧捏住孩子的鼻翼上方，如果出血的情况比较轻微，可让病儿坐下，用拇指和示指紧紧地压住病儿的两侧鼻翼，压向鼻中隔部，暂时让病儿用嘴呼吸，同时在病儿前额部敷以冷水毛巾，一般压迫5～10分钟，出血即可止住。注意，捏鼻止血时，安慰病儿不要哭闹，张大嘴呼吸，头不要过分后仰，以免血液流入喉中。用上面的方法不能止住出血时，可采用压迫填塞的方法止血。具体做法是：用脱脂棉卷成如鼻孔粗细的条状，向鼻腔充填。不要松松填压，因为充填太松，达不到止血的目的。

如果出血的情况比较严重，家长就应该在紧急处理之后，马上带孩子到医院请医生来处理。在家长不能准确判断鼻出血原因的情况下，一定要带孩子到医院做详细的检查，查明原因，以免耽误了治疗。

❷ 小儿低热

当小儿的体温在37.3～38℃的时候，即是低热的表现。低热也是小儿经常出现的一种症状。

很多原因都可导致低热，这其中包括生理性的、功能性的、病理性的，等等。对于小儿的低热症状，家长们既没有必要太过紧张，也不能掉以轻心，最重要的是找到低热的原因。

非病理性低热

非病理性低热即是指与疾病无关的低热现象，其产生主要是由以下几种原因造成的：

暂时性的分解代谢增加：这是一种生理性低热，当小儿衣着过厚、进行了激烈的运动或者处在温度过高的环境中时，都会导致分解代谢增加，造成低热，但这种低热只是暂时性的，当诱因消除时，小儿的体温也会恢复正常。

小儿自身的特殊体质：这是一种功能性低热，低热的出现与其他任何因素都没有关系，只是由小儿自身的体质决定的，服用退热药物起不了任何作用，但稍后便可自行消退。这种体质性低热也不会对健康产生影响。

季节变化：这也是功能性低热的一种，小儿的体温随着季节的变化而变化，到了夏季便会出现低热的症状，但过了夏季又恢复到正常的体温。这种季节性低热同样不会影响小儿的健康。

病理性低热

病理性低热即是指由疾病造成的低热，主要是针对以下几种病症而言的：

急性感染：急性感染可影响小儿的体温调节中枢，导致低热症状的出现，如小儿麻疹、白喉、百日咳等急性传染病均可引起低热。

慢性感染：慢性感染也可引起低热，如肺结核、扁桃体炎、中耳炎等。

其他感染：病毒感染、败血症、立克次氏体感染等也会导致长期的低热症状。

全身性疾病：很多全身性疾病均可造成长期的反复性低热，如结缔组织疾病、内分泌系统疾病、恶性淋巴瘤等。

❸ 小儿盗汗

小儿在入睡后出汗，而在醒后即停止出汗，这种症状就被称之为盗汗。盗汗可能是生理性的，也可能是病理性的，小儿盗汗主要以生理性盗汗为主，但不排除发生病理性盗汗的可能。一般来说，只要小儿的体温调节中枢和交感神经受到了影响，就可能发生盗汗的现象，而盗汗的状况则可能各不相同。

盗汗的种类

根据盗汗发生的时间以及盗汗过程中的出汗量，可以将盗汗分为轻型、中型和重型三种类型。

轻型盗汗和中型盗汗一般不会对健康造成太大的影响，但重型盗汗却会严重影响小儿的睡眠，长期下去甚至会向"脱症"发展，对健康的危害较大。

小儿盗汗的原因

小儿很容易发生生理性盗汗，这是因为小儿的皮肤含水量比较多，且新陈代谢

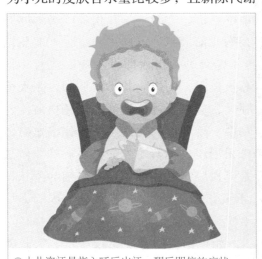

◎小儿盗汗是指入睡后出汗，醒后即停的症状。

三种盗汗类型的不同特征

轻型盗汗	轻型盗汗的小儿出汗量比较少，仅在醒后会出现稍有汗湿的感觉，盗汗的症状多发生在熟睡之后或醒来之前的一两个小时里
中型盗汗	中型盗汗的小儿出汗量稍多，一般可将衣服浸透，小儿常常因汗湿醒来，醒来后觉得口干舌燥，但再次入睡便不再出现盗汗的现象，盗汗的症状在入睡后不久即可发生
重型盗汗	重型盗汗的小儿出汗量非常多，常常将被褥浸湿，如不更换就无法入睡，患儿常伴有明显的烘热感，心情也异常烦躁，盗汗的症状在患儿刚闭上眼睛即将入睡的时候就会出现，且醒后再次入睡仍然会出现盗汗的现象，患儿基本上整晚都无法安睡

也比较旺盛，但自主神经调节功能却还不太健全，因此，如果小儿在睡前进行了过多的活动，那么在睡眠时新陈代谢就仍然处于非常活跃的状态，为了将体内的热散发出去，汗腺就会分泌出大量的汗液。如果小儿在睡前吃了过多的食物，那么胃就必须分泌出更多的胃液来消化食物，这也会促进汗腺的分泌。此外，当室内的温度过高、盖的被子过厚或使用电热毯的时候，也很容易出现生理性盗汗。

当然，盗汗并不全是生理性的，也可能是病理性的。事实上，所有能影响人体体温调节并能提高交感神经兴奋性的疾病，都可以造成盗汗的症状。如果小儿盗汗的现象发生在上半夜或者以上半夜为主，那很可能是血钙偏低的表现，多出现在佝偻病患儿身上。如果在盗汗的同时还伴有低热消瘦、食欲不振等症状，则很可能是肺结核引起的。生理性盗汗通常有明显的诱因，待诱因消除后症状也可以消除，而病理性盗汗则没有诱因，任何情况下都可能发生，且常伴有其他的症状。

小儿盗汗的预防

由于小儿盗汗大多都是生理性的，因此通常是可以预防的。具体的预防方法如下：

控制好小儿入睡前的活动量和进食量。

控制好室内的温度，并根据季节和气温的变化来选择合适的被子。

让小儿多到户外活动，多接受阳光的照射。

❹ 小儿厌食

小儿正处在生长发育的关键时期，因此摄取足够的营养是非常重要的。如果小儿总是对食物不感兴趣，提不起食欲，那就是厌食的表现。良好的食欲是小儿健康的标志之一，如果小儿长期厌食，那不仅会损害小儿的健康，而且也会影响小儿的生长发育。因此，无论什么原因引起的小儿厌食，家长们都必须加以重视，并尽快改变这种状况。

引起小儿厌食的主要病症

寄生虫	体内有寄生虫是导致小儿厌食最常见的病症，这是因为肠道内的寄生虫可以造成肠胃功能紊乱，甚至损害小儿的神经系统，因此可使小儿的食欲降低
营养缺乏病	身体因缺乏某种营养物质而引起的疾病即为营养缺乏病，如缺铁性贫血、维生素缺乏症等都属于此类疾病，这些疾病将会影响小儿的肠胃功能，进而导致厌食
神经官能症	神经官能症可引起神经性厌食，患儿虽然外表活泼，却不思饮食，因此身体非常虚弱
感染性疾病	感染性疾病所产生的毒素可影响小儿的中枢神经和肠胃功能，从而导致厌食，如结核病、败血症等均属此类病症
消化系统疾病	消化系统疾病是引起小儿厌食的常见原因，如胃炎、胃溃疡、十二指肠溃疡等均可表现出厌食的症状
内分泌疾病	糖尿病酮症酸中毒、甲状腺功能亢进、慢性肾上腺皮质功能减退等都可导致小儿厌食
药物反应	小儿厌食也可能与药物有一定关系，那些会刺激胃黏膜的药物，都可能导致小儿厌食，比如红霉素、止痛药等

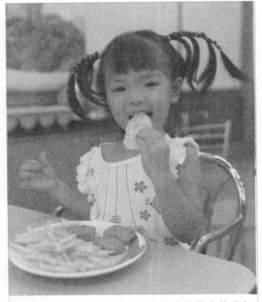

◎避免小儿进食过多的零食，让小儿从小养成良好的生活习惯能防止厌食。

小儿厌食的预防和治疗

生理性厌食很容易处理，可以采取下面的办法来防治：

避免让小儿进食过多的零食，应该让其养成定时吃饭的好习惯。

保证小儿食物中各种营养的均衡，不要让小儿的饮食太过单一，因为当蛋白质、糖或脂肪中任何一种摄入过多时，都会引起消化功能障碍，导致厌食。

帮助小儿走出生活中的困境，让孩子保持轻松愉快的心情。

不要让小儿长时间处在过热的环境中。

注意饮食卫生，不要让小儿进食不洁的食物。

进行适当的体育锻炼，增强小儿自身

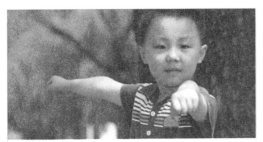
◎适当进行体育锻炼，增强小儿自身的体质，是预防小儿厌食的根本方法。

的体质。

如果小儿厌食不是由生理因素引起的，而是由病理因素引起的，那么家长就要尽快带孩子到医院进行详细的检查，确定病因，对症治疗。

❺ 小儿尿量异常

与成人相似，小儿每天的排尿量也应该在一定的范围之中，如婴儿每天的排尿量应该在400～500毫升，幼儿应该在500～600毫升，学龄前儿童应

该在600～800毫升，学龄儿童应该在800～1400毫升。如果明显脱离了这个范围，那就是尿量异常的表现。

小儿尿量异常分为少尿和多尿两种情况，可能是生理因素引起的，也可能是病理因素引起的。我们知道，尿量的多少与饮水多少及天气变化有一定的关系：喝水过少或天气过热时，尿量就会少一些；而喝水过多或天气寒冷时，尿量就会多一些。如果孩子尿量突然比平日减少，应首先考虑是不是孩子喝水不够，天气太热的原因。如果排除了这些原因仍然出现尿量异常，就有可能是患有疾病。大多数多尿现象是因为孩子饮水太多或吃了大量的瓜果后，出现的暂时性尿量增多。另外，因为小儿的神经系统和泌尿系统发育不够完善，还会出现精神性多尿，精神越紧张，就越想小便。但如果尿量异常与生理因素没有关系，那就要考虑病理原因了。

导致小儿尿量异常的病

肾脏疾病	当肾脏发生病变时，常常会导致尿量异常，如急性肾炎、慢性肾炎急性发作、肾功能衰竭等可导致少尿，而尿崩症则可导致多尿
腹泻和呕吐	腹泻和呕吐都会带走体内大量的水分，因此，当小儿出现剧烈的腹泻和呕吐症状时，排尿量就会有所减少
糖尿病	糖尿病可导致小儿尿量过多，也有人将尿量过多看成是糖尿病的信号之一
电解质紊乱	当小儿体内发生电解质紊乱的现象时，将会导致尿量增多，比如血钾过低、血钙过高等，均可使尿量增加
药物	服用某些药物可能会导致尿量异常，但在停药后尿量便会恢复正常
其他情况	此外，尿量异常还可能与精神因素有一定的关系，有些人在精神紧张的时候尿量会明显增多，而有些人则刚好相反

❻ 小儿尿液异常

尿液是反映小儿健康状况的重要指标，一旦尿液出现了异常，就很可能是小儿的健康状况出了问题，是疾病的信号。因此，家长们一定要密切留意小儿的尿液变化，这样才能及时发现异常，尽早治疗。

导致小儿尿液异常的原因

牛奶尿	主要表现为尿液冷却后成乳白色，很像牛奶的样子，一般是由于尿液中的盐类结晶引起的
水果尿	主要表现为尿液的尿糖值过高，并常伴有腹泻、厌食等症状，多是因为过量食用水果而引起的
白浊尿	主要表现为尿液白浊，与牛奶尿很像，但牛奶尿与疾病无关，而这种尿液则是由丝虫病引起的
血尿	主要表现为尿液中带血，引起血尿的疾病很多，可根据伴随症状来区分。如果伴有尿频、尿痛、高热、烦躁等症状，则多是泌尿系统疾病引起的；如果伴有脓尿、低热、盗汗等症状，则多是肾结核引起的；如果伴有少尿、高血压、水肿等症状，则多是急性肾炎引起的；如果伴有排尿疼痛等症状，则多是结石排出引起的

小儿尿液异常的处理

如果小儿出现了牛奶尿，应该督促孩子多喝水，并改掉偏食等不良的饮食习惯。如果小儿出现了水果尿，则要控制孩子的水果和果汁摄入量。如果出现了其他尿液异常的现象，则应该马上向医生求助，待确诊后再采取相应的治疗措施。

❼ 小儿粪便异常

小儿的排便情况与其年龄、饮食、生活环境、排便习惯等因素有着密切的关系，因此，不同的小儿其排便情况也是不尽相同的。一般来说，母乳喂养的小儿，其粪便多呈绿色或金黄色，形态有如膏药，没有明显的臭味，每天排便2~4次，但到一岁以后则减少为每天一次；牛乳喂养的小儿，其粪便多呈淡黄色或土灰色，质

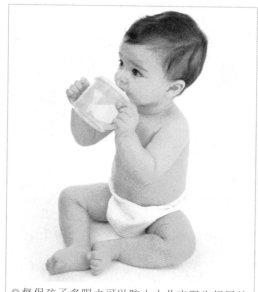

◎督促孩子多喝水可以防止小儿出现牛奶尿的情况。

地坚硬，有明显的臭味，每天排便1~2次。

如果小儿的排便情况与正常情况有着

明显的差异，那就很可能是疾病的信号，应该引起注意。比如说：

如果牛乳喂养的小儿排出的粪便呈绿色，则是肠蠕动加速或肠道有炎症的表现。

如果母乳喂养的小儿排出的粪便有明显的臭味，则是蛋白质消化不良的表现。

如果小儿的粪便呈灰白色，则可能是肠道梗阻引起的。

如果小儿的粪便呈黑色，则可能是胃肠道出血引起的。

⑧ 小儿便血

便血也是一种比较常见的小儿症状，多是由于小儿不良的饮食和排便习

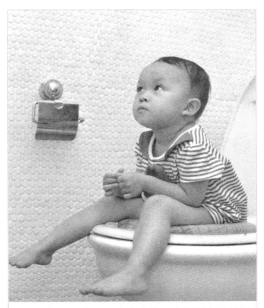

◎小儿便血是常见的小儿症状，家长不必过于紧张，查明原因再做相应处理即可。

小儿便血的主要原因

不良的饮食习惯	饮水量过少或摄入的纤维素类食物过少，从而使得粪便过于干硬，给排便造成了困难，因此才出现了便血的现象
不良的排便习惯	由于排便习惯不良而引起了便秘，进而导致了便血的出现
肛裂	肛裂是引起便血的常见原因，主要表现为大便干硬、排便疼痛且粪便中带有少量鲜血等症状
肠息肉	肠息肉引起的便血常出现在排便之后，且没有疼痛感，排出的鲜血也不与粪便混合，多发生在3~6岁的儿童身上，恶变的可能性非常小
急性坏死性肠炎	此种病症多发生在夏季，是小儿吃了不洁的食物引起的，主要表现为水样血便，有腥臭味，且在排便前有急性腹痛出现
肠套叠	肠套叠是一种非常常见的急腹症，多出现在两岁以内的小儿身上，主要表现为果酱样血便，且伴有腹痛、腹部肿块等症状
其他病症	消化道肿瘤、流行性出血热、痢疾、食管裂孔疝、血液病等病症也可导致便血

惯引起的，但也有可能是某种疾病引起的。因此，当发现小儿有便血的症状以后，家长们不必过于紧张，但也不能不以为然，应该首先查明原因，然后再做相应的处理。

❾ 幼女外阴发红

常有家长发现自己的小女孩外阴部发红，裤衩上有分泌物。并误认为孩子是"上火"了，可是给孩子增加饮水量后症状仍得不到好转，其实这是患了婴幼儿外阴炎。但家长们都不理解："为

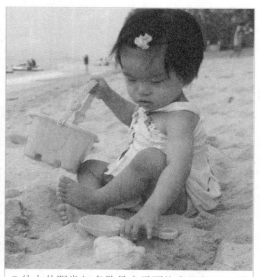

◎幼女外阴发红多数是由于不注意阴部卫生引起的，如坐在不干净的地方玩耍、用脏手抓挠阴部等。

何这么小的孩子也会得这种成年女子才得的病？"

幼女外阴发红多是不注意阴部卫生引起的，比如说坐在不干净的地方玩耍，使用不洁的便盆，用脏手抓搔阴部等。由于幼女的阴部皮肤较薄，抗感染的能力也比较差，因此很容易被外界的细菌和病毒等微生物所侵染，进而出现外阴发红的现象。外阴发红是外阴炎的症状之一，是外阴发生炎症的表现，通常还会伴有外阴瘙痒的症状，于是孩子会不断抓搔外阴，结果使得情况更加糟糕。

外阴炎虽然并不难治愈，但如果不加以重视，却往往会造成十分严重的后果。这是因为外阴炎可以引起严重的并发症。如果外阴炎得不到及时而彻底的治疗，那就很容易转化成慢性炎症，导致局部发生溃疡，而幼女的小阴唇又经常处于闭合状态，因此很容易发生小阴唇粘连，使幼女排尿困难，尿不成线。青春发育期后，来月经时经血也排出不畅，以至出现痛经现象

此外，还有一种更为严重的并发症，是急性外阴炎引起的。如果急性外阴炎得不到及时的治疗，将会引起泌尿系统感染和原发性腹膜炎，而严重的腹膜炎甚至可能危及孩子的生命。

运动系统常见疾病的防治

◎运动系统出现的疾病常常与关节、骨骼和肌肉等部位相关。可表现为局部疾病和全身性疾病，前者如骨折，后者如类风湿性关节炎等。由于运动系统的健康与否，决定了人体是否能自由活动，所以运动系统的疾病防治工作就显得尤为重要。

第二章

骨质疏松症

① 关于骨质疏松症的一些常识

骨质疏松症是骨骼退化疾病，特征是骨头变得疏松脆弱，使得骨骼容易破裂和骨折。骨质疏松症导致50岁以上的女性中有1/3会遭遇脊柱撞伤和髋骨挫伤。更可怕的是，大多数女性明显低估了这种疾病的严重性，很少甚至从来没

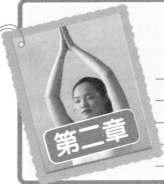

骨质疏松症示意图

健康的骨头　　　　　骨质疏松

◎人体50岁以后成骨细胞的功能下降，骨质开始流失，女性至80岁骨质会流失一半。

有与医生讨论过骨质疏松症。骨质疏松症看起来并不像癌症或者心脏病那样危及生命，但这不等于你可以放松警惕，不去在意。

为了帮助你走出习惯的误区，首先，让我们来了解一些关于骨质疏松症的常识。

骨骼再造的过程

骨质是骨的主要组成成分，由骨组织构成。骨骼不断地进行自我更新，这一过程就是骨骼再造。骨骼再造的过程由成骨细胞和破骨细胞完成，破骨细胞负责摧毁需要替换的骨组织，而成骨细胞负责形成新骨来替换旧骨。

骨骼再造的过程因年龄状态的不同而不同。在青少年时期，骨骼形成的速度比分解的速度更快，大量的新骨积存；青年期及刚成年时，新骨生成现象持续，骨骼的密度增加；直到50岁，成骨细胞的功能下降，平衡被打破，骨质开始流失。

随着年龄的增长，无论男性还是女性，骨质流失都是不可避免的，但更年期后妇女的骨质流失速度会达到同龄男性的2倍。80岁的女性骨质会流失一半，而80岁的男性仅流失1/7。妇女更年期的

最初几年中，骨质流失速度最快，每年达到2%～5%，到65岁时，骨质流失速度减慢，和男性相近。即便如此，这一年龄段的女性也已经比男性流失了更多的骨质。

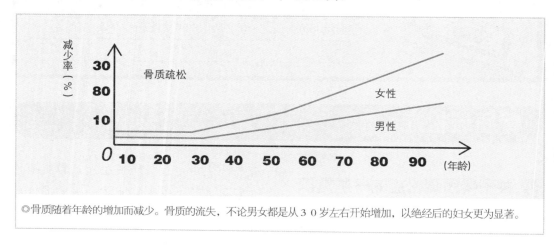

◎骨质随着年龄的增加而减少。骨质的流失，不论男女都是从３０岁左右开始增加，以绝经后的妇女更为显著。

❷ 骨质疏松症的概念

骨质疏松症被称为"寂静之病"，这是因为其发生时无明显症状，容易被人忽视。许多人都是在发生骨折后到医院拍摄X片时才发现的。但只有当骨量流失超过30%时，X片才能显示出骨质疏松症，但此时为时已晚，会给治疗带来困难。

骨质疏松症是一种以低骨量和骨组织微结构破坏为特征的骨骼脆性增加和易发生骨折的全身性疾病。随着年龄的增加，会伴随出现腰酸、背疼、弯腰、驼背等现象。骨质疏松症是一种老年性疾病，大部分的骨质疏松症发生于绝经后妇女中。

骨质疏松症的种类

常见的骨质疏松症有原发性骨质疏松

骨质疏松种类的划分

原发性骨质疏松症	绝经后骨质疏松症：常发生在绝经后的4～10年内，主要原因是体内雌激素水平下降导致骨质快速流失
	老年骨质疏松症：一般发生在60岁以后，因体内缺少维生素D造成
继发性骨质疏松症	大多由某些疾病或长期服用某些药物引起

症和继发性骨质疏松症之分。

女性应该留心的几个迹象

骨质疏松症早期可能没有明显症状，但骨量在无声无息中缓慢地流失，当达到一定程度时，可出现一些症状。

骨质疏松的主要症状

疼痛	常见胸段和下腰段疼痛。可伴有关节酸痛、四肢酸麻、两膝酸软无力等症状。较轻的疼痛在稍活动后可缓解，严重时疼痛持续较久，在久坐、久立后开始活动时疼痛加剧
骨折	骨质疏松症是骨折的祸根。由于骨骼变得很脆，可在做轻微的动作如咳嗽、打喷嚏、下楼梯、持物稍重、拖地板、开窗等稍用力的情况下发生骨折
椎体变形	椎体是受骨代谢吸收因素影响较早的部位。患骨质疏松症时椎体受重力影响容易发生压缩变形，出现身高缩短、脊柱侧突和驼背等表现
关节退化	60岁以上的人中，有80%患骨性关节病。也就是人们常说的"骨质增生"
内脏功能障碍	由于胸廓失去弹性和腰椎前突妨碍心脏、肺和消化系统的血液循环和正常功能活动，可出现胸闷、气急、慢性咳嗽、腹胀、便秘等症状

❸ 骨质疏松症的保健和预防

骨质疏松症最好的预防方式就是均衡饮食，多运动。有人认为骨头不疼不痒，就不会患骨质疏松症，这使许多人贻误了预防和治疗骨质疏松症的最佳时机。因此，在日常生活中，要注意钙的摄入。在日常生活中还要注意饮食均衡，食物摄取要注意高钙低脂，含钙量较高的食物有：牛奶、乳酪、绿叶菜、大豆等。另外，某些其他矿物质如氧化物、镁、硼等，也有减少骨质流失、预防和改善骨质疏松症的作用。

特别是办公室白领一族，要注意多接触阳光，在紧张工作的同时，要抽空活动活动身体。一般来说，每周要坚持2~3次

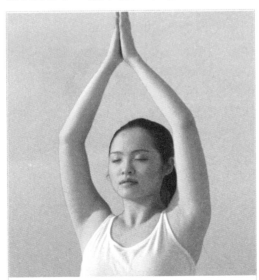

◎维持适量的有氧运动，如散步、登山、步行、游泳等可以有效预防骨质疏松。

◎多接触阳光，多抽空活动身体有预防和改善骨质疏松症的作用，对预防骨质疏松有好处。

运动。女性在绝经后，在注意补充钙剂的同时还要补充维生素D。皮肤受到紫外线照射，会产生维生素D。

维生素D在调节钙磷代谢方面有重要作用，可以促进钙在肠道中充分吸收，有利于骨钙的沉积。同时，它对骨骼成骨细胞有促进增生、增殖作用，是骨骼生长、发育必不可少的激素，直接影响青年时期骨量峰值，对预防骨质疏松症有重要作用。一般来说，人们每天有30分钟的光照时间就可生成适量的维生素D。

关节炎

关节炎，顾名思义，就是和关节有关的疾病，是一类常见的、慢性的、对人体伤害极大的疾病。软骨是沿着关节排列的物质，它能防止骨头末端互相摩擦，并且让关节在液体状态下移动。当软骨被磨掉时，骨头就暴露了，从而会导致关节疼痛、僵硬和肿胀。许多人都

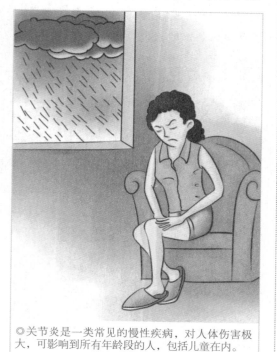

◎关节炎是一类常见的慢性疾病，对人体伤害极大，可影响到所有年龄段的人，包括儿童在内。

片面地认为关节炎是老年性骨科疾病，其实不然。关节炎与遗传、免疫紊乱、创伤等诸多因素密切相关，可以在任何年龄段发生。关节炎损害的部位也不仅仅局限在关节，还会牵涉到肾脏、心脏、肝脏等多个脏器，因此有必要引起重视。但是，相当一部分骨关节炎是可以治好的。医生提醒人们，对关节炎要早预防、早诊断、早治疗，防止致残。我国目前估计有关节炎患者1亿以上，且人数还在不断增加。另据统计，我国50岁以上人群中半数患有骨关节炎；65岁以上人群中90%的女性和80%的男性患有骨关节炎。类风湿性关节炎在我国的患病率为0.34%～0.36%，据介绍，类风湿性关节炎病情严重者寿命会缩短10～15年。关节炎并非老年性疾病，它可影响所有年龄的人，包括儿童在内。

某些关节炎和人的免疫紊乱有关，我们称其为风湿免疫疾病。它包括了100多种疾病，多种的治疗方法和日常护理保健不完全相同，故而必须先确诊疾病，方可对症下药。

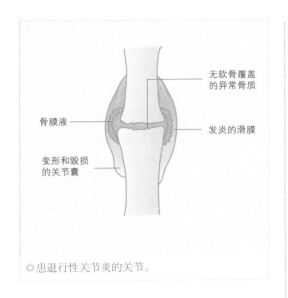

◎患退行性关节炎的关节。

图中标注：
- 无软骨覆盖的异常骨质
- 骨膜液
- 发炎的滑膜
- 变形和毁损的关节囊

❶ 骨关节炎

最常见的关节炎是骨关节炎。骨关节炎又名退行性骨关节炎，为关节软骨发生退行性病变，并在关节边缘有骨刺形成。这是一种发病率很高的慢性病，与衰老、创伤、炎症、肥胖、代谢障碍和遗传等因素有关。

骨关节炎可以分成原发性和继发性两种。原发性的找不到病因，继发性的在原有疾病基础上可发展成骨关节炎。许多疾病，包括先天性关节发育异常、儿童时期关节病变、创伤、各种代谢性疾病和多种使软骨崩溃的关节内炎症，它们的共同趋势就是骨关节炎。

应特别留意的关节症状

关节活动受限。如果遇到身体某些关节开始显得运转不自如时，应该想到可能患上了骨关节炎。

关节僵硬。骨关节炎患者时常会感觉手脚僵硬。有的人久坐后突然感到有些关节像"上了锁"一样动弹不得。这种情况在早晨起床后，以及较长一段时间不运动后特别明显。

关节活动时发出咔嚓声或其他的摩擦音。骨关节炎发展到后期，由于关节软骨退化、剥落，会使软骨下的骨质暴露。当关节活动时，两端软骨下的骨头裸露，互相触碰时会发出声音。另外，你是否有膝关节不明原因的疼痛？骨关节炎最直接的症状就是引起膝关节疼痛。

关节肿大变形。当关节蜕化时，关节滑膜常常会发炎。由于滑膜上分布着许多神经末梢作为疼痛感觉器，疼痛的信息传送给大脑皮质后，滑膜会分泌更多的滑液以润滑与滋养那些损伤的滑膜组织。关节间隙积液增多，会造成肿胀，使疼痛加重，甚至关节难以转动。

虽然从理论上讲骨关节炎会影响全身关节，但危害最大的还是活动多、负重的关节，如手指、膝、髋、颈椎、腰椎、踝等部位。上述关节出现不舒服、不灵活、疼痛、僵硬、肿胀时，都要及时前往正规医院接受专科医生的诊断。需要注意的

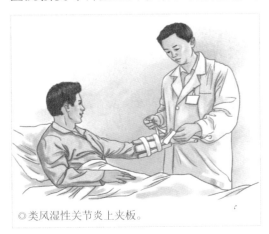

◎类风湿性关节炎上夹板。

是，生活中，有许多因素会引发关节炎，如穿高跟鞋易引发关节炎；衣服干不透即穿上也会引起关节炎。要预防关节炎，就要从生活中的一些细节开始注意。

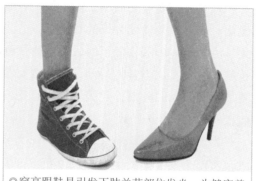

◎穿高跟鞋易引发下肢关节部位发炎，为健康着想平时应多穿平底鞋。

防治措施

首先，早期应着眼于让健康人保持健康的状态，防止疾病的发生。专家认为50岁以上的妇女有效地减肥是预防骨关节炎发生的策略之一。在饮食上，应多吃含维生素丰富的食物，如青菜、韭菜、菠菜、甜椒、柑橘、柚子、猕猴桃、酸枣等含维生素C较多，奶类、蛋黄、动物肝脏、海鱼等含维生素D较多，植物油、谷类、坚果、

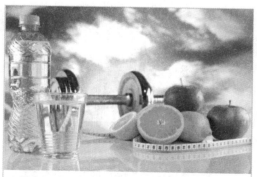

◎适度运动、多吃富含维生素的食物并有效减肥可以预防早期骨关节炎。

肉类等含维生素E较多。三餐要八分饱，这样可控制体重，减轻关节负荷。另外，适当运动也有助于减轻体重。在运动前应做准备活动，中、老年人运动时应掌握正确的方法，根据身体情况做适量活动，最好不做剧烈的运动，防止关节过度劳累。

其次，中期预防的重点在于早期发现并阻止疾病发展。骨关节炎的早期症状是关节局部疼痛，并在活动时痛感加重、休息时减轻，可伴有腿发软、欲跌倒的感觉，有时还有绞索现象。随着病情的发展，疼痛逐渐加重并呈持续性，关节活动受限，最后发生变形。关节创伤如半月板、叉韧带的损伤，错误的锻炼方法等均可造成创伤性骨关节炎。因此，在活动时如发生创伤，应及时到医院检查治疗，防止造成进一步损伤。造成骨关节炎的还有一些其他疾病，如类风湿性关节炎、滑膜

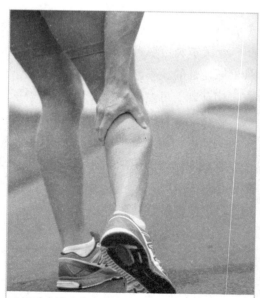

◎运动中造成的各种关节损伤，应及早到专科医院进行治疗，以免发展成骨关节炎。

炎等，因此应尽早治疗原发病，以防造成关节严重损坏。

最后，晚期预防要阻止关节功能障碍、减轻患者痛苦并给予相应的临床治疗。50岁以上的女性应用雌激素可预防骨关节炎的发生，平时加强肌肉的力量，进行股四头肌的锻炼有助于保持膝关节的稳定性，有氧运动可以抑制功能障碍的发生，控制饮食和维生素D加钙疗法也是有效的预防策略。

❷ 风湿性关节炎

风湿性关节炎是风湿热的主要表现之一。包裹关节的关节囊内衬——滑膜发炎后会增长，因此会破坏关节软骨、骨头和邻近的结构。这种发炎作用的蔓延也会牵连其他的组织，像血管、皮肤、神经和肌肉，从而造成关节疼痛、丧失行动力和一般性的疼痛以及沮丧忧郁。

若不及时采取有效的方法进行治疗，不但会给患者身心造成极大的痛苦，还会延误病情，造成慢性风湿性关节炎，一些患者病情可发展至心脏，甚至危及生命。

所以风湿性关节炎的预防与早期诊断就显得很重要了。如果在得了急性咽炎或急性扁桃体炎后半个月到一个月期间，出现了对称性的膝、踝、肘、腕关节游走性的疼痛，并且疼痛的关节有红、热、肿、痛等表现，同时关节有压痛及运动受限，这时你就要注意是不是患了风湿性关节炎。尽快到医院做一下检查是完全有必要的，这就可以避免疾病的进一步发展。从目前的医学发展来看，风湿性关节炎只要做到了早发现、早治

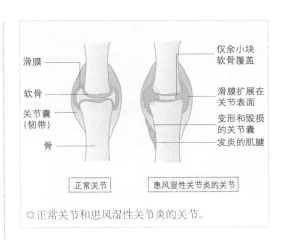

◎正常关节和患风湿性关节炎的关节。

疗是完全可以治愈的，如果等到心脏受到反复的侵害再来就诊，就为时已晚了。得过风湿性关节炎的患者也要注意，尽量避免得急性咽炎、扁桃体炎等，否则会加重关节和心脏的损害。

风湿性关节炎病人应注意冬季保健。寒冷潮湿的气候和环境以及冷水的不断刺激都可诱发风湿性关节炎或使病情加重，所以应尽量避免。要随时留意气象预报，在寒潮袭来和天气变化时，加强防寒保暖，并尽量不接触冷水。最好穿氯纶内衣。氯纶的吸湿性低，可抗水蒸气，水分很容易蒸发，与皮肤摩擦能产生"电疗"的效果，有利于风湿性关节炎的治疗。

在饮食方面要控制高脂饮食。脂肪在体内氧化的过程中能产生一种酮体，过多的酮体对关节有较强的刺激作用。因此，关节炎患者宜控制高脂肪膳食。不过，食物的选择宜丰富，特别要吃富含蛋白质的食物如鸡蛋、瘦肉、大豆制品，还宜多吃富含维生素C的蔬菜和水果。风湿活跃、关节红肿热痛时，要忌吃辛热燥火的姜、辣椒、葱、羊肉、狗肉之类。

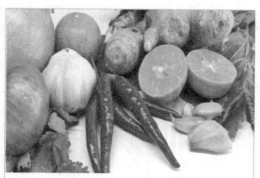

◎葱、姜、辣椒、羊肉、狗肉等辛热燥火的食物易引起关节炎复发，患者应控制这类食物的摄入量。

风湿性关节炎的发作主要受气候的影响。中医将大自然中的"风、寒、暑、湿、燥、火"称之为六淫，它们在正常情况下不影响人，但如果人体正处在免疫力低下的状态，或者长期处在一种特殊的环境中，那么这六淫就很容易侵犯人体，从而引起风湿性关节炎。

❸ 类风湿性关节炎

类风湿性关节炎是一种以关节炎为主要表现的全身性疾病。

症状

患者常于数周或数月内逐渐发病，表现为指掌关节、腕关节疼痛，肿胀，僵硬，同时可伴有全身不适、乏力、低热、食欲不振、体重下降等症状。少数类风湿性关节炎患者为急性型：在数天之内出现对称性多个关节肿胀、疼痛、活动受限，伴有发热、淋巴结肿大等症状。起病后关节炎可以反复发作或持续发展。

预防类风湿性关节炎的措施

及早诊断	发现有四肢小关节肿瘤、早晨僵硬等应及时到医院风湿病专科诊治，不要轻信江湖秘方，或自己滥用药物，延误诊治
避寒保暖	中医认为，类风湿性关节炎主要由于遭受风寒湿邪的侵袭，导致经脉痹阻，气血运行不畅所致。因此，要养成自我保护的意识和习惯，冬天要戴手套，不要用冷水和化学洗涤剂接触患处，避免受凉、疲劳与潮湿
发病初期	初期有发热和明显的关节肿痛，应卧床休息，加强营养，保持精神愉快，建立信心，及时进行彻底有效的治疗
少食肥甘厚味和寒凉之品	适当进补一些益气健脾、滋补肝肾、养血活血、强筋壮骨之品。忌高脂肪类。脂肪在体内氧化过程中，能产生酮体。而过多的酮体，对关节有较强的刺激作用，故患者不宜多吃高脂肪类食物，如牛奶、肥肉等，炒菜、做汤也宜少放油
忌海产类	患者不宜多吃海产品，如海带、海参、海鱼、海虾等。因其中含有尿酸，被人体吸收后，能在关节中形成尿酸盐结晶，使关节炎症状加重
忌酸性食物和过咸食物	花生、白酒、白糖以及鸡、鸭、鱼、肉、蛋等酸性食物摄入过多，超过体内正常的酸碱度值，则会导致体内酸碱不平衡，使乳酸分泌增多，且消耗体内一定量的钙、镁等离子，而加重症状。同样，若吃过咸的食物如咸菜、咸蛋、咸鱼等，也会使体内钠离子增多，而加重患者的症状
适当从事体育锻炼	打太极拳、练八段锦、玩健身球、野外郊游等，动静结合

类风湿性关节炎的中医疗法

拔罐疗法

对症取穴

①大椎、膈俞、脾俞、血海、气海
②肩髃、曲池、外关
③环跳、阳陵泉、昆仑
④身柱、腰阳关

 操作步骤

如果是上肢有病症,那么就取①②组穴位;如果是下肢有病症,那么就取①③组穴位;如果是脊柱有病症,那么就取①④组穴位。

⬇

让患者取一定适当体位,然后对上述穴位均施以单纯火罐法。

⬇

留罐 10 分钟,每日 1 次。

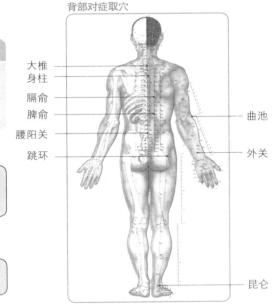

背部对症取穴

大椎 —
身柱
膈俞 —
脾俞 —
腰阳关 —
跳环 —
曲池
外关
昆仑

刮痧疗法

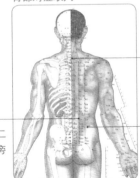

背部对症取穴

大椎
第七颈椎棘突下凹陷中。

肾俞
背部,第二腰椎棘突下,旁开 1.5 寸。

腰眼
背部,第四腰椎棘突下,旁开约 3.5 寸凹陷中。

时间	运板	次数
30 分钟	推刮法	60 次

●中医专家教你的小窍门

养成健康的生活习惯:避免淋雨,出汗后不要立即用凉水冲洗,也不要立即吹电风扇,及时换洗汗湿的衣服。

避免久居低洼、潮湿的环境,房间要保持通风,衣服、毛巾、被单保持干净、干爽,多晒太阳。

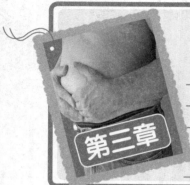

消化系统常见疾病的防治

第三章

◎顾名思义，消化系统疾病，是出现在人体消化系统内部的疾病。临床表现除消化系统本身症状及体征外，也常伴有其他系统或全身性症状，所以在进行消化系统疾病防治工作时，要注意结合自身的过往病史，仔细检查，不要妄下结论。

消化不良

消化不良是一个医学用语，用于描述进食后的腹部不适。上腹正中部位的疼痛是消化不良的典型症状，其他常见症状包括恶心、腹胀和频繁打嗝。不消化的原因包括胃炎（胃黏膜的炎症）、胃或十二指肠的溃疡，相关因素还有胃酸过多或不足，咀嚼不充分以及进食过多。引起消化不良的原因可能是没有充分咀嚼，通常是由于吃得过快。咀嚼是消化过程中一个极重要的步骤，不充分咀嚼的话，吃得越多，消化系统越难于应付；进食的同时饮用了大量的汤水、深夜进食、心理压力也会损害消化系统功能。

较轻微的消化不良或仅仅是一时过饱，可采用饭后散步、腹部轻柔按摩、1～2小时后参加体育运动或体力劳动等来增强身体热量的消耗，尽快消除消化不良现象。

已出现消化不良症状后，忌进食荤腥、油腻、海味等不易消化食物，也不宜再吃较多的甜品或冰淇淋类食物。必须以清淡食物为主，维持1～2天即可使胃肠道清除造成消化不良的食物残渣，从而使消化功能恢复。

食物中毒

食物中毒影响身体健康，甚至会危及生命安全。特别是在集体环境中生活的人们，更应注意防止食物中毒。

急救

发生食物中毒时不宜惊慌失措，要及时向120求救，并用人工刺激法引起中毒者呕吐，将有毒物质排出体外，以免错失救人的良机。

预防

在家里生熟食物要分开存放。

常见食物中毒的3种类型

细菌性食物中毒	细菌可污染食物，并在食物里大量繁殖，有的还产生毒素。人吃了含有大量细菌或细菌毒素的食物就会发生食物中毒
化学性食物中毒	由于麻痹大意，误食了有毒的化学性食物或食用了被农药所污染的食品而引起食物中毒
有毒动植物中毒	常吃的食物由于加工、烹调方法不当，没有把食物中的有毒成分除去，或误食了有毒的动植物而引起的中毒。常见的含有毒素的动植物有：河豚、发芽土豆、苦瓠子、毒蘑菇等

发生食物中毒时的急救措施

呼救	立即向120急救中心呼救，送中毒者去医院进行洗胃、导泻、灌肠
催吐	用人工刺激法，用手指或钝物刺激中毒者咽弓及咽后壁，引起呕吐，同时注意，避免误吸呕吐物而发生窒息
妥善处理可疑食物	对可疑的有毒食物，禁止再食用，收集呕吐物、排泄物及血尿送到医院做毒物分析
防止脱水	轻症中毒者应多饮盐开水、茶水或姜糖水、稀米汤等。重症中毒者要禁食8～12小时，可静脉输液，待病情好转后，再进些米汤、稀粥、面条等易消化食物

生吃瓜果、蔬菜要洗净、消毒，严禁食用病死畜禽，各种食物都不应放置过久。

肉类食物要煮熟，防止外熟内生；剩余的食物在吃前应加热或高压处理。

海蜇等水产品宜用饱和食盐水浸泡保存，食用前应冲洗干净。

腹 胀

腹胀是常见的消化系统症状，可以是一种主观上的感觉，感到腹部的一部分或全腹部胀满；也可以是一种客观上的检查所见，发现一部分腹部或全腹部膨隆。引起腹胀的原因主要见于胃肠道胀气、各种原因所致的腹水、腹腔肿瘤等。

正常人潴留于胃肠道内的气体有100～150毫升，主要分布于胃和结肠内。胃肠道内气体约有70%来自吞咽的空气，自血液弥散进入胃肠道者约占20%，食物残渣经细菌发酵分解而产生者占10%。当咽入胃内空气过多或因消化吸收功能不良时，胃肠道内产气过多，而肠道内的气体又不能从肛门排出体外，即可导致腹胀。

临床上常见的引起胃肠道胀气的疾病有吞气症、急性胃扩张、幽门梗阻、肠梗阻、肠麻痹、顽固性便秘、肝胆疾病及某些全身性疾病。

腹胀的主要防治方法

用药	首选二甲硅油片，其可降低胃肠内气体微泡的张力，消除肠道中的泡沫，帮助排出气体；或口服消胀片。此外，尚可选服乳酶生，可分解糖类，抑制肠内产气菌的生长；或活性炭，可吸附肠内的大量气体。如胃肠动力不佳，可选服胃动力药多潘立酮，可增加肠蠕动，促进排气，多用于术后肠麻痹引起的腹胀
少食高纤维食物	如土豆、面食、豆类，以及卷心菜、花菜、洋葱等，易在肠胃部制造气体，导致腹胀。不食难消化的食物，炒豆、硬煎饼等硬性食物不容易消化，在胃肠滞留时间较长，可能产生较多气体引发腹胀。吃饭要细嚼慢咽，进食太快，边走边吃，容易吞进空气。常用吸管喝饮料也会使大量空气潜入胃部，引起腹胀。适度补充纤维食物，高纤维食物有时有减轻腹胀之效，特别是在摄入高脂食物后。高脂食物难以消化、吸收，在肠胃逗留时间较长，有纤维加入，消化系统可迅速疏通
注意某些疾患	某些疾患腹胀或是先兆，或是症状之一。如过敏性肠炎、溃疡性结肠炎、膀胱瘤等
克服不良情绪	不良情绪能使消化功能减弱，或刺激胃部制造过多胃酸，其结果是胃气增多，使腹胀加剧
注意锻炼	每天坚持1小时左右的适量运动，有助于克服不良情绪，可帮助消化系统维持正常功能

腹泻

腹泻是消化系统疾病中的一种常见症状，系指排便次数多于平时，粪便稀薄，含水量增加，有时脂肪增多，带有不消化物，或含有脓血。人体每天正常进食液体约2升，加上唾液、胃液、胆汁、胰液及小肠液，总计约9升，其中含有大量电解质。通常由空肠吸收水分3～5升，回肠吸收2～4升，进入结肠的1～2升，再由结肠吸收大部分，最终由粪便带出的水分只不过有100～150毫升和少量的电解质。人体每天的粪便量一般为250～300克，水分过多则形成稀便或腹泻。

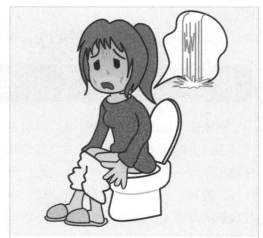

◎腹泻是常见的消化系统疾病，指排便次数多于平时，粪便稀薄含水量增加并带有不消化物。

病因

腹泻的病因十分复杂，包括：感染、中毒、肠缺血、消化不良、吸收不良、炎症、功能紊乱、肠肿瘤，偶尔为变态反应或某些肠道外产生激素的肿瘤。

防治

腹泻的防治主要以注意饮食卫生为主，因为多数腹泻是由于进食了不卫生的食物引起的。腹泻应及时治疗，最好是彻底治愈，不然反复发作可能会造成各种慢性肠胃疾病。

腹泻的防治方法

注意饮食卫生	养成良好的个人卫生习惯
充分补水，饮食清淡	进食易消化的稀软食物，避免刺激性食物，充分地补给水分，最好在温热开水中加少量的食盐饮用，也可饮用各种果汁饮料，不可饮用牛奶或汽水等
药物治疗	非感染性腹泻可服用复方地芬诺酯、小檗碱、呋喃唑酮；感染性腹泻应服用抗生素治疗
腹泻患者应注意饮食的配合	总的原则是食用营养丰富、易消化、低油脂的食物。急性腹泻伴有呕吐的，如急性胃肠炎，应该禁食一天
及时治疗急性腹泻	患上急性腹泻应该立刻采取治疗措施。急性腹泻治疗不及时，就会转变成慢性肠炎。慢性肠炎可反复发作，很难彻底治愈

便 秘

食物从胃部到达小肠，食物内的营养被小肠壁血管吸收，未被吸收的食物到达直肠时，剩余水分也被吸收，形成粪便，再经由肛门排出体外。 如果3天或3天以上才有一次排便，而且大便很硬，常伴随肛裂或痔疮出血，那就是便秘的典型症状。

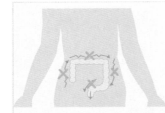

松弛性便秘是因为整个大肠蠕动运动疲弱，推出大便的力量不足，也称结肠性便秘。

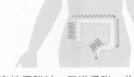

痉挛性便秘时，肠道紧张，分节运动异常亢进。患者常有便意，却无法顺利排便，或排便后仍有残便感，并感到强烈腹痛，排出硬块状的大便。有些人还会反复出现便秘与腹泻交叉的状况。

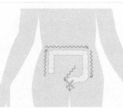

直肠性便秘主要是因直肠的知觉麻痹或排便所需的肌肉有问题，有时会和松弛性便秘一起发生。

◎便秘的根源。

导致便秘发生的主要原因

大便水含量少	大便中含水量减少时，大便就非常干硬。这种情况常发生于喝水量太少的病人。充足的水分才能够保持身体的正常运作。喝水的次数愈多愈好，可以少量多次地喝水
大便中纤维含量少	大便中纤维含量减少时，尤其是膳食水溶性纤维减少时容易导致便秘。一个成年人每日的水溶性纤维摄入量要至少20克才能满足肠道的健康运转，而且，大肠的健康必须靠良好的肠内菌生长，而肠内菌又必须依赖水溶性纤维的供给
大便中油脂含量少	大便中油脂含量减少时也可能导致便秘。油脂扮演着肠道润滑剂的角色，可以让粪便顺利通过并排便。有的女性朋友常常因减肥而只吃水煮食物，这时粪便中毫无油脂，很可能就会发生便秘
肠阻塞引起的便秘	通常由大肠癌或术后粘连造成，必须寻求外科医师的协助
体质偏酸	血液中的酸碱度正常情况下是弱碱性，弱碱性的血液对生理功能的维持非常重要，当血液当中存在大量酸性物质时，身体会自动从各个地方来吸收水分，如细胞中、细胞外与肠内粪便中等。这样粪便中的水含量会快速减少，导致便秘发生
神经性便秘	生活工作压力大、焦虑失眠等会导致交感神经兴奋，让肠道蠕动变慢。这时必须适度减压或养成适度运动的习惯，才能改善便秘

大便秘结是指剩余体内的重物难以被直肠排出体外。大便秘结时越来越多残余的食物积聚在直肠，阻碍了血液循环，甚至形成痔疮、肛裂和出血。

生理学家研究发现，女性患便秘者多于男性，是因为生理解剖上的差别——女性子宫在盆腔内挤压直肠，使直肠的弯曲度增大，大便通过比男性慢，容易产生便秘。此外，妊娠期胎儿的影响也会导致便秘，女性在妊娠期因胎儿增大，压迫直肠，使直肠肛门的静脉回流发生障碍，妊娠期盆底肌肉松弛，也易引起便秘及痔疮。

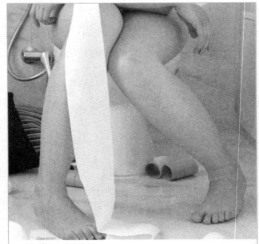

◎研究表明女性患便秘者多于男性，是因为生理上的差别所致。女性子宫在盆腔内挤压直肠，使直肠的弯曲度增大，容易产生便秘。

便秘的危害

虽说便秘不是什么大病，但它的危害是不可忽视的。首先，女性便秘影响美容。便秘会增加女性体内毒素，导致机体新陈代谢紊乱、内分泌失调及微量元素不均衡，从而出现皮肤色素沉着、瘙痒、面色无华、毛发萎枯干并产生黄褐斑、青春痘及痤疮等。便秘还会引起轻度毒血症，表现为食欲减退、精神萎靡、头晕乏力等症状，久之又会导致贫血和营养不良。经常排便用力，还会促使痔疮的形成。

对女性来说，便秘可使乳房组织细胞发育异常，增加诱发乳腺癌的可能性，每天排便的女性患乳腺癌的概率为5%，周排便2次以下的女性患乳腺癌的概率为25%。有研究表明，育龄女性便秘可能会丧失生儿育女的机会，因为粪便中有一种特殊的化合物，会妨碍排卵而导致不育。孕妇便秘，还有可能造成胎儿畸形甚至流产。

解决便秘的办法

补充粗纤维	补充芹菜、橙子、全麦食品等含粗纤维量高的食物，刺激肠蠕动的同时增大肠道内容物体积，促进排便
培养肠道有益菌	食用酸奶、蜂蜜等食物来培养肠道有益菌可解决便秘问题
滋阴润燥	根据中医理论，人体在秋季容易阴虚肺燥，出现便秘症状。因此应进食具有滋阴润燥疗效的食品如银耳等
做仰卧起坐	久坐不动，身体缺乏运动，肠道肌肉就变得松弛，蠕动功能减弱。再加上女性腹肌天生较弱，送便排出的力量小，因此容易出现便秘。可以经常空腹饮水，然后做仰卧起坐1~2分钟
技巧式饮水	忙起来顾不上喝水，肠道内干燥，肠内容物就不易排出。有效的方法是每天在固定时间一口气喝下一定量的水，如每天早晨空腹饮水1 000毫升（两大杯）。这样水来不及在肠道吸收便到达结肠，有利于软化肠内容物，帮助排便。长期坚持更能养成早起排便的好习惯
补充膳食脂肪	饮食过于清淡、膳食脂肪摄入不足也会引起便秘。因此，可以在饮食中加入橄榄油。橄榄油既能直接润肠，其分解产物还可刺激肠蠕动，因此能有效改善便秘症状。早餐时吃一些黄油也有助于改善便秘症状
润滑肠道、激活肠道	养成良好的排便习惯，还必须吃一些润滑肠道的食物帮助排便，如香蕉等。但香蕉虽然能润滑肠道，却不能进食过量，一日1~3根即可，否则反而引起或加重便秘。另外，也可以借助精油按摩激活肠道神经，帮助排便。柠檬草油、茴香或葡萄子油都是适合的选择，取3滴精油，用15滴基础油兑开，按摩小腹、背部和腰部
补充B族维生素	过度劳累、精神紧张会抑制肠蠕动和消化液分泌，导致消化不良，引起便秘。而胡萝卜中含有丰富的B族维生素，食用后能促进消化液分泌，维持和促进肠蠕动。也可以直接服用多维元素片进行补充，坚持每日服用更佳，不仅可预防便秘，还能增强免疫，预防其他多种疾病

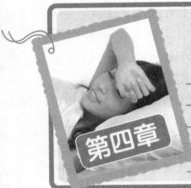

呼吸系统常见疾病的防治

◎由于呼吸系统在人体的各种系统中与外环境接触最频繁，所以呼吸系统疾病也是人体最常见也最多发的疾病。主要病变在气管、支气管、肺部及胸腔，由于受大气污染、吸烟、年龄增长等因素的影响，呼吸系统疾病导致的死亡病例时有发生。

第四章

感 冒

感冒是最常见的上呼吸道病毒感染疾病，一年四季均可发生。

普通感冒的病原体是病毒，已知感冒病毒有百种以上，主要是鼻病毒。从感染病毒到出现症状之间就是"潜伏期"。感冒患者的潜伏期一般为1～3天，之后由于炎症向咽、喉部位发展，会相继出现咽痛、咽部异物感，重者还会出现吞

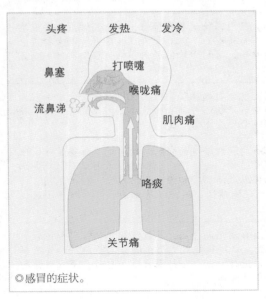

头疼　　发热　　发冷

鼻塞　　打喷嚏

喉咙痛

流鼻涕

肌肉痛

咯痰

关节痛

◎感冒的症状。

咽困难、咳嗽、声音嘶哑。并发球结膜炎时，还可能出现眼痛、流泪、怕光等症。除此之外，还常伴发轻重程度不一的全身症状，如恶寒、发热、全身疲软无力、腰痛、肌痛、腹胀，这些症状在5～10天后会自然消失。

治疗

治疗的首要一步是保温和避免过劳。保持安静，保证营养的摄入和充足的睡眠。在医生的指导下服用适合病情的感冒药，服用药物时需注意以下事项。

有人在发现有了感冒症状以后就立即服用感冒药，其实感冒不一定都要立即吃药。有些感冒症状可以依靠自身的抵抗力和免疫系统消除。一发现感冒就吃药，不仅没必要，还很容易引发病毒的抗药性。

有些重症感冒患者为了尽快康复，会大剂量服用一种或多种感冒药。其实，很多感冒药中都含有一部分相同的成分，大剂量服用可造成某种药物成分在体内的浓度过高，从而导致药物中毒。

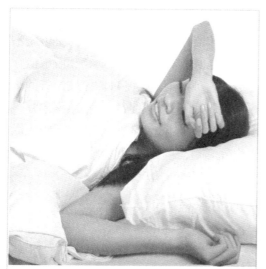

◎治疗感冒首先要做的是保温并避免过劳，保证营养的摄入和充足的睡眠有利于感冒的早日痊愈。

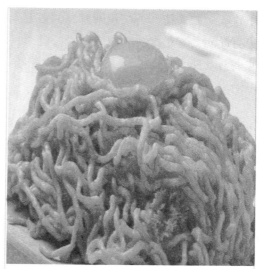

◎冬季预防感冒主要以增加热能为主，可以适当多摄入富含蛋白质和碳水化合物的食品，如鸡蛋和瘦肉等。

预防

多吃新鲜蔬果，保持大便通畅；家中常煮绿豆粥、莲子百合粥、荷叶粥、红枣粥，可以防暑降温；多饮水；少吃油炸、腌制食品、戒烟限酒。还要注意劳逸结合，夏季保证充足的睡眠很重要，还应有适量的运动。长时间持续工作、过度疲劳等，都会造成人体的免疫功能降低，导致感冒发生。此外，保持好心态也能防止感冒。经常发愁会引起人的免疫功能低下，机体杀伤、吞噬病原微生物的能力削弱，给无孔不入的呼吸道病毒以"可乘之机"。所以心胸豁达、情绪乐观是预防感冒的有效方法。

冬天的寒冷气候影响人体的内分泌系统，使人体的甲状腺素、肾上腺素等分泌增加，从而促进和加速蛋白质、脂肪、碳水化合物这3大类热源营养素的分解，以增加机体的御寒能力，这样势必造成人体热量散失过多。因此，冬天营养应以增加热能为主，可适当多摄入富含碳水化合物和蛋白质的食物，如瘦肉、鸡蛋、鱼类、乳类、豆类及其制品等。这些食物所含的蛋白质，不仅便于人体消化吸收，而且富含人体必需的氨基酸，营养价值较高，可增加人体的耐寒和抗病能力。

哮喘

哮喘是一种常见的呼吸道疾病，被世界医学界公认为四大顽症之一。据估计，

目前，全世界有1.5亿～2亿人罹患哮喘病，而且这个数字还在继续增加，每年死

于哮喘病的人达18万。我国有2500多万人患有此病。它是严重危害人们身心健康、减弱劳动能力的一种疾病，而且难以得到根治。

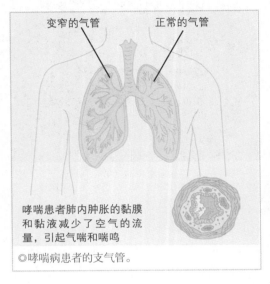

哮喘患者肺内肿胀的黏膜和黏液减少了空气的流量，引起气喘和喘鸣

◎哮喘病患者的支气管。

哮喘是一种慢性支气管疾病，患者的气管因为发炎而肿胀，呼吸管道变得狭窄，因而导致呼吸困难。哮喘可以分为外源性及内源性两类。

哮喘的分类

外源性哮喘	外源性哮喘是患者对致敏原产生过敏的反应，致敏原包括尘埃、花粉、动物毛发、衣物纤维等。外源性哮喘患者中儿童及青少年占大多数。除致敏原外，情绪激动或者剧烈运动都可能引起发作
内源性哮喘	内源性哮喘患者以成年人居多，发病初期一般都没有十分明显的症状，而且往往与伤风感冒等普通疾病类似，有时甚至在皮肤测试中也会呈阴性反应

治疗

具体治疗措施主要是西医的抗感染治疗（包括吸入激素、平喘药物和脱敏治疗等）。这种抗染治疗是目前比较流行的治疗方法，它不是通常所指的抗生素治疗，而是指抗呼吸道过敏性炎症，包括吸入激素类气雾剂、色甘酸钠气雾剂等。有时也会使用中药进行治疗。

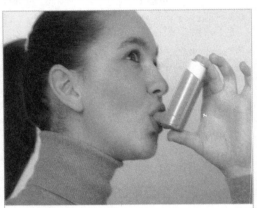

◎目前治疗哮喘的措施主要是西医的抗感染治疗，包括吸入激素类气雾剂、色甘酸钠雾剂等。

要避免接触感染原，并要严禁吃刺激性强和过冷过热的食物，如烟、酒、茶、葱、蒜、辣椒以及过甜或过咸的食物。

防寒保暖。冬季天气多变、温差大，最容易引起感冒、上呼吸道感染而诱发哮喘。美国科学家不久前进行的一项试验表明，每日从饮食中所摄取的铁的多少对人体在寒冷中自身调节体温的能力能产生重要影响。因此，要加强人体抗寒能力，可多吃一些含铁丰富的食物和蔬菜，如瘦肉、鱼、家禽、豆类、叶类蔬菜。吃肉时最好同时饮用橘子汁，以增强人体对铁的吸收。此外，还要注意锻炼，要用冷水洗脸或擦身以增强抗寒能力。

哮喘的日常保健和预防

进入秋凉季节的哮喘患者，尤需注意气候变化，随时增添衣服，以防受寒发病。在衣料的选择上，羊毛内衣、鸭绒背心、动物毛皮衣物及腈纶、涤纶等化学纤维衣料易引起哮喘发作，都不宜经常穿着，哮喘病人的内衣以纯棉织品为宜，且要求面料光滑、柔软平整，衣服不宜过紧。

一般鲜海鱼、虾、蟹、秋茄等均易引起过敏发喘，哮喘患者应避免食用。另外，中医辨证属寒性哮喘者，不宜多食性偏凉的食物，如生梨、菠菜、毛笋等，而应进食性温食物如羊肉、姜、桂等；而热性哮喘则正好相反。荸荠、白萝卜、胡桃肉、红枣、芡实、莲子、山药等具有健脾化痰、益肾养肺之功效，对防止哮喘发作有一定作用。另外，患者还可根据自己的体质类型，适当选择些补品，这对提高机体免疫功能、增强呼吸道防御能力很有帮助。能够预防哮喘的药物包括灵芝、蛤蚧、养肺膏等

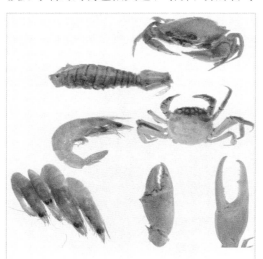

◎哮喘患者应避免食用虾、蟹、鲜海鱼等易引起过敏的食物。

均可选食。哮喘发作时，则应少吃胀气及难以消化的食物，如豆类、土豆、红薯等，避免腹胀压迫胸腔而加重呼吸困难。

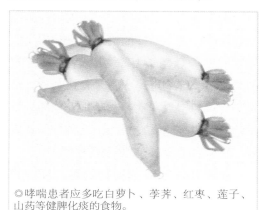

◎哮喘患者应多吃白萝卜、荸荠、红枣、莲子、山药等健脾化痰的食物。

哮喘多在夜间发作，因此患者卧室既要保持一定温度和湿度，又要保持空气流通。刚用油漆喷涂的房间不能立即进住，至少应开门窗流通一周，以防接触过敏。哮喘患者的衣被、床上用品也应少用丝棉及羽绒制品。

秋凉季节，患者应注意运动和耐寒锻炼。另外，秋高气爽，登高远眺、游览名山大川，也能愉悦心情、放松精神、舒张气管，对预防哮喘发作有积极作用。

吸烟对哮喘患者的肺部会有很大损害。哮喘患者的气道对异常刺激特别敏感，容易发生气道收缩。香烟的烟雾长期吸入气道后，不仅会产生气道收缩，使之变得狭窄，而且可影响排痰功能。这时就会使人感到胸闷、呼吸困难、咳嗽不停并喘息，因此哮喘患者应积极戒烟。

哮喘通常是没有危险的，如果哮喘症状较轻，只进行简单治疗，应该是没有生命危险的，如果哮喘较严重，有很多难

应付的症状，一年有好几次发作，危险性就较高了。有一部分人因为哮喘发作来不及治疗而死亡，死于哮喘的主要原因是延误。延误救助及延误给予积极的治疗是相当危险的，发生这样的情况通常是由于病人知道哮喘发作时已经太迟或者忽略了它的严重性。哮喘发作不管来得快与慢，一定不可以忽视。哮喘药物是很安全的，及早治疗可以在哮喘变得严重之前控制其发展，越早治疗，哮喘就越易受控制。

如果你对带毛的动物过敏，就应把动物关在门外，不要养宠物，更不要让动物上床或待在卧室里；不要在室内吸烟，帮助身边的人戒除吸烟；家里不能有强烈的气味，不能用有香水味的肥皂、洗发液或润肤液，不能点香；拿走你卧室里的大小地毯，因为它们会隐藏灰尘和霉菌，同样，拿走那些美观的软椅坐垫和多余的小靠垫；你可以在床垫和枕头套上特殊的防尘土的带拉链的套子，并经常用很烫的水洗床单和毯子，放在太阳下晒干；当你在屋里觉得闷热时，当有做饭的烟雾和屋里有强烈的气味时，就把窗户打开；当外面的空气充满汽车尾气、工厂的污染物、扬尘以及花和树木的花粉时，就把窗户关上；如果没人帮助，而你不得不扫地或抹灰时，记得一定要戴面罩或纱巾。这些小细节都是非常容易做到的，而你只付出一点点努力，就能大大减少哮喘对你的折磨。

对于哮喘药物，大部分哮喘病人需要用两种哮喘药物，一种是快速缓解症状的药物，用来终止哮喘发作；一种是预防药物，用来保护肺部和预防哮喘发作。

如果你每周有超过一次咳嗽喘息或胸闷的发作，或是因为哮喘夜间醒来，或是哮喘发作次数较多，就应该使用预防药物。

如果哮喘开始发作，要立即行动起来。你必须知道哮喘发作初期的征象，如咳嗽、喘息、胸闷、夜间被扰醒等，然后应用药物缓解哮喘，可以保持安静1小时以确定呼吸是否逐渐平稳。如果你的病情没有好转，立即去看医生。

哮喘药物有多种制剂形式，当吸入哮喘药物时，药物会直接到达它所作用的肺内气道中。哮喘药物的吸入器装置有很多种，大部分是气雾剂，有些是干粉剂。你必须准备好，身上时刻要有哮喘药物；在药用完之前就要买备用药物；当你离家外出时，一定要带着快速缓解哮喘的药物。

当你出现一些哮喘危险征象时请立即寻求帮助，比如：快速缓解药物的作用时间短，或完全不能缓解病情，呼吸仍急促、困难；说话困难；嘴唇和指甲发绀；呼吸时鼻孔变大；呼吸时肋间内陷；颈部周围皮肤内陷；心跳或脉搏非常快；走路困难等。

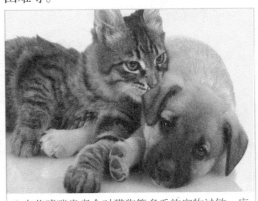

◎有些哮喘患者会对猫狗等多毛的宠物过敏，应将宠物隔离在门外，不要让宠物上床。

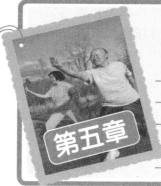

循环系统常见疾病的防治

第五章

◎循环系统疾病是一系列涉及循环系统的疾病，多数与心脏和血管有关，所以又称为心血管疾病。循环系统疾病常见的有：心悸、中风、贫血、冠心病和高血压等。其中冠心病和高血压的发病率近年来在青少年学生中呈增长趋势，家长们应当引起注意。

晕厥

晕厥常常是由于一时性的大脑供血不足导致大脑皮质功能抑制所致，表现为突然发生短暂的神志不清。其基本特点是发作前患者常感头部或全身不适、面色苍白、视物模糊、出汗、耳鸣等，这时若立即躺下可防止晕厥发作。

晕厥发生的原因主要是脑的血流供应突然下降，可由于心脏泵血发生问题，血压急剧下降，脑血管闭塞造成。

病因

血管舒缩障碍性晕厥。血管抑制性晕厥如因疼痛、紧张、恐惧、受惊及各种创伤等原因诱发的晕厥；直立性低血压又称体位性低血压，常见于久病卧床后突然起立；

心源性晕厥如各种心律失常、窦房综合征及心肌病、心肌梗死等。

脑源性晕厥常见于脑动脉硬化、脑缺血、椎底动脉病变、主动脉弓综合征及癫痫小发作等。

其他如低血糖、重度贫血、急性失血、

窒息、气体中毒及换气过度综合征等。

急救

立即使患者平卧，头部稍低，脚抬高，同时松解衣扣。

用拇指末端压迫人中穴位1～2分钟。

饮热茶、姜糖开水或糖开水一杯。

如患者呕吐，将患者头偏向一侧，以

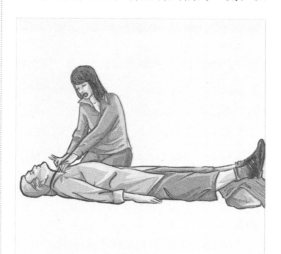

◎晕厥急救时，应将患者放平，脚部抬高，同时松解衣扣，然后用拇指末端压迫人中穴1～2分钟。

免呕吐物吸入气管。

迅速查清病因，如为直立性低血压引起，可给予高盐饮食，口服麻黄素，

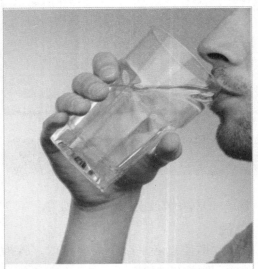

◎喝上两杯水可在30～60分钟内防止晕厥，其原因可能是补充了血容量。

另外直立时应缓慢；如为药物引起，应立即停药；如为排尿性晕厥者，则在夜间排尿时应取坐位；如为血管抑制性晕厥者，应避免劳累，适当休息，调剂好生活节律。

预防

在情绪紧张或是长时间站立之后，只要将两腿交叉并使全身的肌肉紧张，就可有效预防晕厥的发生。

喝两杯水虽然不能立即生效，却可能在30～60分钟内防止晕厥，其原因可能是补充了血容量。

坐下来将头埋在两腿间，这样会令你好受些。坐下来能避免晕厥，将头埋在腿间能使大脑获得更多血液。

心 悸

心悸是指心脏跳动异常快速、强烈或者不规则。在剧烈运动之后的心率加快，属于正常现象，不必担心。心悸大多由于吸入尼古丁，摄入咖啡因或焦虑所致，少数情况下也是内在疾病的一种症状。连续数天内反复发生心悸，或伴有疼痛、呼吸困难时，一定要就医。

病因

焦虑是引起心悸的最常见原因之一。

尼古丁会加快心率或使之不规则。

甲状腺功能亢进会导致体重非正常减轻，从而会引起心悸。

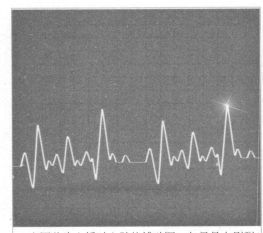

◎上图此为心悸时心脏的搏动图，如果是在剧烈运动之后发生，可能属于正常现象，但是连续数天之内反复发作，则要及时就医。

贫血。

心律异常。

大量的咖啡因可引起一些诸如心悸、震颤和失眠之类的症状。

预防

有一个好的心态，随时放轻松。尽量避免精神过度紧张及饮酒过度。多吃未精制的食物。如糙米、胚芽米、全麦面包、杂粮，以及盐卤、豆类、根菜类、海藻等富含钙、镁、维生素C的食物。

高脂血症

血脂是人体中一种重要的物质，有许多非常重要的功能，但是不能超出一定的范围。如果血脂过多，容易造成血液黏稠，使血流变慢，严重时血流被中断，很容易引发心脑血管疾病，诱发胆结石、胰腺炎，加重肝炎，导致男性性功能障碍等。

高脂血症是全身动脉粥样硬化的危险因素，高脂血症患者患冠心病、脑血管硬化、周围血管病等的风险加大。运动较少的高脂血症患者一旦并发高血压、糖尿病，或有冠心病、肥胖、脑中风家族史，危险性可增加1～5倍。

有研究证明，高脂血症患者，血脂水平下降1%，心脑血管疾病的死亡率可下降2%。因此，降低血脂水平是预防和治疗心脑血管疾病的重要而有效的手段。

一般而言，轻度高脂血症患者通常没有任何不舒服的感觉，致使很多人对高脂血症的危害认识不足，很容易错过最佳的

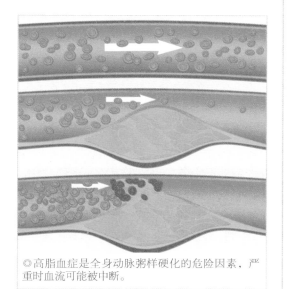

◎高脂血症是全身动脉粥样硬化的危险因素，严重时血流可能被中断。

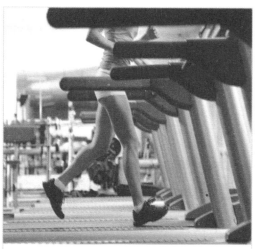

◎长期受高脂血症困扰，除了看医生外，积极改善体质才是预防之本。

治疗时间。所以，为了保持身体的健康，一些人需要定期检查血脂。比如，有高脂血症家族史、肥胖、高血压、冠心病、脑中风、糖尿病、肾脏病等疾病者，以及中老年人、长期高糖饮食者、习惯于静坐而生活无规律者、情绪易激动者、精神处于紧张状态者。

预防

如果长期有高脂血症的困扰，除了看医生，或是利用食疗改善体质之外，调整生活习惯对高脂血症也有极大的帮助。

预防高脂血症的方法

生活作息宜规律	作息正常，身体脏腑功能也会正常，对于脂质代谢、血液循环都有正面帮助
运动可强化血液循环系统	可选择游泳、骑单车、慢跑等，最好在早上天刚亮时运动，不宜入夜之后运动
忌食高脂肪食物	特别要控制动物脂肪、内脏、禽蛋类的食物，以减少胆固醇和饱和脂肪酸的摄取。也应该避免食用蔗糖和果糖，尽量少吃糖果和甜点
维持理想体重	肥胖者容易血脂过高，所以应该维持理想的体重，这样对身体较好
勿用禁食疗法	禁食后因为肠胃没有适当的能量与营养，反而会降低胆固醇、脂质的生产、运送、转换功能，导致血清甘油三酯增高。此外，不吃脂类食物，也会造成营养不均衡
不要抽烟喝酒	高脂血症患者要忌烟忌酒，烟酒不利于患者的康复
定期体检	高脂血症早期并无明显征候，所以要养成定期体检的习惯，尤其是40岁以上的人群

中风

中风也叫脑卒中，是一类疾病的统称。这类疾病发病急骤，以突然间昏倒在地、不省人事，或突然间发生口眼歪斜、语言不利、半身不遂等为特征。从现代医学的观点来看，中风就是脑血管意外。它的本质是脑部动脉或支配脑的颈部动脉发生病变，引起局灶性血液循环障碍，进而导致急性或亚急性脑损害。因发病急骤，症见多端，病情变化迅速，与风之善行数变特点相似，故名中风、卒中。本病常留有后遗症，发病年龄也趋向年轻化，因此，是威胁人类生命和生活质量的重大疾患。

中风最常见的症状就是患者出现程度不同的语言、运动、感觉功能障碍，以运动功能障碍为主者中医称之为半身不遂，俗称"偏瘫"。

中风大致上可以分成两大类：缺血性中风、出血性中风。

由于本病发病率高、死亡率高、致残率高、复发率高以及并发症多的特点，所以医学界把它同冠心病、癌症并列为威胁人类健康的三大疾病之一。

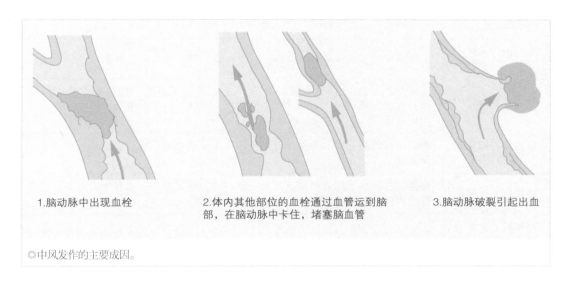

1.脑动脉中出现血栓

2.体内其他部位的血栓通过血管运到脑部，在脑动脉中卡住，堵塞脑血管

3.脑动脉破裂引起出血

◎中风发作的主要成因。

高风险因素

高血压。高血压是引起中风的危险因素，80%的中风患者有高血压史。舒张压急剧升高或血压波动较大时，更容易发生中风。

心脏病。冠心病常同时伴有脑动脉硬化，风湿性心脏病易引起脑栓塞。

糖尿病。有10%～30%的中风患者患有糖尿病，糖尿病患者血液黏稠度高，多有动脉硬化。

脑动脉硬化。目前认为动脉硬化性脑梗死与血胆固醇增高及低密度脂蛋白升高有关。

其他。颈椎病、年龄、肥胖、吸烟与饮酒、性情急躁、气候与季节等都是危险因素。

预防

预防中风的重要性已经引起国内外医学界的重视，医学家们正从各个方面探索中风的预防措施。

预防中风的主要措施

重视高血压	高血压是发生中风的最危险因素，也是预防中风的一个中心环节，应有效地控制血压，坚持长期服药，并长期观察血压变化情况，以便及时处理
控制并减少短暂性脑血管缺血发作	即一过性偏肢麻木、无力或眩晕、复视、吞咽困难、走路不稳等症状，是预防中风关键的一个环节。一旦小中风发作，须立即予以系统治疗，这样才可能避免发生完全性中风
重视中风的先兆征象	如头晕、头痛、肢体麻木、昏沉嗜睡、性格反常时，就应采取治疗措施，避免中风的发生
消除中风的诱发因素	如情绪波动、过度疲劳、用力过猛等，应自我控制和避免
及时治疗可能引起中风的疾病	如动脉硬化、糖尿病、冠心病、高脂血症、肥胖病、颈椎病等
饮食要有合理的结构	以低盐、低脂肪、低胆固醇为宜，适当多食豆制品、蔬菜和水果。应忌烟，少酒，每日饮酒不应超过100毫升（白酒）。定期有针对性地检查血糖和血脂
坚持体育锻炼和体力活动	能促进胆固醇分解从而降低血脂，降低血小板的凝集性，并能解除精神紧张和疲劳
要注意心理预防	保持精神愉快，情绪稳定。做到生活规律，劳逸结合，保持大便通畅，避免因用力排便而使血压急剧升高，引发脑血管病
在气候变化时应当注意保暖，预防感冒	不要用脑过度；平时外出时多加小心，防止跌跤；起床、低头系鞋带等日常生活动作要缓慢；洗澡时间不宜太长

高血压

据统计资料显示，在我国35～74岁人群中，高血压的发病率高达27%，患者人数已接近1.3亿，每年新增300万以上。我国已成为世界上高血压危害最严重的国家之一。

高血压可引发心、脑、肾等器官的损伤，严重威胁人类的健康和生命。因此，保护心、脑、肾，防治心衰、肾衰和中风，提高对高血压的认识，对早期

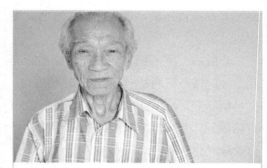

◎高血压已经成为我国危害最严重的疾病之一，在35～74岁人群中发病率高达27%，患者人数近1.3亿。

预防、及时治疗有极其重要的意义。

病因

关于高血压形成的原因目前国际上尚无明确的定论，一般认为主要与年龄和家族遗传有关，饮食习惯和职业环境等也是引发高血压的重要因素。

高血压发病的相关因素

年龄	发病率有随年龄增长而增高的趋势，40岁以上者发病率高
食盐	摄入食盐多者，高血压发病率高
体重	肥胖者发病率高
遗传	大约半数高血压患者有家族史，可能与遗传性肾排钠缺陷有关
环境与职业	有噪音的工作环境、过度紧张的脑力劳动均易发生高血压，城市中的高压发病率高于农村

高血压的诊断和分级

1999年，世界卫生组织及世界高血压联盟公布了高血压的诊断和分级标准。

理想血压：收缩压<16.0千帕，舒张压<10.6千帕。

正常血压：收缩压<17.3千帕，舒张压<11.3千帕。

正常高限：收缩压17.3～18.5千帕，舒张压11.3～11.8千帕。

1级高血压：收缩压18.6～21.1千帕，舒张压12.0～13.2千帕（亚组：临界高血压，收缩压18.6～19.8千帕，舒张压

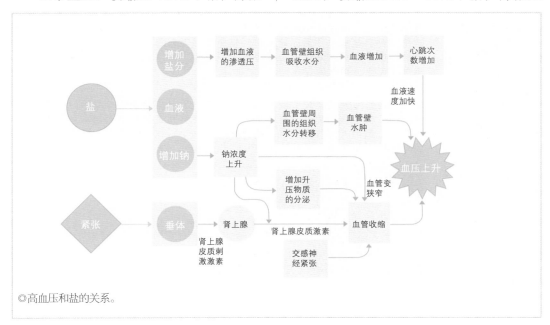

◎高血压和盐的关系。

12.0～12.5千帕）。

2级高血压：收缩压21.3～23.8千帕，舒张压13.3～14.5千帕。

3级高血压：收缩压≥23.9千帕，舒张压≥14.6千帕。

单纯收缩期高血压：收缩压≥18.6千帕（亚组：临界收缩期高血压，收缩压18.6～19.8千帕，舒张压＜12.0千帕）。

当收缩压和舒张压分属于不同分级时，以较高的级别作为标准。

防治

高血压与饮食有着十分密切的关系，科学合理的日常膳食和健康的生活方式对预防高血压和维持病情稳定有着十分积极的作用。

高血压的防治措施

低盐	我们每天摄食的盐分中，主要成分是氯化钠。一方面钠离子浓度的增加会造成体内水分潴留，血容量增加；另一方面，体内长期高钠也会导致血管平滑肌肿胀，血管腔变细，血液流动的阻力增加，两者均会促使血压升高
低脂	过多的饱和脂肪酸可促进动脉粥样硬化的发生，进而造成高血压。动物脂肪（如猪油、奶油、牛油）以及内脏和各种肥肉中均含有大量的饱和脂肪酸，这些食物都对高血压患者不利，应该避免食用
多吃水果和蔬菜	蔬菜和水果含有大量的维生素、矿物质和纤维，对软化血管、修复皮肤以及软组织和骨骼的成长都有帮助，可多食用
戒烟	吸烟可使大量的尼古丁及烟碱进入体内，这两种物质都有明显的收缩血管的作用，会引起血压升高，故长期吸烟会引起高血压。除了主动吸烟者外，在吸烟环境中的被动吸烟者也同样会受到尼古丁和烟碱的危害，而且，其受害程度要大于主动吸烟者
适量饮酒	我国中医很早就认识到，酒可以活血化瘀。所以少量饮酒对身体的健康是有好处的。现代医学的研究也发现，适量饮酒特别是饮用葡萄酒可降低中风的发生率。但是，有研究发现，高血压的发病率随饮酒频率增加而逐渐升高。因此，饮酒要适量，不能过量
适量参加体育锻炼	现代人特别是都市白领，上班通常是久坐的方式，久坐不利于血液循环，会导致高血压。而坚持有规律的体育运动有利于降低血压，.提高心肺功能，缓解高血压症状并促进康复
调整紧张情绪	高血压诱发因素之一就是情绪不稳定、激动，而现代社会中生活和工作压力大的人尤其容易出现大幅度的情绪波动。所以长期处于压力状态下的人也应适当进行自我调整，克服紧张情绪，放松心情，保持心态平和可以降低血压

续表

减肥	近些年的研究发现，高血压与血脂异常、糖耐量异常有密切关系。肥胖的人患高血压的可能性高于体形正常的人，所以肥胖者应限制食物的总热量和脂肪摄入量，并适当增加活动量，以减轻体重，减少患高血压的可能
控制与高血压密切相关的疾病	研究表明，高血压与糖尿病、冠心病、心脑血管疾病互为危险因素，并互相促进，因此为预防和控制高血压的发生与发展，应注意以上相关疾病的预防治疗
经常测量血压	经常测量血压是预防高血压的重要举措。高血压的隐患始于青少年和有家族史的人群中，如父母均患有高血压，其子女患病率为46%；如父母有一方患有高血压，其子女患病率为28.3%
合理使用降压药物	控制血压时一定要注意在医生指导下用药，因为患有高血压时往往合并其他情况，所选用的降压药不尽相同，保护器官的作用也不一样。用药原则是从小剂量开始逐渐增加剂量，直到血压得到有效控制。在血压控制达标后仍然需要继续用药，并有可能需要终生服药，否则血压会对机体重新造成危害

低血压

生活中，人们总担心血压高，而很少顾虑血压低。其实低血压也是病。成年人上臂血压低于12.0/8.0千帕，老年人低于13.3/9.3千帕，称为低血压。

低血压往往不为人们所重视，这是因为在生活中低血压对健康的危害不像高血压那么突然。事实上，低血压也须警惕。

青年人的低血压往往表现为精神疲惫、四肢乏力，坐起时感到头晕、眼前发黑、心慌等，好发于身体瘦弱者。老年人可因体弱或神经血管调节功能退化导致低血压，高血压患者在服用降压药不当的情况下也会出现相对低血压症。

低血压可分为急性和慢性两种。急性低血压多由创伤、出血、感染、过敏等病因导致血压突然下降低于正常范围，医学上称为休克。慢性低血压又分为原发性和

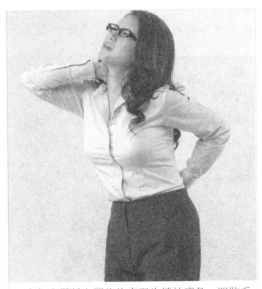

◎青年人得低血压往往表现为精神疲惫、四肢乏力，站起时感到头晕、眼前发黑等，一般多发于身体瘦弱者。

继发性两种，前者由于体质或遗传等原因引起；后者指继发于其他疾病的低血压，如心血管疾病、内分泌疾病、慢性消耗性疾病等。

症状

低血压患者病情轻微时，症状可有头晕、头痛、食欲不振、疲劳、脸色苍白、消化不良、晕车（船）等，以及情绪自控能力差，反应迟钝或精神不振。严重时表现为站立性眩晕、四肢厥冷、心悸、呼吸困难、共济失调、发音含糊，甚至昏厥，需长期卧床。

由于血压低，脑和各脏器的血液供应不足，导致血液循环缓慢，远端毛细血管缺血，以致影响组织细胞氧气和营养的供应，二氧化碳及代谢废物的排泄。尤其影响了大脑和心脏的血液供应。长此以往使机体功能大大下降，主要危害包括：视力、听力下降；诱发或加重老年性痴呆；头晕、昏厥、跌倒、

骨折发生率大大增加；乏力、精神疲惫、心情压抑、忧郁等情况经常发生，影响生活质量。据国外研究，低血压可能导致脑梗死和心肌梗死，给患者、家庭和社会带来严重问题。

治疗

低血压患者如无任何症状，无须药物治疗。主要的治疗方法有以下几种。

改善体质，增加营养，多喝水，多吃汤类食品，每日食盐略多于常人。

对于严重的低血压（伴有明显症状），必须给予积极治疗。近年来推出α受体激动剂，具有血管张力调节功能，可增加外周动、静脉阻力，防止下肢大量血液瘀滞，并能收缩动脉血管，从而提高血压，增加大脑、心脏等重要脏器的血液供应，改善低血压的症状，如头晕、乏力、易疲劳等症状。其他药物还有：麻黄素、双氢麦角氨、氟氢可的松等。

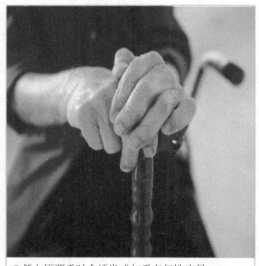

◎低血压严重时会诱发或加重老年性痴呆。

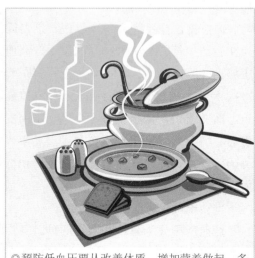

◎预防低血压要从改善体质、增加营养做起，多喝水，多吃汤类食品，每日食盐略多于常人。

预防

从卧位、坐位和蹲位转为立位时动作要缓慢，以免造成突然脑供血不足。

尽量穿偏紧的衣裤和袜子，以帮助血液回流。

饮食可偏咸，多喝开水，以增加血容量。

加强运动锻炼，以增强体质。

冠心病

① 人类健康第一杀手——冠心病

被喻为"人类健康第一杀手"的心血管疾病已成为中国第一致死原因，而冠心病就是其中最主要的一种心脏病。据统计，每100位40岁以上的中国人就有4～7人是冠心病患者。

冠心病是冠状动脉粥样硬化性心脏病的简称，它由供应心脏物质的血管——冠状动脉发生了粥样硬化所致，这种粥样硬化的斑块堆积在冠状动脉内膜上，久而久之，越积越多，使冠状动脉管腔严重狭窄甚至闭塞，从而导致心肌血流量减少，心脏供氧不足，从而产生一系列缺血性表现如胸闷、憋气、心绞痛、心肌梗死甚至猝死。冠心病包括急性暂时性的和慢性的，

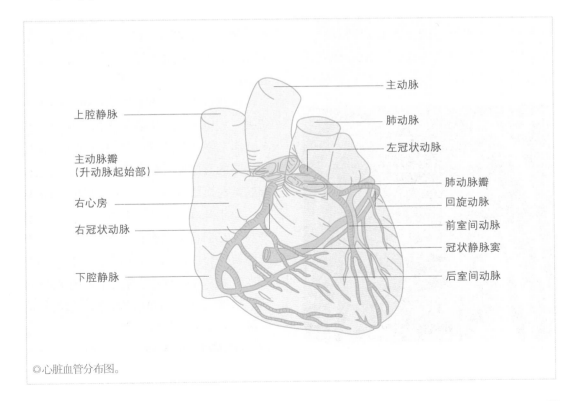

主动脉
肺动脉
左冠状动脉
上腔静脉
肺动脉瓣
主动脉瓣
（升动脉起始部）
回旋动脉
右心房
前室间动脉
右冠状动脉
冠状静脉窦
下腔静脉
后室间动脉

◎心脏血管分布图。

冠心病并发疾病

心绞痛	心绞痛又可分为劳累性心绞痛和自发性心绞痛两种。劳累性心绞痛的特征是由运动或其他增加心肌需氧量的情况所诱发的短暂胸痛发作，休息或舌下含硝酸甘油后，疼痛常可迅速消失；自发性心绞痛的特征是胸痛发作与心肌需氧量的增加无明显关系。与劳累性心绞痛相比，这种疼痛一般持续时间较长，程度较重，且不易为硝酸甘油所缓解
心肌梗死	心肌梗死是指在冠状动脉病的基础上，冠状动脉的血液中断，使相应的心肌出现严重而持久的急性缺血，最终导致心肌的缺血性坏死。心肌梗死可分为急性心肌梗死和陈旧性心肌梗死
缺血性心脏病	缺血性心脏病可因多种原因而发生心力衰竭，它可以是急性心肌梗死或早先心肌梗死的并发症，也可由心绞痛发作或心律失常所诱发，而心律失常有时是缺血性心脏病的唯一症状

可以并发许多疾病。

冠心病由于其发病率高，死亡率高，严重危害着人类的身体健康。冠心病的发病率随年龄的增长而增高，程度也随年龄的增长而加重。有资料表明，自40岁开始，每增加10岁，冠心病的患病率就会增加1倍。男性50岁、女性60

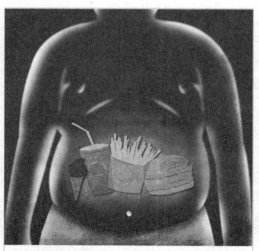
◎高脂肪食物使越来越多的中青年人患上了冠心病。

岁以后，冠状动脉硬化发展比较迅速，同样，心肌梗死的危险也随着年龄的增长而增长。

但有调查显示，目前冠心病有年轻化的趋势。资料表明，在因突发性心肌梗死而死亡的冠心病患者中，40岁以下者已达到了13%。

高脂食物过多对心脏造成的负担不容忽视。相当一部分中青年人体重偏高，且多伴有高血压等疾病，其原因往往是食用了过多的高脂肪食物，因为食物中的饱和脂肪酸与血脂升高及冠心病的发生密切相关。血脂升高，主要是胆固醇和三酰甘油升高，它们容易沉积在冠状动脉壁上，形成斑块病灶。假如冠心病合并不稳定的高血压，病情发展会更为复杂。有数据显示，40岁以下的高血压病人死于冠心病的人数为血压正常者的3.5倍。

冠心病的高发人群

冠心病有其特有的高发人群，因

此，有下表中情况的人应特别注意警惕冠心病。

冠心病的危险信号

冠心病虽然危害大，但并非不可预

可能引发冠心病的原因

吸烟	吸烟对心血管有不良影响，冠心病死亡率与吸烟量成正比，尤其较年轻的吸烟者死于冠心病的危险性是不吸烟者的2～3倍，吸烟的年轻妇女的危险性则比不吸烟女性高10倍
酗酒	过量饮酒诱发冠心病的机理是：酒精（乙醇）可刺激"肾素—血管—紧张素—醛固酮系统"，造成心肌血管收缩、水钠潴留、血压升高、心律失常。长期饮酒会使心肌变性，使冠状动脉硬化且管腔变小。有时，只一次大量饮酒就会诱发心肌梗死
不动	经常坐着不动，罹患冠状动脉疾病的可能性比从事体力劳动的人要大。缺少运动、心肌不强壮的人，心脏病发作的机会比健康者高出两倍。例如，办公室文员、会计、电脑操作员以及编辑、作家等案头工作者
压力	精神压力也是诱发冠心病的一个重要因素，脑力劳动者患病的可能性大于体力劳动者，压力较大的工作较易导致冠心病
不良饮食	常摄入热量较高的食物、较多的动物脂肪和胆固醇者易患冠心病，同时食量多的人也易患病
超重	超重的人患冠心病的可能性比体重正常的人要大。体重超重20%以上的人心脏病发作的可能性比体重健康的人高3倍
家族遗传	冠心病有一定的遗传性，若家族中有人患上冠心病，那么其亲属患病的概率就会大大增加
高脂血症	高脂血症患者往往有总胆固醇、甘油三酯、低密度脂蛋白、胆固醇增高等症状，而这些症状与冠心病有关，而高密度脂蛋白的降低易导致冠心病。最好将血胆固醇量控制在每100毫升低于200毫克的范围内，否则含量越高，危险性就越高
高血压	有高血压表示心脏需加倍工作，结果心脏病发作的机会增高。血压升高是冠心病的独立危险因素。高血压患者患冠心病的概率是血压正常者的4倍
糖尿病	如果患有糖尿病，将增加患冠状动脉疾病的危险。女性糖尿病患者罹患冠状动脉病的概率是其他妇女的5倍

防。在日常生活中，如果出现下列情况，要及时就医，尽早发现冠心病。

劳累或精神紧张时出现胸骨后或心前区闷痛，或紧缩样疼痛，并向左肩、左上臂放射，持续3～5分钟，休息后自行缓解。

体力活动时出现胸闷、心悸、气短，休息时自行缓解。

出现与运动有关的头痛、牙痛、腿痛等。

饱餐、寒冷或看惊险影片时出现胸痛、心悸。

夜晚睡眠枕头低时，感到胸闷憋气，需要高枕卧位才感到舒适；熟睡或白天平卧时突然胸痛、心悸、呼吸困难，需立即坐起或站立才能缓解。

性生活或用力排便时出现心慌、胸闷、气急或胸痛不适。

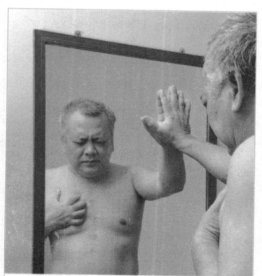

◎如在进行体力活动时，长期出现胸闷、心悸、气短等症状，那可能是冠心病造成的，要及时到医院检查。

听到噪声就感到心慌、胸闷。

反复出现脉搏不齐、不明原因的心跳过速或过缓。

为尽早发现冠心病，40岁以上的人应定期进行相关体检，如果检验结果不正常或有其他的易患冠心病的危险因素，应该每5年进行一次或更多次血胆固醇化验。此外，每年还应进行一次血压检查和血糖检查。

就冠心病而言，男女之间有许多不同之处。一般说来，女性冠心病与男性相比，发病时间较迟，约晚10年。在55岁以前，女性即使得了冠心病，也很少发生心肌梗死或猝死，其症状多以心绞痛为主，且病情也较男性轻，存活率较高。

目前认为，出现男女不同的冠心病症状特点，关键在于雌激素的作用，适量的雌激素能使血液中的高密度脂蛋白含量增高，从而有利于胆固醇从血管壁移出。所以，冠心病易发生在妇女绝经后，这是由于她们体内的雌激素分泌减少。切除了子宫和卵巢的妇女，冠心病的发病率比同年龄组的正常妇女高出6倍。但是，如果给她们补充雌性激素，冠心病的发病机会就和正常人一样了。

❷ 冠心病的急救措施和日常保健

冠心病急性发作时，患者突感剧烈胸痛、大汗淋漓，甚至突然心跳、呼吸停止。遇到这种情况，家属往往慌了手脚，乱作一团，不但没有对患者进行有效的急救，甚至因为一些错误做法反而加速了患者的死亡，这样的例子不胜枚举。在冠心病急性发作的时候，可以采取一些家庭急救措施，缓解病情，将危险降至最小。

无论是心绞痛还是心肌梗死，患者首先应立即停止一切活动，坐下或卧床休息，禁止奔走呼救或步行去医院。如在室外，应原地蹲下休息。因为静止可以减少心脏的负荷，从而减少心肌耗氧量，延缓心肌细胞因低氧而坏死。同时，精神应放松，不要过分紧张。如冬季在野外发病时应注意保暖。顺畅、有效的呼吸对冠心病急性发作的患者尤为重要。应该立即开窗通风，保持室内空气新鲜。同时解开患者衣领，及时清除其口腔内的呕吐物，以免误吸造成气道阻塞。家属还应不断安慰患者，避免过度紧张造成气道痉挛，引起窒息。有条件可立即经鼻给氧。

有冠心病病史者应常备急救药物。一旦心绞痛发作，可立即舌下含服硝酸甘油1片，在1~2分钟内就能奏效，作用持续约半小时。或含服异山梨酯1~2片，一般5分钟奏效，持续作用2小时。

心绞痛的发作，一般在休息及服用硝酸甘油后几分钟即可缓解；如无效，则要考虑心肌梗死的可能。此时硝酸甘油片可增至每3~5分钟用1次，或口服冠心苏合丸。一些针对冠心病急性发作的喷雾制剂（如硝酸异山梨酯气雾剂）也可在短时间内起效。当然，在进行上述处理的同时，应迅速向急救中心呼救。

冠心病猝死的家庭急救措施

冠心病发作最凶险的一种类型和最常见的死亡原因是心脏骤停，常称为冠心病

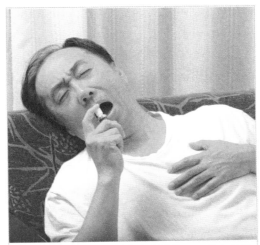

◎有冠心病病史者应常备急救药物，一旦心绞痛发作，要立即服用。

猝死。对一个猝死者来说，在心跳和呼吸停止后的4分钟内是急救的关键时间。这时大脑内的能量尚未耗尽，给予及时的现场急救，可能使猝死者起死回生；如果超过4分钟，则脑细胞可因严重缺血、低氧而坏死，几乎没有生还的可能，即使存活下来，也大多是植物人。

在向急救中心呼救的同时，应立即把

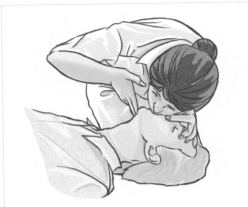

◎冠心病发作最凶险的类型是心脏骤停，即冠心病猝死。一般在心跳和呼吸停止后4分钟内是急救的关键时间，采用正确的人工呼吸方式可以让患者起死回生。

猝死者仰卧在木板上。然后按以下步骤进行抢救。（见下表）

这个急救过程不能随意停止，一直要坚持到救护车到达。及时把急救的"接力棒"传给随车医生，则可望大大地提高猝死者的存活率。

预防冠心病

预防冠心病的发生，首先要调整膳食结构，摄取的热量不要过高，提倡"两高三低"的饮食习惯，即食用高纤维素、高蛋白及低脂、低糖、低盐的食物。各种新鲜蔬菜含有大量的纤维素，多吃为宜。身体偏胖的人，每日应尽量食用低脂、低胆固醇的食物，并限制酒精和含糖食物的摄入量。因为中老年人易发冠心病，所以年过40以后，即使血脂无异常，也应避免经常食用过多的动物性脂肪和含胆固醇高的食物，如肥肉、骨髓、猪油、蛋黄、蟹黄、鱼子、奶油及其制品等。如发现血脂增高，应

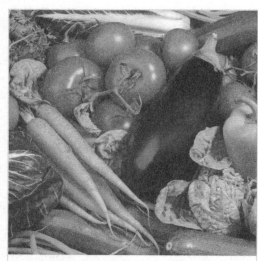

◎预防冠心病首先要调整饮食结构，要多吃富含纤维素的各种新鲜蔬菜以及富含蛋白质的鱼、鸡肉和各种瘦肉等。

冠心病猝死的急救步骤

打开气道	由于猝死者舌根向后坠落，不同程度地堵塞了气道入口处，因此首先要给患者通畅气道。目前国际上通用的是仰头举颌法。方法是急救者位于患者一侧，用一只手置于患者的前额，用力往下压，另一手的示指和中指放置于患者下颌（下巴），用力往上举，使患者气道充分打开
人工呼吸	此时猝死者肺脏已塌陷，故第1次需用力吹两口气，观察到胸腹部有起伏即可。而后每分钟吹气12～16次。注意吹气时应捏闭患者鼻孔，并口对口密封。由于急救者吹出的气中18%是氧气（大气中含21%的氧），只要吹气正确，就能使患者得到充分的氧
胸外心脏按压	即用人工的方法使心脏跳动，让流动的血液把肺部的氧送至大脑和其他重要脏器。急救者可用一手掌根放置于患者的胸骨中下1/3处，另一手掌根重叠于前一手背上，然后两手臂绷直，用腰部的力量向下按压，深度为3.5～4.5厘米，频率为成人每分钟60～70次，儿童每分钟80～100次。如果单人操作，则以15∶2进行，即15次胸外心脏按压和2次人工呼吸交替进行；如果是双人操作，则以5∶1比例，即5次胸外心脏按压和1次人工呼吸交替进行

冠心病的中医疗法

按摩疗法

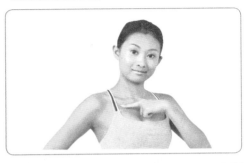

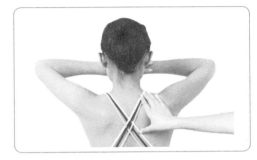

按摩部位	屋翳	按摩手法	按揉
按摩时间	1分钟	按摩力度	2

按摩部位	心俞	按摩手法	一指禅推法
按摩时间	2分钟	按摩力度	3

贴敷疗法

背部对症取穴

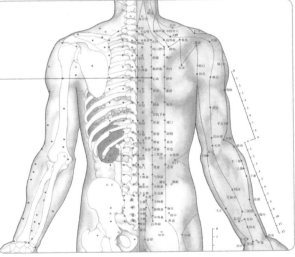

心俞
    背部，第五胸椎棘突下，旁开1.5寸。

■ 药材
    丹参、三七、檀香、乳香、没药、桃仁、红花、王不留行、血竭、郁金、莪术、冰片各适量。

■ 贴敷方法
    把上述药材研成细末，调成膏状，贴敷于左心俞，7天更换1次。

◆中医专家教你的小窍门

    合理饮食，不要偏食，不宜过量。生活要有规律，避免过度紧张；保持足够的睡眠，培养多种情趣；保持情绪稳定，切忌急躁、激动或闷闷不乐；多喝茶，不吸烟、酗酒。

食用低脂食物，如鱼肉、虾、鸡肉等各种瘦肉及蛋清、豆制品等食物。已经确诊为冠心病的人应严禁暴饮暴食，以免诱发心绞痛和心肌梗死。此外，应提倡适当的体力劳动和体育锻炼。参加一定的体力劳动对预防肥胖、锻炼心血管系统的功能、调整血脂代谢均有好处，是预防冠心病的一项积极措施。运动量应根据自身的身体状况和心脏功能来决定，以不过多增加心脏负担和不引起不适感觉为原则。体育活动要循序渐进，不宜做剧烈运动。

兼顾工作和家庭的职业女性更应该合理安排工作和生活。生活要有规律，保持乐观愉悦的情绪，避免过度劳累和情绪激动，注意劳逸结合，保证充足睡眠。

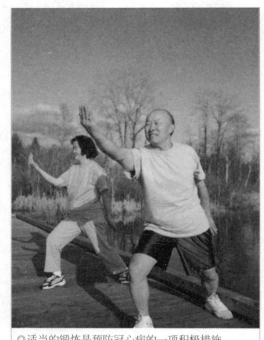

◎适当的锻炼是预防冠心病的一项积极措施。

预防冠心病的日常保健

合理饮食	不要偏食，不宜过量。要控制高胆固醇、高脂肪食物，多吃素食。同时要控制总热量的摄入，限制体重增加
生活规律	生活要有规律，避免过度紧张；保持足够的睡眠，培养多种情趣；保持情绪稳定，切忌急躁、激动或闷闷不乐
适当运动	保持适当的体育锻炼活动，增强体质
禁烟控酒	不吸烟、酗酒：烟可使动脉壁收缩，促进动脉粥样硬化；而酗酒则易情绪激动，血压升高
防治其他老年慢性疾病	积极防治老年慢性疾病，如高血压、高血脂、糖尿病等，这些疾病与冠心病关系密切

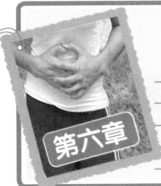

泌尿系统常见疾病的防治

◎泌尿系统疾病可以出现在泌尿系统的各个器官并波及整个系统。泌尿系统疾病的病因复杂，病种较多，许多患者都是久治不愈，反复发作，而且近年来发病年龄趋于低龄化。这不但引起了医学界的广泛关注，更应该引起家庭和个人的高度重视。

第六章

尿痛

尿痛是指排尿时感到尿道、膀胱和会阴部疼痛。其尿痛的疼痛程度有轻有重，常呈烧灼样，重者痛如刀割。尿痛常见于尿道炎、前列腺炎、前列腺增生、精囊炎、膀胱炎、尿路结石、膀胱结核、肾盂肾炎等。

症状

排尿开始时尿痛明显，或并发排尿困难者，病变多在尿道，常见于急性尿道炎。

排尿快结束时疼痛，且并发尿急者，病变多在膀胱，常见于急性膀胱炎。

排尿突然中断，伴疼痛或尿潴留，多见于膀胱、尿道结石或尿路异物。

排尿不畅伴胀痛，老年男性多提示前列腺增生，亦可见于尿道结石。

排尿刺痛或烧灼痛，多见于急性炎症刺激，如急性尿道炎、膀胱炎、前列腺炎、肾盂肾炎。

预防

生活中，预防尿路感染所引起的尿痛，男性要从以下几方面加以注意。

每日要补充足够的水分，保持一定的尿量(不少于1500毫升)，以使尿液有效冲洗尿道，及时把细菌等有害物质排出体外。

保证充足的睡眠，注意劳逸结合，确保机体具有较强的抵抗能力。

注意个人卫生，做到勤洗澡，勤换内

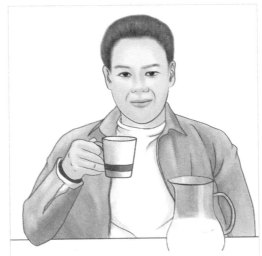

◎每天补充足够的水分，并保证充足的睡眠可以预防尿痛。

裤。内裤不宜过小或太紧，内裤的面料应选择吸湿性、透气性均好的棉、麻织品。

应在专业医生的指导下合理用药，不要自行用药。

尿路感染

❶ "偏爱"女性的尿路感染

每个女性几乎都会经历尿路系统感染。如果出现了尿频、尿急、尿痛的症状，有时还伴有腰酸和小腹胀痛，那么你十有八九是患上尿路感染了。女性尿路感染的发病率约为男性的10倍，这与女性尿路生理有关。

女性尿道短（仅3～5厘米），直而宽，尿道括约肌薄弱，且尿道口大，细菌易上行侵入膀胱；尿道口距阴道、肛门近，尿路上皮细胞对细菌黏附性及敏感性较男性为高；月经血是细菌良好的培养基，如不注意外阴清洁，细菌很容易滋生；妇科炎症如阴道炎、宫颈炎、盆腔炎及附件炎，其细菌均可经淋巴途径或分泌物污染尿道，引起尿路感染；性交时尿道口内移，阴道及膀胱颈充血，尿道过短也易诱发炎症；妊娠期、幼女或绝经后，由于雌激素变化及pH值改变也易发生感染；妇女膀胱排空不如男性完全，残余尿量较多，尿液在膀胱内停留时间过长，有利于细菌滋生；产后由于阴道及子宫创伤、感染、全身抵抗力降低、产程过长、难产等因素，也易引起尿路感染；更年期后尿道黏膜发生退行性变化，IgA及有机酸分泌减少，局部抗菌能力减退，又常有尿道肉阜，故感染率高。

凡此种种，都是女性容易遭到尿路感染"袭击"的原因。

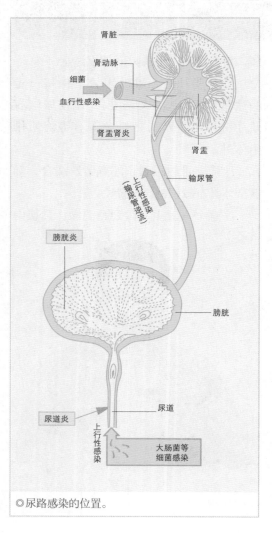

◎尿路感染的位置。

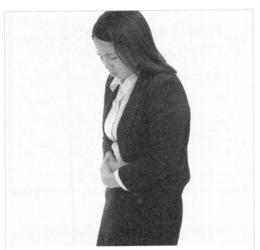

◎女性尿路感染的发病率是男性的10倍，这与女性尿路生理有关。

② 尿路感染的非常时期

女人一生有4个非常时期，最容易患上尿路感染，因此尤其要注意泌尿系统、生殖系统的生理卫生。

在月经期，一些女性每年都会发生两三次轻微的尿路感染，而且很有规律，都是在月经期后3~5天。这是因为细菌很容易在经血中滋生繁殖，然后污染尿道。再加上月经期身体抵抗力下降，更使细菌有

可乘之机。月经期内用棉条有可能扰乱阴道内的正常防御机理，因此使用内用棉条的女性往往比使用卫生巾的女性患病机会更大。

处女的尿道口有大阴唇和小阴唇遮盖，尿道不直接和外界接触，因而相对洁净。开始性生活之后，这种天然屏障受到破坏。男女性器官密切接触给细菌侵入开了方便之门。如果不注意性生活的卫生就更容易患病。子宫帽、杀精子剂可以破坏阴道内的细菌平衡，使保护性细菌减少，有害细菌就会趁机发难。

也有人在怀孕7个月以后，感觉排尿反应好像迟钝了，有时一连三四个小时都感觉不到尿意，而去厕所时尿量总是很多。这是因为怀孕的后几个月，庞大的子宫挤压膀胱和尿道，所以尿液容易在膀胱中存留，而细菌很容易在不流动的尿液中产生。所以，怀孕时，感染的机会大大增加，多喝水是减少感染机会的有效方法。

更年期由于雌激素减少，是尿路感染的高峰期。更年期后，尿路感染率每10年增加1%~2%。

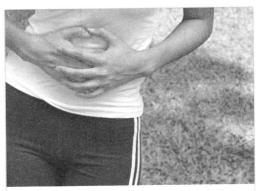

◎女性在月经期、妊娠期容易患上尿路感染，要特别注意泌尿系统、生殖系统的生理卫生。

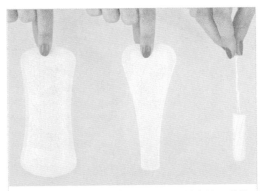

◎女性使用内用棉条可能会扰乱阴道内的正常防御机理，比使用卫生巾患病的概率更高。

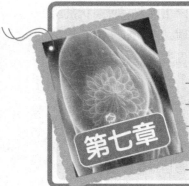

女性生殖系统常见疾病的防治

第七章

◎女性生殖系统疾病即为妇科疾病，妇科疾病是女性常见病、多发病，它包括痛经、更年期综合征、乳腺癌、宫颈癌等。由于一些女性对妇科疾病缺乏应有的认识，发现病症后又羞于治疗，导致生理健康每况愈下，为工作和日常生活带来了极大的不便。

经前综合征

经前综合征指排卵期或之后开始，并在月经干净时结束的一些症状。它是人体失衡的一种指征，要么是心理失衡，要么是营养或激素失衡。经前综合征的特殊意义就是要我们注意这些失衡现象，并加以修复，以免转变成更严重的问题。

经前综合征的影响轻重不一，人跟人也不一样，可能包括肿胀、痉挛、头痛、潴留、后背疼痛、压抑、腹部压力、失

◎约有80%左右的女性患有经前综合征，只是影响程度不一，主要包括肿胀、痉挛、头痛、失眠、易怒、乳房酸痛等症状。

眠、糖渴望、焦虑、易怒、乳房酸痛和情绪波动等。

经前综合征最常见于30~40岁的育龄女性。典型的经前综合征在经前一周开始，症状逐渐加重，至月经来潮前2~3天最为严重，月经来潮后突然消失。有些病人症状持续时间较长，一直延续到月经开始后的3~4天才完全消失。患经前综合征的女性身体往往会出现多种不适症状，严重者还伴有精神症状，其中焦虑症状居多，占70%~100%。60%的经前期综合征患者有乳房胀痛或体重增加，45%~50%的患者有低血糖症状，约35%的患者有抑郁症状。经前综合征的病因目前还不十分清楚，但一般认为和内分泌、脑神经递质、前列腺素作用和维生素B_6缺乏等一些因素有关。

经前综合征的饮食调理

经前不适与营养素的缺乏有关，补充相应的营养素，可以帮助你轻松愉快地度过这段时间。

此外，维生素A能增进皮肤的健康，有效地抑制经前的粉刺与油性皮肤；B族维生素中的胆素、肌醇有镇定中枢神经系统的作用，因此能安抚经前的焦虑与易怒情绪；维生素C可改善过敏症，是抗氧化与抑制抑郁的重要维生素，同时也是肾上腺皮质激素合成与免疫功能的必要因素；钾对于神经冲动的传导、血液的凝固过程以及人体所有细胞的机能都极为重要，它还能缓和情绪、抑制疼痛、防止感染，并减少经期失血量；镁可稳定情绪，用来减轻经痛与控制经前嗜糖症。学会为身体补充足够的营养，你就不会再为每个月的"那几天"烦躁不已。

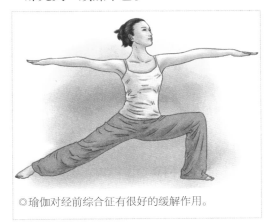

◎瑜伽对经前综合征有很好的缓解作用。

经前不适的营养补充

维生素B₆	研究表明，那些摄入了足够维生素B₆的女性，在经前也能够保持情绪的稳定。富含维生素B₆的食物依序为鲑鱼、鸡肉、黄豆、米麸、芥菜、扁豆、虾、芦笋等
维生素E	一到临近经期，就发现自己的胸部变硬，乳房胀痛到一点儿都不能碰时，可补充维生素E来缓解这一情况。富含维生素E的食物依序为小麦胚芽油、胡桃油、葵花子油、大头菜、小麦胚芽、苹果、小麦等
Ω-3脂肪酸	如果女性在每天的饮食中多摄入一些Ω-3脂肪酸就能在很大程度上缓解经前腹痛。Ω-3脂肪酸还能缓解因经前综合征引起的焦虑。深海鱼类如三文鱼、金枪鱼都富含Ω-3脂肪酸
色氨酸	有的女性从经前一周就开始失眠，即使睡着了也很容易惊醒，觉得疲惫不堪，体力不支。色氨酸能有效提高睡眠质量，身体会利用色氨酸来产生一种化学复合胺帮助你安然入睡。可以通过食用火鸡肉、牛肉、山核桃来为身体补充色氨酸
锌	月经来潮的前几天，讨厌的痘痘总是准时出现在某些女性的脸上。痘痘是女人最烦恼的事，有研究表明，不长痘痘的女人体内锌的含量明显比长痘痘的女人高。锌能阻碍一种酶的生成，这种酶能够导致发炎和感染。富含锌的食物有麦麸、小麦胚芽、鸡肉、米麸、青豆、豆粉、糙米、桃子、大麦等
钙	因为缺钙，女性的情绪也更容易起伏，情绪不好的女性容易通过暴饮暴食来发泄不快。通过补充含钙高的食物，你便可以缓解经前饥饿的症状

如何应对经前综合征

适度运动	适度运动是治疗经前不适症的积极方式。每天花一点儿时间进行运动，不但能改善生理情况，同时也可以获得心理的愉悦
勿服用激素	现在市面上有出售改变月经日期的激素制剂，服用期间月经会延后，而在停止服用之后月经也会恢复正常。正当发育期的少女，由于卵巢还未臻成熟，要绝对避免，否则可能从此导致月经不顺

在过去人们只知道服用止疼片、使用热水袋与休息，其实这只是治标的方法。一旦经痛开始，我们所能做的只是蜷曲在床上，承受痛苦。其实，维持良好的健康状况才是治本的根源。因此，在月经将来临时多运动，如游泳、做瑜伽、快步走、慢跑、打网球等，选择一项适合自己的运动，必能有所改善。如果症状太过严重，也可请教医生来帮助缓和症状，直到学会自己应对。

痛 经

① 痛经的原因及其预示

痛经是月经期和月经期前后出现的周期性下腹痛，常发生在月经前和月经期，偶尔发生在月经期后数日内。当痛经袭来时，下腹会出现痉挛痛和胀痛，还可能放射到腰骶部、大腿内侧及肛门周围。痛经时也可能出现面色苍白、恶心、呕吐、全身或下腹部畏寒、大便频数等症状，剧痛时甚至会发生虚脱。重度痛经往往影响正常的生活和工作，且服用止痛药无效。

月经时之所以会疼痛，是因为子宫肌肉强烈痉挛，以及盆腔瘀血。事实上，痛经的原因非常复杂，医学上大致将其分为原发性痛经和继发性痛经。

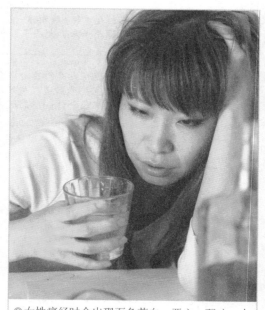

◎女性痛经时会出现面色苍白、恶心、呕吐、大便频繁等症状，剧痛时会发生虚脱。

原发性痛经一般归咎于以下几种原因：内膜管型脱落（膜性痛经）、子宫发育不全、子宫屈曲、颈管狭窄、不良体姿及体质因素、变态反应状态及精神因素等。

与原发性痛经有关的因素还有月经初潮发生的早晚。有调查资料证实，原发性痛经程度与月经初潮年龄有明显的相关性，初潮年龄早者痛经发生率较高，同时痛经表现的程度也更为严重。

盆腔器官病变引起的痛经则是继发性痛经。年轻女性继发性痛经的常见原因就是子宫内膜异位症，它与原发性痛经症状极相似。如果病人有进行性痛经或内膜异位症家族史（母亲或姐妹中有患此病者），应早做腹腔镜检查以明确诊断，及早进行保守性手术治疗，以保存生育能力。

此外，继发性痛经的病因还有先天性子宫畸形（包括双角子宫、中隔子宫、残

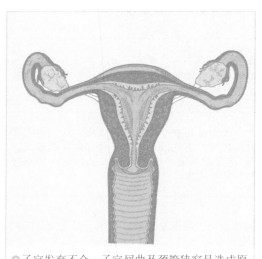

◎子宫发育不全、子宫屈曲及颈管狭窄是造成原发性痛经的重要原因。

角子宫、阴道横膈等）、盆腔炎症、子宫腺肌病、子宫肌瘤、子宫息肉、子宫粘连、宫颈管狭窄、卵巢囊肿及盆腔瘀血综合征等。

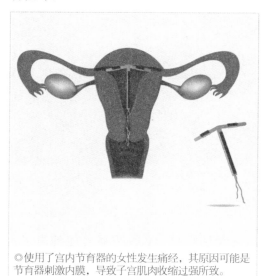

◎使用了宫内节育器的女性发生痛经，其原因可能是节育器刺激内膜，导致子宫肌肉收缩过强所致。

戴宫内节育器的女性痛经的比例占带器妇女的5％左右。如果没有感染情况，痛经发生原因可能是节育器刺激内膜，导致子宫肌肉收缩过强所致。

需要注意的一点是，痛经还可能隐藏着严重的疾病。痛经有可能掩盖了正在发生的其他疾病，如果不及时找到病因加以治疗，可能会造成极为严重的后果。

有些女性痛经的症状会逐渐减轻，特别是从月经初潮时便痛经的人，结婚后或生育后症状都有可能减轻。可对于那些疼痛程度越来越重，疼痛时间越来越长的人，应及时就诊。

痛经所提示的疾病

经期腰痛可能是子宫后位或其他疾患所致。

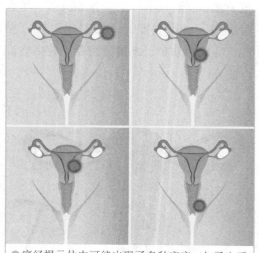

◎痛经提示体内可能出现了多种疾病，如子宫后位、子宫内膜炎、子宫内膜异位、盆腔炎等，应引起重视。

经期发热、下腹坠痛可能是患了盆腔炎。

正常经血呈暗红色，如果经血颜色为淡茶褐色或气味发生变化同时体温升高和下腹痛，则可能患上了子宫内膜炎。

痛经越来越厉害、持续时间越来越长可能是患有子宫内膜异位症。

这些表现为痛经的疾病如果不及时治疗，后果可能会很严重。

❷ 自我治疗和保健

全球有80％的女人和你一样每月被痛经所困扰，而且其中超过50％属于找不出原因、也无法根治的原发性痛经。你更无法想到的是，其实你完全不必那么"痛"，而是可以动员全身解决痛经。

痛经的自我治疗方法

通过食物补充雌激素	处于经期的女性，体内雌激素含量减至最低，对疼痛的耐受度也降至最低，这使得经期的疼痛显得比其他任何时期的疼痛更让人难以忍受。你可以利用天然食物来补充雌激素。女性对疼痛的耐受能力和体内雌激素多少密切相关，通过天然食物补充雌激素能增加女性对疼痛的耐受度
加热身体扩充血管	疼痛导致交感神经紧张、引起血管收缩，而血管收缩、血液运行不畅又会加重痛经，形成恶性循环。你可以通过喝热水、多穿衣服等方法加热身体，来扩张血管、加快血流、对抗子宫平滑肌收缩，进而减轻疼痛
调整姿势改善子宫后倾位置	经血若不能畅快地从子宫颈流出，而是潴留在子宫内慢慢流出，就会造成盆腔瘀血，加重经期疼痛和腰背酸痛。因此在痛经的时候，你可以跪在床上，抬高臀部。保持这种头低臀高的姿势能改善子宫的后倾位置，方便经血外流，解除盆腔瘀血，减轻疼痛和腰背不适症状
保持大便畅通	便秘引起的应激反应使消化道蠕动加快，刺激子宫紧张收缩，引发短时的剧烈疼痛或加重痛经症状。所以平时多摄入清淡易消化的食物，保持大便通畅，就可以避免因消化道剧烈蠕动而加重经期疼痛症状

预防痛经的秘方

饮食均衡	少吃过甜或过咸的食物，因为它们会使你胀气并且行动迟缓，应多吃蔬菜、水果、鸡肉、鱼肉并尽量多餐
摄取足量维生素	许多女性在每天摄取适量的维生素及矿物质之后，便很少发生痛经。所以建议服用综合维生素及矿物质
补充矿物质	钙、钾及镁等矿物质能帮助缓解痛经。有研究显示，服用钙补充剂的女性，比未服用的情况要好。镁也很重要，因为它能帮助身体有效地吸收钙。不妨在月经前及期间，增加钙及镁的摄取量
控制咖啡因摄入	咖啡、茶、巧克力中所含的咖啡因会使你神经紧张，可能促成月经期间的不适，咖啡所含的油脂还会刺激小肠
忌酒	假如你在月经期间容易出现水肿，那么喝酒将会加重此问题
慎用利尿剂	许多女性认为利尿剂能减轻月经期的肿胀不适，其实，利尿剂会将重要的矿物质连同水分一同排出体外，所以减少摄取盐及酒精等会使水分潴留体内的物质
保持身体暖和	保持身体暖和将加速血液循环，并松弛肌肉，尤其是痉挛及充血的骨盆部位。经期应多喝热水，也可在腹部放置热敷袋或热水袋，一次数分钟，或用艾条灸小腹
洗洗矿物澡	在浴缸里加入1杯盐及1杯碳酸氢钠，再加入温水泡20分钟，有助于松弛肌肉及缓解痛经
适当运动	月经来潮前夕，多走路或从事其他适度的运动，将使你在月经期间较舒服。练瑜伽也有缓解作用，如弯膝跪下，坐在脚跟上，前额贴地，双臂靠着身体两侧伸直。保持这种姿势，直到感到不舒服为止
止痛药	当痛经开始时，用牛奶或食物一起服用止痛药，效果好的止痛药会在20～30分钟后起效，并持续12小时不会疼痛

更年期综合征

　　更年期，标志着女性生殖周期的结束，时间一般在45～50岁之间，但40～60岁之间的女性也随时可能进入更年期。由于外科手术或疾病的原因，更年期甚至有可能提早到来。如果整整一年没有月经，则可以说已经到了更年期。更年期之前的一个阶段称为前更年期，这个时期可能长达10年。

　　更年期是人在老化过程中，妇女自生殖年龄过渡到无生殖能力年龄的生命阶段。这个阶段包括：绝经前期、绝经期、绝经后期。更年期综合征，可分为生殖道症群与生殖道外症群两组。更年期的变化实际上包括两个方面：一是由卵巢功能衰

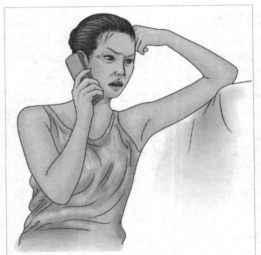

◎更年期是指女性开始进入绝经期，时间一般在40～55岁之间，这段时期女性外在的表现主要为烦躁、多疑、记忆力下降等。

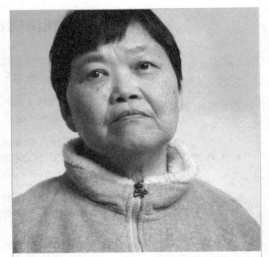

◎更年期的变化主要有两方面，卵巢功能的衰退和机体的老化，表现为女性衰老、神经和血管功能不稳定等。

退，卵泡渐渐衰萎，逐渐停止分泌雌激素，体内雌激素水平下降所产生的影响；另一方面也有机体老化的变化，且两者常交织在一起。神经、血管功能不稳定的综合征群为更年期的突出表现，主要与性激素水平下降有关。

女性更年期症状最明显的地方，就是随着月经不调继之停经。这一过程提示进入更年期，一般是在40～55岁。但也有相当比例的女性因为卵巢早衰导致更年期提前，严重者可提前到32岁左右。更年期持续时间不等，短则几个月，长则几年。当卵巢老化到一定程度，女性进入绝经前的过渡期，更年期就到来了；当卵巢功能彻底丧失——绝经，更年期基本宣告结束。但一些更年期症状可持续到绝经后2～3年，也有少数人要到绝经5～10年后，这些症状才能减轻或消失。

更年期综合征的特殊症状

早期症状为潮热、潮红、出汗、高血压、血管痉挛性疼痛。

晚期症状为生殖器官萎缩、阴道干燥疼痛、外阴及阴道萎缩、外阴瘙痒、易患老年性阴道炎；盆底肌肉松弛、子宫萎

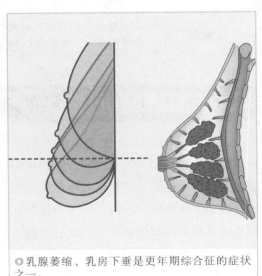

◎乳腺萎缩、乳房下垂是更年期综合征的症状之一。

缩，也可能会出现子宫脱垂、阴道壁膨出。心血管系统方面，胆固醇、甘油三酯、低密度脂蛋白升高(可导致动脉粥样硬化)、高密度脂蛋白降低(高密度脂蛋白能抗动脉硬化)，并可能导致冠心病的发生。泌尿系统方面，尿道缩短、黏膜变薄、括约肌松弛，常有尿频或尿失禁，尿道口易产生红色肉阜，膀胱也因黏膜变薄而有反复发作的膀胱炎。此外，由于雌激素水平下降，可导致骨质疏松症，皮肤干燥、弹性减弱、有时瘙痒，乳房萎缩、下垂等。

除去以上这些生理的改变外，女性还会出现一些心理上的不适反应，如情绪不稳定、记忆力下降、多疑、烦躁、抑郁等。

更年期对女性的危害主要体现在两方面：首先，85%以上的更年期女性都要忍受不同程度的更年期综合征的折磨；其次，从长远角度来看，更年期是女人正式进入老年阶段的标志，而随着绝经期的到来，女性的性腺——卵巢功能会彻底丧失，还会引发全身400多个部位组织与器官的恶性连锁反应。因为有400多个部位都依赖于卵巢分泌的雌激素而维持自身活力，当卵巢丧失分泌雌激素的功能，女性原本稳定的生理代谢马上就会"天下大乱"，容易导致一些严重恶性疾病及慢性病的发生，如冠心病、脑溢血、乳腺癌、老年痴呆症、骨质疏松症等，严重威胁到女性后半生的寿命长短和生活质量。

尽管如此，仍不要抱着绝望的心来看待更年期，事实上，它并不是一种疾病，而是一个自然过渡时期，你所要做的，只是以自然的态度来面对它。

更年期是妇女由性成熟期向老年期转化的一个过渡阶段，是一个生理过程，任何人、任何药物和方法都不能阻止，就像世上没有长生不老药一样。但我们可以通过努力，延缓这个过程的发生，并使人们

帮你度过更年期的食物

大豆	植物雌激素在正常消化过程中被转化成一种极微弱的雌激素，而大豆中富含的植物性雌激素能发挥重要的影响力。在更年期后，女性身体内的胆固醇有时会增加。大豆产品，如豆浆、豆腐、豆粉可改善血液里胆固醇的平衡。大豆还可抵消一些雌激素下降带来的不适影响如阴道干燥、夜间出汗、失眠和疲劳
西伯利亚参	西伯利亚参是一种绝好的补品，能够帮助促进代谢。所有种类的人参都富含植物性雌激素，它能够协助减轻更年期的症状
当归	当归富含矿物质和各种维生素，包括维生素A、维生素B_{12}和维生素E，有防止出现因激素改变而导致的更年期的剧烈症状的好处，可用来治疗失眠症，失眠是更年期使人更衰弱的影响因素的一种
黄荆	黄荆以能稳定激素量而著名。黄荆常常在治疗更年期症状的药草配方里出现
大茴香、小茴香、甘草和红丁香	这些药草包含植物性雌激素，这可能就是为何它们在传统上用于授乳母亲增进母奶量的缘故

顺利地通过这个阶段。

更年期的预防和保健应在40岁后开始，保持精神舒畅，心情愉悦，提高自我对更年期的了解，解除不必要的顾虑，保证劳逸结合与充分的睡眠，参加一些轻松愉快的文娱活动。更年期妇女应积极参加体力劳动、进行体育锻炼以延缓骨质疏松症的发展。生育年龄妇女切除卵巢并排除恶性肿瘤后，要及时运用雌激素等进行替代治疗，防止更年期综合征的发生。

更年期的一系列变化只是一个正常的生理过程，只要掌握必要的保健知识，以乐观的态度对待老年的来临，消除无谓的忧虑，就能够预防更年期综合征的发生，如果发生也可减轻症状并易于治疗。

更年期的预测指标

女性更年期的先兆或早期症状比较明显，可通过下述指标预测更年期，通过以下预测方法和自己身心的具体感受，大多数女性可以知道自己是否已进入了更年期。

更年期的预测指标

通过家族遗传进行预测	由于进入更年期的年龄与遗传因素有一定关系，所以，祖母、母亲、同胞姐姐出现更年期的年龄可以作为孙女、女儿、妹妹进入更年期年龄的预测指标
月经紊乱现象	月经紊乱是最终绝经前的月经表现形式。月经改变的表现大致分为3种类型：一是月经间隔时间长，行经时间短，经量减少，然后慢慢停经；二是月经不规则；三是突然停经。绝经是进入更年期的重要指标之一
更年期的先兆	女性进入更年期之前一般都有某些症状，如感到胸部、颈部及脸部突然有一阵热浪向上扩展的感觉，同时上述部位的皮肤发红，并往往伴有出汗；出现烦躁、焦虑、多疑等情绪精神方面的改变，也是步入更年期的先兆

乳腺癌

乳腺癌是发生在乳腺上皮组织的恶性肿瘤，是一种严重影响女性身心健康甚至危及生命的最常见的恶性肿瘤之一。乳腺癌是指乳腺上皮细胞在多种致癌因子作用下，发生基因突变，致使细胞增生失控，由于癌细胞的生物行为发生了改变，呈现出无序、无限制的恶性增生。大量的癌细胞无限增殖和无序状地拥挤成团，挤压并侵蚀破坏周围的正常组织，破坏乳房的正常组织结构。

乳腺虽然不是人体生命活动的重要脏

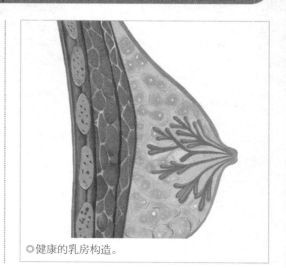
◎健康的乳房构造。

更年期综合征的中医疗法

拔罐疗法

选取胸至骶段脊柱两旁全程膀胱经循行线，让患者取俯卧位并暴露背部，常规消毒后，用皮肤针从上到下轻叩胸至骶段脊柱两旁全程的膀胱经循行线（以皮肤潮红为度），然后再施以疏排罐法，将罐吸拔在穴位上，留罐 15 ～ 20 分钟。每日 1 次，10 次为 1 个疗程。

背部对症取穴

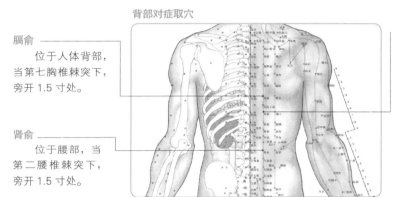

膈俞
位于人体背部，当第七胸椎棘突下，旁开 1.5 寸处。

肾俞
位于腰部，当第二腰椎棘突下，旁开 1.5 寸处。

肝俞
位于背部脊椎旁，第九胸椎棘突下，左右二指宽处或第九胸椎凸骨下，左右旁开 1.5 寸处。

刮痧疗法

刮拭穴位选择头部的四神聪穴，背部的肾俞穴，胸腹部的膻中穴、天枢穴、气海穴，下肢的足三里穴，采用面刮法，每次大约刮拭 40 次，轻度刺激程度。

正面对症取穴

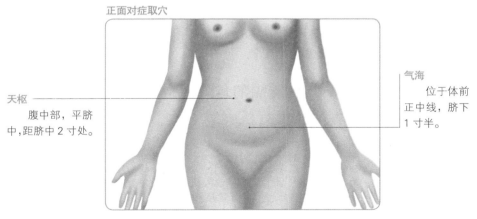

天枢
腹中部，平脐中，距脐中 2 寸处。

气海
位于体前正中线，脐下 1 寸半。

●中医专家教你的小窍门

本病患者在治疗期间应保持良好心态、精神愉悦。睡眠要好，营养适当，并且保持适当锻炼。必要时还可以配合服用中西药物治疗。

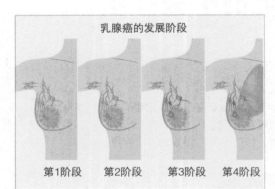

乳腺癌的发展阶段

第1阶段　　第2阶段　　第3阶段　　第4阶段

◎ 乳腺癌的常见症状有乳房出现肿块、乳头分泌带血物、乳头回缩等，其中乳房显著增大、红肿的变化进展很快。

器，但因为乳腺细胞发生突变后便丧失了正常细胞的特性，组织结构紊乱，细胞连接松散，癌细胞很容易脱落游离，随血液或淋巴液等播散全身，形成早期的远端转移，全身重要脏器的转移如肺转移、脑转移、骨转移等都将直接威胁人的生命，因此乳腺癌是严重危及人体生命的恶性疾病。

乳腺癌常见症状有乳房有肿块、质硬、不光滑、多为单发；乳头有溢血性分泌物；两侧乳房不对称；乳头回缩，乳房皮肤呈橘皮样改变；乳头或乳晕处出现表

皮糜烂、湿疹样改变；乳房显著增大、红肿，变化进展较快；乳房缩小；腋窝淋巴结肿大，有时可感到腋窝内有物体挤压感；到晚期，乳房局部可破溃形成溃疡，可出现锁骨上淋巴结肿大，可有骨痛、腰痛、腹胀、上腹气块、贫血和消瘦等。 如果你发现以上情况，必须尽快到医院就诊。

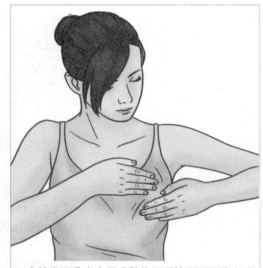

◎女性发现乳房有异常肿块要尽快到医院检查以明确病情。

乳腺癌的危险因素

月经初潮	月经初潮年龄小于12岁与大于17岁相比，乳腺癌发生的相对危险增加2.2倍。闭经年龄大于55岁比小于45岁者发生乳腺癌的危险性增加1倍
遗传	有研究发现，其母亲在绝经前曾患双侧乳腺癌的女性，自身患乳腺癌的危险性为一般女性的9倍，而且乳腺癌病人的第2代出现乳腺癌的平均年龄约比一般人提早10年左右。姐妹当中有患乳腺癌的女性，其危险性为常人的3倍。需要强调的是，乳腺癌并不是直接遗传，而是一种"癌症素质"的遗传，乳腺癌病人的亲属并非一定患乳腺癌，只是比一般人患乳腺癌的可能性要大
婚育	研究表明，女性婚而不育或第1胎在30岁以后即为不利因素，但终生未婚者发生乳腺癌的危险为婚者的2倍。也就是说，生育对乳腺有保护作用，但仅指在30岁以前有足月产者。近年来的研究认为，哺乳对乳腺癌的发生有保护作用，这主要是针对绝经前的女性

续表

电离辐射	乳腺是对电离辐射致癌活性较敏感的组织。年轻时是乳腺有丝分裂活动阶段，对电离辐射致癌效应最敏感，而电离辐射的效应有累加性，多次小剂量暴露与一次大剂量暴露的危险程度相同。儿童及青少年时期接受过胸部放射治疗的，长大后患乳腺癌的机会也增加
饮食习惯	乳腺癌的发病率和死亡率与人均消化脂肪量有较大关系。长期不科学的、不健康的"高热量、高脂肪"饮食习惯，会导致乳腺癌的发病率大大提高
生活方式	有些长期从事办公室工作的女性坐多动少，缺乏锻炼，接触阳光少。大多数职业女性由于工作关系，长时间紧箍着胸罩，难得给乳腺"松绑"，这些因素都与乳腺癌有关
精神	据调查，性格内向、精神长期抑郁、生活不幸福等是导致癌症的重要因素。都市年轻女性面临激烈的竞争压力，精神长期处于应激紧张状态，导致情绪上的不稳定、不平和。这些精神因素会对乳房造成进一步的伤害
激素	乳腺癌与人体内分泌平衡失调有关系。在各种内分泌因素中，最重要的是雌激素、孕激素。雌激素是女性性征发育成熟的"催化剂"，没有它的作用，乳腺导管系统就不会发育，血管间质就得不到充分生长。但什么东西都不能过量，体内的激素分泌一旦失去平衡，雌激素分泌过多，作用时间过长，麻烦就来了——乳腺导管上皮细胞在雌激素的刺激下由正常发育到异常增生，就会有癌变的可能
药物	有些药物如降压药利舍平、吩噻唑等及甾体类药物有增加乳腺癌患病率的作用。有些保健品、护肤品、化妆品中含有致癌成分，在使用中也要特别慎重。另外，空气中的有害成分、蔬菜、水果上的残留农药等都具有不同程度的致癌成分

由于目前还没有特效方法能够阻止乳腺癌的发生，所以广大女性远离乳腺癌最关键的一条就是：早检查、早发现。一旦发现患了乳腺癌，应尽早进行科学合理的治疗，切莫讳疾忌医，陷入乳腺癌治疗的误区。

手术治疗是乳腺癌的首选治疗手段，但并不是切除的乳腺组织越大越好。事实上，可以很好地从各个方面控制肿瘤。局部切除手术，辅助进行包括放疗、内分泌治疗等在内的系列综合治疗可以达到整个乳房切除的临床疗效甚至更好。女性普遍认为化疗毒性大，故

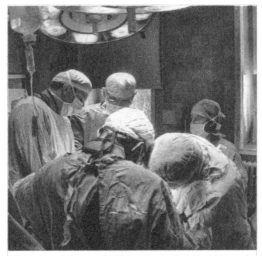

◎目前没有特效方法能够阻止乳腺癌的发生，手术是治疗乳腺癌的首选治疗手段。

拒绝化疗。

其实，不断出现的新化疗药物越来越具备低毒高效的特点。轻视内分泌治疗也是不对的，内分泌治疗不同于化疗，对于适合内分泌治疗的病人，其疗效可与化疗相当。由于乳腺癌对放射线和化疗药物具有较高的敏感性，因而乳腺癌发生广泛转移后仍然可以获得较为满意的疗效。乳腺癌的脑转移、骨转移甚至肺转移等的治疗，在肿瘤临床上已经不再是不可逾越的障碍。

乳腺癌治愈率较高，无论早期或者晚期，其疗效均较令人满意，尤其是早期治疗后95%的患者生存时间可在10年以上，因此，检查及早期发现、及早接受正规治疗对乳腺癌患者来说至关重要。

乳腺癌的预防

除了经常进行自我检查外，最好的办法当然是做好日常保健，预防乳腺癌的发生。

平时应该避免饮酒，每日饮酒1杯或1杯以上者，患乳腺癌危险性比很少饮酒者增高45%以上，这种危险性在绝经前女性中最为显著。酒精可刺激脑垂体前叶催乳素的分泌，而催乳素又与乳腺癌发生有关。因此，女性尤其是绝经前后的女性，应戒酒或少饮酒。

同样，咖啡也应该少喝。咖啡、可可、巧克力等食物中含有大量的咖啡因、黄嘌呤，可促使乳腺增生，而乳腺增生又与乳腺癌发生有关。女性特别是绝经前女性，如果过多地摄取这类食物，随着咖啡因的大量摄入，乳腺癌发生的危险性就会

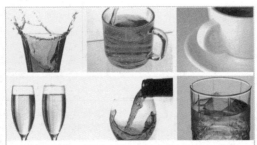

◎酒类、咖啡、可可、巧克力等食物易诱发乳腺癌，女性尤其是中年女性应少吃或不吃这些食物。

大大地增加。因此，女性，尤其是中年以上的女性，应少饮咖啡，少吃巧克力。

女性可以多吃白菜和豆制品、鱼类。白菜里含有一种化合物，约占白菜重量的1%，能帮助分解雌激素；豆制品则含有异黄酮，能有效抑制乳腺癌的发生。此外，玉米、食用菌类、海藻类、大蒜、番茄、橘类和浆果类水果等蔬果也有作用。

而鱼类中则含有一种脂肪酸，具有抑制癌细胞增殖的作用，经常适当地多吃些鱼，对预防乳腺癌十分有益。女性要从饮食上"封锁"乳腺癌。人体内过多的脂肪能转化为类雌激素，刺激乳腺组织增生。另外，大量摄取脂肪，还会导致身体免疫功能降低，给癌症造成可乘之机。从预防

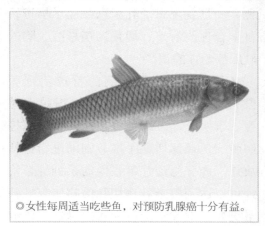

◎女性每周适当吃些鱼，对预防乳腺癌十分有益。

乳腺癌的角度出发，女性还是有必要保持传统的低脂肪、高纤维膳食的习惯。另外要多运动，有规律地长期运动，消耗多余的脂肪、身上没有赘肉，保持体内的雌激素水平不要过高，就会降低患乳腺癌的概率。有统计显示，育龄女性每周平均进行4小时的体育锻炼，患乳腺癌的危险性要减少60％。

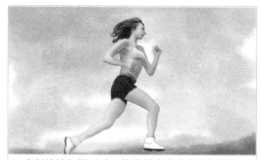

◎有规律地长期运动，能降低患乳腺癌的概率。

乳腺癌的发生率（％）

年龄（岁）	10年内		20年内		30年内	
	发生率	死亡率	发生率	死亡率	发生率	死亡率
30	0.4	0.1	2.0	0.6	4.3	1.2
40	1.6	0.5	3.9	1.1	7.1	2.0
50	2.4	0.7	5.7	1.6	9.0	2.6
60	3.6	1.0	7.1	2.0	9.1	2.6
70	4.1	1.2	6.5	1.9	7.1	2.0

宫颈癌

肿瘤对于我们的威胁是不容忽视的，特别是在妇科肿瘤中，宫颈癌的发生率已仅次于乳腺癌，居第二位。全世界每年大约有20万女性死于宫颈癌。我国每年约有5.3万女性死于宫颈癌，宫颈癌发生率是发达国家的6倍。

宫颈癌是指发生在子宫阴道部及宫颈管的恶性肿瘤。宫颈癌的转移，可向邻近组织和器官直接蔓延，向下至阴道穹隆及阴道壁，向上可侵犯子宫体，向两侧可侵犯盆腔组织，向前可侵犯膀胱，向后可侵犯直肠。也可通过淋巴管转移至宫颈旁、髂内、髂外、腹股沟淋巴结，晚期甚至可转移到锁骨上及全身其他淋巴结。当宫颈癌的症状出现3个月后就诊者已有2/3为癌症晚期。宫颈癌最常见的症状是白带增多和阴道出血，白带可为米汤样或粉红色，且有恶臭；阴道出血开始于性交后、排便后或妇科检查后，绝经后出现阴道流血更应注意。

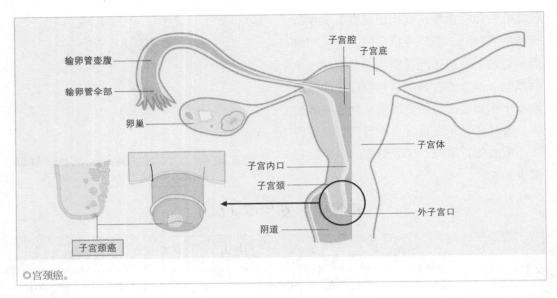

输卵管壶腹

输卵管伞部

卵巢

子宫腔

子宫底

子宫体

子宫内口

子宫颈

外子宫口

阴道

子宫颈癌

◎宫颈癌。

宫颈癌的高发人群

乳头瘤病毒（HPV）感染者。

多性伴侣者。如果性伴侣多，性交过频，则会产生多种抗体（异性蛋白），所以更容易患宫颈癌。

早婚多育者。20岁以前结婚的患病率比21～25岁组高3倍，比26岁以后结婚者

◎性伴侣过多会产生多种抗体（异性蛋白），所以更容易患宫颈癌。

高7倍。同时，宫颈癌的发生率随产次增加而递增，7胎以上比1～2胎的妇女高10倍以上。

宫颈不典型增生者，特别是中度和重度患者，若不积极治疗，也可能转化为宫颈癌。

另外，口服避孕药和吸烟者也是宫颈癌高发人群。

宫颈癌是一种常见的恶性肿瘤，专家认为，定期进行妇科检查对防病治病至关重要。宫颈癌因为癌变部位位于子宫颈上，在癌变破裂时会出现不规则的出血，有时性交也会引发出血，这对妇科疾病来说是一个危险的信号，应加以注意。

对宫颈癌患者来说最危险的是怀孕，因为宫颈癌早期不会影响怀孕，如果在怀孕之前没有检查出来妈妈已经有宫颈癌，那么随着怀孕时间的延长，子宫大量充血，妈妈输送来的营养不仅要供给宝宝，同时会使癌变部位以极快的速度增长。再

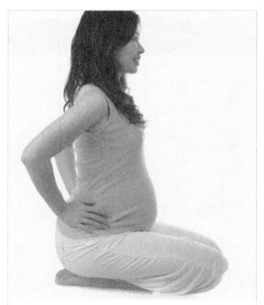

◎怀孕对宫颈癌患者来说是最危险的，怀孕时身体免疫力下降，子宫大量充血，会使癌变部位以极快的速度增长，所以怀孕前一定要做好身体检查。

加上身体因怀孕分泌的一些激素对癌症有促进作用，怀孕时身体免疫力下降，减弱了抗癌细胞的作用，而宫颈癌的一些征兆如出血等又会被认为是先兆流产的现象而被忽略，故等到生完宝宝再发现时就晚了。所以孕妇在怀孕前，一定要做好各种检查以免造成无法挽回的情况。

宫颈癌虽然危险，但从早期的炎症发展到恶性的癌变则需要6~8年的时间。根据研究显示，宫颈癌最开始的一期状态，治愈率可以达到80%~90%，二期时是60%~70%，进入三期还能有40%~50%，但发展到四期就只有10%了，所以，定期检查、及时治疗是非常重要的。

宫颈癌早期几乎没有身体上的不适，但到有不规则出血的情况出现时一般已到宫颈癌的二期了，危险性增大了很多。目前，宫颈癌的早期发现技术已经成熟，成年妇女每年做一次检查，有没有病变就可以一目了然。

当然，治疗仅仅是补救，只有加强日常保健和预防，才能最大限度减轻疾病对身体的损害。

预防宫颈癌

卫生	平时应注意外阴及内裤的清洁，注意经期及性生活卫生，经期勿性交。另外，女性要洁身自好，不要滥交，这样也能有效地降低宫颈癌的发病率
生活方式	高脂肪、高热量的食物、繁重的工作和生活压力加上缺少运动，对女性的身体健康非常不利，会导致人体内环境不均衡，使宫颈癌有可乘之机。女性应采取积极的生活方式，改变不良饮食结构，多吃一些具有防癌功效的蔬菜、水果等食物，积极锻炼身体，保持身心健康
检查	癌的发生并非一朝一夕的事，有一个逐渐演变的过程，因此，通过定期的普查，能发现一些癌前病变，以及无症状的癌，进而给予积极的治疗
治疗慢性宫颈炎及宫颈糜烂	这两种疾病长期不愈，均可引起宫颈不典型增生，目前认为宫颈不典型增生是癌前病变。对于已经发现的宫颈病变及生殖系统感染类病症，一定要提高警惕，积极采取相应的治疗措施，以防宫颈癌的发生和发展

子宫内膜异位症

女性每次月经周期都会经历子宫内膜增生变厚然后剥离的过程，若这些内膜组织没有顺着阴道排出而跑到子宫以外的地方附着就形成了子宫内膜异位，这些异位的内膜组织可能会附着在腹腔、卵巢、子宫肌层外部等处，但经过每次的月经周期这些子宫外的内膜组织也一样会剥离，只是剥离下来的内膜无法顺着阴道排出体外，而是在体内不断地累积，长在骨盆腔就会造成粘连，若是这种内膜组织跑到肠胃附近，就会在月经周期出现腹泻、胃肠疼痛等问题。

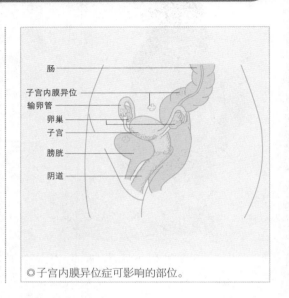

◎子宫内膜异位症可影响的部位。

子宫内膜异位症的原因

倒经	经血没有由子宫颈流出体外而是倒流了,通常认为它流出输卵管后流到了盆腔和腹腔。一旦流到那里,子宫内膜细胞将从子宫移到其他组织中
淋巴管	子宫内膜内层通过淋巴管或者是血液传输,将自己移植到子宫腔的内部
遗传因素	如果你的母亲、姐妹发生过子宫内膜异位症,你的危险系数就很高了
免疫紊乱	免疫系统在某方面出了问题,就会造成组织在非正常的部位增生扩展
分娩	子宫内膜异位也有可能由分娩和避孕方法引起

子宫内膜异位最常见的症状就是痛经。月经期间，这些位置不正常的子宫内膜也会剥离、出血，造成疼痛。这种疼痛常常会持续整个经期，而不同于原发性的痛经（发生在20岁以前，通常是月经前一两天剧烈疼痛）。当然，并不是每个子宫内膜异位患者都会痛经，有的不会痛，但会在月经来临前出现腹泻、肛门出血，或是月经正式来之前就有少量出血。另外若是内膜异位已经大到像巧克力囊肿一样，也不会造成严重的痛经，所以反而不容易被发现。

另外一个症状是性交时的疼痛。正常的子宫位置有点儿向前倾，对于有内膜异位或粘连严重的女性，子宫是被黏住固定在盆腔，所以会呈现后倾，性交时可能会出现疼痛。

散落在子宫肌层、卵巢的内膜有时也会干扰受精卵的着床，降低受孕率，所以子宫内膜异位在很大程度上会导致不孕。

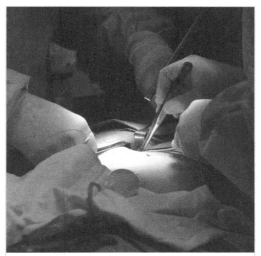

◎子宫内膜异位一般医生会建议做腹腔镜手术，好处是伤口小，流血少，恢复快，不会有粘连问题等。

通常子宫内膜异位，超声波是不一定照得出来的，有时医生可以透过内诊或肛诊触摸到这些异物。但最准确的方法还是腹腔镜检查。做腹腔镜检查时，如果发现问题可以顺便做处理，再加上术后的药物治疗，通常可以痊愈。但因为只要有排卵、有月经，这些内膜又会再重新附着，

所以复发率相当高，通常医生都会劝病人最好能在治疗后的半年内怀孕，因为那时受孕率最高，也可以利用怀孕期间的自然停经来改善子宫内膜异位再发生的状况。

对于子宫内膜异位的治疗来说，若是状况还算轻微，并且是发生在已婚妇女身上，最好的方式就是赶快怀孕。因为在怀孕过程中没有排卵、没有月经，可以让异位的内膜组织逐渐萎缩。并且分娩时增厚的内膜也会剥落，身体的免疫细胞会清除残余的内膜，不仅清除子宫内的内膜，也会清除子宫外的内膜。

有很多医生会建议做腹腔镜手术，不但可以确定诊断，还可以顺便处理散布的内膜组织。它的好处是伤口小，流血少，又不会有粘连问题，术后只需要休息两三天即可恢复日常作息。腹腔镜手术后通常会搭配注射与口服药物，利用药物干扰排卵来达到假性停经。医生会依据疾病的严重程度来评估疗程（假性停经的时间长短）。

对于子宫内膜异位症，还是应该把握早发现早治疗的原则，如果出现相应症状时，应早点儿寻求解决之道，以免内膜组织越来越大，形成肿瘤，到时要切除可能多少会影响日后卵巢与子宫的功能。

家庭治疗建议

多吃含有Ω-3脂肪酸的鱼	一些深海鱼类含有Ω-3脂肪酸，这种物质能抑制前列腺素的制造，是天然的抗前列腺素良药，多吃有益
热敷及多喝热水	躺在床上休息，用热蒸气或热的水袋敷腹部或背部，可以为子宫内膜异位的妇女减轻不适，也可以多喝热水
运动缓解疼痛	运动能减少雌激素的量，也能延缓子宫内膜异位的生长。应采取温和的运动如走路等方式运动，因为过度震动的运动会拉扯愈合及瘢痕组织

续表

减少咖啡因摄取量	汽水、茶、咖啡等所含的咖啡因似乎会加重某些妇女的疼痛，建议妇女减少咖啡因的摄入
指压疗法	你可以用指压法缓解疼痛，有两处穴位，一是位于腿内侧约脚踝骨上方5厘米左右处，另一处是拇指与示指所形成"V"字形的底部。要注意尽量用力压才可以起到作用
补充营养素	维生素E能够协助激素平衡，增强免疫力，而豆类中含有大量的维生素E；B族维生素能够维持激素平衡；维生素C和生物类黄酮能够帮助组织复原，钙耦合剂及镁能够补充身体缺少的矿物质
天然药草	当归、覆盆子叶、西伯利亚人参等对子宫内膜异位很有帮助

生殖道感染

　　许多女性都会经历生殖道感染。据统计，成年女性患上生殖道感染的概率是61%，因此可以说，生殖道感染是女性最常见的疾病之一。

　　生殖道是从外阴口(也称阴道口)至

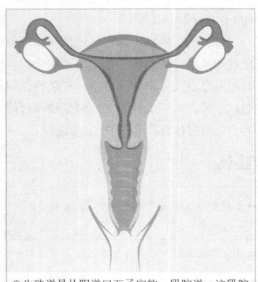

◎生殖道是从阴道口至子宫的一段腔道，这段腔道被细菌、病毒、寄生虫等病原微生物感染就称之为生殖道感染。

子宫的一段腔道，所谓的生殖道感染，就是这段腔道由于细菌、病毒、寄生虫等病原微生物引起的感染，几乎每个成年女性和部分少女都有感染，包括阴道炎、宫颈炎、附件炎等，都属于这一类疾病。而许多妇科疾病的最初原因就是生殖道感染，包括最常见的子宫肌瘤、宫颈癌等。这并非耸人听闻，至少80%以上的成年女性对生殖道感染存在或这或那的误区，包括许多医疗机构的医务人员，而这些误区又直接影响着她们的身体甚至生命。所以，为了自身健康着想，女性更应关注生殖道感染，掌握预防和治疗的方法。

　　目前已知的生殖道感染包括3大类：内源性感染、医源性感染和性传播感染。

　　内源性感染指在正常情况下，存在于生殖道内(例如阴道)的微生物由于某些因素的影响过度生长，打破了原有的菌群平衡，从而出现感染的症状。平时常见的霉菌性阴道炎和细菌性阴道炎就属于这一类感染；医源性感染指由于不卫生，或消毒不严的医疗操作过程引起的感染，例如，在消毒不严的情况下上环、取环、人工流产等引起的子宫内膜炎、盆腔炎等；性传播感染指通过性行为传播引起的感染，淋病、尖锐湿疣、梅毒等都属于这一类疾病。

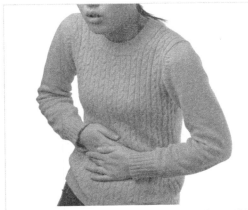

◎生殖道感染分内源性感染、性传播感染和医源性感染3大类，其中医源性感染是指由于不卫生或消毒不严的医疗操作过程引起的感染。

❶ 阴道炎

　　阴道炎是不同病因引起的多种阴道黏膜炎性疾病的总称。在正常生理状态

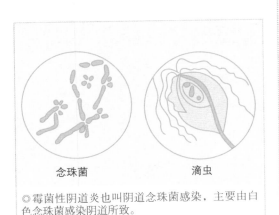

念珠菌　　　　　　滴虫

◎霉菌性阴道炎也叫阴道念珠菌感染，主要由白色念珠菌感染阴道所致。

下，阴道的组织解剖学及生物化学特点足以防御外界微生物的侵袭。如果遭到破坏，病原菌即可趁机而入，借种种因素，导致阴道炎症。

常见的阴道炎种类

　　（1）非特异性阴道炎。

　　非特异性阴道炎的症状有外阴、阴道有下坠和灼热感，阴道上皮大量脱落，阴道黏膜充血，触痛明显。严重时出现全身乏力、小腹不适，白带量多、呈脓性或浆液性，白带外流刺激尿道口，可出现尿频、尿痛。

　　（2）霉菌性阴道炎。

　　霉菌性阴道炎也叫阴道念珠菌感染。突出症状是白带增多及外阴、阴道奇痒。严重时坐卧不宁、痛苦异常，还可有尿频、尿痛、性交痛。白带呈白色稠厚豆渣样，阴道膜高度水肿，有白色片块状薄膜黏附，易剥离，其下为受损黏膜的糜烂基底或形成浅溃疡，严重者可遗留瘀斑；另一类病人的白带为大量水样或脓性而无白色片状物，阴道黏膜呈中等度发红、水肿、无严重的瘙痒及灼热感，仅有外阴潮湿感觉。

　　（3）滴虫性阴道炎。

　　滴虫性阴道炎的症状有白带增多且呈黄白色，偶带黄绿色脓性，常带泡沫，有腥臭，病变严重时会混有血液；其次为腰酸、尿频、尿痛、外阴瘙痒、下腹隐痛，阴道黏膜红肿，有散在的出血点或草莓状突起，偶尔会引起性交疼痛。滴虫性阴道炎主要由阴道内寄生虫——毛滴虫生长繁殖引起，感染方式有间接传播（如浴池、

浴巾、游泳池、坐便、衣物等传播）和直接传播（即性伴侣患有尿道滴虫，通过性交传播）。

② 盆腔炎

女性盆腔范围包括生殖器官(子宫、输卵管、卵巢)、盆腔腹膜和子宫周围的结缔组织，在此处发生的炎症统称为盆腔炎。盆腔炎是一种较为常见的妇科病，引起盆腔炎的主要原因有个人卫生条件差、宫内节育器的应用、产后及流产后感染、妇科检查及手术时对无菌操作重视不足、不洁的或经期性交等。

盆腔炎与女性生殖器的特殊结构有很大关系。女性外生殖器的外露部分有开口，与深藏于盆腔的内生殖器又是相通的，病原体很容易由此直接或间接上行感染而引发盆腔炎。月经期、分娩、妇科手术、过度而不洁的性生活、不良的卫生习惯等因素均可以使女性生殖系统原有的自然保护机理受到破坏。

此外，结核病、阑尾炎、外科手术、子宫内膜异位症、妇科肿瘤等疾病和因素也容易导致盆腔炎的发生。

盆腔炎的症状

盆腔炎可分为急性盆腔炎和慢性盆腔炎。急性盆腔炎的表现可因炎症的轻重与范围大小而有不同，常有高热、寒战、头痛、食欲不振和下腹疼痛等症。

预防

为了预防盆腔炎的发生，首先要特别注意外阴的清洁，女性应该注意经期、孕期、分娩期及产褥期卫生，预防感染；每天都应该进行外阴清洗和内衣裤更换，用温开水作为清洗液。另外还要注意清洗器具的选择，每个女性都应该有专门的盆，通常一天洗一次就可以了，最好大便完后也清洗一次。此外，卫生巾要选质量好的，性生活前双方都应该清洗外生殖器。

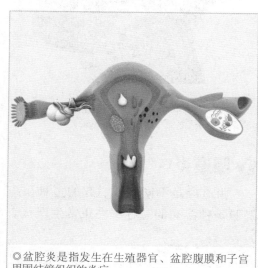

◎盆腔炎是指发生在生殖器官、盆腔腹膜和子宫周围结缔组织的炎症。

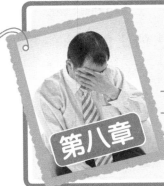

男性生殖系统常见疾病的防治

第八章

◎男性生殖系统疾病主要与泌尿系统有关，包括性功能障碍及男性不育症等。性功能障碍包括性欲低下、性欲亢进、早泄、阳痿、逆行射精等；男性不育症则多数和少精症、弱精症、无精症等有关。

阳 痿

阳痿又称为"阴茎勃起障碍"，临床表现为：男子未到性欲衰退期，阴茎不能充血勃起，或勃起不够坚硬，或不能保持足够的勃起时间；甚至是有些男子性欲衰退，或完全没有性欲、阴茎痿软等，而上述情况经过反复多次出现性交失败者，称为阳痿。此外，阳痿患者常因精神压力过大而影响生理，故常伴有精神抑郁、食欲不佳、失眠、早泄等症状出现。

引起阳痿的病因

精神因素	可能来自焦虑、潜意识的心理冲突、婚姻障碍。性交频率太低，或错误的性观念造成的压力等
环境因素	长期酗酒或生活习惯不正常等
生理因素	手淫成习、性交过多、勃起中枢常处于紧张状态，或器质性疾病如睾丸受伤、阴茎静脉漏血、动脉充血不足，或慢性疾病如糖尿病、高血压及心脏病等，也可能影响性功能
药物因素	长期接受化疗、使用过多安眠药或麻醉药品等

防治

精神调养，排除杂念，清心寡欲，陶冶情操是关键。患病期间要抽出一定的时间，夫妻之间交流感情，以提高对性爱的兴趣。

避免过度的脑力劳动，适当参加体力劳动和体育锻炼，增强体质。

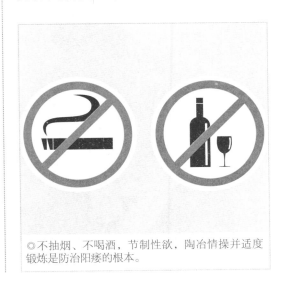

◎不抽烟、不喝酒，节制性欲，陶冶情操并适度锻炼是防治阳痿的根本。

节制性欲，戒除手淫。夜间进食不宜过饱，睡前用温水洗脚，被褥不宜过厚，衬裤不宜过紧。

尽量避免服用抑制性功能的药物，如利舍平、呋塞米、螺内酯、阿托品、西咪替丁、哌替啶、氯氮、黄体酮等。

经过治疗勃起功能有所恢复，切忌急于行事，纵欲更伤肾气阴精，再次引起阳痿，则更难调治。所以初愈者应夫妇分床，停止性生活一段时间。

勿抽烟喝酒。经常抽烟会损伤供应阴茎血液的毛细血管，降低性能力。酒精不仅影响男性性能力，而且也潜藏诱发心脏病的危机和一些可怕的副作用。

避免剧烈运动、热水浴和蒸汽浴。

阳痿患者的饮食禁忌

忌温热油腻食物	阳痿初期应忌食羊肉、狗肉、鸡肉、雀肉以及辣椒、葱、韭菜、蒜等辛温之品；如痰湿重，应忌食鸡、鸭、肉类、海腥等厚味滋腻之品。另外，烟、酒、咖啡、煎熏之物更属忌口之品
忌寒凉食物	阳痿患者，尤其患病时间较长的应忌食寒凉食物，如绿豆、冬瓜、芹菜、荸荠、冷食。值得一提的是，有些人认为要多摄入高蛋白，故多食用甲鱼等滋补品，此类食物性偏寒，食后不易消化，妨碍脾胃的运化，更加重病情，故寒凉食物一般均要忌食

早泄

早泄是临床较常见的性功能障碍之一。一般认为，早泄是指男性在阴茎勃

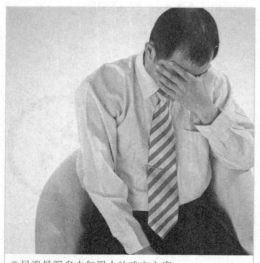
◎早泄是很多中年男人的难言之痛。

起之后，未进入阴道之前或刚刚进入而尚未抽动时便已射精，阴茎自然随之疲软并进入不应期。男性在性交时，从性交开始至射精的时间，随年龄和体质的不同，每个人有差异，年轻时稍长，壮年以后渐短，性生活经验积累增多时，时间也会长些。

病因

早泄的病因多是功能性的。早泄的典型病史是，首次性交是在害怕被人发现的环境中进行的，只为很快达到性高潮，久而久之则形成了习惯，即使在良好松弛的环境中也难以改变；另一种情形是经常采用性交中断避孕法，即男性在即将射精时将阴茎抽出体外排精。这种性交方式中，

双方通常紧张地把精力集中于何时将阴茎抽出，而使得男性急于达到射精并最终形成快速射精反应。

此外，手淫、长期禁欲后性交、蜜月期、环境因素、女方对性生活厌烦及性交过于拘谨等均易导致早泄发生。一些器质性因素如龟头过敏、精囊炎、精阜炎、射精阈低等也可引起早泄。

新婚之夜，夫妻之间第一次性生活，心情激动，神经高度兴奋，新郎可能在刚刚接触到性器官时或阴茎刚刚进入阴道就发生射精；还有夫妻久别重逢，性兴奋较快，男子出现射精早一些，这些情况不能认为是早泄。

防治

性交前的情绪正常与否，对射精快慢有很大影响。情绪激动和紧张，常常会导致早泄。性交动作幅度过大，增强刺激强度，常加速射精。应降低阴茎抽动的幅度和速度，同时女方应主动迎合动作，尽快达到性高潮，以求双方满意。

做足性生活前的爱抚、吮吻，使女方先进入兴奋期乃至平台期，则较易满足女方性要求。

避免手淫，节制性生活，有利于防治早泄。

进行适当的文体活动，如听音乐，锻炼身体，调节情操，增强体质，有助于防治早泄。

改变性生活时间。人们一般将性生活安排在晚上，但如果你将其改在睡醒时，身体疲劳已解除，精力旺盛，也有助于防止早泄。

戴双层安全套，可降低阴茎的敏感性，延长射精时间。

男方分散对性交的注意力，比如目光离开女方，将阴茎感觉转移到思考其他问题，甚至数数，都将有助于延缓射精。

◎早泄的病因多是功能性的。节制性生活、听音乐、锻炼身体等均有助于防治早泄。

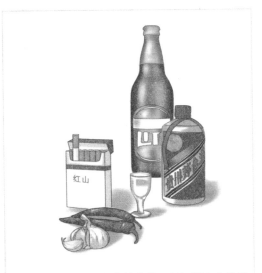

◎早泄者禁食辛辣刺激性食物，并根据个人体质适当进补。

在接受行为治疗后采取女上位性交法一段时间，以缓解丈夫的紧张度，并增加对阴道刺激的适应性。

戒酒，避免辛辣刺激。平时可多食动物肾、狗肉、羊肉、鹿肉、麻雀、黄鳝、泥鳅、虾、公鸡、核桃仁、黑豆等；还须配合食用一些固精类食品，如芡实、莲子、山药、五味子、金樱子、覆盆子等。患者表现为精神紧张、精液易泄、心烦盗汗、耳鸣腰酸等阴虚火旺征象者，切不可多食上述温补助阳的食品，而应以清淡适口、富有营养之食物为宜，如蔬菜、水果、蛋乳类、水产品等。

早泄的心理疗法

自信	首先，男性应坚信自己的性功能是健康正常的，偶尔发生的早泄就如同得了伤风感冒一样很快就会痊愈，不必为此耿耿于怀。不仅男性自己要自信，妻子更要帮助男性建立这种自信
放松	性交是夫妻之间感情交流与生理满足的一种方式。在性生活中不要将注意力集中在能否产生早泄的念头上，要放宽心去体会妻子的温情
暗示	与妻子做爱时，可以暗示自己"我一定能控制自己射精的时间，一定不会过早地排出精液"，强化这个意念，默默地自我暗示，会收到良好的效果
镇静	男方在性生活的唤起阶段要努力使自己情绪稳定，不过度兴奋，如果过于兴奋，可采用转移注意力的方法，如背诵诗歌、默诵数字等
环境	选择最佳的时间和环境，如假日清晨醒后，或下半夜无任何环境干扰时，这些环境条件能使男方更加放松

性欲亢进

性欲亢进就是指性欲异常强烈，性交频率高，性交时间过长，每次性交需重复进行，很少出现高潮，即使出现高潮也很少满足，因此严重影响正常生活、工作与学习。

有人认为身强力壮者性欲自然更强烈，但性欲亢进与强壮不是一回事。性欲亢进是一种病症，最主要的原因是内分泌失调。如果睾丸、脑垂体或下丘脑长有某些肿瘤，就可以引起性欲亢进。甲状腺功

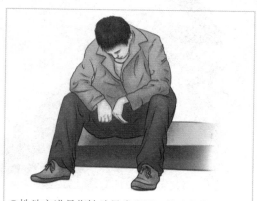

◎性欲亢进是指性欲异常强烈，性交频率高，每次性交重复进行，很少高潮也很少满足的病症。

能亢进者中也有10%～20%早期有性欲亢进的表现。精神病患者中也有一些性欲亢进的表现，如躁狂症，由于精神失调导致对性兴奋抑制能力下降，不论男女，约有65%的人会出现性欲亢进倾向。他们常表现为情感高涨，欢快，动作过多，思维奔逸和冲动行为等主要症状。青少年时代的环境影响在发病中有一定作用，如患者双亲或朋友的性放纵，患者自身过早有性生活或过多地看淫秽读物、录像。

性欲亢进的主要病因

内分泌失调	如垂体肿瘤早期分泌促性腺激素过多、睾丸间质细胞瘤早期分泌睾酮过多、颅内有些其他肿瘤以及部分甲状腺功能亢进早期患者，均可表现为性欲亢进
精神病	躁狂症常会表现为性欲亢进
少数患者与社会因素有关	由于沉醉于色情小说、淫秽录像，反复接受大量的性刺激，导致性欲亢进

防治

首先要除去性欲亢进的原发病，如垂体瘤、性腺肿瘤、甲亢等。

加强体育锻炼。一个不爱运动的男性，食量如果很大，体能无从消耗，精囊贮存过多，便容易受外界诱惑影响，放纵自己，沉溺肉欲。适当的体格锻炼，用以减少精囊腺过于活跃，使热能均衡释放，避免血液充盈于性器官，自然身心健康。

生活规律，睡前用温水清洗阴部，最好侧身而睡，不穿太紧的内裤，被褥不宜太暖。

性欲低下

性欲低下是指对性交冷淡，或根本无要求，或厌恶而拒绝性交等。性欲低下会影响男子阴茎勃起、射精等过程，但在外界刺激下阴茎能够勃起，不同于阳痿。

性欲低下的原因

身心疲惫	由于工作紧张，集中精力学习，或者社会工作繁忙，或者脑力劳动过于劳累，使个人的私生活受到相对抑制，影响了高级神经系统的功能状态，由此逐渐对性生活方面冷淡，造成性欲低下或无性欲。也有的患者因身体健康状况和营养条件影响性欲，如体弱多病，营养不良，性欲往往减退
药物因素	现已证实，导致性欲低下的药物有：乙醇、α-甲基多巴、抗组胺药、巴比妥、氯贝西酯、可乐定、苯妥英钠、大麻、单胺氧化酶抑制剂、普萘洛尔、利舍平、安体舒酮及口服抗雄性激素、酒精中毒等
心理因素	心理脆弱、紧张，更容易在外界事物、环境的影响下，产生焦虑与压抑交织的心理紊乱，干扰了大脑皮质功能，从而导致了性欲低下。如初次性交失败，性生活邪恶信念，被对方在性生活时嘲弄、贬低、责骂、拒绝同房、婚姻不美满、不协调，性生活的创伤、刺激以及有不正常的性关系等都能产生心理和精神方面的压力

续表

不良生活及性爱方式	作息时间不规律，居住条件差，性生活缺乏新鲜感，以及性需求、性感受的交流不够，夫妻间缺乏共同兴趣和彼此信任，男性经常为不能满足妻子感到抑郁和焦虑等，都会让男性性欲低下
年龄因素	男性的性欲高潮期通常在30岁以前，之后就开始走下坡路。而他们的伴侣可能刚刚摆脱了对性的羞涩态度，出现了更强烈的需求
内分泌系统疾病	人的性欲与内分泌系统关系密切。患病后，性激素分泌平衡被扰乱，人的性欲就会出现异常，甚至发生性冷淡或性亢进。男性常见问题有更年期雄激素分泌不足、甲状腺功能低下、高泌乳素血症等
性功能障碍	ED(勃起功能障碍)、早泄等问题会挫伤男子自尊心，时间一长，他们就开始逐渐回避甚至拒绝性生活，最终造成性欲低下
全身性疾患	如肿瘤、慢性疾病、神经疾患、营养不良、过度疲劳等，均可能造成性欲低下。营养过剩、过度肥胖也可让男人没有"性"趣。酗酒、抽烟、吸毒等均是造成性欲低下的原因之一

防治

性生活频率应减少，时间可以在清晨精力充沛时。环境幽静也有利于唤起性欲。体质较差者，应加强营养，多吃温性食物，如羊肉、狗肉、牛肉、鸡肉等。需要注意的是，不要盲目服用壮阳药物，吃补品也要把握"度"，否则性能力反而会因此变得更差。

运动更显男儿本色。据国外的一项研究表明，长期习惯坐着工作的男子，如果能够坚持参加一段时间的体育锻炼，他们的性生活次数就会增加，性生活质量也会有很大的改善。锻炼能增强人体的性反应性，增加阴部肌肉的协调性，另一方面，锻炼能够加速机体的血液循环，有利于阴茎局部微循环状况的改善，这对于维持勃起能力是有益的。坚持适度的体育锻炼，体质增强了，性功能的衰退可以延缓，有利于减少性功能退化。

刺激示指，强精壮阳。每天不定时不定量的揉搓，按压，旋转，敲打示指，坚持下

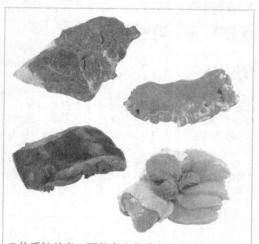

◎体质较差者，可以多吃些羊肉、牛肉、鸡肉等温性食物，补充营养，强健身体，对防治性欲低下有一定的益处。

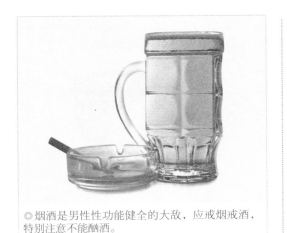

◎烟酒是男性性功能健全的大敌，应戒烟戒酒，特别注意不能酗酒。

去，养成习惯，会起到意想不到的效果。

戒烟、戒酒，维护性功能。烟酒对人体利少弊多，要保持正常的性功能，烟酒应该戒掉，特别是酗酒。

练习保健功。站式，头保持正直，双脚与肩同宽，双手自然下垂，两目微闭，舌抵上腭，全身放松，摒除杂念。采用逆腹式呼吸，即吸气时，小腹逐渐向外凸起，同时收缩睾丸(或阴门)和肛门。每天入睡前练功1次，每次30分钟。

少精症

近年来，许多统计显示，患有少精症的男性人数呈上升趋势。男性精子质量的下降，折射出男士的健康状况不令人乐观。

少精症是指成年男性的精液中精子密度每毫升少于2000万条。因精子密度会在一定范围内波动，因此确定少精症至少得对精液检查2次以上，且应用性生活3~5天后的精液标本。

引起少精症的原因有很多，如隐睾、精索静脉曲张、内分泌失调、维生素及微

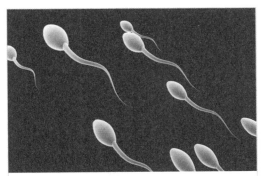

◎少精症是指成年男性的精液中精子密度每毫升少于2000万条，一般引起少精症的病因有隐睾、精索静脉曲张、内分泌失调等。

少精症的治疗方法

ATP(三磷腺苷)	20毫克肌内注射，每日1次，对有慢性生殖器炎症的病例效果很好，可明显改善精子活力
己酮可可碱	每次200~600毫克，每日3次，连服3~6个月，对精子的前向运动会有明显改善
维生素A	鱼肝油丸，每次2~3丸，1日3次，连服3个月。维生素A是促进精子生成的必需物质
维生素E	1次50毫克，每日1次，连服3个月。维生素E缺乏可使睾丸曲细精管变性，导致生精障碍，维生素E能抑制前列腺素的氧化产物，因而可避免精子活动力低下

量元素缺乏、病原微生物感染、药物影响等各种因素。

预防

改变不良习惯，戒烟戒酒，不要吃过于油腻的食物，还要注意避免接触日常生活中的有毒物品。还有一些小常识要注意，如从干洗店拿回来的衣服最好放几天再穿，因为干洗剂会影响男性的性功能。

要养成良好的个人卫生习惯，以预防各种危害男性生育能力的传染病，如流行性腮腺炎、性传播疾病等。

睾丸是一个很娇嫩的器官，它的最佳工作温度要比人的体温低1℃左右，如果温度高，就会影响精子的产生，所以任何能够使睾丸温度升高的因素都要避免。如长时间骑自行车、泡热水澡、穿牛仔裤等。

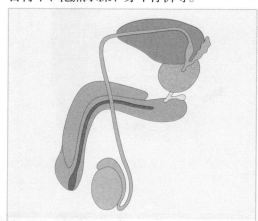

◎预防少精症就必须从保护睾丸做起，睾丸是娇嫩的器官，要时刻注意睾丸卫生，养成良好的生活习惯。

无精症

通过体外排精或手淫方法取得精液，连续3次检查均未发现精子，称为无精症。无精症分真假两种。真无精症是指睾丸生精细胞萎缩退化，不能产生精子，又称先天性无精症；假无精症是指睾丸能产生精子，但因输精管阻塞而精子不能排出，故又称阻塞性无精症。

一项来自权威部门的数据显示：在1890年到1990年的100年间，全球男性的产精量减少了50%；与1940年相比，今天全世界男子的精子密度下降了一半，平均每年下降1%。甚至有人预言，几十年后，人类可能出现"无精危机"。

病因

有的人先天无生精能力，这种异常是在研究染色体和遗传基因中发现的，或通过活检而得知的。也可经多次精液检查发现。

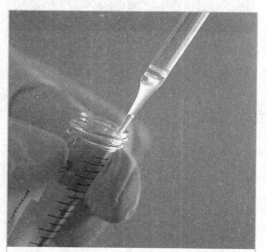

◎通过体外排精连续3次检查均未发现精子的症状称为无精症。

由于睾丸炎而无法制造精子，多因患流行性腮腺炎所致，其他感染也会引发此症。

精子经过的通路出现障碍，造成射出的精液中无精子，例如，淋病有时会造成输精管的阻塞。

没有睾丸或患隐睾症、附睾囊肿或损伤。

高龄造成睾丸制造精子的能力下降。但因人而异，也有人70多岁仍有生育能力。

其他因素，如营养障碍、工业危害、放射线接触、发热性疾病、变态反应及嗜烟酒等不良习惯。

治疗

患有无精症，虽然治愈的可能性很小，但如果是属于输精管阻塞造成的无精症，治疗成功的希望是很大的。如果经过治疗仍不见好转的话，可以采用下列方法。

无精症的治疗方法

人工授精法	双侧睾丸萎缩不能生精，中西医治疗无效，可在女方排卵期，经夫妻商定同意，取样于精子库行人工授精法，多能成功
手术疗法	有下列情况之一者，可考虑有关手术：一侧睾丸生精功能正常，但输精管梗阻；而另一侧睾丸萎缩，输精管通畅者，可试行病侧睾丸切除，健侧睾丸自体移植术。睾丸、输精管均正常，但附睾有病变，可行输精管睾丸吻合术

弱精症

正常男性每次射精2~6毫升，每毫升大约有2 000万个精子。射精后1小时内，有活力的精子应在70%以上，若有活力的精子低于50%为异常，称为弱精症。精子的活动力直接反映精子的质量。

病因

引起弱精症的病因主要有以下3个方面。

长期禁欲，长期不射精往往精子密度高，死精子多，精子活动度差，这种情况属正常，所以检查精液前应禁欲5~7天为宜。

生殖系统感染，生殖系统感染使精浆成分改变，锌、镁、柠檬酸、果糖减少和pH值升高都会影响精子活力。

精索静脉曲张，因睾丸、附睾血液循环障碍，局部温度升高，有毒物质积聚，使精子活动力低下。

死精症是指多次精液检查，精子均系死亡者。正常情况下，精液排出体外1小时之内，正常存活的精子应在70%以上，如死精子超过40%即影响受孕。精子存活时间应保持在6小时存活率20%以上，如6小时之内已无存活精子，即可引起不育。精子的活动与精囊所含之果糖有直接关系，果糖减少，营养缺乏，则精子死亡

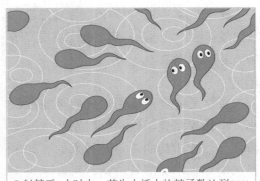

◎射精后1小时内，若失去活力的精子数达到50%即称之为弱精症。

率较高。另外，维生素A、维生素E的缺乏对精子的活动也有很大的影响。精子中有一定数量之畸形精子是难免的，一般认为10%以内可称正常，超过10%甚至达到20%则会影响生育，因为此种情况下，多伴有精液液化差、活力低等精液质量问题。

治疗

治疗弱精、死精的关键是治疗前列腺炎、精囊炎，同时应重视其他病因，并积极给予治疗，如手术治疗精索静脉曲张，运用激素类药物调节体内内分泌功能以及补充各种营养物质等；另外，还需要配以促进精子形成和提高精子活力的药物治疗，以全面改善精液质量，提高女性受孕率。

此外，诸如复方新诺明、诺氟沙星、卡那霉素、环丙沙星以及交沙霉素、先锋霉素等抗生素，均可试用。一般主张联合用药，最好能在药敏试验的指导下使用。对于慢性淋病患者，还可考虑使用大观霉素、头孢曲松等药物。

预防

合理安排性生活，房事不宜过多或过少。

注意合理均衡的营养膳食，饮食宜清淡，忌食辛辣刺激性食物。

忌烟酒，忌长期穿紧身裤、洗热水浴，脱离放射线等不良环境，并做到生活起居有规律。

治疗睾丸炎、附睾炎、精囊炎、前列腺炎等可能引起精子成活率低下的原发病症。

尽量避免服用阿司匹林、吲哚美辛及降压药。

弱精症的治疗方法

抗生素治疗	主要用于慢性细菌性前列腺炎或精囊炎所致精液异常。选用能弥散进入前列腺的抗菌药物，首选甲氧苄啶。临床实践证明，甲氧苄啶与利福平联合使用，可取得较好的效果
非激素类抗炎药物治疗	主要用于慢性非细菌性附属性腺炎症。常用的药物有阿司匹林、吲哚美辛、保泰松、布洛芬等。另外，由于不能排除衣原体和支原体的感染，可考虑使用四环素、多西环素等

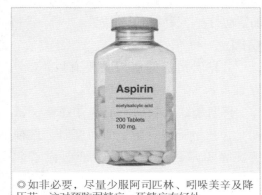

◎如非必要，尽量少服阿司匹林、吲哚美辛及降压药，这对预防弱精症、死精症有好处。

男性不育的中医疗法

针灸疗法

　　不同的症状选取不同的穴位，每日行针1次，每次15分钟。少精子症15天为一个疗程；死精或畸形精子18天为一个疗程。

对症取穴

　　少精子症：选取大赫、曲骨、三阴交、关元，或中极、肾俞、命门。

　　死精或畸形精子：选取气海、三阴交，或命门、地机。

　　精液黏稠或者不液化：选取气海、水道、左行间右三阴交，或中极、阴陵泉、太溪。

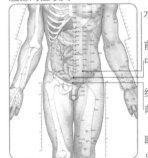

腹部对症取穴

水道

　　脐中下3寸，距前正中线2寸。

中极

　　下腹部，前正中线上，当脐中下4寸。

曲骨

　　在前正中线上，耻骨联合上缘的中点处。

耳压疗法

　　用王不留行粘在胶布上，贴于所选的耳穴。每周1次，每天自行按压2～3次。

对症取穴

　　外生殖器、睾丸、内分泌、皮质下、神门。

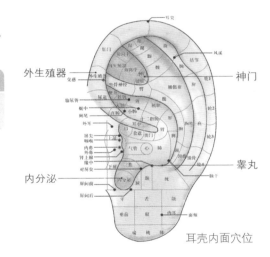

耳壳内面穴位

●中医专家教你的小窍门

　　要注意患者的情绪，长期的精神压力过大往往导致不育。

　　要加强营养、戒除烟酒、节制房事，预防腮腺炎和睾丸炎，遵守医生的指导，合理治疗。

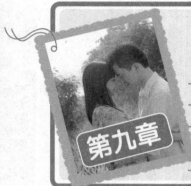

性病

◎性病是以性接触为主要传播方式的一组疾病。性病是危害人类最严重、发病最广泛的一种传染病，它不仅危害个人健康，也殃及家庭。性病对人体造成的危害很大，难以治愈，对自身和家人来说都十分痛苦，所以人人都应洁身自好，杜绝不洁性行为。

第九章

艾滋病

艾滋病的中文名为"获得性免疫缺陷综合征"，此病是由人类免疫缺陷病毒（HIV）感染所造成的一种传染病。

在正常情况下，如果人体受到一般的细菌或病毒等病原体侵袭后，体内免疫系统就会发挥作用，将其消灭或消除，从而恢复健康。人体的免疫系统中，淋巴细胞就是主力军，在消灭细菌或病毒、抵抗疾病的过程中，起到十分重要的作用。但是当淋巴细胞一旦碰上了人类免疫缺陷病毒时，它不但不能消灭该病毒，反而成了人类免疫缺陷病毒生长繁殖的场所，因为此病毒可以钻进淋巴细胞内生长繁殖，然后将淋巴细胞逐渐破坏，直至最终彻底消灭所有的淋巴细胞。

如果人体一旦没有了淋巴细胞，那将是一种何等可怕的现象。机体完全处于一种毫无抵抗的境地，即所谓的免疫缺陷状态。由于人体丧失了免疫力，各种各样的肿瘤、感染性疾病就会随之而来，人的生命必将遭受严重的威胁。换句话说，患了这种病就等于被判处了死刑。因此人们把艾滋病称为"超级癌症"，由此可见其凶恶与危险的程度。

症状

艾滋病的临床症状多种多样，一般初期的开始症状像伤风、流感、全身疲劳无力、食欲减退、发热、体重减轻。随着病

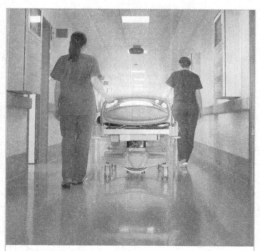

◎人体的淋巴细胞一旦被破坏殆尽，会丧失免疫力，各种肿瘤、感染性疾病会随之而来，生命将受到严重威胁，可以说患上艾滋病等于被判处了死刑。

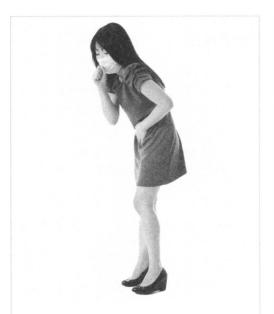

◎艾滋病的临床症状多种多样，初期会出现伤风、流感、食欲减退、发热等，很难与普通的病变辨别开来，应到医院确诊为好。

情的加重，症状日见增多，如皮肤、黏膜出现白色念珠菌感染，单纯疱疹、带状疱疹、紫斑、血肿、血疱、淤血斑、皮肤容易损伤，伤后出血不止等；以后渐渐侵犯内脏器官，不断出现原因不明的持续性发热，可长达3~4个月；还可出现咳嗽、气短、持续性腹泻、便血、肝脾肿大，并发恶性肿瘤、呼吸困难等。由于症状复杂多变，每个患者并非上述所有症状全都出现。一般常见一种以上的症状。按受损器官来说，侵犯肺部时常出现呼吸困难、胸痛、咳嗽等；如侵犯胃肠可引起持续性腹泻、腹痛、消瘦无力等；如侵犯血管则引起血栓性心内膜炎、血小板减少性脑出血等。

其症状表现一般具有以下几个特点。

发病以青壮年较多，80%的患者其发病年龄为18~45岁，即性生活较活跃的年龄段。

在感染艾滋病后往往患有一些罕见的疾病，如肺孢子虫肺炎、弓形体病、非典型性分枝杆菌与真菌感染等。

持续广泛性全身淋巴结肿大。特别是颈部、腋窝和腹股沟淋巴结肿大更明显。淋巴结直径在1厘米以上，质地坚实，可活动，无疼痛。

并发恶性肿瘤。卡波西氏肉瘤、淋巴瘤等恶性肿瘤等。

中枢神经系统症状。约30%艾滋病病例出现此症状，出现头痛、意识障碍、痴呆、抽搐等，常导致严重后果。

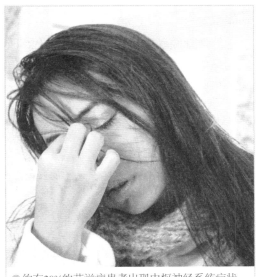

◎约有30%的艾滋病患者出现中枢神经系统症状，表现为头痛、意识障碍、痴呆、抽搐等。

治疗

目前，就艾滋病的治疗尚无特效的病因疗法，但总的治疗原则为抗感染、抗肿瘤、杀灭或抑制HIV病毒、增强机体免疫

艾滋病的主要治疗方法

抗感染治疗	针对各种机会性感染和并发感染用药，包括抗病毒类感染药物、抗细菌感染用药、抗真菌类药物、抗原虫类抗生素
抗病毒治疗	利巴韦林作为广谱抗病毒药物，对HIV有一定疗效，可选用。异构多聚阴离子－23连续静滴数月，可杀灭HIV，α－干扰素也可作为辅助抗病毒药物选用
抗肿瘤治疗	根据不同肿瘤类型选择化学治疗、放射治疗及免疫调节疗法方案。放射治疗对症状缓解作用较好，可配合化学治疗应用
免疫调节及免疫重建治疗	免疫调节治疗药物有免疫增强剂，如异丙肌苷，该药可促进γ－干扰素及白细胞介素－2形成，增加T4活性。尚有香菇多糖、干扰素等免疫调节药物，可酌情选用

功能。

另外骨髓移植、胸腺移植及淋巴细胞注入等免疫重建疗法，在艾滋病的治疗中均有积极作用。

治疗

虽然目前艾滋病仍是不治之症，不过，只要我们针对艾滋病的4种传播途径来预防它，其实亦极简单。

艾滋病的预防方法

谨慎性行为	任何同受感染者发生的性行为都有可能传播HIV。不过，如果你和你的配偶一生都只有对方一个性伴侣，那么双方自然不会经由性接触而染上艾滋病。为使你的家庭免受艾滋病威胁，你应注意不要滥交。性伴侣越多，越容易感染HIV
防止母婴感染	假如夫妇未能确定彼此是否带有病毒，在决定怀孕前应先进行HIV抗体测试
减少血液接触	不少疾病，如艾滋病、乙型肝炎等都会通过血液传染，因此，但凡处理伤口，你都要避免皮肤、眼睛或口腔接触到别人的血液；先戴上用完即弃的胶手套，再替别人护理伤口
避免共用针筒	首先应远离毒品。不要共用一个针筒注射毒品。未能戒除毒瘾而要共享针筒的，亦必须先将针筒进行消毒

其他性病

凡是主要通过性接触传染的疾病通称为性传播疾病，简称STD。主要包括：梅毒、淋病、非淋菌性尿道炎、尖锐湿疣、生殖器疱疹、软下疳、性病性淋巴肉芽肿和艾滋病8种。

① 梅毒

梅毒是由梅毒螺旋体引起的一种性传播疾病，可侵犯全身脏器和器官而产生多种症状，但也可呈无症状的携带潜伏的梅毒。梅毒主要通过性接触传染，极少数可通过污染的生活用具传染，未经治疗的携带梅毒孕妇可通过胎盘传染给胎儿。

② 淋病

淋病是由淋球菌引起的泌尿生殖系统的化脓性感染，在一定条件下，淋球菌也可以感染眼、咽部、直肠、盆腔，个别出现全身性感染。潜伏期一般为2~10天，平均3~5天。男性常见的症状是尿道炎，有尿频、尿痛、尿道口红肿发痒、脓性分泌物流出等症状。诊断淋病需从尿道或宫颈取分泌物化验，女性必须做淋球菌培养。

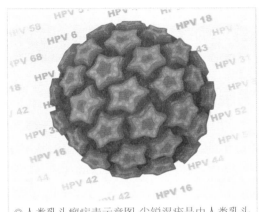

◎人类乳头瘤病毒示意图 尖锐湿疣是由人类乳头瘤引起的、在肛门周围生成的疣瘩状病变。

其他的一些常见性病

非淋菌性尿道炎	非淋菌性尿道炎(NGU)广义上是指通过性接触传染的，除淋菌性尿道炎以外的尿道炎；狭义上是指由沙眼衣原体或支原体所引起的泌尿生殖道炎症。一般也将阴道毛滴虫、白色念珠菌和单纯疱疹病毒所致的尿道炎包括在内
尖锐湿疣	尖锐湿疣是由人类乳头瘤病毒引起，在肛门周围产生粟粒大小的疣瘩状病变。潜伏期平均为3个月。初发为柔软的淡红色小丘疹，为肉质赘生物，可逐渐增大，表面颗粒状增殖而粗糙不平，或互相融合呈菜花状。主要通过性接触传染，也可通过污染的生活用具传染。女性怀孕期间尖锐湿疣生长较快，如果没有治愈，可能会在分娩时传染给新生儿
生殖器疱疹	生殖器疱疹主要是由单纯疱疹病毒引起的一种性传播疾病。潜伏期为2~20天，平均6天。初发在生殖器部位出现多个丘疹、小水疱或脓疱，继而破溃糜烂、疼痛，可伴有全身症状如发热、头痛等。在损害消退后，部分患者可以隔一定时间后复发。可多次复发。生殖器疱疹主要通过性接触传染，少数亦可通过污染的生活用具传染，产妇可在分娩过程中传染新生儿。诊断生殖器疱疹主要靠临床检查，有条件时可做病毒培养等实验室检查

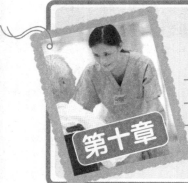

神经系统常见疾病的防治

◎神经系统疾病发生于中枢神经系统、周围神经系统及自主神经系统中，以感觉、运动、意识、自主神经功能障碍为主要表现。神经系统疾病有众多分类，按部位即可分为中枢神经疾病、周围神经疾病、自主神经疾病等。

第十章

失 眠

失眠的症状、原因及治疗

失眠是一种持续相当长时间的睡眠时间和质量不能达到正常睡眠要求的状况。随着社会的发展，生活节奏的加快，失眠症的发生率有上升趋势。据统计，约有30%的成人患有失眠。

健康人每天多长的睡眠时间才属于正常呢？这随年龄不同而不同，大多数10岁左右儿童睡眠时间为9～10小时；2/3的成人每晚睡7～8小时；1/5的成人睡眠时间少于6小时；老年人平均每晚睡6.5小时。

症状

入睡困难、睡眠不深、易惊醒、早醒、多梦，醒后疲乏或缺乏清醒感。白天思睡，严重影响工作效率或社会交往。最新研究证实，失眠竟然可以直接或间接诱发80多种疾病。如果每周至少失眠3次并持续一个月以上，那说明患上了失眠症。

失眠的病因

心理因素

生活、工作中的各种矛盾和困难所造成的焦虑、抑郁、紧张、激动、愤怒或思虑过多均可引起失眠。

生理因素

精神紧张、饥饿、疲劳、性兴奋以及一些疾病，如关节炎、溃疡病、心绞痛、偏头痛、哮喘、心律失常等都可引起失眠。随着年龄的增长，睡眠效果也可发生变化而引起失眠。丘脑病变者可表现为睡眠节律的倒

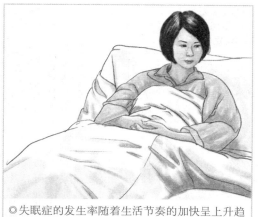

◎失眠症的发生率随着生活节奏的加快呈上升趋势，据统计目前全世界约有30%的成人患有失眠。

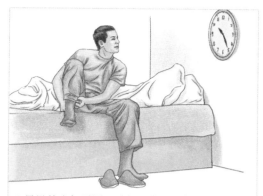

◎尽量养成每天同一时间睡觉的习惯，这有助于改善失眠。

错，即白天睡眠，夜晚清醒不眠。

药物因素

饮酒、药物滥用、药物依赖等均可引起失眠。常见的药物有兴奋剂、镇静剂、甲状腺素、避孕药、抗心律失常药等。

不良的环境和习惯

不良的环境或坏习惯对大多数人来说都可影响睡眠。如噪声、光线强弱、热冷都可使人失眠，过饱或饥饿，临睡前剧烈运动及作息无规律都可能影响睡眠。

预防

养成良好的作息习惯，睡前放松思想。

睡前不宜饮酒。虽然酒精可能使人很快入睡，但同时也会打乱睡眠节律，影响体力的恢复。睡前不要过饥或过饱。

不抽烟。尼古丁妨碍人们平稳地进入睡眠状态和影响睡眠质量，哪怕是在睡前

少量吸烟对睡眠也有影响。

卧室里光线要柔和，温度不宜过高。

坚持每天睡前用热水洗脚。

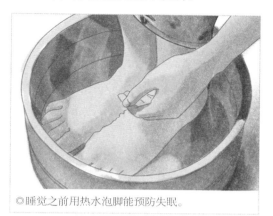

◎睡觉之前用热水泡脚能预防失眠。

饮食上可多吃些葵花子、大枣、蜂蜜、小米、牛奶等，晚上可进食小米、莲子、红枣、百合粥。

下午4点后尽量不饮用茶、咖啡、可乐。

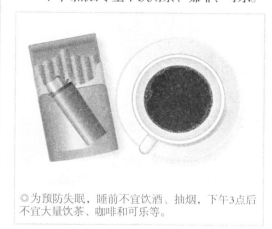

◎为预防失眠，睡前不宜饮酒、抽烟，下午3点后不宜大量饮茶、咖啡和可乐等。

神经衰弱

神经衰弱是由于某些长期存在的精神因素引起大脑活动过度紧张，从而导致脑力活动能力减弱的一种病症。长期工作繁忙，精神紧张，心理压力大，生活不规

律，不能做到劳逸结合，是发生本病的常见原因。

现代都市中，有不少男性都属于"夜猫"族，夜深人静，正是他们工作和玩乐的好时光，或在电脑前奋战到凌晨，或泡吧、唱卡拉OK、蹦迪等。其典型代表人物如广告人、IT人士、夜班司机、24小时便利店员工等。

专家指出，此类男性共有的健康威胁如下：由于长期熬夜身体在超负荷工作，易出现功能紊乱、内分泌失调、神经衰弱、记忆力减退、头昏脑涨、注意力不集中、反应迟钝、健忘以及头晕、头痛等问题。此外常熬夜的人生活不规律，极易患肠胃疾病，还常伴有腰膝酸软、手脚冰冷、失眠等症状。

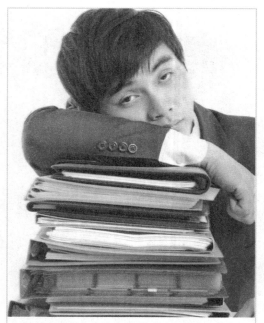

◎神经衰弱是指大脑长期处于过度紧张的状态，导致脑力活动能力减弱的病症，表现为头昏脑涨、记忆力衰退、腰膝酸软等。

神经衰弱的药物疗法

胰岛素低血糖疗法	应用此疗法后，患者自觉症状改善很快，对于有消化系统的症状、衰弱状态、睡眠障碍和焦虑情绪的患者疗效较好。方法是每晨空腹时，皮下注射4～20单位的胰岛素，以达低血糖为度，3～4小时后口服糖水终止治疗。每周6次，30～40次为一个疗程
针灸和中药治疗	可应用一般的针疗、耳针、梅花针和中草药治疗，如养血安神丸、酸枣仁汤等
抗焦虑药	失眠者可交替应用以下安眠剂，阿普唑仑0.4～0.8毫克，或氯硝西泮2～4毫克，每晚睡前服

放松疗法对神经衰弱也有帮助，具体做法如下。

以舒适的姿势靠在沙发或躺椅上。

首先闭上眼睛，将注意力集中在头部，把牙关咬紧，使两边面颊感到紧张，然后将牙关松开，咬牙的肌肉就会产生松弛感，逐次将头部各处肌肉一一放松。接着把注意力转移到颈部，尽量使脖子的肌肉紧张，感到酸痛，然后把脖子的肌肉全部放松，觉得轻松为止。之后是把注意力集中到两手上，将两手用力握紧，直至发麻、酸痛，两手开始放松，然后放置在舒服位置，并保持松软无力状态。最后把注意力移到胸部，先深吸气，憋气几秒钟，缓缓把气吐出，再吸气，如此反复，让胸部觉得轻松为止。

这样重复多次，将注意力集中在肩部、腹部、腿部，逐次放松。最后，全身软软地处于轻松状态，保持2～3分钟。按此法学会如何使全身肌肉放松，并记住放松的次序，每日照此法做2次，持之以恒，可使自己的身心轻松，从疾病中解脱出来。

预防

建立有规律的生活习惯，安排好自己的工作和休息。不熬夜，养成睡前温水洗脚的习惯。

学会科学用脑，防止大脑过度疲劳。

保持心情舒畅，多参加社交、文体活动。

忌睡前观看不健康的影视书刊。

忌用镇静催眠药和抗高血压药。

根据每个人的体力和爱好，每天坚持适当的体育锻炼，如球类、游泳、体操等。

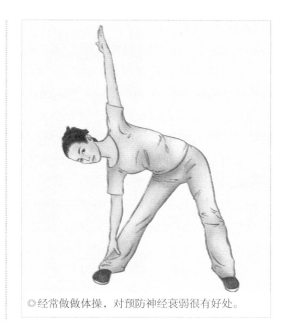

◎经常做做体操，对预防神经衰弱很有好处。

抑郁症

抑郁症是危害全人类心理健康的常见病，它的患病率为6.1%～9.5%。抑郁症使许多患者痛苦不堪，其中大约有15%的患者因此而自杀。

抑郁症的危险因素

遗传因素	如果家庭中有抑郁症患者，那么家庭成员患此病的危险性较高。当然，遗传并不是具有唯一决定性的患病因素
生物化学因素	脑内生化物质紊乱是抑郁症发病的重要因素。现在已知抑郁症患者脑内有多种神经递质出现了紊乱。抑郁症患者的睡眠模式与正常人截然不同，另外，特定的药物能导致或加重抑郁症，有些激素也具有改变情绪的作用
环境因素和应激	人际关系紧张、经济困难或生活方式的巨大变化，都会诱发抑郁症。有时，抑郁症的发生还与躯体疾病有关。一些严重的躯体疾病，如脑中风、心脏病发作、激素紊乱等常常可引发抑郁症，并使原来的疾病加重。另外，抑郁症患者中有1/3的人有滥用药物的问题
性格因素	遇事悲观、自信心差、对生活事件把握性差、过分担心等，这些性格特点会使心理应激事件的刺激加重，并干扰个人对事件的处理。这些性格特征多是在儿童时期养成的，这个时期的精神创伤会对人造成深远影响

抑郁症的危害

抑郁症作为一种常见的心理疾病，会对人的正常生活造成非常大的影响，给人带来巨大的阴影。抑郁症作为一种常见的心理疾病，会对人的正常生活造成非常大的影响，给人带来巨大的阴影。

心智能力。罹患抑郁症可能会使病人的记忆力减退，无法集中注意力，甚至在面临抉择时无法做出决定。而这些现象可能会使病人的情绪更加恶劣，对各种事情失去兴趣。

情感。抑郁症患者会觉得很悲哀、痛苦或是无助，即使是身处在很愉悦的环境中，也无法使自己感到很快乐。此外，对自己常常毫无信心。

身体。抑郁症患者会变得难以入眠、早醒或嗜睡，也可能会有头痛、胃痛或其他不知名的疼痛，心跳加快，食欲不佳或是暴饮暴食，甚至丧失性欲。

抑郁症更"偏爱"女性

由于基因、心理及生理特征的不同，女性比男性容易患抑郁症。在世界范围内，女性遭受抑郁症困扰的概率是男性的两倍，大约每8个人中就有1个女性在一生的某个阶段会遭受抑郁症困扰。

女性易患抑郁症的原因

基因因素	遗传因素提高了女性患抑郁症的50%的概率。科学家们发现了很多和抑郁症有关的、只有在女性中才会出现的各种基因突变，包括一个与女性激素调节密切相关的基因
妊娠、产后的特殊生理时期	10%～15%的母亲在生育后头6个月患有抑郁症，在妊娠期间女性患抑郁症的概率更高。更年期更是抑郁症的多发时期，更年期妇女中大约有1/3患有不同程度的抑郁症
女性具有敏感、容易情绪化的特点	更年期的妇女更是承受着工作和家庭两副重担的压力，而且她们处于更年期激素水平波动的阶段，身体可能出现各种不适，加之精神压力大，很容易出现抑郁症

抑郁症的症状

抑郁症最常见的症状是莫名其妙的乏力，休息后仍不能缓解，走路稍多一些即感觉累，腿都抬不起来，在家里连家务都懒得干，甚至电视都懒得看。其次是兴趣减退，什么都不愿意干，什么都懒得干，甚至连过去喜欢的事情现在都懒得干。另外还情绪低落，怎么也高兴不起来，甚至觉得活在世上一点儿意思都没有，严重的甚至想到结束自己的生命。这些都是抑郁症的核心症状。如果具有这些症状，持续时间超过两周，就可以诊断是抑郁症，就该到医院就诊，接受治疗。

小心隐匿性抑郁症

很多女性往往不能认识到自己患有抑郁症，因为抑郁症还可以伴发很多躯体症状，例如，失眠早醒、食欲减退、便秘腹

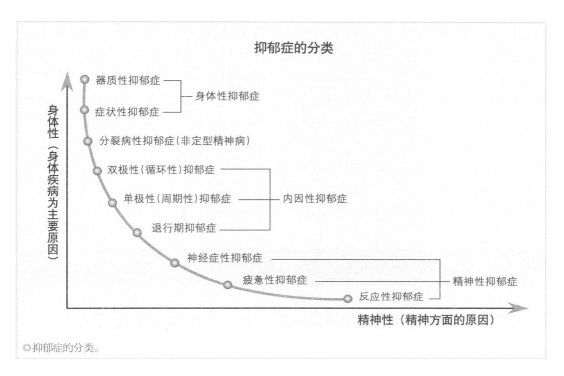

抑郁症的分类

器质性抑郁症 ┐
　　　　　　├ 身体性抑郁症
症状性抑郁症 ┘

分裂病性抑郁症（非定型精神病）

双极性（循环性）抑郁症 ┐
　　　　　　　　　　　├ 内因性抑郁症
单极性（周期性）抑郁症 │
　　　　　　　　　　　│
退行期抑郁症 ┘

神经症性抑郁症 ┐
　　　　　　　├ 精神性抑郁症
疲惫性抑郁症 │
反应性抑郁症 ┘

身体性（身体疾病为主要原因）

精神性（精神方面的原因）

◎抑郁症的分类。

泻、全身疼痛等，大多数女性都是以躯体不舒服到医院看病，却很少谈到自己的情绪和精神状态，这样容易掩盖抑郁症。其实，她们已经受到了"隐匿性抑郁症"的攻击。

隐匿性抑郁症是有明显的躯体症状的抑郁症，而且由于躯体症状十分明显，使得患者往往只注意到躯体症状而忽略了情绪问题，以致在求治时只诉说躯体症状而不提及情绪症状，就好像躯体症状掩盖了抑郁情绪或抑郁情绪被隐匿了一样，因此常常会造成误诊，引起严重的后果。

防治抑郁症

对于轻度的抑郁情绪，自我心理调节是治疗的一个方面，但是如果自我调节效果不好或抑郁症较严重，还是应该遵照医生的指示服药治疗，以免造成严重后果。

有一点需要注意的是，抑郁症是一种慢性病，跟许多其他慢性疾病一样，首次发作应该积极配合医生，足量用药，尽可能完

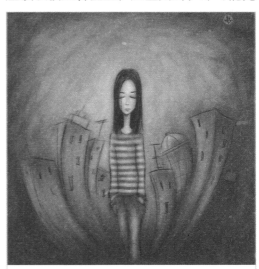

◎隐匿性抑郁症表面上看起来患者是正常的，但其实它会带给患者心灵和躯体的双重痛苦，应引起家属的重视。

全治好，否则如果以后复发，就可能需要终生服药了。

为了预防抑郁症，在平时生活中要设法睡好觉。长期失眠可能会导致抑郁症，如有失眠的困扰，要设法解决；遇到困难时不要生气，不要急。学会减压，保持心理平衡。平时善于处理困扰，遇到压力善于排解；多到户外活动。

研究报告指出，适度的户外运动是对抗抑郁症最有效和天然的药物。从事室内工作的人，平时每天要有两小时在室外活动，双休日最好安排两个下午到户外活动；适当做些保护，避免受刺激，受干扰，如对令你伤感的地方不要去，对会惹你生气的人敬而远之，以避免生气；对于不可抗拒的刺激，要提高承受能力；日常生活中要安排一些娱乐活动。总的来说，只要你能够放开胸怀，舒展自我，就可以远离抑郁症。

头痛

生活中，经常有人喊头痛，并为头痛经常发作而苦恼，甚至怀疑自己是不是患了颅内肿瘤。事实上，根据临床经验，头痛越是经常发作，属于器质性疾病的可能性越小。

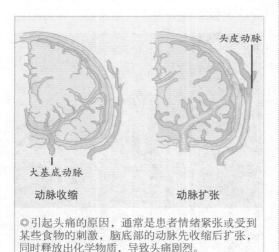

◎引起头痛的原因，通常是患者情绪紧张或受到某些食物的刺激，脑底部的动脉先收缩后扩张，同时释放出化学物质，导致头痛剧烈。

治疗头痛的方法

温水擦背	人体背部有丰富的脊神经，摩擦背部可以刺激背部神经及皮下组织，促进血液循环，并通过神经系统的传导，增强内分泌系统功能，提高防病抗病能力。用温热的湿毛巾自上而下反复擦擦，以感觉舒服为佳。每天1～2次，每次3～5分钟
用精油按摩背部	用春黄菊、桦木条、薰衣草和其他一些配料制成精油，用它按摩背部会减轻疼痛
水疗	用浴室的喷头冲背部（用热水冲4分钟，然后用冷水冲5～30秒），反复冲水1个小时，背痛就会大大减轻
果汁疗法	每天喝一杯用温水冲泡的葡萄汁，再吃一些肉类，对于缓解腰背疼痛很有效果

偏头痛

偏头痛的发作是一个令人痛苦的过程，目前已被证实，紧张、焦虑、月经期、口服避孕药、耀眼的光线、衰弱、饥饿、睡眠少、进食含有酪胺、亚硝酸盐、谷氨酸盐等成分的食物，气候和气温的变化等均是诱发偏头痛的常见因素。另外有一些因素，被认为可能与偏头痛的发作有关，如过量服用维生素A、硝酸甘油、利舍平、雌激素；某些刺激性气味、香料等。

食物可以诱发偏头痛的发作，特别是巧克力、酒精饮料、生乳制品、柠檬汁等。这些食物中均含有一种可诱发偏头痛的化学物质——酚类。

精神刺激也是诱发偏头痛的常见因素，而各种精神刺激中又以过度紧张和焦虑的情绪而引起偏头痛发作最为多见。大约50%偏头痛的首次发作都与情绪的剧烈变化有关。当然，大多数偏头痛发作不是在高度紧张和焦虑时，而是在紧张以后的松弛阶段。

偏头痛似乎格外偏爱女性，这是因为女性白天不仅要工作，下班后还要操持家务、料理孩子的起居和学习，容易过度紧张；而且女性天性敏感，容易生气、焦虑、激动；女性对气味特别敏感，不论是浓烈的香水气味还是加油站的气味，都能引发头痛；此外，女性每个月还有特殊的生理阶段，这一原因使得女性更加容易患偏头痛。

摆脱偏头痛的"紧箍咒"

患有偏头痛的人要注意自我保健，保持生活规律，劳逸结合，避免过度疲乏和精神紧张，在饮食方面要有所节制。

偏头痛的饮食保健

（1）避免食用会引起头痛的食物。

常见的问题食物通常很容易让抵抗力弱的人产生头痛。你可能想都想不到会是哪些食物。就好像一些会令你皮肤起红疹过敏的食物一样，也有一些食物会让偏头痛患者体内的血管或神经起变化。以下是常见的引起偏头痛的食物，依重要性排列。

乳制品(包括脱脂或全脂牛奶、羊奶、乳酪等)、巧克力、鸡蛋、柑橘类水果、肉类(包括牛肉、猪肉、鸡肉、火鸡肉、鱼肉

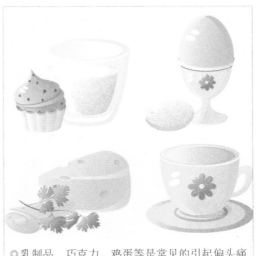

◎乳制品、巧克力、鸡蛋等是常见的引起偏头痛的食物，患者要注意不能过多食用。

等)、小麦(精制的面包、面食)、坚果类、番茄、洋葱、玉米、苹果、香蕉。

某些饮料和添加物也是最糟糕的问题食物之一，包括含酒精的饮料(特别是红葡萄酒)、含咖啡因的饮料(咖啡、茶和可乐)、谷氨酸钠、代糖和亚硝酸盐。

（2）进行两周的饮食调整实验。

治疗偏头痛的第1个步骤，就是检验头痛是否是因某种常见的问题食物引起的。检验的办法就是避吃这些东西，然后同时在你的日常饮食中大量增加安全食物，看看偏头痛还会不会发作。如果还是会发作，请记录发作的频率。

如果你改变饮食之后偏头痛就会消失或发作次数减少，下一步就是确认到底哪些食物是你的问题食物。方法是将前次删除的食物，每隔两天选一样加回你的饮食当中，看看是否有任何症状出现。从问题食物名单的最后一项开始，然后一直往前到最麻烦的食物，其中你本来就并不喜欢的食物，当然可以跳过不吃。如果还有余力，还可以检验常见问题食物中的饮料和添加物是否也是你的问题食物。

（3）补充营养对付头痛。

研究显示，镁能够对付偏头痛，如果你的饮食中有大量的镁，偏头痛出现的概率一定很低。含有丰富镁元素的食物包括全麦类(含天然完整纤维的谷类)，如稻米、大麦和燕麦；非柑橘类水果干，如无花果干；绿色蔬菜，特别是菠菜等。

补充钙和维生素D也能用来预防偏

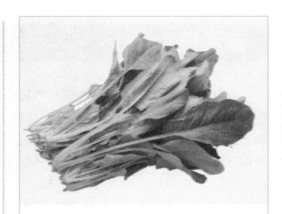

◎食物中的镁能对付偏头痛，多吃富含镁元素的大麦、菠菜等食物。

头痛。你可以吃补充剂，但最好的钙质来源还是绿叶蔬菜类和豆荚类。如果服用营养补充剂的话，一天可以摄入1000～2000毫克的钙。同时应避开动物性蛋白、咖啡、烟草和多余的钠和糖，以防止钙质流失。

缓解偏头痛

冷敷与热敷：有些人喜欢在额头及颈部冷敷，这种方法对许多人有效；而另一些人则偏好热敷颈部或洗热水澡。当头痛

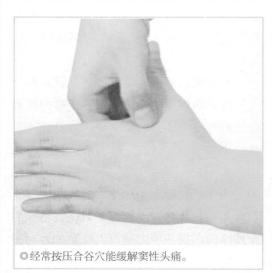

◎经常按压合谷穴能缓解窦性头痛。

发作时你可以用热敷或冷敷袋覆盖额头，并按摩太阳穴的血管以减轻头痛。

深呼吸：深呼吸是缓解紧张的好方法。当你的腹部起伏比胸腔还明显时，表示你的做法很正确。

按压穴位：研究发现，穴位及脊柱按摩较常规药物治疗副作用更小，且疗效持续时间更长。有几个主要的止痛穴位，一是在拇指与示指相连的虎口部位的合谷穴和鼻子两侧颧骨底部的巨髎穴（按压至酸疼为止），它们有助于缓解窦性头痛；另一个是头顶的百会穴，它

对血管搏动性的头痛非常有效；对于偏头痛而言，按压悬颅穴(亦即俗称的太阳穴部位)最为有效。

戴头带：在头上绑一绷带，可减少流向头皮的血液，从而减轻偏头痛。

适量服用阿司匹林：对于一个月发生一两次的头痛，阿司匹林或其他常见的消炎药可派上用场。但过度使用这类药物，将引起更多疼痛。同时，若你决定使用阿司匹林治头痛，应在头痛一开始时就立即服用，否则效果不佳。

癫痫

癫痫病俗称"羊角风"，是一种突发性、短暂性大脑功能失调性疾病。癫痫发病率较高，可发生于任何年龄，青少年尤为多见。癫痫发作时，患者往往大叫一声，昏倒在地，四肢抽搐，两眼上视，口吐涎沫，小便失禁，数秒或几分钟消失。也有的患者出现短暂的意识障碍，但不倒地，称为小发作。

癫痫在人群中患病率为0.5%左右，在中国约有900万患者，全世界大概每20人中就有1人在其一生中的某些时期曾经有过癫痫发作。癫痫的发生不受性别、种族、社会阶层和智力水平的影响，好发于儿童时期或60岁以后，而恰当的治疗能成功控制70%～80%患者的发作。还有20%～30%为难治性癫痫病患者。

病因

原发性癫痫。病因不明，常自少年儿

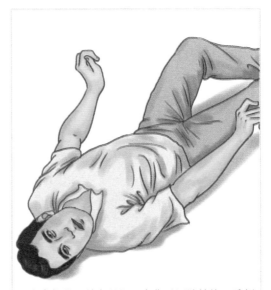

◎癫痫俗称"羊角风"，发作时四肢抽搐、昏倒在地，往往会出现短暂的意识障碍，其发病率较高，青少年尤为多见。

童时期开始，可能与遗传或某种代谢障碍有关，有的患者有家族史。

继发性癫痫。指由某些脑病或其他疾病引起的癫痫。

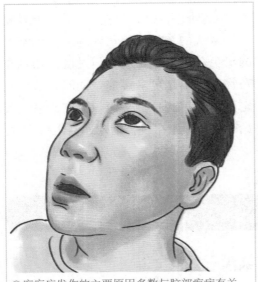

◎癫痫病发作的主要原因多数与脑部疾病有关，如胚胎期大脑发育异常、脑血管病、脑外伤及脑部感染等

下面是目前已确定可引起癫痫发作的原因：

胚胎期大脑发育异常。

产伤窒息、产钳、吸引术、严重感染等。

脑血管病，如脑血栓、脑出血、脑血管痉挛、脑血管畸形、脑动脉硬化等。

脑外伤，如意外损伤或手术致闭合性、开放性脑外伤。

脑部感染如各种脑炎、脑膜炎、脑脓肿等及其后遗症。

中毒：常为各种药物中毒。

代谢障碍：糖代谢障碍、低血糖、尿毒症、肝性昏迷等。

急救措施

癫痫发作时，迅速让患者仰卧，不要垫枕头，把缠有纱布的压舌板垫在患者上下牙齿间，以防患者自己咬伤舌头。

将患者头偏向一侧，使口腔分泌物自行流出，防止口水误入呼吸道，引起吸入性肺炎。同时，还要把患者下颌托起，防止因窝脖使舌头堵塞气管。

解开患者身上约束的衣物，例如，领带及绷紧的衣物等。且移开易造成伤害的物体，防止意外发生。

请勿强行约束患者抖动的肢体，以免造成伤害如骨折。应刺激或点压人中、合谷、足三里、涌泉等穴位。

如有呼吸障碍并连续发作、受伤时应立即送医院处理。

预防癫痫的措施

对因遗传性疾病引起的癫痫	要进行产前诊断，发现患某种遗传性疾病，伴发癫痫的胎儿可以人工流产，这样可以减少这类癫痫的发生
癫痫患者在选择婚配对象时	应避免与有癫痫家族史的人结婚，癫痫患者的未婚妻在婚前要做脑电图检查，如脑电图有癫痫波者避免结婚。双方都有癫痫家族史的人也应避免结婚
为了预防出生时脑损伤引起的癫痫	对于高龄初产者，如预计生产过程不顺利，应及早剖腹取胎，这样可以避免因缺氧、窒息、产伤引起婴儿日后患癫痫

续表

对于各种颅内感染引起的癫痫	主要是积极地预防这些感染的发生，一旦发生了颅内感染性疾病，应及早诊断，正确治疗，减轻脑组织损伤程度
预防脑外伤引起的癫痫	重点是预防脑外伤的发生，避免因工作、交通事故引起的脑外伤
高热惊厥患者	患者以后有15%左右转变成癫痫，如对有复发可能的高热惊厥，应及早地采取预防措施，可大大减少高热惊厥造成的脑损伤，也就减少了癫痫的发生率
去掉癫痫发作诱因	如饮酒、疲劳、精神压抑、暴饮暴食、感染性疾病、受惊发热、剥夺睡眠、近亲结婚及有害的声刺激和光刺激等

帕金森病

帕金森病是一种常见于中老年的神经系统变性疾病，多在60岁以后发病。其主要表现为患者动作缓慢，手脚或身体的其他部分震颤，身体失去了柔软性，变得僵硬。最早系统描述该病的是英国内科医生詹姆·帕金森，当时他还不知道该病应该归入哪一类疾病，称该病为"震颤麻痹"。后来，人们对该病进行了更为细致的观察，发现除了震颤外，还有肌肉僵直、写字越写越小等其他症状，但是四肢的肌肉的力量并没有受损，认为称麻痹并不合适，便将该病命名为"帕金森病"。

病因

至今，帕金森病的病因仍不清楚。多数研究者倾向于帕金森病是年龄老化、遗传易感性和环境毒素的接触等综合因素共同作用的结果。即人过中年以后，对环境毒素易感的个体在接触到毒素后，因其解毒功能障碍，出现亚临床的黑质损害，随着年龄的增长而加重，多巴胺能神经元渐进性不断死亡变性，最终出现帕金森病的临床症状。

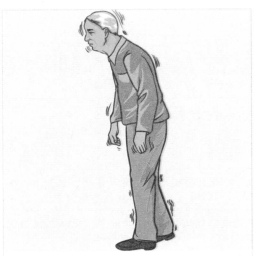

◎帕金森病是一种常见于中老年人的神经系统变性疾病，主要表现为患者动作缓慢，手脚或身体的其他部分震颤，身体僵硬等。

症状

震颤。震颤俗称颤抖，以每秒4～6次的节律出现。震颤多见于四肢，先从肢体的一侧上肢开始，随着病情的发展，逐渐扩展到同侧的下肢及对侧的上下肢，最后发展到下颌、口唇、舌及头部，甚至躯干。震颤多数是在静止时出现，肢体活动时减轻或暂时终止，情绪激动时震颤加重，睡眠时完全停止。

肌肉强直。由于肌肉的张力增强，当肢体被动运动时，肌肉的张力始终保持一致，无论肢体伸或屈到什么角度，都感到一种均匀的阻力，犹如在伸屈一根铅管时的感觉，所以称之为"铅管样强直"。如果患者在肌肉强直的同时还伴有震颤，伸屈肢体就会表现出在均匀的阻力上有断续的停顿，犹如齿轮在慢速转动一样，医学上称之为"齿轮样强直"。肌肉强直不仅表现在肢体上，全身各处的肌肉均可发生强直，严重时患者会出现腰部前弯成直角样状态。

运动障碍。震颤的早期，患者的上肢不能做精细的工作，主要表现为书写困难。患者写字歪斜不整，字写得越来越小，称之为"写字过小症"。患者的日常生活难以自理，坐下时难于起立，卧床后不能自行翻身，穿衣、洗脸、刷牙等动作都难以完成。

帕金森病是现代老年人的常见病和多发病，诊断比较容易，对早期患者也有疗效较为确切的治疗药物。

帕金森病的治疗与康复措施

药物治疗	抗胆碱能药物，如苯海索。有青光眼者禁用
	多巴胺替代疗法，如左旋多巴
	脑外多巴脱羧酶抑制剂，如苄丝肼和卡比多巴。美多巴和息宁是目前最常用的合剂，前者为左旋多巴与苄丝肼合剂，起效快，效果强，持续时间短；息宁为左旋多巴与卡比多巴合剂，效果较美多巴弱，但作用时间长
	多巴胺能受体激动剂，如溴隐亭、协良行、泰舒达
	单胺氧化酶抑制剂，如司来吉兰
功能锻炼	出院后一个月内不宜做剧烈运动。应循序渐进地增加运动强度。如散步、慢跑、太极拳。一个月后根据身体恢复的情况，可以适当地增加活动量
	对于症状严重、生活自理能力丧失或晚期帕金森病患者，关节主动或被动训练是每天不可缺少的。活动训练的重点是加强患者的伸展肌肉范围，牵引缩短的、僵直的肌肉
	帕金森病患者多有声音嘶哑、发音困难、讲话不清等症状，因此也应进行适当的发音练习，能提高音调、音量及说话的清晰度

续表

合理饮食	帕金森病多见于老年人，同时合并自主神经功能紊乱，消化功能多有减退、胃肠蠕动乏力、痉挛，容易出现便秘及皮肤油脂分泌过多等。多食富含纤维和易消化的食物，多吃新鲜蔬菜、水果，多饮水，多食含酪氨酸的食物如瓜子、杏仁、芝麻、脱脂牛奶等可促进脑内多巴胺的合成，适当控制脂肪的摄入量
	蛋白质饮食不可过量，盲目地给予过高蛋白质饮食可降低左旋多巴的疗效，因为蛋白质消化中产生的大量中性氨基酸，可与左旋多巴竞争入脑而影响其疗效。因此在膳食中适当给予蛋、奶、鱼、肉等食品，保证蛋白质的供应，每日需要量为0.8~1.2克/千克体重。如有发热、褥疮等情况应增加蛋白质的供给量
	对咀嚼、吞咽功能障碍者，进食时以坐位为宜，应选择易咀嚼、易吞咽、高营养、高纤维的食物。进餐前回想吞咽步骤。进餐时将口腔多余的唾液咽下，咀嚼时用舌头四处移动食物。一次进食要少，并缓慢进食，进餐后喝水，将残存食物咽下，防止吸入性肺炎
	对于伴有糖尿病的患者，应给予糖尿病饮食；伴有冠心病及高血压的患者，以高糖、高维生素，适量蛋白质饮食为宜，限制动物脂肪和食盐的摄入

老年痴呆症

老年痴呆症是老年人脑部功能失调的一种表现，是以智力衰退、行为及人格变化为特征的。典型临床症状包括记忆力、抽象思考、定向力障碍，同时伴有社会活动能力减退。老年痴呆症大致可分为3大类型：阿尔茨海默病、血管性痴呆症及其他类型的痴呆症。 根据医学统计：老年痴呆症多发生于65岁以上的老人，占4%~5%；85岁以上的约占10%。目前，日本约有100万人患有老年痴呆症，美国约600万人，中国约有500万人。

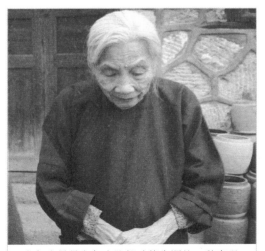

◎老年痴呆是老年人脑部功能失调的一种表现，主要表现为记忆力衰退、抽象思考及定向力障碍等。大致分为三大类型：阿尔茨海默病、血管性痴呆症及其他痴呆症。

老年痴呆症的十大危险信号

记忆力日渐衰退，影响日常起居活动。

处理熟悉的事情时出现困难。

对时间、地点及人物日渐感到混淆。

判断力日渐减退。

常把东西乱放在不适当的地方。

抽象思维开始出现问题。

情绪表现不稳及行为较前显得异常。

性格出现转变。

失去做事的主动性。

明了事物能力及语言表达方面出现困难。

病因

现代医学研究显示，在免疫、遗传、病毒物等方面均可与老年痴呆症的发病有关，某些老年痴呆症，可源于染色体异常。还有研究证明某些罕有的老年痴呆症与病毒感染有关。

防治

临床上常使用能增加乙酰胆碱这种神

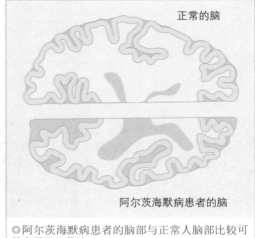

正常的脑

阿尔茨海默病患者的脑

◎阿尔茨海默病患者的脑部与正常人脑部比较可见有明显的萎缩。

经递质数量的药物来治疗，从而改善患者的智力、行为能力和控制情绪能力。

预防老年痴呆症的10大要诀

均衡饮食	避免摄取过多的盐分及动物性脂肪。一天食盐的摄取量应控制在6克以下，少吃动物性脂肪及糖，蛋白质、食物纤维、维生素、矿物质等都要均衡摄取
适度运动	维持腰部及脚的强壮。手的运动也很重要，常做一些复杂精巧的手工会促进脑的活力，做菜、写日记、吹奏乐器、画画等都有预防痴呆的效果
避免过度喝酒、抽烟，生活有规律	喝酒过度会导致肝功能障碍，引起脑功能异常。一天喝酒超过0.3升以上的人比起一般人容易得脑血管性痴呆。抽烟不仅会造成脑血管性痴呆，也是心肌梗死等危险疾病的重要原因
预防疾病	预防动脉硬化、高血压和肥胖等生活习惯病。早发现，早治疗
小心别跌倒	头部摔伤会导致痴呆
对事物常保持高度的兴趣及好奇心	老年人应该多做些感兴趣的事及参加公益活动、社会活动等来强化脑部神经，防止记忆力减退
要积极用脑，预防脑力衰退	即使在看电视连续剧时，随时说出自己的感想也可以达到活用脑力的目的。读书发表心得、下棋、写日记、写信等都是简单而有助于增强脑力的方法
关心他人	保持良好的人际关系，找到自己的生存价值
保持心态	保持年轻心态，适当打扮自己
避免消沉	避免过于消沉、消极、唉声叹气，要以乐观的心态生活

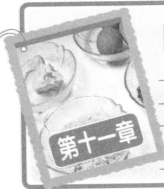

内分泌系统常见疾病的防治

第十一章

◎内分泌系统疾病是由内分泌细胞的功能失常引起的，内分泌细胞功能失常导致某一种激素分泌过多或缺乏，由此引起了相应的病理生理变化。内分泌失调对于儿童危害更大，身体不能进行正常的生长、发育和新陈代谢活动，必然危害到将来的生殖活动。

糖尿病

❶ 摸清糖尿病的 "底细"

糖尿病是一种常见的内分泌疾病，是由人体内胰岛素绝对或相对缺乏而引起的。因为胰岛素由人体胰脏中的胰腺分泌，胰岛素能使血中的葡萄糖顺利

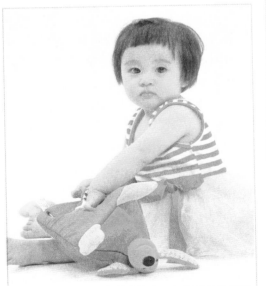

◎糖尿病受遗传因素影响较大，如果父母均有糖尿病，则他们的子女患糖尿病的概率高达1/4。

进入人的各器官组织的细胞中，为它们提供能量，因此正常人血糖浓度虽然随进餐有所波动，但在胰岛素的调节下，这种波动能保持在一定的范围内。而如果缺少胰岛素或是胰岛素不能正常工作时，就会使血中的葡萄糖无法进入细胞提供能量，因此血糖会升高并会引起糖尿病。随着糖尿病得病时间的延长，身体内的代谢紊乱如得不到很好的控制，进一步发展则会引起全身各种严重的急慢性并发症，直接危及人的生命。

糖尿病的类型

糖尿病主要分为两种：一种是 I 型糖尿病，即由于体内胰岛素绝对缺乏而引起的疾病，这种类型的糖尿病在青少年中比较常见；另外一种是 II 型糖尿病，它是由相对胰岛素缺乏以及胰岛素阻抗引起的，这一类型在中老年人群中比较常见，但现在也出现了年轻化的趋势。

糖尿病的分类

分类	包括的临床亚型
Ⅰ型	IA型 成人晚发自身免疫型糖尿病 IB型（转发性糖尿病）
Ⅱ型	N/A
妊娠型	N/A
其他类型	先天β细胞缺陷（如青春晚期糖尿病） 先天胰岛素功能缺陷 共他遗传性综合征 胰脏受损或胰脏有疾病 其他内分泌紊乱 药物或毒素影响

糖尿病的原因

和很多疾病一样，糖尿病既受制于先天的遗传基因，也与后天环境和个人习惯息息相关。

从先天来看，糖尿病的遗传因素占发病因素的50%，所以有糖尿病家族史的人得糖尿病的概率会比普通人大很多，尤其Ⅱ型糖尿病患者的子女更容易受家族遗传的影响。如果父母都是糖尿病患者，那么他们的子女得糖尿病的概率更是高达1/4。

大多数人的患病原因都与饮食习惯以及生活习惯有关。大部分的亚洲人拥有的是"节俭型"基因，从某种程度上说，粗茶淡饭的饮食更适合我们的体质，当我们的生活水平节节攀升，而"节俭型"基因却还来不及进化时，糖尿病自然成了一种十分常见的"富贵病"。一般来说，经常

摄入高脂肪、高蛋白的食物会比较容易得糖尿病，西式快餐以及一些高油脂的油炸食物等都是诱发糖尿病的"危险食品"。

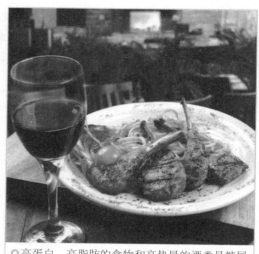

◎高蛋白、高脂肪的食物和高热量的酒类是糖尿病的主要诱因。

❷ 糖尿病的治疗和饮食原则

糖尿病治疗的目标是纠正高血糖和高血脂等代谢紊乱，促进糖、蛋白质和脂肪的正常代谢；缓解高血糖等代谢紊乱所引起的症状；防治酮症酸中毒等急性并发症和防治心血管、肾脏、眼睛及神经系统等慢性病变，延长患者寿命，降低死亡率。

糖尿病的治疗

糖尿病的治疗手段包括心理治疗、饮食治疗、药物治疗和运动治疗。

（1）心理治疗

心理治疗对糖尿病的控制非常重要。乐观稳定的情绪有利于维持病人内在环境的稳定，而焦虑的情绪会引起一些应激激素如肾上腺素、去甲肾上腺素、肾上腺皮

质激素及胰高血糖素的分泌，从而抵抗胰岛素，引起血糖升高，使病情加重。正确的精神状态和对疾病的态度应该是在医生的正确指导下，发挥主观能动性，学习防治糖尿病知识，通过尿糖和血糖的监测，摸索出影响病情的有利和不利因素，掌握自己病情的特点，有坚强的信心和毅力，认真治疗而不紧张，坚持不懈地进行合理的饮食、体力活动，劳逸结合，正确使用药物使体重、血糖、尿糖、血脂维持在合理水平。有感染、手术、重大精神负担时，要及时正确处理。必要的话，配合心理治疗，以达到有效控制和防治糖尿病的目的。

（2）饮食治疗

饮食中糖、脂肪、蛋白质三大营养素的比例，要合理安排和调整。既要达到治疗疾病的目的，又要满足人体的生理需要。糖尿病病人饮食中碳水化合物应占总热量的55%～60%，蛋白质摄入量不应超

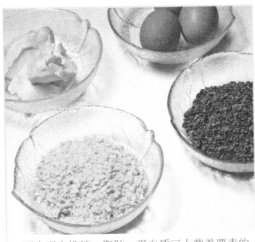

◎要合理安排糖、脂肪、蛋白质三大营养要素的比例，糖尿病患者的饮食中碳水化合物应占总热量的一半以上。

过每日总热量的15%。以每日每千克体重0.8～1.2克为宜。发育期的青少年及孕妇、乳母或特殊职业者及有其他并发症的病人可酌加至1.5克左右；每日脂肪摄入总量不能超过总热量的30%，以每日每千克体重0.6～1克为好；肥胖病人，尤其是有血脂过高或有动脉硬化者，脂肪摄入量应视具体情况进行调整。

当然，饮食控制热量的方法并不是要求糖尿病患者每天一定要机械地去计算，而应在掌握这一计算方法后，每隔一段时间或体重有较大幅度改变时计算一下，制订出下一阶段的饮食方案，少食甜食、油腻的食品，饮食选择应当是既有原则但又要力求多样。

（3）运动治疗

运动疗法是依据患者的功能情况和疾病特点，利用体育锻炼来防治疾病、增强机体抵抗力，帮助患者战胜疾病、恢复健康的有效方法。在糖尿病的治疗中，运动疗法是一个重要的组成部分，尤其对于老年患者、肥胖患者更为重要。有些轻型糖尿病患者只要坚持体育锻炼并结合用饮食控制即能康复。游泳、慢跑、散步都是治疗糖尿病的首选运动方式。

（4）药物治疗

对于那些病情较重的患者，光靠运动、饮食可能无法控制病情。这时就需要配合药物治疗。应根据医生开具的药方按时服药。

糖尿病的饮食原则

绝对禁止吸烟，吸烟可加速糖尿病心脑血管并发症的发生。

禁饮一切酒类，因酒精为"反营养素"，不利于血脂和血糖的控制，还会引起脂肪肝，长期大量饮酒可引起酒精低血糖和酮症酸中毒，故患者应杜绝酒类。

禁食各种糖及含糖的食品饮料。

禁止食用激素及含激素的食品、药品。

各种肥肉、动物内脏不宜吃，特别是肥猪肉。

各种油炸、油煎食品不宜吃，病症轻者要有选择地吃，一次少吃些。

水果中富含糖类，而且能迅速被机体吸收，易引起高血糖。重病患者不宜多吃，病情稳定者可以适量地吃一些。水果最好在餐前1小时吃，并选择含糖量低（含糖量在14%以下）的水果吃。

每天主食要适量，必须是含有丰富膳

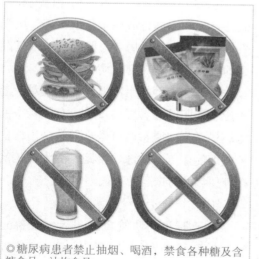

◎糖尿病患者禁止抽烟、喝酒，禁食各种糖及含糖食品、油炸食品。

食纤维的高纤维主食，而不是市场上的低纤维高碳水化合物主食。因为一般来说高纤维主食为低热量复合主食，而高碳水化合物主食为高糖、高热量主食。

每天必须吃500～600克蔬菜，可根据个人饮食习惯选用以下蔬菜：冬瓜、苦瓜、黄瓜、南瓜、番茄、西葫芦、莴笋、水芹菜、生菜、豆角、紫菜、蘑菇、芹菜、茭白、菠菜、大白菜、小白菜、油菜、甜椒、木耳、海带、花椰菜、卷心菜等含糖量低。

每天必须进食100克豆制品或豆腐。

每天可食用100克各种肉食，最好吃瘦肉，不要购买市场上的熟肉，而且必须自己在家里烧炖。

每天喝300～500克纯牛奶，最好在下午和晚上睡觉前喝。

每天可吃1个鸡蛋，胆固醇高者不要吃蛋黄。

饮食要清淡，每天食盐不要超过6克，要养成"口轻"的习惯。

炒菜时烹调油（必须是植物油）不要放太多，每天不超过18克。

如有条件，每天可以吃1～2个核桃。

每天的主食要米、面混合食用：一顿米饭两顿面食，或两顿米饭一顿面食。米面混吃可达到营养互补、均衡，更有利于健康。

忌食辛辣刺激性食物如胡椒等。

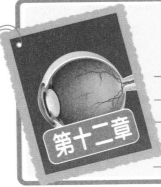

感受器常见疾病的防治

第十二章

◎当人体的感受器受损时引发的疾病我们称之为感受器疾病。感受器是人体接受内、外环境刺激，并将之转换成神经过程的结构。虽然大多数感受器疾病并不危害到生命安全，比如湿疹和牛皮癣等，但对此我们也不能掉以轻心，应及早治愈为好。

皮肤常见疾病

① 恼人的"痘痘"

恼人的"痘痘"会使许多青春期少女蒙受阴影。难道说婴儿般的肌肤真的一去不返了吗？其实玄机就在于你对皮肤的了解，只要挖出这个玄机，就不难对这些斑斑点点说"拜拜"了。青春痘又称"面疱"，在医学上称为"痤疮"，痤疮杆菌的感染是痤疮发病的诱因。当

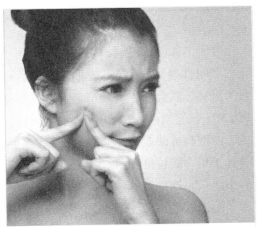

◎痘痘是常见的面部痤疮，是由痤疮杆菌的感染诱发的皮肤病。

皮脂腺分泌的皮脂过多，毛孔随角质层增厚而变得狭窄时，皮脂无法顺畅排出，在毛孔阻塞的情况下，皮脂毛孔处繁殖的细菌会导致毛囊发炎红肿，形成"青春痘"。还有其他间接原因如激素分泌不平衡、月经、睡眠不足、紧张、压力、偏食、刺激性食物以及便秘等也会让"痘痘"反复发作。所以在治疗上应该找出诱发青春痘的原因，对症下药。

"痘痘"的诱发因素

太阳。经常被阳光直射不仅会使皮肤受到紫外线的伤害，也会令汗腺及皮脂腺的分泌活跃，阻塞毛孔，加速发炎。所以一定要做好防晒工作。

碘质。含碘量重的食物(如紫菜)，在痤疮爆发期应尽量少吃。

游泳。泳池中的消毒剂及细菌都会刺激皮肤，生痤疮时应避免游泳。

饮酒。酒会令血液转为弱酸性，间接造成痤疮问题，饮酒会加速血液循环，引

发痤疮。

按摩。面部按摩当然能促进血液循环，但脸上有发炎的"痘痘"时就会因按摩恶化甚至感染更多的细菌，所以满脸包包的时候就不要做美容按摩了。

头发。头发容易沾满污秽和油脂，遮住面部便会令面部油上加油，从而易发痤疮。

桑拿。桑拿和美容院的蒸汽都有助血液循环，但在满脸"痘痘"的时候还是不要蒸的好，会激化"痘痘"全方位爆发。

其实我们都知道"痘"是个长期而艰巨的任务，除了要清除容易诱发"痘痘"的因素，不给"痘痘"可乘之机外，还要分析自己的具体情况，看看你是哪种"痘痘"，这样才能对症下药，把它们彻底消灭掉！

"痘痘"留下的痕迹

红色斑痕	"痘痘"发炎后，血管会扩张，但是消下去后血管并不会马上缩下去，而是形成了一个一个平平红红的暂时性红斑。一般来说，这样的红斑半年左右会自动消失
色素沉淀	发炎后的色素沉淀会使长过红"痘痘"的地方留下黑黑脏脏的颜色，但这些颜色会慢慢自行消失
凹洞	当"痘痘"发炎太强伤及真皮的胶原蛋白太多时，就有可能因为真皮的塌陷而留下凹洞。凹洞一旦生成就不会自动消失，必须靠激光磨皮才有救
蟹足肿	某些体质特殊的"痘痘"族，真皮层的成纤维细胞太过活跃，结果真皮因发炎受伤后不但不凹下去，反而是凸起来变成肥厚的蟹足肿，这种"痘痘"也是难愈的"顽固分子"

祛痘秘诀

想要祛痘，最重要的就是做好基础的清洁保养工作。"洗脸"是基础保养的根本，选择温和与具有调理功效的洗脸产品，绝对有事半功倍的预防"痘痘"作用。

洗脸也要讲究一定的学问。每天做好早晚洗两次脸，不要过度或不够彻底，且选择有保湿作用的洁面产品，才能有效改善"痘痘"。

在清洁面部的时候注意要将脸上的死角"一网打尽"。毛孔被油脂或污垢、残妆所阻塞，就会产生"痘痘"，所以不彻底的清洁无法有效地预防"痘痘"形成。正确的洗脸方法是以指腹轻轻按摩，但不要过于用力而拉扯到肌肤；留意洗净脸上的小死角，例如发际、额头与鼻翼两侧；适当的水温也是清洗的重点，因为水温过热会造成肌肤干燥，过冷容易残留污垢，形成"痘痘"。

❷ 疱疹

疱疹极为流行，它是所有感染中最普通但却最难制服的一种。疱疹滤过性病毒有几种，最流行的是单纯疱疹Ⅰ型和单纯疱疹Ⅱ型。

单纯疱疹Ⅰ型的特质是在嘴上或者周围长有发热的水疱，就是我们常说的唇疱疹。单纯疱疹Ⅱ型造成生殖器部位长水疱。任何一型的疱疹都很疼，而且在发作以前可能已经潜伏体内好几年而不被注意到。

唇疱疹通常发生于发热、感染、感冒或日晒风吹后、压力情况下以及月经期间，或当免疫系统受抑制时。这种病有高度的传染性，潜伏期3~10天，出现唇疱疹后，可能维持3周之久。如果你有过敏倾向，很可能是你的免疫系统虚弱，因此也可能易患唇疱疹。

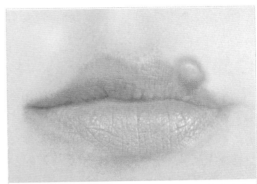

◎疱疹是极为流行的皮肤病，疱疹滤过性病毒主要有单纯疱疹Ⅰ型和单纯疱疹Ⅱ型，Ⅰ型就是我们常说的唇疱疹，Ⅱ型造成生殖器部位长水疱。

唇疱疹患者的保健建议

保持患部干爽	假使唇疱疹不是太严重，不妨就别理会它。但要确保唇疱疹干爽，如果出现脓肿，应看医生，以确定细菌感染的程度
换牙刷	单纯疱疹病毒能寄居于牙刷好一阵子，使你在复原后再度感染。当你发现你又开始有病毒感染时，应将牙刷丢掉。如果你仍长出唇疱疹，应在疱疹形成后丢掉牙刷，如此可防止产生多重疱疹。一旦此疱疹完全复原后，再换一把牙刷
保持牙刷干燥	潮湿的牙刷加上潮湿的浴室，正好符合单纯疱疹所期盼的舒适环境，这些水分有助于延长牙刷里病毒的寿命。因此，建议将牙刷存放在干燥的地方
使用小管牙膏	牙膏本身不会传播疾病，但如果你将接触口腔的牙刷压在牙膏的开口处，就会因为接触而传播疾病。使用小管牙膏，可让你经常换牙膏
用凡士林保护	你可在唇疱疹上涂些凡士林来加以保护。为避免让接触到唇疱疹的手指再度蘸入凡士林中，可以用棉花棒涂抹。冰敷也能减轻发炎状况
涂抹锌溶液	研究显示，葡萄糖酸锌溶液涂抹患处有利于加速复原，你可以每隔半小时抹一次，相信会有所帮助
注意饮食	避免一些食物。比如，精氨酸是单纯疱疹病毒必需的氨基酸，因此应避免精氨酸丰富的巧克力、可乐、豌豆、谷类、花生、腰果、啤酒等。可以多吃生菜及酸性食品。如果常患唇疱疹，应检查是否是甲状腺功能出现了问题

续表

放松心情	紧张的情绪会引起单纯疱疹病毒复发。高度的压力未必是此病的祸首，主要是你如何看待它，如何处理它。拥有彼此关怀及照应的人际关系是避免陷于高度压力的最佳方法。另外，学习控制自己也很重要，当症状出现后，你可以借由某些放松心情的运动来减轻压力。比如，听音乐、散步、游泳等
运动	运动确实有助于强化免疫系统。免疫系统愈强，愈能抵抗病毒入侵。运动也是放松心情的极佳方法

❸ 湿疹

湿疹是一种具有多形性皮疹及渗出倾向、伴剧烈瘙痒、易反复发作的皮肤炎症，可多年不愈。患者的过敏体质是发生湿疹的重要因素，与遗传有关，可随年龄、环境改变，神经因素如忧虑、紧张、情绪激动、失眠、劳累等也可能诱发或使病情加重。此外，内分泌、代谢及胃肠功能障碍、感染病灶等与发病也有关系。而外因如日光、湿热、干燥、搔抓、摩擦、化妆品、肥皂、皮毛、燃料、人造纤维等均可诱发湿疹。某些食物如鱼虾、蛋等也可使湿疹加重。

湿疹的种类

湿疹分为急性和慢性两种，可发生在身体任何部位，但好发于面部、头部、耳周、小腿、腋窝、肘窝、阴囊、外阴及肛门周围等部位。

慢性湿疹以四肢多见，表现为皮肤增厚粗糙，呈苔藓样变、脱屑、色素沉着并自觉剧痒。常可急性发作，病程可达数月至数年。

急性湿疹有多种形式，表现为红斑、丘疹、水疱、糜烂、渗液和结痂等，使人感觉剧痒难忍，抓破后可引起感染。病程2～3周，但容易转为慢性，且反复发作。

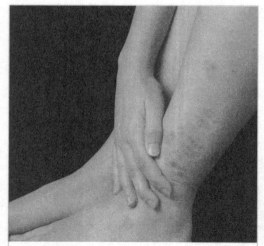

◎湿疹是一种会反复发作的皮肤炎症，多数与遗传有关，主要表现为红斑、丘疹、水疱等。

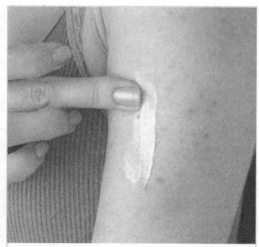

◎急性湿疹可搽炉甘石洗剂或振荡洗剂，慢性湿疹可用质量浓度30～40克/升糠馏油软膏外搽。

急性湿疹红肿明显或渗液较多时，可用质量浓度30～40克/升硼酸溶液或质量浓度50克/升醋酸铝溶液湿敷。红斑、丘疹或水疱，可搽炉甘石洗剂或振荡洗剂。慢性湿疹可用质量浓度30～40克/升糠馏油软膏外搽。无渗液时，可用地塞米松霜或氟轻松软膏外搽。内服范围较小，内服药有苯海拉明、异丙嗪、赛庚啶等。中药治疗湿疹也有一定的效果。

湿疹的预防

为了预防湿疹的发生，你应了解自己可能的发病原因和发病规律，注意自我保健，保持身心健康，养成良好的生活习惯，加强锻炼。对身体微小的不适及病变要积极治疗。

饮食起居方面应注意避免食用高致敏性与刺激性的辛辣食物，宜穿着宽松纯棉的内衣内裤；避免各种刺激，如热水洗烫；避免接触一切可疑致病因素，如化妆品等。应按医嘱坚持治疗。

一般的治疗是尽量找出病因，去除致病因素，全面体检，治疗全身性疾病。

❹ 牛皮癣

银屑病俗称为"牛皮癣"，是一种可以泛发于全身的顽固性皮肤病，也是困扰全球皮肤科学界的一大难题，该病至今仍无法根治。

牛皮癣以皮肤出现边界清楚的红斑、丘疹，表面覆有多层干燥的银白色鳞屑为特点。好发于头皮、四肢、躯干；四季均可以发病，但多数患者冬重夏轻；任何年龄均可发病，但以青年人、壮年人发病率最高。在西方古时，牛皮癣患者往往被放逐到麻风病区。2000年来，牛皮癣一直困扰着上千万的患者和医生。

牛皮癣的诊断主要以其临床体征为依据。皮损以边界清楚的红斑、丘疹为特

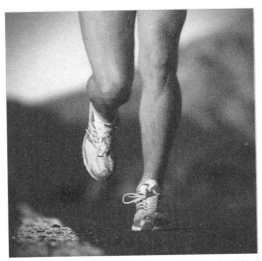
◎为预防湿疹，应养成良好的生活习惯、加强锻炼并避免食用高致敏性与刺激性的食物。

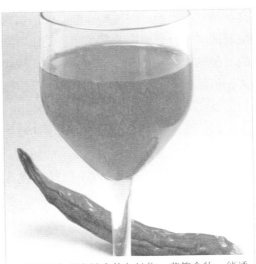
◎饮酒后食用辛辣食物如辣椒、葱等食物，能诱发牛皮癣或使病情加重、复发。

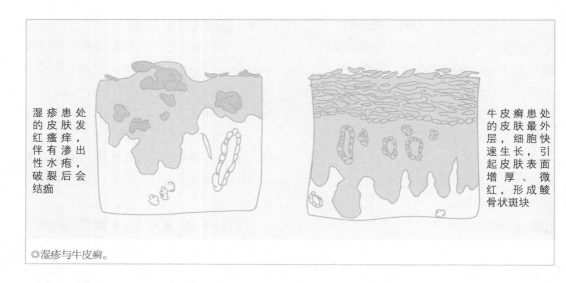

◎湿疹与牛皮癣。

征，表面覆盖有多层干燥银白色鳞屑；刮除鳞屑后有点状出血。发生在头皮则毛发呈束状。有少数患者，在红斑上有大小不等的脓疱，也有因治疗不当使红斑融成片，以致全身皮肤潮红、水肿并大量脱屑，或有不同程度的瘙痒或有关节疼痛、发热等。

很多牛皮癣患者存在高胆固醇血症和高甘油三酯血症，与高脂血症有关的高血压及闭塞性血管疾病的发生率也是比较高的。虽然这当中的因果关系现在还无法说清，但患者少吃高脂、高糖饮食还是应该的。饮酒以后或食用辛辣食物如辣椒、葱、蒜、韭菜以及鱼虾等海产品中的动物类食品，都能诱发牛皮癣或使病情加重、复发。尤其烈性酒，饮后不仅能诱发疾病，还可加剧病理过程，在进行期间，甚至有使寻常性牛皮癣转变为严重的红皮病型、脓疱型牛皮癣的可能。

牛皮癣的日常保养须知

牛皮癣虽然暂时还是一种无法根治的疾病，但是通过生活调理、饮食调理，再配合医生正确治疗等各种手段的综合应用，患者积极配合治疗，还是能够得到良好控制的。近年来，"阶梯选择法"越来越被接受，也就是提倡从最简单的生活调理和皮肤护理做起，逐步寻找适宜每个患者的控制手段。

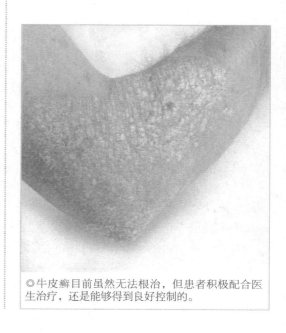

◎牛皮癣目前虽然无法根治，但患者积极配合医生治疗，还是能够得到良好控制的。

牛皮癣的主要防治措施

多做安全运动，提高免疫力	患牛皮癣后，首先是要保证自己的身体情况良好。你的身体情况越好，免疫力越强，牛皮癣就越会向好的方向发展，否则会越来越重。应进行一些安全运动，即不容易摔碰的运动，像滑冰之类的易受伤的运动最好不做。因为这些运动难免会使皮肤某处受伤，而皮肤的损伤正好又为牛皮癣的蔓延提供了机会
积极控制感染	即便是简单的咽炎，也要积极控制，因为它也能导致免疫力低下而诱发牛皮癣
控制精神压力	精神压力过大是引发牛皮癣的导火线，因此，解除精神压力是很重要的事情。这就要求我们对疾病本身不要过分耿耿于怀，保持心情开朗，该做什么还继续做什么。一旦有精神紧张出现，可以通过找朋友谈心、看书、听音乐、练书法等方法来调节
多晒太阳	多晒太阳能产生维生素D，而维生素D对治疗牛皮癣作用很大。可是牛皮癣患者，往往不愿人们看到患处，而是把患处包裹起来，从而错失了这一良好的治疗方法
保持皮肤湿润	牛皮癣最多见的是干燥鳞屑，保持皮肤湿润可以减少鳞屑和发痒，可以经常湿敷、洗浴、局部涂抹油质霜。洗浴占有不可替代的地位。对于牛皮癣患者来说，洗浴可以软化皮肤，去除厚积鳞屑，改善局部血液循环，促进新陈代谢，缓解血瘀症候，还可以清洁皮肤，从多方位来发挥治疗作用

五官常见疾病

① 白内障

人的眼睛里，有一块"凸透镜"——晶状体。它明澈如水，晶莹发亮，柔软而富有弹性，容易变换表面的弯曲度，故能曲折进入眼内的光线，使眼底上的物像清晰。晶状体的主要成分是蛋白质，蛋白质受到外界的影响很容易变性，如蛋清遇热就凝固发白。晶状体变性，主要是由透明变为混浊，这样就会发生"白内障"。

白内障是一种常见的眼病，目前无论是发达国家还是发展中国家，白内障都是引起失明的主要眼病。

白内障的主要表现就是视力逐渐下降，视力下降和晶体混浊的程度有关。起初稍有视物模糊，逐渐加重，最后就只能

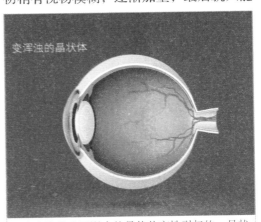

变浑浊的晶状体

◎白内障是由于眼内的晶状体变性引起的，晶状体由透明变浑浊，这样就会引发白内障。

分辨光亮而看不清东西了。

一般白内障的症状是视力逐渐下降，最后失明，整个过程中没有眼疼等症状。如果患者突然感觉视力明显下降而没有疼痛，应考虑可能是眼底有了病变，比如眼底出血、视神经乳头病变或视网膜脱落等，必须马上去看眼科医生，不要误认为是白内障所致。在老年性皮质性白内障发展过程中，有一段过程医学上叫膨胀期，在此时期，晶体内有较多的水分积聚，使其急剧肿胀，体积增大，前房变浅，病人

此时可以感到视力下降速度加快，个别病人可以由于晶状体膨胀、前房变浅等原因引起眼压高而引发青光眼，病人可感到眼红、眼痛，伴头痛、恶心、呕吐等全身症状，视力急剧下降甚至失去光感，这种青光眼如果治疗不及时，将造成永久性失明，即使再行白内障手术也无法挽救视力。

白内障的种类

引起白内障的原因很多，根据不同的病因可分为以下几种类型。

白内障的分类及防治

先天性白内障	病因	先天性白内障主要为遗传和母体妊娠期因素，常见患者为妊娠期母体营养或代谢障碍、病毒性感染、药物中毒等。例如，母体在2个月内感染风疹者，子女中风疹性白内障的发病率可达10%，3个月感染者可达50%
	防治	母亲在怀孕期间，特别是在前3个月内胚胎形成阶段，应尽量避免发生感冒、发热、风疹、荨麻疹等病，不要随便使用药，以免对胎儿造成影响。禁止近亲结婚能有效地预防遗传性先天性白内障的发生
老年性白内障	病因	老年性白内障发病率很高。据统计50～60岁的发病率为60%～70%，70岁以上者可达80%。通常为双眼先后发病，多由生理性老化、晶状体营养和代谢障碍、遗传因素及生活环境自然条件的影响所致。另外，维生素C缺乏、晶状体pH值的改变以及一些有毒物质渗入晶状体都可引起晶状体蛋白质变性混浊
	防治	针对上述因素，应采取预防措施，如注意生活上的调养，少吃油炸煎炒等动风、助火、伤阴的食物，多吃蔬菜水果及富含维生素C、维生素E的食物
并发性白内障	病因	并发性白内障由全身性疾病或眼病并发而来。内分泌功能紊乱所致的全身性疾病最易并发白内障，常见的糖尿病、甲状腺功能减退就是最典型的例子。晶状体周围组织发生炎症或其他病理反应，其代谢产物可影响正常的晶状体的代谢，使晶状体囊膜下发生混浊。引起并发性白内障的原发病，常见的有角膜炎、葡萄膜炎、青光眼、高度近视、视网膜脉络膜炎、视网膜血管病变、视网膜色素变性、视网膜脱落等
	防治	预防并发性白内障，主要是在于预防全身性疾病及与白内障有关的眼病，患病后应及早明确诊断，进行及时有效的治疗。如糖尿病患者应认真控制饮食，尽可能把血糖控制在正常范围以内；患慢性葡萄膜炎的病人应积极查找病因，彻底控制炎症，并坚持治疗，预防复发，避免对晶状体代谢的不良影响

续表

创伤性白内障	病因	创伤性白内障多由眼部受到创伤所致。如眼球穿透伤，使晶状体囊膜破裂，房水渗入晶状体，使其皮质蛋白质发生混浊。眼部钝挫伤，通过房水的传导，外力作用于晶状体，引起囊膜破裂变性，或晶状体纤维的裂断引起混浊。电击性白内障、辐射性白内障、某些中毒性白内障也可列为创伤性白内障的内容
	防治	预防要从儿童做起，应教育儿童不要持锐器打闹，不玩易使眼睛致伤的玩具，不要燃放烟花爆竹，避免眼睛发生创伤。一旦发生眼创伤，应及时带到医院就诊。成年人在工作和生活中应随时注意保护眼睛，机械工人、冶炼工人要注意安全操作，佩戴防护眼镜，避免眼睛发生各种机械性损伤和放射性损伤。长期接触或从事微波工作的技术人员，应戴防微波眼镜

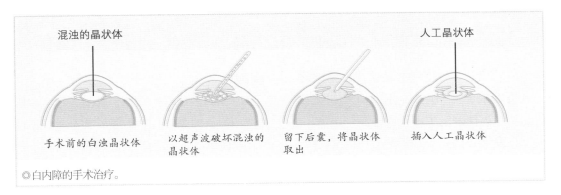

混浊的晶状体　　　　　　　　　　　　　　　　人工晶状体

手术前的白浊晶状体　　以超声波破坏混浊的　　留下后囊，将晶状体　　插入人工晶状体
　　　　　　　　　　　晶状体　　　　　　　　取出

◎白内障的手术治疗。

白内障的治疗方法

非手术治疗：在白内障初发期可滴卡他灵等眼药水，以控制发展。

手术治疗：白内障视力在0.3以下，只要眼底情况好，全身病症状不明显，都可行手术治疗。目前多采用两种手术方式：一种是晶状体囊外摘除术，术后佩戴一副眼镜；另一种是目前最先进的手术方式，即晶状体囊外摘除术+人工晶状体植入术。术后马上就可以恢复以前的正常视力。

❷ 突发性耳聋

突发性耳聋是指在没有前兆的情况下，突然发生原因不明的重度听力障碍。

在听力障碍人群中，突发性耳聋相当普遍，一般多发生于单侧耳，相当一部分病人能准确指出突发的时间。很多病例都发生于睡醒时，或在打电话时突然失去了听觉，发作时常伴有耳鸣眩晕等症状，但有些人除听力受损外别无不适之处。有的耳聋发生在擤鼻涕、噪音、飞行、过度疲劳、用力提重物的时候；有的则与其他疾病有关，例如，在感染、感冒、腮腺炎、出水痘或患带状疱疹之后突然发生虽然突发性耳聋的原因不明，但其根本原因不外乎内耳血管痉挛、栓塞，耳膜破裂或病毒感染。发生突发性耳聋后应立即就医，大约有1/3患者听力能部分恢复。

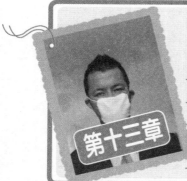

一些癌症的防治

◎癌症是一大类恶性肿瘤的统称。癌细胞在人体内无限增生，使患者体内的营养物质被大量消耗，导致患者消瘦、无力、贫血、食欲不振，同时释放出多种毒素，使人体内发生严重的脏器受损，破坏组织器官的结构和功能，最终使患者因器官功能衰竭而死亡。

第十三章

口腔癌

口腔癌是世界上10种最常见的癌症之一，可发生于舌、颊、颌骨、牙周组织任何部位。男性的发生率较女性高1~5倍。

在发展中国家，口腔癌是一大问题。口腔癌的发生率与年龄的增长有关。40岁后发生率急剧上升。随着世界老龄人口的增加，将有更多的老年人处于发生口腔癌的高度危险之中。其危险随年龄增长急剧上升，30岁男性的发病率为十万分之七，60岁时升至十万分之八。

病因

人的口腔部位为什么易发生癌变呢？许多国家通过研究证实，口腔上皮中的鳞状上皮结构对人乳头瘤病毒（HPV）存在易感性。口腔癌的病因至今不明确，吸烟和饮酒是导致口腔癌的最主要的危险因素。患口腔癌的风险随着每天吸烟的支数和吸烟的年数增加而增加。口腔癌发生率的增加与酒的消耗量呈正比。

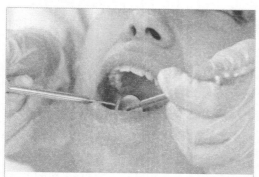

◎口腔癌是世界上最常见的癌症之一，可发生于舌、颊、颌骨和牙周组织任何部位。

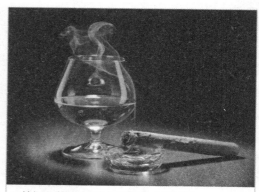

◎抽烟和喝酒是导致口腔癌的主要因素。

预防口腔癌的方法

平时注意口腔卫生	不吃过烫和刺激性饮食，戒烟，不过量饮酒，去除咬颊、咬唇等不良习惯，保持一个健康的口腔环境
去除刺激因素	口腔癌的发病，刺激因素占70%以上，由于残根、残冠、移位牙、锐利牙尖、假牙长期慢性刺激，在口腔内形成撞伤性溃疡，如果不及时治疗，溃疡癌变形成口腔癌。去除不良刺激是预防口腔癌的重要措施。口腔溃疡2周不痊愈者，应提高警惕，需要到专科医院进行诊治
及时处理癌前病变	口腔内的一些病变虽然不是癌，但长期受到各种刺激，就有发生癌变的可能，所以称为癌前病变。最常见的口腔癌前病变有白斑、红斑、扁平苔藓、乳头状瘤、黑斑、黑色素痣、疣、慢性溃疡、皲裂、瘘管及黏膜增生、角化不良等。白斑的癌变率为35%，红斑癌变率高达60%，应特别警惕。对癌前病变首先应保守治疗，如发生溃疡、增生时可考虑手术治疗
加强自我保健，提高防癌意识	口腔肿瘤早期常发生肿块、溃疡，无自觉症状或有轻微不适，但常与正常组织不同，平时进行自我口腔检查，不难发现，如发现异常应到专科医院及时检查治疗。口腔癌早期治疗，5年生存率可达90%以上，晚期效果较差
加强锻炼、增强体质	提高自身免疫能力，对预防癌症的发生也有重要意义

鼻咽癌

鼻咽癌是原发于鼻咽部的恶性肿瘤。在我国常见，发病率以广东省最高，有"广东癌"之称。男女患者之比例约为3：1。各个年龄段都可发病，而大多数在40～60岁。鼻咽癌的特点是发病部位隐蔽，原发源很小，局部症状不明显，却已发生淋巴结转移，患者常以颈淋巴结肿大为首发症状而就医。

早期鼻咽癌的表现

鼻出血	除少数偶有鼻涕带血外，基本上没有自觉症状，特别是早晨擤鼻涕带血时更要提高警惕
顽固性中耳炎	表现为一侧耳道溢液、耳鸣、听力减退、鼓室积液。此类患者要定期检查鼻咽部，以期早期发现
头痛	表现为单侧性顽固性头痛并伴有复视及面神经麻痹，药物难以解除痛苦，常由肿瘤侵及颅内或转移性淋巴压迫颅神经所致
颈部淋巴结肿大	据统计，在鼻咽癌的早期症状中，颈部淋巴结肿大的出现率为70%～90%，其中38.5%为最初症状。其具体部位在颈侧上方的乳突肌下方出现无痛性的质硬、位置固定的肿块，增长较迅速

凡有上述症状，持续2周以上者为高度可疑患者，应立即去医院做有关检查，以期早期诊断。

鼻咽癌的早期症状多种多样，常与五官科其他疾病混淆，以致造成诊断和治疗中的错误，患者和医生对此都应予以注意。

耳内如果有闷塞感，也是鼻咽癌最常见的首发症状之一。特别是有单侧耳闷塞者更应引起警觉。

耳闷塞感是常见的临床症状，多因中耳炎、耳内耵聍栓塞、鼻炎、鼻咽炎等疾病所引起。鼻咽癌也可有耳闷塞症状，但一般不为患者所重视。这是因为鼻咽癌的恶性程度高，淋巴转移早，发生位置隐匿，局部症状如鼻涕带血、鼻塞等出现较晚，其中有半数以上的病例在早期时仅表现为鼻外征候，而耳闷塞感不容易被发现。所以，鼻咽癌的早期漏诊、误诊率较高。

在鼻咽癌高发区，40～60岁的中老年人特别是男性中老年人，一旦出现耳、颈、头部以及鼻腔感觉异常并长久不愈者，就应到肿瘤科就诊，或到耳鼻喉科作鼻咽癌的早期检查。

治疗

以放射治疗为主。

辅以药物治疗，如全身药物治疗或动脉插管注药。

对于放射治疗后原转移颈部之淋巴结仍有残留，可行手术切除。

用药原则：在放射治疗的同时或放射治疗后常辅以药物治疗。

预防

尽可能避免接受污染较重的外界空气环境。因为鼻咽部是外界空气进入肺部的必经之路，有害的气体进入肺部之前首先侵害鼻咽部。

戒掉烟、酒。

注意饮食的结构，不要偏食，要多吃蔬菜、水果等含有大量维生素的食物。少吃或不吃咸鱼、腌肉等。

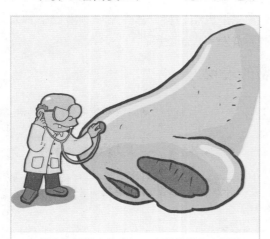

◎鼻咽癌的早期症状常与五官科其他疾病混淆，医生和患者都应该提高警惕。

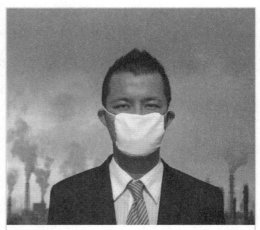

◎避免接触污染较重的空气、戒烟戒酒、注意饮食结构的调整是预防鼻咽癌的基本。

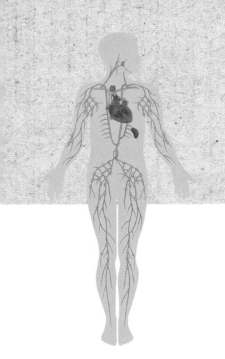

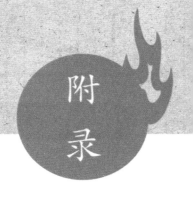

附录

如何呵护身体

●身体是生命的载体，而生命又在于运动！明白人体的活动规律，养成良好的生活习惯，同时坚持锻炼身体，并保持良好的心态，这是现代人健康生活的基本守则。我们在本章中将现代保健理念与古老的养生传统结合起来，让您明白如何在日常生活中、在不知不觉间，完成对自己身体的呵护，从而达到强身健体的目的。

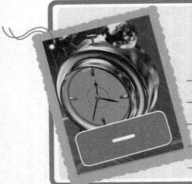

十二时辰养生法则

◎我国古时将一天划分为十二个时辰，古人认为，时辰和日常生活习惯、生产活动有紧密联系，所以不但将时辰和十二生肖对应起来，还将时辰和五行学说对应起来，用来指导人们的日常活动，时辰养生法是其中颇为重要的篇章，因为这和人体健康息息相关。

生物钟

人的生命活动都遵循着一定的周期性或节律而展开。例如，人的情绪、体力、智力，都有一定的时间规律，人体的许多生理指标，如脑电图、体温、血压、呼吸、脉搏，以及激素的分泌量等，都是按照季节、昼夜的规律而有节奏地变化着，这就是人体内的"生物钟"现象。

生物钟控制着人体的一切生理功能，使人体所有的生命活动都按一定的规律而发生周期性的改变，所以起居作息也必须符合生物钟的运转规律。若起居作息毫无规律，就会降低人体对外界环境的适应能力，导致疾病的发生和引起早衰。所以，人类应该及早认识到生物钟、掌握生物钟、顺应生物钟。

近几年，国际上对时间生物学研究十分重视，提出了时间病理学、时间药理学和时间治疗学等概念。昼夜节律是正常生理功能的一个重要组成部分，可以说健康人体的每一生理功能均

表现出高度精密和稳定的昼夜节律。例如，在健康生理状态下，体温、心率

和血压下午最高，而听觉和痛觉傍晚最敏感。某些激素如可的松和睾酮在早晨起床时最高，而胃泌素、胰岛素和肾素水平下午和傍晚最高，褪黑素、催乳素在睡眠时达到高峰。生长素的高峰也在熟睡时，因此，充足的睡眠是儿童生长的重要保障。生物钟失灵了，人体就会有病；而人体一旦有病，生物钟也会失灵。

谁违背了作息规律谁就要受到惩罚

天道自然是有规律的，人身是自然的造化，当然是符合自然界规律的，关键在

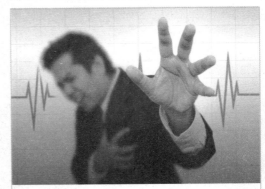

◎无视身体的生物钟，违背了作息规律，迟早会受到惩罚。

于人自己按不按照规律去做，是不是在任意地挥霍自己的身体和健康，吃、喝、拉、撒、睡、玩……人体的各项生命活动都是有规律的，到什么时候就做什么事，只有按照身体本身的规律去做，才能更好地养护身体。

孙思邈是我国著名的医药学家，终年102岁，他长寿的秘诀之一就是作息规律。孙思邈将作息时间具体规定为"虽云早起，莫在鸡鸣前；虽言晚起，莫在日出后。"规律的作息是健康的保证，如果你无视身体的生物钟，而恣意违背作息规律的话，早晚有一天会受到惩罚。罗健就是一个例子：

刚过35岁的罗健是一家外企的高级经理，平时工作非常忙，经常在世界各地飞来飞去，一日三餐都很难保证，更别说充足的睡眠了，加班成了家常便饭，有时他还会通宵开会讨论项目。有一天，在工作时他突发心肌梗死，虽然经医生抢救保住了性命，但他的心脏薄得像牛皮纸一样，随时都有生命危险。

有一天他向医生抱怨说："为什么上帝对我这么不公平。我才35岁，人家七八十岁的都没得病，我为什么这么倒霉呀？"医生说了："据我所知，上帝是最公平的，我讲的上帝是指自然规律，你违背了作息规律，规律是铁，谁碰谁流血。"

可见，作息规律是不可违背的，谁不遵守谁就会受到惩罚。要保证身体健康就要在作息习惯方面，建立一套科学、合理的作息制度，这是因为有规律的作息制度，可以在人体中枢神经系统形成一种良性刺激，建立各种各样有节律的条件反射，使各组织器官的生理活动能不知疲倦地长时间地进行下去，使人更好地与外界环境相适应，提高人体的健康水平。这也是强身健体，延年益寿的重要途径。

❶ 子时：恍惚冥杳，上床就寝

在中国古代的养生学范畴中，子时这一个概念非常重要！

要说子时，先说十二时辰。古人将一天平分为十二个时辰。其中子时和午时正好是一天之中两个阴阳相交的时刻！子时的中点之前为阴之终，中点之后为阳之始；午时的中点之前为阳之极，中点之后为阴之起。依照子午，划分出子、丑、寅、卯、辰、巳、午、未、申、酉、戌、亥十二个时辰。其中子午为经，卯酉为纬，因此这四个时辰最为关键，其中尤以子时为要。

道教的内丹学说认为，生命力量来自阳，而子时是一阳来复。因而在修行上特别重视子时，如保证在子时之前入睡。也有

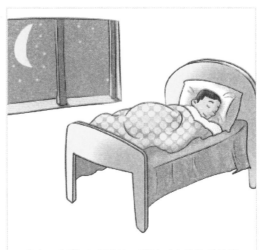

◎晚上11点到1点是子时，子时对应的生肖是鼠，鼠类在这时候活动最频繁，而人在这时候最疲惫，所以这是人类上床就寝的最佳时间。

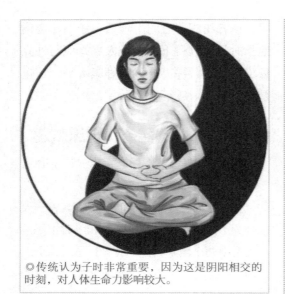

◎传统认为子时非常重要，因为这是阴阳相交的时刻，对人体生命力影响较大。

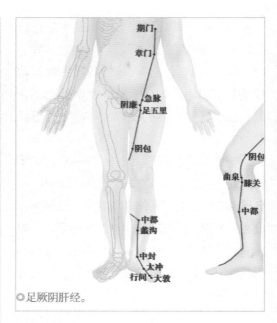

◎足厥阴肝经。

在子时打坐的，希望借助外界一阳来复的助力，来帮助体内的阳气积聚，逐渐培养成"纯阳"之躯，也就成仙了。这当然包含一些臆想的成分，但有一定的参考意义。

另外，内丹学上有一个"活子时"的概念。有一些人认为，虽然天人相交，但人体是一个独立的小天地，因而天地有子午阴阳相交，人体也有阴阳相交。由此，人体一阳来复的时候，也就称为"活子时"。

在子时与活子时，如果能够抓住这个关键时刻，做到"含光默默"并能"恍惚冥杳"，对生命力的提升有很大的效用。相反，如果在这个时刻消耗精气，其损害也比其他时候要严重。所以，无论如何，夜里11点到凌晨1点一定要上床睡觉。

❷ 丑时：养肝吉时，熟睡为宜

在十二生肖中，"丑"为"牛"，就是说此时的生发之气虽然更大了些，但是不能只升不降，要想有更大的作为，必须

约束收敛。中医"肝为将军之官，谋略出焉"也表达了同样的意思，将军不只是英勇善战，而是要考虑再三才能出击。这就像一个人在事业很兴盛的时候，恰恰应该低下头，把自己放在最低点一样。也就是说，要想养好肝，凌晨1~3点就要睡好。

那么，如何能够使肝气畅通，让人体气机生发起来呢？我们开头已经说过，就是要配合肝经的工作，做起来很简单，睡觉就可以。另外，养肝气我们还可以按摩肝经。

总之，虽然睡觉养肝是再简单不过的事，但是对于很多经常应酬的人来说，这个时候可能正在兴头上，一笔生意就要谈成了，精神正处于很兴奋的状态，根本不可能睡觉，这样就给脂肪肝、乙肝等疾病造就了"舒适的温床"。因此，要想把肝脏养好，丑时一定要睡觉。

❸ 寅时：以静制动，深度睡眠

凌晨3～5点为十二时辰中的寅时，对应到人体是肺经当令。人体的气机都是讲顺其自然的，都是从肺经开始的，这个时候是阳气的开端，是人从静变为动的一个开始，也就是转化的过程，所以需要有一个深度的睡眠。

有些老人到这个时候容易早醒，实际上是气血能量已经不够了。如果这个时候醒来小便的话，代表老人比较虚；如果这个时候醒来，同时是大汗淋漓的话，就要高度注意了，因为可能因为气血不足导致心脏病的发生。这也是为什么凌晨三四点钟心脏病人容易出现死亡的原因。

在中医里，肺为"相傅之官"，一日之中，寅时身体各部分对血、气的需求量都开始增加，这时肺这个"相傅之官"就

一定要担当起均衡天下（身体）的职责，一旦"宣发""肃降"失职，后果往往很严重。因此，在寅时一定要让自己有个深度的睡眠。

❹ 卯时：积极起床，排出糟粕

早上5～7点，也就是卯时，是大肠经值班，这个时候天也基本亮了，天门开了，故该起床了。而且，这个时候代表地户开，又叫肛门要开，所以我们也应该正常地排便，把垃圾毒素排出来。

中医讲究表里，所谓表里，就是一阴一阳组合的，大肠与肺相表里，肺气足了才可以排出大便。肺是阴，主内；大肠是阳，主外。打个比方，人在大便的时候，通常会有个习惯性的动作：憋气，这是因为肺是主气的，这个时候要憋一口气，然后大便才下来。所以，如果生病了去找中医，医生首先都会问二便（大、小便）。千万别大意，因为这是一个很重要的情况，问大便就是要知道你心肺功能如何。

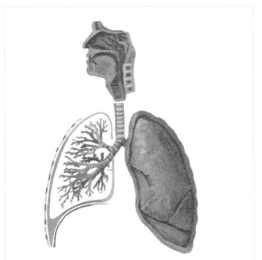

◎凌晨3点至5点是寅时，对应的生肖是虎，对应的人体是肺经当令，这时需要深度睡眠，肺部不好的人通常是这个时段休息得不好。

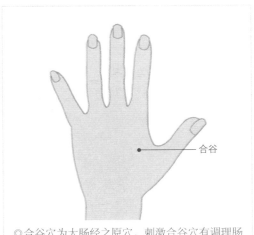

合谷

◎合谷穴为大肠经之原穴，刺激合谷穴有调理肠胃、宽中理气的作用。

如果心血旺的话，那么大便是成形的，而且是很粗的。

所以，小孩的大便和老人的大便不一样，小孩的大便又粗又大又长，可是到年老的时候，都拉得特别细，说明心肺功能差了，这就叫肺与大肠相表里。心肺功能好的话，大便功能就好。

另外，卯时起床后，最好先空腹喝一杯凉开水，刺激大肠，有利于晨便。这样才能排出体内垃圾，减少大便中毒素对身体的毒害。

大肠有一个很重要的功能，就是"津"的功能，所谓"津"，是往外渗透的力量。津的力量过强时，就会便秘；如果津的力量特别弱时，就会拉稀。而津的力量的强与弱又和别的脏器密切相关，所以用吃泻药的办法来治疗便秘是很不明智的，它会消耗人体很大的元气。治病是治"津"的功能，如果大便总是不正常的

◎大肠有一个"津"的功能，津的力量过强，就会便秘；津的力量不足，就会腹泻。

话，就是肺的功能弱了，应该从养肺的方面入手。

⑤ 辰时：天地阳盛，进食滋补

辰时是指上午7～9点，又名食时，古人"朝食"之时也就是吃早饭时间，辰时的生肖对应的是龙，相传这是"群龙行雨"的时候。阳气开始占据主动，阴气相反开始处于劣势。阴阳互根，为了滋生阳气，需要食物来补充。所以，最好的养生方法是吃早饭。

首先，早饭是大脑活动的能量之源，如果没有进食早餐，体内无法供应足够血糖以供消耗，便会感到倦怠、疲劳、脑力无法集中、精神不振、反应迟钝。尤其是上班族，不吃早饭会影响一天的工作质量。

其次，不吃早餐，胃中没有食糜充填，胃长时间处于饥饿状态，会造成胃酸分泌过多，侵蚀周围组织，于是容易造成

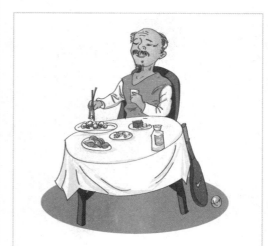

◎上午7点至9点是辰时，对应的生肖是龙。据说这是"群龙行雨"的时候，阳气开始占据主动，为了滋生阳气，这时需要补充食物。

胃炎、胃溃疡等疾病。

再次，在三餐定时情况下，人体内会自然产生胃结肠反射现象，也就是说能促进排便；若习惯成自然，时间久了可能造成胃结肠反射作用失调，而产生便秘。

最后，不吃早餐，饥肠辘辘地开始一天的工作，身体为了取得动力，会动用甲状腺、甲状旁腺之类的腺体，去燃烧组织，除了造成腺体亢进之外，更会使得体质变弱，患上慢性疾病。

人体具有保护自身的能力，当身体意识到营养匮乏，先消耗的是碳水化合物和蛋白质，最后消耗的才是脂肪，所以不要以为不吃早饭会有助于脂肪的消耗。恰好相反，不吃早饭，还会使午饭和晚饭吃得更多，瘦身不成反而更胖，所以一定要吃早饭。

常言道：早饭要吃好，"好"字代表着要营养充足、全面，要尽可能地一次性吃全，蛋白质、脂肪、维生素、水分、糖类、矿物质等，但不要太绝对。牛奶、鸡蛋、粥、火腿、包子、蔬菜、水果等，可以自由搭配一下。

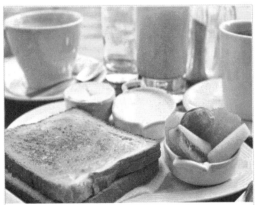
◎早餐一定要补足营养，尽可能较全面的摄入蛋白质、维生素、糖类、水分等营养物质。

⑥ 巳时：广纳营养，理家读书

上午9～11点，这个时候是脾经当令。脾主运化，指早上吃的饭在这个时候开始运化。如果把胃比做一口锅，吃了饭要消化，那就靠火，把脾胃里的东西一点点腐化掉。那么，脾是什么呢？脾的右边是一个"卑鄙"的"卑"，就像古代的一个烧火的丫头，在旁边加点儿柴，扇点儿风，这些东西都会补充到人的身体里。

有的人得了糖尿病，就是脾脏不好，因为胰岛素和脾都是相关的。还有重症肌无力的问题，不要小瞧它，到了老年的时候，每个人都有一些这样的症状，都有点儿肌无力，这就是脾虚弱的现象。

前文说到吃早餐不会发胖，这也和脾主运化有关，如果人体脾的运化功能好的话，就可以顺利地消化和吸收。"巳"在月份对应四月，阳气已出，阴气已藏，山川万物一片葱茏，这是一个利于吸收营养

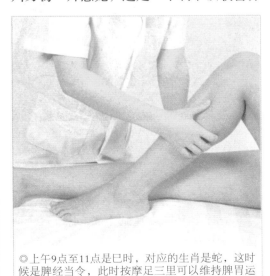
◎上午9点至11点是巳时，对应的生肖是蛇，这时候是脾经当令，此时按摩足三里可以维持脾胃运化气血的能力。

和生血的时刻。

另外，脾主一身的肌肉，很多思虑过度的人也特别瘦，所以古代人讲心宽体胖，人心特别宽的话，就特别放松，浑身长的都是肉，因此不要思虑过度。现在小孩子老被逼着学习，活动量少，就变成虚胖，有的小孩身体越来越差，这也和脾有关。

人体自身的脾需要运动，而我们的肌肉也需要运动。在属相里，巳和蛇相对应，蛇在古代就是大蚯蚓，它有钻土的能力，它能够把土地疏松，所以脾就是具有这种功能的。脾经当令时，适合理家或读书，如果不需要上班，那么到户外去晒晒太阳也是不错的选择。

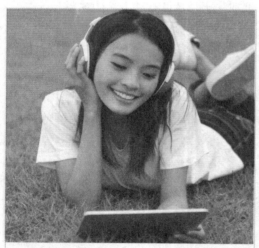

◎巳时是一个利于吸收营养和生血的时候，这时需要放松心态，不要过于紧张和繁忙。

❼ 午时：吃好睡好，多活十年

午时指上午11点到下午1点，这个时候是心经值班。

中国文化特别重视子时和午时，这两个时间段是天地气机的转换点，因而人体也要注重这种天地之气的转换，做出适当的调整。中医认为："午时一阴生。"在午时，一上午的运化全是阳气，这个时候则开始阴生。此时心经最旺，有利于周身血液循环，心火生胃土有利于消化，但最好静坐或闭目休息一下再进餐。午餐应美食，所谓美食，不是指山珍海味，而是要求食物暖软，不要吃生冷坚硬的食物。还要注意最好多醋少盐，并且只吃八分饱。食后用茶漱口，涤去油腻，然后午休。

中医认为心为"君主之官，神明出焉"，而午时正是阴生，阴气忤逆阳气之时，正所谓"阴阳相搏谓之神"，此时睡眠最能养精气神，所以子时一定要睡觉，午时一定要小憩。

另外，午时属相是马，马的性子非常烈，马属火。我们的心就像一匹烈马，永远努力工作着，因此一定要善待它。所以，在这阴阳交替的时辰，人最好处于休息状态。

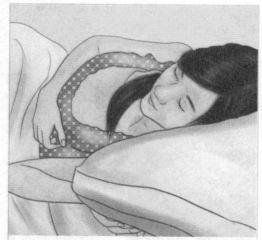

◎上午11时至下午1时是午时，午时对应的生肖是马，这时是心经值班。人的心脏就像一匹烈马，在午时要适当的休息才能养足精神。

8 未时：消化食物，静养心神

下午1~3点，是小肠经当令。在前一个时辰，要把午饭吃好，但是如果吸收不好的话，就会在人体形成垃圾，这就是小肠的问题了。

中医里，心脏为君主之官，是没有什么过错的，于是总有人要代君受过。如果你是一个臣子，你就要明白，有事的时候就要担当，要代君受过。如果下午两三点出现脸红心跳的问题，实际上是心脏在警示了，因为脸红就是一个心火外散的现象。

刚刚出生的婴儿，皮肤基本上是黄里偏红，因为小孩的光是被细毛含在里面的，所以小孩不会出现红光满面。老人是因为脸上那一层细毛退掉了，没有东西含着它，所以才出现了光。千万别以为红光满面是什么好事，尤其是出现了红色桃花状，就好像化妆了一样，这是很危险的。特别是在眉毛的正中间，如出现红如灯花状，是非常不好的。因此，下午1~3点的时候若出现了一些病症，要往心脏那里想。

未时对应的生肖是羊。"羊"字下面加"大"字就是"美"，在中国传统文化里，美的概念首先是要满足口腹之欲，因此未时是主滋味的，这个时间有助于吸收和消化。

从养生角度，此时最好能午睡一觉，为食物在身体里的吸收和消化提供良好的环境保证。当然，如果实在睡不着或没有条件，也可以选择练气功、邀友弈棋、看看报纸，或者做点儿家务。

9 申时：补水排毒，夕而习复

下午3~5点的时候膀胱经当令。膀胱经是很重要的经脉，在中医中称为太阳经。它是从足后跟沿着后小腿、后脊柱正中间的两旁，一直上行到脑部，是一条大的经脉。此时，气血运行到膀胱，膀胱经

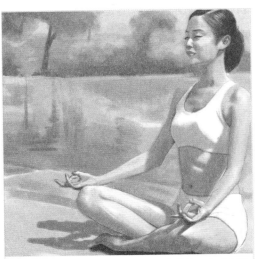

◎下午1点至3点是未时，对应的生肖是羊，这时小肠经当令。此时宜静养心神，消化食物。

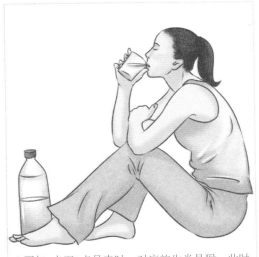

◎下午3点至5点是申时，对应的生肖是猴，此时膀胱经当令，主补水排毒。

旺，有利于泻掉小肠下注的水液及周身的"火气"。

有的人在申时小腿疼，很可能就是膀胱经的问题，而且是阳虚，是太阳经虚的象。后脑疼也是膀胱经的问题，记忆力衰退也和膀胱经有关，主要原因是阳气上不来，上面的气血不够，所以会出现记忆力衰退的现象。

一般情况下，正常人在这个时间段的判断力应该非常好，因为此时气血上输于脑部，学习效率就会很高。

这个时候吃些水果或者给身体补充水分，能够有效排出毒素，不仅美容养颜，而且能让健康常驻。

有的人也许会说"我这个时候就是难受"，这说明身体出现了问题，如果这个时候特别犯困则是阳虚。

此外，申时还特别适合读名人诗文，或练书法，或去田园绿地，或观落霞。

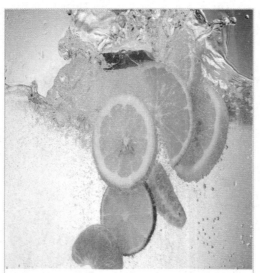

◎申时，吃些水果或者给身体补充水分，能有效排出毒素，令人健康。

⑩ 酉时：饭后散步，长寿百年

"酉"是成就的意思，酉时（下午5～7点）则代表一天或一年的关门。人体也像自然天地一样，从这一时刻起开始进入秋冬的收敛收藏时机。此时，身体所表现出来的病变，往往是肾的收藏功能出现了问题，如发低热是肾气大伤，尤其是青春期或新婚后的男性要注意这一点。

酉时是肾经当令。肾主藏精，因此中国人对肾最为关注。那什么是精呢？打个比方，精就像"钱"，什么都可以买。人体细胞组织哪里出现问题，"精"就会变成它或帮助它。精是人体中最具有创造力的一个原始力量，它是支持人体生命活动的最基本的一种物质，当你需要什么的时候，把精调出来才可以得到。

从另一个角度讲，元气藏于肾，是我们天生带来的，即所谓的"人活一口气"。所以大家到一定年龄阶段都讲究补肾，而身体自有一套系统，经脉要是不通畅的话，吃多少补品都没用，不是想补就能补进去的，一定要看自己的消化吸收能力。

肾精足的一个表现就是志向。例如，老人精不足志向就不高远，小孩精足志向就高远。所以，人要想做大事，首先就要保住自己的肾精。

酉时适宜吃晚餐。晚餐宜少，可饮一小杯酒，但不可醉；晚饭后漱口，涤去饮食之毒气残物，对牙齿有好处。

吃过了饭，最好在适当的时候活动一下，而不是立即睡觉或一动不动地看电视。俗话说："饭后百步走，能活

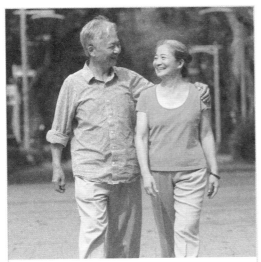

◎下午5点至7点是酉时，对应的生肖是鸡，鸡在这时开始夜宿，所以这也是人体收敛收藏元气的时机，比如散步，或做轻缓的运动。

九十九。"但这个"走"是有讲究的。饭后的胃正处于充盈状态，需要足够的血液才能保证消化，如果饭后立即活动，血液就会分散一部分用于满足其他部位的需要，因而不利于消化。故饭后最好休息半小时再走动。

⑪ 戌时：适度娱乐，安抚脏腑

晚上7~9点是心包经当令。什么是心包呢？心包是心脏外膜组织，主要是保护心肌正常工作的。中医认为，在戌时人体的阳气应该进入了阴的接口，这时阴气正盛，阳气将尽，而心包经之"膻中"又主喜乐，通常人们会在这时进行晚间的娱乐活动。

从养生角度，这个时候正是睡前准备阶段，我们可以做一些轻微的活动，然后安眠。至于那些令人兴奋的狂欢活动或应酬活动，以及让人兴奋不已的电视节目，都应尽量避免。

中医认为，我们生病往往是因为脏腑受了邪。然而，心是君主，是不受邪的。那么，邪气袭来，谁来承受呢？答案是心包。很多人出现的心脏方面的毛病都可以归纳为心包经的病。例如，有的人心脏跳得特别厉害，那就是心包受邪了，先是心怦怦地跳，然后毛病就沿着心包经一直走下去。中医治病的原则就是从脏走到腑，所以利用经脉就可以治疗这类病。再比如，有人觉得中指发麻，那就是心包出问题了，因为心包经走中指；如果你觉得小指发麻，那是心脏有问题。另外，大拇指为肺经所主，所以大鱼际发青可能是肺寒导致的。老年人一方面要多观察手指，也要多活动手指，对身体有好处。

由于此时心包当令，所以最好的养生

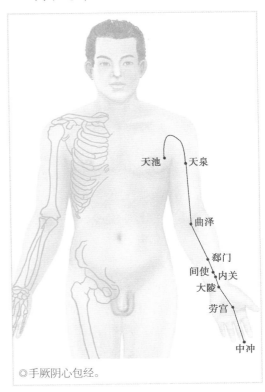

◎手厥阴心包经。

方法就是拨心包经。具体操作很简单，就是用大拇指掐在腋窝的底下，里面有一根心经，这个大经一拨，手指发麻，就算对了。你只要坚持每天拨那个地方，对心脏是最好的，实际上就等于是给心经的一个回路，因为它两边都得拨。

⑫ 亥时：阴阳和合，安眠长寿

亥时，即晚上9～11点，三焦经在我们体内值班。什么是"三焦"呢？"焦"的意思是用小火烤小鸟，因此，三焦无论是指人体上、中、下，还是里、中、外，都是指生命处于一团暖融融的气息中，中国人形容它为"氤氲"，中医把这氤氲交融的状态归属于少阳，故而"亥"这个字就像一男性搂抱一怀孕女性。

亥时我们应该安眠，让身体得到休息和休整，并从这种彻底的休整中孕育新的生机。也就是三焦通百脉，进入睡眠，让百脉休养生息。

同时，亥时是阴阳和合的时段，这个时候是性爱的黄金时刻，其实也就是通过男女的交合配合身体完成阴阳和合的这个过程，达到"三交通泰"。中医虽然讲究保精色忌，房事不能过度，但是身体健康的情况下，和谐的性爱会令人身心欢愉，激发生机，有益无害。

从位置上来看，三焦经的终点叫丝竹空，就是我们的眼外角，鱼尾纹就长在这个地方，很多女士也会在这个地方长斑，所以经常刺激三焦经就可以减少鱼尾纹和

防止长斑；三焦经绕行耳朵，所以耳朵上的疾患如耳聋、耳鸣、耳痛等都可通过刺激本经穴位得到缓解；三焦经从脖子侧后方下行至肩膀小肠经的前面，可以和小肠经合治肩膀痛，还能治疗颈部淋巴结炎、甲状腺肿等发生在颈部的疾病；三焦经顺肩膀而下行到臂后侧，又可治疗肩周炎，再下行通过肘、腕，因此还可治疗网球肘和腱鞘炎。

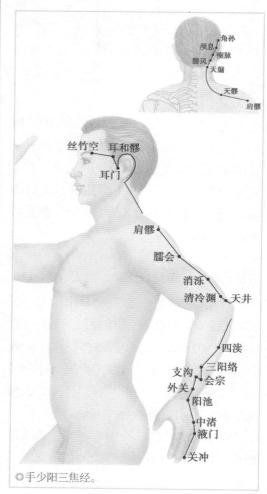

◎手少阳三焦经。

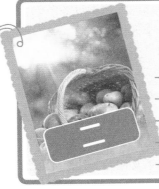

四季交替中的身体保养

◎在我国的中医理论中，四季养生就是按照春、夏、秋、冬四季寒、热、温、凉的变化来养生，讲究的是养生要与天时气候同步，根据四季阴阳消长的变化，以及春生、夏长、秋收、冬藏的生物生长活动规律，采取不同的、科学的养生方案。

春季养生

❶ 春季对人体的影响

春季气候转暖，百花吐艳，同时也有利于很多致病的微生物、细菌、病毒等的生长繁殖，危害人体健康，导致流行性感冒、肺炎、流脑、病毒性肝炎等传染病的引发和流行。所以在春季来临时，要注意防范，做到"虚邪贼风，避之有时"。

以下是几种春季常见传染病，提醒大家注意。

流感。流感为春季高发病，儿童和成年人均可患此病。症状为咳嗽、流鼻涕、头痛、发热等。流感型脑痛死亡率较高，应严加防范。

麻疹。麻疹的传染性极强，以前是儿童容易发病，现在成年人感染此病也不少见。从染上病毒开始有发热、流涕、咳嗽、食欲不振及全身倦怠等不舒服的表现，到皮肤上麻疹全部出完再消退，一般约需9天左右，所以，又有人称麻疹为"九日疹"。一般说来，如果麻疹出现3天以后，发热仍持续不退，就要小心可能有中耳炎、肺炎、脑炎等并发症了。

风疹。风疹是由风疹病毒引起的急性呼吸道传染病，主要表现为低热及轻微的上呼吸道炎症和麻疹样的皮疹。出疹的顺序是先面颊，后躯干、四肢。风疹通常呈浅红色，比麻疹色淡、细小、蔓延快，24小时即可遍布全身。风疹病毒对孕妇的危害最大，孕妇如果在妊娠早期感染了风疹病毒，易引起胎儿严重的全身感染并致畸形，即先天性风疹综合征。

水痘。水痘是由水痘病毒引起的传染病，主要表现为发热，并出现红色的斑疹和丘疹，24小时内可演变成为水疱，水疱周围有红晕，2～3日结痂脱落。皮损先发生在前胸和后背，然后在身体其他不同的部位分批出现，整个病程2周左右。虽然儿童患水痘和麻疹的概率高于成年人，但成年人表现的症状却往往要比儿童更严重些。

❷ 春季养生法则

避风养阳

春季阳气初升，此时人体阳气也顺应自然，在温暖的气候中活动量不断增加，新陈代谢日渐旺盛，血液循环加快，所需要的营养物质也随之增多。因此，春季养生必须掌握春令之气升发舒畅的特点，顺时而养。注意保护体内阳气，使之不断充沛，逐渐旺盛起来。而且春季生发之气是夏长之气的基础。如果春季阳气生发不足，或者阳气受到损害，就难以给夏之气提供良好的基础，会发生"寒变"。因此应格外重视避风养阳。

中医认为，"风者，百病之始也"。意思是说，许多疾病的发生，常与风相关联。春季正是多风的季节，空气与皮肤的热量交换增加，使体内的热量过多散失，易伤阳气。加上春季人体腠理疏松，一些病菌容易侵袭人体。所以春季养生的关键是要避风。

古人早就有"春捂"防寒之说，尤其是老年人和儿童等体质较弱的人。由于寒多自下而起，传统养生主张春季衣着宜"下厚上薄"，青年女性尤其注意不可过早换裙装，否则会导致关节炎与妇科疾病，两脚和前胸后背亦为重点。

春宜养肝

按照五行学说理论，木(肝)、火(心)、土(脾)、金(肺)、水(肾)五者之间存在着相生、相克、相乘、相侮的关系。如果由于气候、情志、饮食等因素，造成某些脏器生理功能的太过或不及，就会破坏机体动态平衡，出现疾病。中医认为，春季肝气

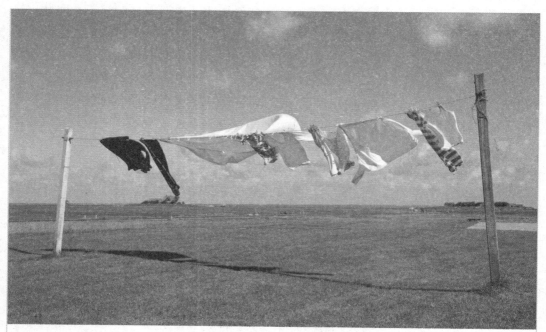

◎中医认为，百病的发生常常与风有关系，而春季又是多风的季节，所以春季养生关键是要避风。

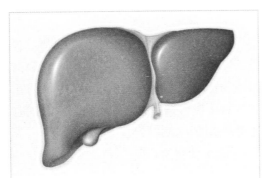

◎中医认为，春季肝气旺，是肝脏功能活动旺盛的季节，春季养生应重视对肝脏的保养。

旺，是肝脏功能活动的旺盛时节，所以春季养生，就要重视对肝脏的保养，使肝脏功能正常，以适应春季气候的变化，减少疾病发生。如果春季调理不当或肝气郁结，导致肝木偏亢，不仅可能"乘脾"（即木乘土），还易于上逆犯肺。人们应该多吃些保肝养肝的食物。

春日防困

春季还容易让人感觉困乏。这可能提示着身体出现了肺阴虚、肺燥热、湿

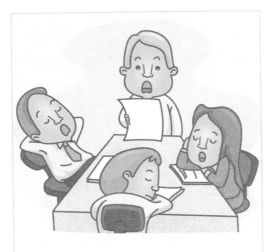

◎春季容易让人感觉困乏，这提示着身体可能出现了肺阴虚、肺燥热、肾阴虚等不良症状。

痰、肝阳上亢、肾阴虚等不良症状。除犯困外，还会出现脸色潮红、好激动、掉发、记忆力下降、大便失禁、女性白带增多等。

专家表示，"春困"主要与天气、工作、饮食、睡眠有关。其中，吃热性火锅、开空调可算是两大"祸首"。

吃过多热性食物，如辛辣与煎炸烤食物、狗肉、羊肉、酒类、火锅等，容易导致胃火上升，出现眼睛肿痛、脸肿，严重者还伴有脸色潮红，乃至心火上升。内火会影响人的精神状态和情绪，出现劳累、嗜睡、失眠、头晕、精力不集中等问题。

很多家庭或办公楼在密闭环境中开空调，造成空气中二氧化碳等有害气体含量过高，也会加重"春困"症状。而春季环境中的树叶茸毛、花粉等粉尘，会促使一些过敏性体质者易"春困"。

春季湿气比较重，气温回升，不要过度劳累，睡眠与锻炼也不能过度。多吃点儿清淡可口的食品，少吃甜食。工作或锻炼应该平和轻缓一点儿，如慢跑，轻松不出汗则可。晚上不要熬夜。

此外，每当春暖花开的季节，一些人尤其是20～40岁女性的面部、眼部周围常常出现一片片红斑，上面有细碎的鳞屑，奇痒难忍，俗称为"桃花癣"。"桃花癣"是由于花粉、灰尘等飘落在皮肤上，经日光照射分解后被皮肤吸收而产生的反应。

防治办法：保持脸部清洁，平时多吃蔬菜、水果，以摄入足量的维生素。一旦出现桃花癣，应在皮肤科医生指导下外用无刺激的面霜，并忌食辣椒、生

葱、生蒜。

进入春季，老年人须防脑血管病的发生。这是因为春季气温不稳定，常有寒潮入侵，气压变化大，在每次气温变化的过程中，可造成人体血管的伸缩难以适应而导致中风发生。

防治办法是：晚上坚持用温水洗脚。

春季，呼吸新鲜空气

一年之计在于春。春季是个美好的季节。在这么美好的季节，我们可以到渐渐苏醒萌动的、嫩绿的大地山野进行我们全新的洗礼，去进行我们的春游踏青。

而在春游中要保护好自己的身体，我们必须注意以下几点。

（1）穿戴要适当

春季气候多变，乍暖还寒，要带足衣服，以防感冒。鞋应选择轻便、防滑和高弹性的运动鞋。鞋的大小要合适，以防止脚趾被挤伤和脚底的麻木不适。最好同时还要准备防风镜和墨镜。

（2）饮食要合理

春游时，体力消耗较大，身体所需的能量和各种营养物质较多，要注意适量补充。最好应避免食用不洁、生冷食品，以免引起消化不良和一些传染病。

（3）防止过敏

旅游地的某些植物可能会引起人体的过敏反应，如荨麻疹等。过敏性体质者春游，应带上抗过敏药物。注意若在旅途中

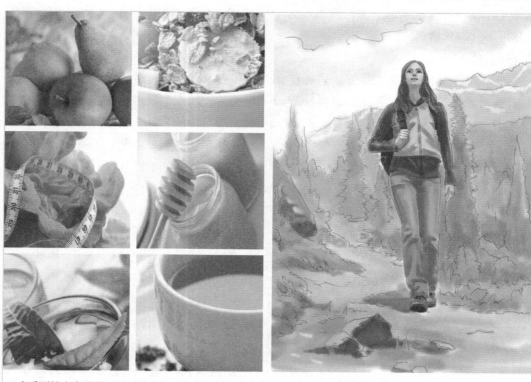

◎春季不妨去春游以呼吸新鲜空气，饮食也应以清淡可口为主，多吃蔬菜、水果，少吃甜食。

出现呼吸系统的不适症状，如胸闷、呼吸困难等时，应及时送医院救治，因为这有可能是呼吸道水肿的表现，有造成人体窒息的危险。

（4）量力而行

春游时不能乐而忘返，造成身体的过度疲劳。当出现心悸、乏力、多汗、头晕眼花等症状时，应尽早休息，切忌勉强。

（5）用热水洗脚

旅游时，脚部肌肉不停地进行收缩运动，易引起局部肌肉的酸痛。用热水洗脚可使脚部的毛细血管扩张，促进血液循环。

（6）注意春游地点的选择

去田野、湖畔、公园、林区、山区等地春游可摄取较多的"空气维生素"——负离子，这些负离子能起到健脑解乏、振奋精神的作用。

（7）防止意外事故的发生

旅游时应尽量避免走陡峭的小路，不要独自攀登山林石壁。心血管疾病患者要随身带好常用的急救药物。

"春捂"指数

随着医疗气象学的兴起，科学家对"春捂"有了许多更科学、更具体的研究，提出了一些供人们在实践中便于"操作"的数据，姑且称它是"春捂"指数。

持续时间。7~14天恰到好处。气温回冷需要加衣御寒，即使此后气温回升了，也得再捂7天左右，体弱者或高龄老人得捂14天以上才能适应。减得过快有可能冻出病来。

把握时机。冷空气到来前24~48小时

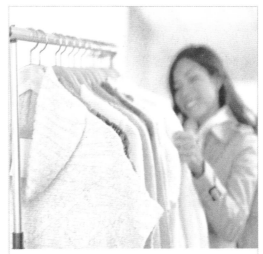

◎春季加减衣服也是一门学问，要把握时机做适当的调整，随时应对多变的气温。

未雨绸缪。医疗气象学家发现，许多疾病的发病高峰与冷空气南下和降温持续的时间密切相关。比如感冒、消化不良，早在冷空气到来之前便捷足先登。而青光眼、心肌梗死、中风等，在冷空气过境时也会骤然增加。因此，"捂"的最佳时机，应该在气象台预报的冷空气到来之前24~48小时，再晚可能就是雨后送伞了。

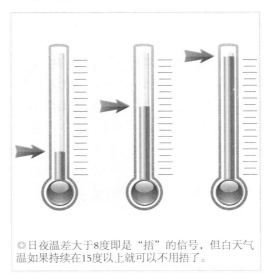

◎日夜温差大于8度即是"捂"的信号，但白天气温如果持续在15度以上就可以不用捂了。

把握气温。15℃是"春捂"的临界温度。研究表明，对多数老年人或体弱多病而需要"春捂"者来说，15℃可以视为捂与不捂的临界温度。也就是说，当气温持续在15℃以上且相对稳定时，就可以不捂了。

注意温差。日夜温差大于8℃是捂的信号。春季的气温，前一天还是春风和煦，春暖花开，刹那间则可能寒流涌动，"花开又被风吹落"，让人回味冬日的肃杀。应随天气变化增减衣服。日夜温差大于8℃时就是该"捂"的信号。

夏季养生

夏季要养阳，夏季养阳与秋冬季机体的健康有密切关系，它是秋冬养阴的基础。夏季养生，只有养阳，使阳气充足，才能固守体内阴精。那么，我们应该怎么做呢？

保持舒畅的心情

精神上要保持轻松，多与人交流，使精神舒畅，情绪得以宣泄，尽量避免发怒；穿着应宽松自然，避免束胸绑腰太紧，让身体的阳气能够向外发散。

适当减少户外或剧烈的运动

夏季出汗较多，汗液是阳气蒸腾阴液所致，其过程会消耗阳气。不过，夏季阳光充足，应充分把握夏季自然界阳气旺盛的时机，适当到户外活动，与自然界多接触，迎接太阳的照射，可以吸收其阳气精华，补充人体能量，增强生命力。运动和日光浴最好在午前及午后3点，以不超过2小时为宜。为避免紫外线的伤害，可戴上遮阳帽，裸露的部位可涂上防晒霜。同时运动后要及时补充水分。

防止中暑

老年人、儿童、体弱者，盛夏尤其

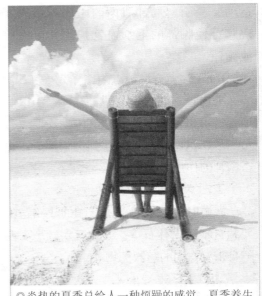

◎炎热的夏季总给人一种烦躁的感觉，夏季养生重在养阳。应努力保持心情平静及精神放松，尽量避免发怒，适当做户外活动等。

要注意。卧室要通风阴凉，睡眠要充足，膳食要清淡而富有营养，多饮水，洗温水澡，生活有规律。还可以到气温较低、阴凉通风的地方乘凉避暑，使用电扇、空调降温，或喝些冷饮及吃些凉性食品等，但一定要注意寒热不能过度，否则会使人体功能紊乱而致病。睡觉时也要避免腹部受凉。不要在屋檐下、过道乘凉，以免风邪复体力的充分条件，睡眠能提高免疫功能，并增强机体的耐热性。如中午30分钟的小睡，可使心肌和脑梗死的患病率约减少30%。

防湿

潮湿对身体不利。中医认为，脾胃往往受湿邪的困阻而使消化吸收功能降低，令人胃口不开、不思饮食，常出现脘腹胀闷、头晕泛恶、腹泻等症。故夏季养生一定不能忽视对脾胃的保护，而使其少受或免受湿邪的伤害。夏季保养脾胃的关键是注意饮食卫生，节制饮食；人们爱吃的生冷之物也容易被细菌等污染，损伤脾胃。

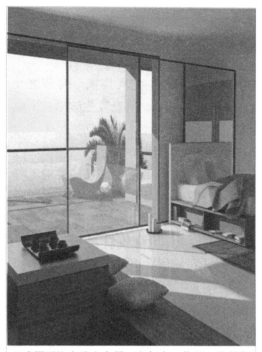

◎盛夏要注意防止中暑，老年人、儿童、体弱者尤其要小心。卧室要通风阴凉，睡眠要充足。

入体，损伤正气。应选择空旷、宁静、阴凉等空气新鲜、流通的地方，使心静而自然凉爽。

注意营养的补给

在饮食上，夏日炎热干燥，不利于心气的颐养，而心脏精气在夏季又最旺，所以在尽量调节心绪的同时，应该在饮食上注意相应营养的补给。中医认为红色入心，所以应多吃些西红柿等食物。

保持皮肤的清洁

在炎热的夏季，保护皮肤最重要的一点是保持皮肤的清洁，经常洗浴，避免过多的汗液和分泌物刺激皮肤。

保持充足的睡眠

夏季夜短昼长，人们习惯于晚睡早起，但睡眠也要充足，因为睡眠是人体恢

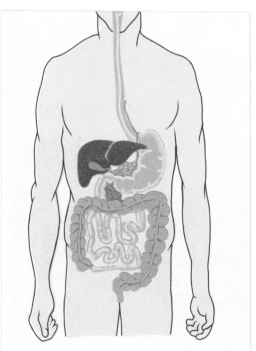

◎夏季养生不能忽视对脾胃的保护，脾胃在夏季往往受湿邪的困阻而使消化吸收功能降低，令人胃口不开、不思饮食并出现腹胀、头晕、腹泻等症状。

秋季养生

① 秋季对人体的影响

"阳消阴长、热去寒来"。人体各系统发生了一系列变化，代谢功能均由盛转衰，开始进入低潮。具体地说，出汗减少，体热的产生和散发以及新陈代谢也恢复了往日的平衡，消化功能恢复常态，心血管负担得到减轻，机体进入一个周期性的休整阶段。

凉爽宜人的秋夜，最易使人入睡，睡眠深沉而香甜，以致清晨醒来仍觉困乏，还想继续睡下去。这就是常说的"秋乏"现象及其原因。

② 秋季养生法则

养肺为先

秋季应养肺。肺脏娇嫩，容易受到

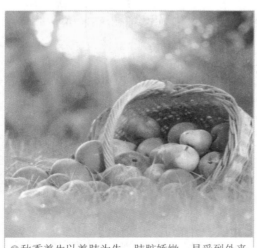

◎秋季养生以养肺为先，肺脏娇嫩，易受到外来邪气的侵袭，所以秋令时节应注意多吃水果以滋养肺脏，防止秋燥伤肺。

外来邪气的侵袭，尤其是秋令时节之燥邪。"燥易伤肺"，容易发生咳嗽或干咳无痰、口舌干燥等症。肺净伤则见干、舌燥、咽痛目涩、干咳少痰、皮肤粗糙、大便干结等症状。所以秋令时节应注意滋养肺脏，防止秋燥伤肺，使肺气得清，呼吸平和，这就是秋季的"养收之道"。

秋宜养阴，慎防精气耗散

秋季是阳消阴长的时节，夏季的炎热刚过，人体阳气逐渐内敛，阴精之气不断转盛。所以人与秋气相和，保持体内阴精，一方面是适应自然界阴气渐生而旺的规律，人们应顺应自然界敛藏之势，收藏阴气，使精气内聚，以滋养五脏、抗病延年；另一方面也是为冬季的潜藏阴精做好准备，并进一步为来年阳气的生发打下基础，从而维护人体的阴阳平衡。所以应防止劳伤太过，以免阴气外泄，津气耗散。

谨慎起居，调畅情志

秋季由盛而衰的转瞬变化很容易造成人情绪的不稳定，感到烦躁不安，以致产生悲凉之情。要尽量避免这些惆怅，让自己安静下来，并培养乐观积极的情绪，"调气安神"，使人体上下气机贯通，以改善肺的生理功能，抵御秋燥肃杀之气对机体的侵犯。

③ 如何对待"秋乏"和"秋冻"

秋乏

要注意增加营养，以弥补夏天的大量

耗能。咖啡因具有兴奋中枢神经的作用，而茶叶、咖啡与巧克力等饮料食品中含量很大，可酌情食用。当机体产酸较多时会感到疲乏，全身与四肢酸软，进而便困倦起来。而碱能中和酸，偏碱性食物能中和肌肉等部位的酸性，使人解除酸乏疲惫并尽快恢复精力。海带、紫菜、新鲜蔬菜、偏碱馒头及汽水等都有一定中和酸的作用。缺钾也会使肌肉疲乏无力，疲劳也导致犯困。可多吃些含钾量相对充足的黄豆、橘子、菠萝、生菜与苣荬菜等。各类维生素，尤其维生素C具有清醒头脑的作用，不妨有意多食些各种蔬菜与水果，如：韭菜、菠菜、西红柿、黄瓜、白菜、青椒、胡萝卜、苹果与梨等。

另外，要加强体育锻炼，以提高机体的适应能力。

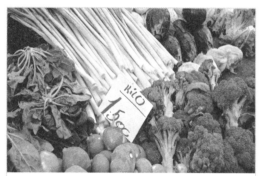

◎秋季要注意补充营养，多吃富含钾和各类维生素的蔬菜和水果。

秋冻

秋季到来时气温会变凉爽，但这时不要过早过多地增加衣服，因为适宜的凉爽刺激有助于使身体的耐寒能力得到锻炼：保持一定时间的这种清爽微凉的状态能促进身体的物质代谢，进而提高对低温的适

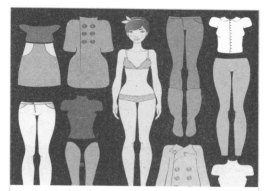

◎秋季穿衣也有讲究，不能过早过多的增加衣服，因为适宜的凉爽刺激有助于使身体的耐寒能力得到锻炼。

应能力。而且，夏末初秋是季节刚开始转换的时候，温度尚不稳定，暑热尚未退尽，如果过多过早地增加衣服，一旦气温回升，身体就很容易被厚厚的衣物捂出汗，稍有不慎就易诱发伤风感冒等呼吸道疾病。所以，有意识地让机体冻一冻，这样可避免身热汗出、阴津伤耗、阳气外泄，顺应了秋天阴津内蓄、阳气内收的养生需要，对人体是十分有利的。

"秋冻"虽然科学可行，但如果一

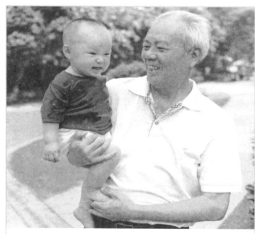

◎老人、儿童和哮喘病人在秋季应适当地添加衣物，以免诱发流感、腮腺炎等疾病。

概而论，反而可能诱发疾病。因为不是每个人都适合"秋冻"，应根据身体条件的差异灵活掌握，很多人需要少"冻"或避免"冻"。老年人和儿童由于自身抵抗力较差，御寒能力较弱，遇到寒冷刺激身体易发生不良反应，因此，在秋季就应该适当地添加衣物。如果一味地讲究"秋冻"，就很容易诱发流感、腮腺炎等疾病，严重的还可能诱发哮喘、肺炎等顽症。

冬季养生

① 冬季对人体的影响

冬季阳气衰微，万物收藏，大地冰封，雪化风寒，大自然中的生物处于养精蓄锐的状态，这时，很容易产生冻疮，通常是在手指、手背、脚跟、脚趾、耳轮、鼻尖、面颊等部位。特别是儿童、少年更容易产生冻疮。这是因为他们受到寒冷刺激以后，皮下小血管收缩反应比中年人，特别是比老年人敏感；另外，青壮年女性比同年龄的男性容易生冻疮，这是因为女性对寒冷的适应性差，皮肤对寒冷的抵抗力弱；体质强弱以及血液循环状况好坏，与发生冻疮也有密切关系。患心脏疾病、血管疾病和末梢血液循环功能差的人，局部皮肤对寒冷的适应性、耐受性和抵抗力差，经不起寒冷的刺激，容易发生冻疮；还有在潮湿环境下生活和工作的人，可以明显加重寒冷对他的影响和危害，更容易破坏局部血管的收缩与舒张功能，促使冻疮发生。了解了这些，就可以针对不同情况，采取相应的措施。

冬季也是中老年人心脑肺等重病的高发季节。当患这些疾病时，一般常有信号（先兆），患者或家人若能识别这些信号，及时就医确诊并治疗，或采取相应的预防措施，预后将大为改观。

急性心肌梗死的发病信号

疼痛的变化。急性心肌梗死是冠心病发展的最严重结果，一般冠心病引起的心绞痛，通常不超过15分钟，经休息或舌下含速效硝酸甘油片可很快缓解，且不经常发作。如果近期心绞痛发作频繁，或疼痛时间延长，疼痛经休息或含速效硝酸甘油也不能缓解，就要看作是急性心肌梗死的先兆。还有，过去从无心绞痛的人，突然出现心绞痛，并伴有胸闷、心慌、气短、恶心、呕吐、面色苍白、烦躁不安、有死亡将至的恐惧感等症状，也是急性心肌梗死即将来临的发病信号。

表现异常。突然出现不明原因的体力下降、难以形容的胸痛、咽部异物感、原因不明的牙痛、突发上腹部剧疼、严重胃烧灼感、骤然反酸、脉搏细弱跳动无规律、瞬间大汗淋漓，皮肤湿冷、呼吸困难和神志恍惚等，即使无心绞痛，也很可能是急性心肌梗死的先兆。

脑血管意外的发病信号

运动障碍。逐渐或突然感到上肢和手

脚软弱无力，活动笨拙或不灵便。

感觉障碍。手脚或部分肢体突然麻木、冷、热、触等感觉迟钝或消失。

语言障碍。谈吐不清或听不懂别人说话的意思。

视力障碍。出现短暂性视力模糊、偏盲或一过性失明。

突发头晕、耳鸣、走路摇摆不稳。

精神状态改变。或沉默寡言，或急躁多语，或嗜睡，或一过性意识丧失；突发剧烈头痛。

高血压危险的发病信号

原有高血压病史，平时血压尚平稳，现在血压逐渐或突然升高，达到高压24千帕（180毫米汞柱）、低压17.3千帕（130毫米汞柱）以上；头越来越痛，走路不稳，脚似踩棉花；头晕、恶心、呕吐，视物模糊，以及全身或局部肌肉出现抽搐。

心力衰竭的发病信号

心脏病患者在没有感染的情况下，稍做轻体力活动即感心慌、气短、脉跳增快，休息后呼吸和脉跳恢复到正常状态所需的时间比平常多；尿量减少，体重增加，下肢出现轻度水肿；夜间睡眠时须垫高枕头才感觉舒服，睡眠中常因气短而憋醒。

严重心律失常的发病信号

患者心搏有停顿或胸内撞击感，并伴有心慌、憋气、头晕、疲倦无力等症状；有的还可突发抽搐、不省人事。

呼吸衰竭的发病信号

患者原有肺部疾病，逐渐或突然出现呼吸困难、口唇、指甲、耳部发紫，同时伴有头胀、精神不易集中、智力减退、夜间失眠、白天嗜睡、烦躁不安和肢体无意识动作等。

❷ 冬季的养生法则

冬季万物都开始蛰伏休息，机体也应该相应地进行调养，主要有以下几个方面。

保暖防寒

冬季应调养情绪。严冬腊月，寒风凛冽，雨雪纷飞，江河冰封，草木枯槁，如此万物凋零之象，常会使人触景生情，尤其是老弱多病之人，情绪的变化更为明显。因此，情绪调养十分重要。冬季情绪调养，重在安定心志，注意不要使情绪过于激动，以免骚扰潜伏的阳气。

冬季宜早睡晚起。早睡以养阳气，保持身体温热；晚起以养阴气，待日出而作，可躲避严寒，求其温暖，使人体阴平阳秘。特别是阳气不足的人，当风起骤寒之时，尤宜早睡晚起。不过，冬季阳气闭藏于内，阴气在外，若调养失当，过贪辛

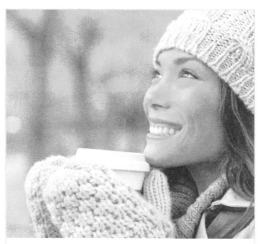
◎要想平安过寒冬，一定要注意保暖。

热暴暖，就会内扰阳气，迫其外泄，或积热于内，形成阴虚火旺之候。到了春季，就会发为温病，或诱发宿疾。这也是违背"秋冬养阴"的养生准则的。

房事调养，益肾蓄精

冬季养生，重在保持肾精的闭藏，这对健康长寿具有十分重要的意义。《内经》中说："冬不藏精，春必病温。"意思是，人若不知冬季养藏之道，冬令依然精液频泄，那么身体必然日趋虚弱，虚则寒邪乘虚而入，并伏藏于体内，伏邪积郁日久，等来年春阳上升，必发为温病。唐代名医孙思邈则认为"当今少百岁之人"的原因，就是"不知节欲养精"。老年人由于肾精虚衰，导致髓海空虚而出现头晕、耳鸣、记忆力衰退等症状。肾主骨，故肾虚还能影响骨的生理，导致老年人骨质脆弱，出现腰酸无力、行动不便等衰老现象。可见"精气"虚衰，导致人体的衰老。冬三月"养藏之道"的重要内容就是保养肾精，做到房事有节制，以保持体内精气充足，维持五脏六腑的正常生理功能。

另外，冬季养生，应根据不同地区气候和人的体质，进行调节以适应冬季气候，增强人体的抗寒能力。冬季锻炼切忌在大寒、大风、大雪及大雾中进行，一般宜在室内活动，年老体弱者尤应避免。冬季锻炼的运动量要适度。《千金方》中说："冬时天地气闭，血气伏藏，人不可作劳出汗，发泄阳气，有损于人也。"这就说明，冬季阳气潜藏，若运动量过度，则会耗散阳气。

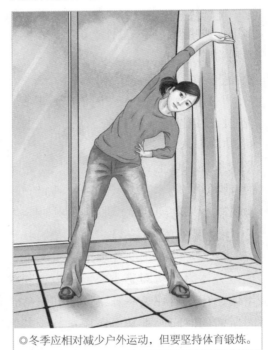

◎冬季应相对减少户外运动，但要坚持体育锻炼。

二十四节气养生法则

❶ 立春保健养生方案

"立"为开始之意，立春就是春天的开始，表明严冬已经过去，万物复苏的春季来临。中医认为，春季属于五行"金、木、水、火、土"中的木，而人体五脏与五行对应的是"心、肝、脾、肺、肾"。肝属木，木的物性是生发，肝脏也具有这样的特征，所以从立春开始在精神养生方面，要力戒暴怒，更忌情怀忧郁，做到心胸开阔，乐观向上，保持恬静、愉悦的心态。

春寒虽不像寒冬腊月那样酷冷，但如果过早脱下棉衣，很可能使人体防御功能被摧毁，导致流感、肺炎、哮喘等呼吸道疾病的发生，或使原有的疾病加重，这时除了要保持穿暖少脱之外，特别要注意的是护好两头，即重点照顾好颈部和双脚。

下面，为大家推荐两道立春进补食疗方：

高粱粥

材料：高粱米100克，桑螵蛸20克。

做法：先将高粱米淘洗干净，用温水浸泡半小时左右；将桑螵蛸煎取浓汁，去渣将药汁与高粱米同入砂锅，再加水适量，以文火煮粥，至米熟烂粥稠为度。

功效：益气健脾、补肾固涩。脾胃气虚所致的食欲不振、食后欲呕、便溏腹泻、面色无华；肾气不固所致的遗尿、夜尿多、遗精阳痿等患者可用。

注意：高粱米不易熟烂，故宜适当久煮。素有习惯性便秘者不宜服。

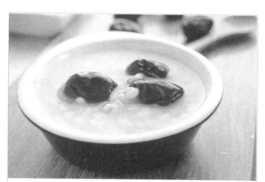

◎高粱粥能益气健脾、补肾固涩，是春季进补的首选膳食。

首乌粥

材料：制首乌15克，粳米50克，白砂糖适量。

做法：先将制首乌放入砂锅，加水适量煮取药汁，再用药汁与粳米以文火共煮稀降粥熟烂后，调入白糖搅匀即成。

功效：益精血、补肝肾。治疗肝肾精血亏虚所致的面色萎黄、形体消瘦、腰膝酸软无力、头晕耳鸣、头发早白、肢体麻木等。

❷ 雨水保健养生方案

从雨水这一天开始，雨量会逐渐增加，湿邪之气也会随之而来。春寒料峭，湿气一般夹"寒"而来，因此雨水前后必须注意保暖，不要过早减少衣物以免受凉。同时少食生冷之物，以顾护脾胃阳气。

另外，雨水时节，人体血液循环系统开始处于旺盛时期，故易发生高血压、痔疮出血等疾病。所以雨水节气的养生重点是：摄养精神；继续进行春捂防春寒，并防止风湿；做适当的体育运动，提高身体免疫力；适当对脾胃进行补益。

俗话说"春困秋乏"，特别是春日的下午，有意识的伸几个懒腰，也会觉得舒适，伸懒腰可使人体的胸腔器官对心肺挤

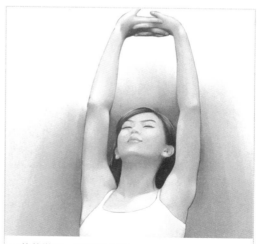

◎伸伸懒腰，有利于心肺。

压，利于心脏的充分运动，使更多的氧气供给各个组织器官，同时，由于上肢、上体的活动，能使更多的含氧的血液供给大脑，使人感到清醒舒适。

下面，为大家推荐两道雨水进补食疗方：

山莲葡萄粥

材料：山药50克，莲子肉50克，葡萄干50克，粳米50克，白砂糖适量。

做法：将山药、莲肉、葡萄干洗干净，与粳米同入锅，加水适量，以文火煮粥，粥熟后即可放入白糖。

功效：益气健脾、补血养心。

西洋参粥

材料：西洋参3克，麦冬10克，淡竹叶5克，粳米30克。

做法：先将麦冬、淡竹叶煎取药汁，后用药汁与粳米文火煮粥，待粥将熟时，加入西洋参，再稍煮片刻即成。

功效：益气养阴、生津止渴、宁心安神。

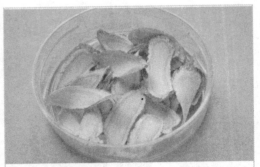

◎用西洋参煮粥能益气养阴、生津止渴，特别适合春天时食用。

❸ 惊蛰保健养生方案

"蛰"在汉语里的解释就是藏的意

思，此时天气回暖，春雷开始震响，惊蛰的意思就是，春雷响起，蛰伏的动物感受到了春天的温暖，就开始出来活动了，蛇虫鼠蚁、病菌等也会结束冬眠，所以这个时候我们要注意增强体质，以驱邪气。

饮食上应该多吃一些清淡的食物，如糯米、芝麻、蜂蜜、乳品、豆腐、鱼、蔬菜、甘蔗等，以及一些能够提高人体的免疫功能、调血补气、健脾补肾、养肺补脑的补品。

下面，为大家推荐两道惊蛰进补食疗方：

首乌丹参蜂蜜汁

材料：制首乌20克，丹参15克，蜂蜜15克。

做法：将制首乌、丹参洗干净，以清水文火慢煎，去渣取汁，调入蜂蜜搅匀即成。

功效：补血滋阴活血。适用于动脉硬化、高血压、慢性肝炎等属血虚兼有瘀血者。

柚皮汤

材料：新鲜柚皮2只，葱末30克，调料适量。

做法：先将柚皮用炭火烧焦，刮去外

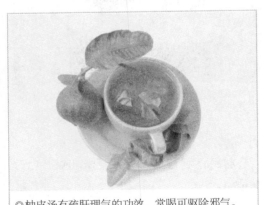

◎柚皮汤有疏肝理气的功效，常喝可驱除邪气。

层，放入清水中浸泡1天，去除苦味，然后切块，加水炖熟，加入葱末、调料即可服食。

用法：每日1剂。

功效：疏肝理气。

④ 春分保健养生方案

春分节气平分了昼夜、寒暑。所以，在保健上应注意保持体内的阴阳平衡，饮食上要禁忌大热、大寒的饮食，保持寒热均衡。可根据个人的体质选择搭配饮食，如吃寒性食物鱼、虾，佐以温热散寒的葱、姜、酒等，食用韭菜、大蒜等助阳之物时，配以滋阴之蛋类，以达阴阳平衡之目的。

下面，为大家推荐两道春分进补食疗方：

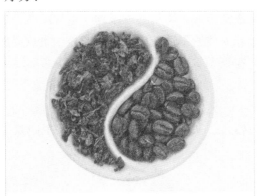

◎春分平分了昼夜和寒暑，这时在保健上应注意保持体内的阴阳平衡，饮食上禁忌大热、大寒，吃寒性食物应佐以温热散寒的助阳之物。

银花生地黄绿豆汤

材料：银花、生地黄各20克，绿豆30克，白糖适量。

做法：将银花、生地黄加水煎汤，去渣，再入洗净的绿豆煮汤，熟后调入白糖即成。

用法：每日1剂，2～3次分服。

功效：滋阴清热、凉血解毒。

适应证：猩红热恢复期，症见丹痧布齐后1～2日，皮肤开始脱屑，此时身热渐退，咽部糜烂疼痛亦渐减轻，但尚有低热、唇口干燥，或伴干咳、食欲不振等。

枇杷叶汤

材料：鲜枇杷叶15克，白糖适量。

做法：将枇杷叶洗净，用纱布包好，放入砂锅内，加水煎沸15～20分钟，弃枇杷叶，调入白糖即成。

用法：每日1剂，连服3日。

功效：清热止咳、降气化痰、和胃止呕。

适应证：预防猩红热。

⑤ 清明保健养生方案

每年的4月5日前后为清明节气。对于养生来说，清明时节基本上不会有寒流出现了，即使在天气交接中会出现几天的"倒春寒"现象，但气温的大趋势是升高

清明时节比较常见的阴阳失调证

阴虚阳亢证	常见的症状包括：头痛头晕，耳鸣眼花，失眠多梦，腰膝酸软，面时潮红，四肢麻木
肝肾阴虚证	常见症状有：头晕眼花，目涩而干，耳鸣耳聋，腰酸腿软，足跟痛
阴阳两虚证	这是非常严重的情况，常见的症状有：头目昏花，面色苍白，间有烘热，心悸气短，腰膝酸软，夜尿频多，或有水肿

的。清明前后，显著的气候特点是多雨，天气阴凉，养生重点应放在补肾、调节阴阳虚亢等方面。

防治这些病症，应针对阴阳失调，本虚标实的病理，从调和阴阳，扶助正气着手，采用综合调养的方法，从饮食、起居、情志调摄等方面多下功夫。

下面，为大家推荐两道清明进补食疗方：

萝卜生姜汁

材料：萝卜、生姜各适量（萝卜10份，生姜1份），食盐少许。

做法：将萝卜、生姜洗净捣烂，取汁，加食盐调匀。

用法：每次服150毫升，每日2~3次。

功效：宽中下气、和胃止痛。

适应证：胃脘部阵发剧痛、腹胀等。

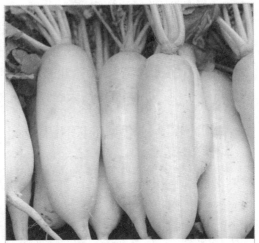

◎白萝卜具有下气、消食、除疾润肺、解毒生津，利尿通便的功效。

玄参炖猪肝

材料：玄参15克，鲜猪肝500克，菜油、酱油、生姜、细葱、白砂糖、料酒、湿淀粉各适量。

做法：将猪肝洗干净，与玄参同时放入锅内，加水适量，炖煮约1小时后，捞出猪肝，切成小片备用，将炒锅内放入菜油，投入洗净切碎了的姜、葱，稍炒一下，再放入猪肝片中，将酱油、白砂糖、料酒混合，兑加原汤适量，以湿淀粉收取透明汤汁，倒入猪肝片中，搅拌均匀即成。

功效：滋阴、养血、明目。

适应证：肝阴血亏虚所致的两目干涩、迎风流泪、头晕眼花、视物模糊、视力下降、夜盲症以及慢性肝炎而属肝阴血虚者。

⑥ 谷雨保健养生方案

谷雨以后，雨量开始增多，空气湿度逐渐增大。待空气潮湿到一定程度就会引起人体的不适反应。此时的养生重点要放在调节人体内部环境以适应外部环境方面，从而保持人体各脏腑功能的正常。

另外要注意的是，此时虽然气温回升较快，天气不再寒冷，但是由于雨量较

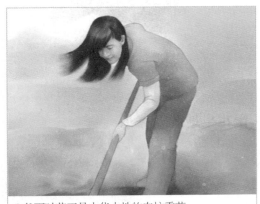

◎谷雨时节正是中华大地的农忙季节。

多，早晚还是较凉，因此，早晚出门时要注意增减衣服，避免受寒感冒。过敏体质的人这个季节则应防花粉症及过敏性鼻炎、过敏性哮喘等。

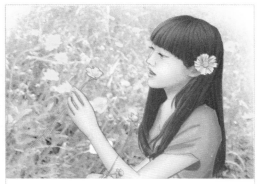

◎花儿虽美，但要小心花粉过敏。

在饮食方面，这个节气应该多吃一些有滋阴养胃、降压降脂、抗菌消炎、清热解毒、祛除风湿、温补养血等功效的食物，如：菊花鳝鱼、草菇豆腐羹、生地鸭蛋汤等。

下面，为大家推荐两道谷雨进补食疗方：

鸡肝草决明蛋汤

材料：鸡肝50克，草决明10克，鸡蛋1个，味精、食盐各适量。

做法：将鸡肝洗干净，切成片；草决明入砂锅，加水适量，煎取药汁，以药汁为汤烧开后，下入鸡肝片，打入鸡蛋，加入味精、食盐调味即成。

功效：补血、养肝、明目。

适应证：肝血亏虚所致的目暗昏花、视物模糊，以及夜盲症而属肝血虚者。

当归杞子汤

材料：鸡肉250克，制首乌15克，当归15克，枸杞子15克，味精、食盐各适量。

做法：将鸡肉洗干净，切成小块；制首乌、当归、枸杞子用纱布袋装好，扎紧口与鸡块同入砂锅，加水适量，先以武火烧开，后用文火慢炖，至鸡熟烂时，除去药袋，加入味精、食盐调味即成。

功效：补益精血。

适应证：肝肾精血亏虚所致的形瘦体弱、面色萎黄、腰膝酸软、头晕眼花、视物模糊、须发早白、稀疏易脱、肢体麻木、月经量少色淡、爪甲枯脆等。

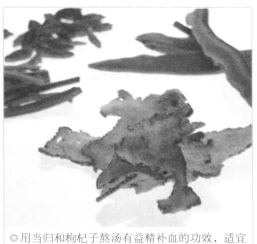

◎用当归和枸杞子熬汤有益精补血的功效，适宜在谷雨前后食用。

⑦ 立夏保健养生方案

每年的5月6日前后是立夏，立夏表示即将告别春天，是夏天的开始。在天气炎热的时候，心里会有莫名的烦躁，人也会变得暴躁易怒喜欢发脾气，这就是气温过高导致心火过旺所致，也是中医"心主神明"的表现。

老年人由生气发火引起心肌缺血、心律失常、血压升高甚至猝死的情况并不少见。所以，立夏时节要养心，就要做到精神安静、喜怒平和，多做一些比较安静的事情，如绘画、书法、听音乐、下棋、种花、钓鱼等，以保持心情舒畅。

在饮食方面，立夏以后天气渐热，应多吃清淡、易消化、富含维生素的食物，少吃油腻和刺激性较大的食物，否则易造成身体内、外皆热，而出现上火的痤疮、口腔溃疡、便秘等病症。还应该多喝牛奶，多吃豆制品、肌肉、瘦肉等对"养心"有好处的食品。

立夏以后虽然天气渐热，但毕竟还没到伏天酷热之时，所以不要急于换上单薄的衣服，晚上睡觉也不要盖得过少，以免夜里受寒感冒。老年人更要注意避免气血瘀滞，以防心脏病发作。

下面，为大家推荐两道立夏进补食疗方：

荷叶荔枝鸭

材料：鸭子1只（1000～1500克），荔枝250克，瘦猪肉100克，熟火腿25克，鲜荷花1朵，料酒、细葱、生姜、味精、精盐、清汤各适量。

做法：将鸭子宰杀后，除尽毛，剁去嘴、脚爪，从背部剖开，清除内脏，放入沸水锅中汆一下，捞出洗干净，荷叶洗净，掰下花瓣叠好，剪齐两端，放开水中汆一下捞出；荔枝切成两半，去掉壳和核；将火腿切成丁，猪肉洗净切成小块；生姜、细葱洗净后，姜切片，葱切节。取蒸盆一个，依次放入火腿、猪肉、鸭、葱、姜、食盐、料酒，再加入适量开水，上笼蒸至烂熟，去掉姜、葱，撇去汤中油

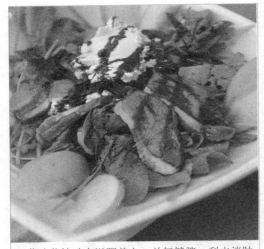

◎荷叶荔枝鸭有滋阴养血、益气健脾、利水消肿的功效，特别适合在天气渐热时食用。

泡沫，再加入荔枝肉、荷花、清汤，稍蒸片刻即成。

功效：滋阴养血、益气健脾、利水消肿。

适应证：阴血亏虚、气阴两虚所致的神疲气短、形体消瘦、烦热口渴、骨蒸劳热、午后低热、不思饮食、消化不良、干呕呃逆、干咳少痰、小便不利、肢体浮肿、贫血等。

牛肚薏米粥

材料：牛肚100～150克，薏米100克，食盐适量。

做法：先将牛肚洗干净，切成细块，与薏米同入砂锅，加水适量，以文火煮粥，待牛肚熟烂，粥将熟时加入少量食盐，搅匀稍煮片刻即可。

功效：益气、健脾、祛湿。

适应证：脾胃气虚所致的食欲不振、神疲乏力、便溏腹泻、小便不利、肢体浮肿、白带量多，以及慢性胃炎、胃及十二

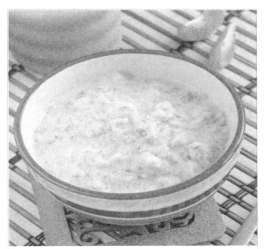

◎牛肚薏米粥有益气、健脾、祛湿的功效，可以在食欲不振、神疲乏力时食用。

指肠溃疡、慢性肠炎、慢性肝炎等而属脾胃气虚者。

⑧ 小满保健养生方案

每年5月21日左右是小满，小满以后，气温明显升高，降雨量也有所增加，温高湿大，如起居不当很容易引发风疹等病症。防治这些病症在饮食方面应常吃具有清利湿热作用的食物，如赤小豆、薏苡仁、绿豆、冬瓜、黄瓜等；住处的房屋应保持清爽干燥；易发皮肤病的人应勤洗澡勤换衣服，保持皮肤的清洁干爽，有条件的可以经常进行药浴和花草浴；精神方面，应注意保守内敛，忌郁闷烦躁。

古人认为：要想保持身体健康，寒暑不侵，就应该提高身体素质，以适应各种气候，杜绝疾病的发生。锻炼是提高身体素质的最好方法，所以在这一节气，应在清晨起床锻炼，并选择一些

诸如散步、慢跑、打太极拳等比较温和的运动方式，不宜做过于剧烈的运动，以免大汗淋漓伤阴伤阳，违背"春夏养阳"的养生原则。

下面，为大家推荐两道小满进补食疗方：

栗肉淮山粥

材料：栗子肉30克，淮山药15～30克，茯苓12克，炒扁豆10克，莲子（去心）肉10克，大枣5枚，粳米100克，白砂糖适量。

做法：将栗子肉、淮山药、茯苓、扁豆、大枣用清水洗干净，与粳米同入砂锅，加水适量，以文火慢熬成粥，待粥将熟时，加入白糖，搅匀稍煮片刻即可。

功效：益气健脾、祛湿止泻。

适应证：脾胃气虚、水湿内停所致的食欲不振、神疲气短、腹胀水泻、小便不利、慢性水肿、白带量多、小儿疳积等。

葛根粉粥

材料：葛根粉30克，粳米50克。

做法：先将葛根洗净切片，水磨澄取淀粉，晒干备用，每取30克，与粳米（先

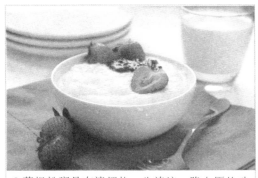

◎葛根粉粥具有清烦热、生津液、降血压的功效，适合在心烦气躁时食用。

浸泡一宿）同入砂锅内，加水500毫升左右，以文火煮至米花粥稠为度。

功效：清烦热、生津液、降血压。

适应证：阴津不足之烦热口渴及高血压、冠心病、心绞痛、老年性糖尿病、慢性脾虚泻痢等。

⑨ 芒种保健养生方案

每年的6月6日前后是芒种。我国江西省有句谚语说："芒种夏至天，走路要人牵；牵的要人拉，拉的要人推。"这是在讲芒种夏至时节人们都非常懒散，甚至走路都没精神。这是因为入夏气温升高，降雨增多，空气中的湿度增加，湿热弥漫空气，致使人体内的汗液无法通畅地发散出来，所以人们多会感觉四肢困倦，萎靡不振。要缓解这种懒散之情，首先应该在精神上保持轻松、愉快的状态，这样才能使气机得以宣畅，通泄得以自如。

在饮食方面，养生家普遍认为夏三月的饮食应以清淡为主，勿过咸、过甜。

下面，为大家推荐两道芒种进补食疗方：

清脑羹

材料：干银耳50克，炙杜仲50克，冰糖250克。

做法：将炙杜仲煎熬3次，收取药液待用。将干银耳用温水发透，除去蒂头、杂质，洗干净；冰糖置文火上溶化，熬至微黄色，备用。取一洁净锅，倒入炙杜仲药汁，下入银耳，视银耳泡发情况，可适量加入清水，置武火上烧沸后，改用文火久熬银耳熟烂，再冲入冰糖汁熬稠即成。

功效：补肝肾、降血压。

适应证：肝肾阴虚所致的头目眩晕、眼胀昏花、腰膝酸软、耳鸣耳聋、心悸怔忡、烦躁失眠，以及高血压、动脉硬化、心脏病等属肝肾阴阳亢者。

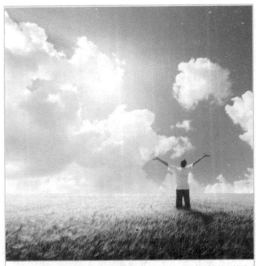

◎芒种时气温升高、降雨增多，人们会感觉到困倦、萎靡不振。这时应保持精神上的轻松、愉快，晚睡早起，适当接受阳光照射。

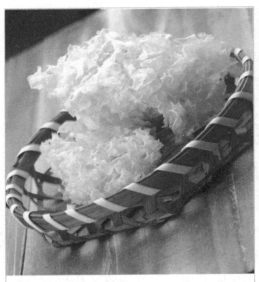

◎银耳有补肝肾、降血压的功效，适合头目眩晕、腰膝酸软、烦躁失眠者食用。

山楂益母茶

材料：山楂30克，益母草10克，茶叶5克。

做法：将上3味放入杯内，用沸水冲泡，代茶饮用。

用法：每日1剂。

功效：清热化痰、活血通脉、降脂。

适应证：气滞血瘀、心络受阻型冠心病。

⑩ 夏至保健养生方案

6月21日或22日为夏至日。夏至，由于气温过高，很多人会出现体倦乏力以及头痛头晕的症状，严重者甚至会晕厥。发生这些病症的原因是：一，夏季天气炎热，人体大量出汗导致水分过多流失，如果得不到及时补充，就会使人体血容量减少，继而大脑供血不足，引发头痛；二，人体在排汗时，更多的血压流向体表，使得原本就血压偏低的人血压更低，发生头痛；也有些人是因为睡眠不足，脾胃虚弱、食欲不振导致头痛。要避免这些情况就要注意多喝水，保证体内的充足水分，另外就是应选择适合自己的降温方式以避免中暑，不要一味地吃冷饮，冷饮吃多了也会引发所谓的"冷饮性头痛"，而且容易导致肠胃疾病，损害健康。

饮食调养是夏至养生中的重要一环，首先应补充充足的蛋白质，这是体内供热最重要的营养素。其次，夏季在补充维生素方面，要比其他季节高至少一倍，因为大剂量的维生素B_1、维生素B_2、维生素C乃至维生素A、维生素E等，对提高耐热能力和体力有一定的作用。三是要补充水和无机盐。水分的补充最好是少量、多次，可使机体排汗减慢，减少人体水分蒸发量。而无机盐，可在早餐或晚餐时喝杯淡盐水来补充。四是要多吃清热、利湿的食物，如西瓜、苦瓜、鲜桃、乌梅、草莓、西红柿、绿豆、黄瓜等。

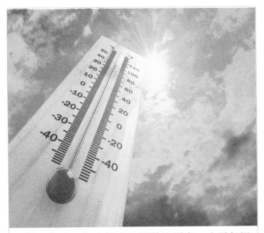

◎夏至代表一年中最炎热时段的到来，由于气温过高，很多人会出现体倦乏力以及头痛头晕的症状，严重者会晕厥，应有所防范。

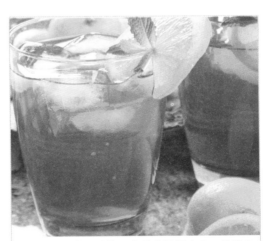

◎夏至不宜多吃冷饮，会导致肠胃疾病。此时应补充蛋白质、充足的维生素和大量的水、无机盐，对提高耐热能力和体力有一定作用。

下面，为大家推荐两道夏至进补食疗方：

银杏叶茶

材料：银杏叶5克（鲜品15克）。

做法：将银杏放入杯内，用沸水冲泡，代茶饮用。

用法：每日2剂。

功效：益心敛肺、化湿止泻。

适应证：冠心病。

萝卜蜂蜜方

材料：白皮大萝卜1个，蜂蜜60克。

做法：将萝卜洗净，挖空中心，纳入蜂蜜，封紧，置大碗内，隔水蒸熟饮服。

用法：每日1剂。

功效：清热解毒、润燥止咳。

适应证：胸膜炎。

⑪ 小暑保健养生方案

每年的7月7日左右是小暑，这段时间的养生重点在于"心静"二字，以舒缓紧张情绪，保持心情舒畅。常言道"心静自然凉"就是这个道理。

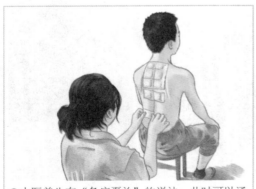

◎中医养生有"冬病夏治"的说法，此时可以通过伏天贴膏药的方法，对诸如风湿痹症之类的疾病进行治疗。

天气炎热，吃冷饮的人也越来越多，这里要提醒大家，从冰箱拿出来的冷饮和水果等，要在室温下放一会儿再吃，以免太凉刺激肠胃。其实，最好的消暑食物就是一碗清凉的绿豆汤，既健康又排毒。

中医养生有"冬病夏治"之说，那些每逢冬季发作的慢性疾病，如慢性支气管炎、肺气肿等呼吸道疾病，风湿痹症等症状，可以通过伏天贴膏药的方法进行治疗。从小暑就可以开始贴敷了。

下面，为大家推荐两道小暑进补食疗方：

夏枯草炖猪肉

材料：夏枯草20克，瘦猪肉100克。

做法：将上2味加水炖熟，吃肉喝汤。

用法：每日1剂。

功效：滋阴润燥、清火散结。

适应证：胸膜炎。

鸡冠花丁香汤

材料：鸡冠花10克，丁香3克。

制法：水煎服。

用法：每日1剂。

功效：清热收敛、凉血止血。

适应证：风湿性心脏病。

⑫ 大暑保健养生方案

每年的7月23日左右是大暑。这个节气的养生，首先要强调预防中暑，当出现持续6天以上最高气温大于37℃时，中暑人数会急剧增加，所以无论在家也好，外出活动也好，应尽量避开中午以及午后的最高气温时间段。

大暑时节也应该进行适当的运动，年

轻人剧烈运动后的大汗淋漓会有种舒服的畅快感，中老年人则应选择一些平和的运动，如快走、爬山、游泳、太极拳、羽毛球、乒乓球等。

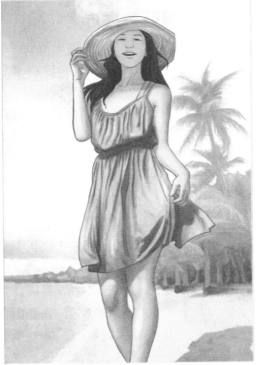

◎大暑时保健重点在于预防中暑，如果气温连续6天以上高于37°C，尽量避免外出。

下面，为大家推荐一道"强心茶"，可作为大暑的祛暑食疗方。

材料：老茶树根30～60克，糯米酒1小杯。

做法：将老茶树根洗净切片，与糯米酒一同放入砂锅内，加水煎汤，去渣。

用法：睡前1次服下，每晚1剂。

功效：温阳利水、强心益肾。

适应证：心肾阳虚、水湿泛滥型风湿性心脏病，症见心悸气喘、倚息不得卧、头晕胸闷、口渴不饮、小便短少、全身浮肿、恶寒肢冷、面色无华等。

⑬ 立秋保健养生方案

每年的8月8日左右是立秋。立秋以后，各种瓜果开始陆续上市，但民谚有"秋瓜坏肚"的说法，就是指立秋以后如生食大量瓜类水果易引发胃肠道疾患。此外，人们在夏天已经生食了大量瓜果，立秋以后如果再这样吃下去，就会损伤肠

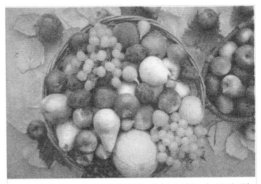

◎立秋之后，各类瓜果开始大量上市，但注意不能吃得太多，会损伤肠胃，脾胃虚寒者更要引起注意。

胃，导致腹泻、下痢、便溏等急慢性胃肠道疾病。因此，立秋之后应慎食瓜类水果，脾胃虚寒者尤应禁忌。

立秋以后，因秋燥而起的疾病也会困扰一些人，在养生方面就要注意滋养津液，多喝水、淡茶等饮料，并吃些能够润肺清燥、养阴生津的食物，如萝卜、西红柿、豆腐、藕、秋梨等，少吃辛辣、油炸及膨化食物，少饮酒。

下面，为大家推荐两道立秋进补食疗方。

沙参枸杞粥

材料：沙参15～20克，枸杞子15～20

克，玫瑰花3～5克，粳米100克，冰糖适量。

做法：先将沙参煎汁去渣，后以药汁与枸杞、粳米同入砂锅，再加水适量，用文火煮粥，待粥将熟时，加入玫瑰花、冰糖，搅匀稍煮片刻即可。

功效：滋阴润燥、养血明目。

适应证：阴血亏虚所致的多咳少痰、痰中带血、咽喉干燥、声音嘶哑、胃脘灼痛、饥而不欲食、干呕呃逆、头晕眼花、两目干涩、视物模糊、手足心低热等。

注意：外感风寒所致咳嗽不宜服。

人参百合粥

材料：人参3克，百合15～25克，粳米50克，冰糖适量。

做法：先将人参研末；百合剥皮去须，洗净切碎；后共与粳米同入砂锅，加水适量，以文火煮粥，待粥将熟时，加入冰糖，搅匀稍煮片刻即可。

功效：益气滋阴、润肺安神。

适应证：气阴两虚所致的心悸气短、烦渴神疲、久病形瘦、失眠健忘、心神不宁、食欲不振、久咳声低、干咳少痰，以及神经衰弱、癌症、慢性支气管炎、肺气肿、肺结核、支气管扩张、百日咳等而属气阴亏虚者。

⑭ 处暑保健养生方案

每年的8月23日左右是处暑节气。处暑以后，气温会逐渐下降，这时候人体容易出现的情况就是"秋乏"，俗话说"春困秋乏夏打盹"，人们经常会有懒洋洋的疲劳感，所以这个节气的养生首先是要保证睡眠充足。

在饮食方面，处暑时依然应该保持饮食清淡，少吃油腻、辛辣及烧烤类的食物，如辣椒、生姜、花椒、葱、桂皮等，多吃蔬菜水果，多喝水，多吃鸡蛋、瘦肉、鱼、乳制品和豆制品等。

为缓解秋乏，处暑时除去养成良好的生活习惯，还要加强锻炼，如登山、散步、做操等，以强健身心，减轻季节交替时身体的不适感。经常伸伸懒腰也可缓解秋乏，伸懒腰时人体的胸腔器官会对心、肺形成挤压，可以促进心脏的

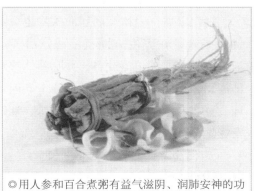
◎用人参和百合煮粥有益气滋阴、润肺安神的功效，适合心悸气短、烦渴神疲的人食用。

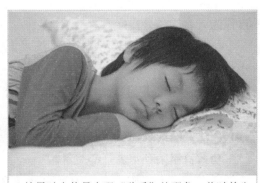
◎处暑时人体易出现"秋乏"的现象，此时养生首先应保证充足的睡眠。

充分运动，使其提供更多的氧气供给各个组织器官。

下面，为大家推荐两道处暑进补食疗方。

羊肺汤

材料：羊肺一具，柿霜、杏仁、绿豆粉各30克，白蜂蜜60克。

做法：先将杏仁去皮后研成细末，用柿霜、绿豆粉装入碗内，倒入蜂蜜调匀，加入适量清水，和成浓汁状，备用。将羊肺挤尽血污，用清水冲洗干净，再将药汁灌入羊肺内，装碗后加水适量，隔水蒸熟，取出后将碗中汤汁浇注在羊肺上即成。

功效：益气养阴、止咳平喘。

适应证：肺虚、气阴两虚所致的形体消瘦、精神疲乏、心悸喘促、咳嗽不宁、口唇干燥，以及肺结核、老年慢性支气管炎、肺气肿、肺源性心脏病等而属肺气阴亏虚者。

炖猪肉黑豆汤

材料：瘦猪肉200克，黑豆30克，浮小麦50克，食盐、味精各适量。

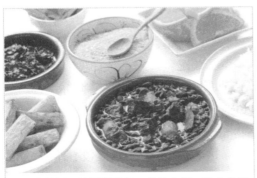

◎猪肉炖黑豆能滋阴益气，壮体止汗，适合自汗盗汗、心烦气短的人食用。

做法：将猪肉洗干净，切成小块；浮小麦用细纱布袋包好扎紧。将猪肉与黑豆、浮小麦药袋同入砂锅，加水适量，先用武火烧沸，后改文火煨炖，待肉熟豆烂后，加入食盐、味精调味，除去药袋，饮汤食肉和豆。

功效：滋阴益气、壮体止汗。

适应证：阴虚、气阴两虚所致的形体消瘦、皮肤干燥、自汗盗汗、神疲乏力、心烦气短、口渴多饮、唇舌干燥等。

⑮ 白露保健养生方案

每年的9月7至9日为白露。白露时节，支气管哮喘发病率很高，要做好预防工作，排除诱发因素，体质过敏的人应注意花粉、粉尘、皮毛、牛奶、鸡蛋、鱼、虾、螃蟹、油漆、药物等，尽量避免与之接触。另外，调整身体和精神状态，避免情绪压抑、过度劳累对缓解咳嗽、气喘、心悸等症状也有帮助。在饮食上也要慎重，少吃或不吃鱼虾海鲜、生冷炙烩腌菜和辛辣酸咸甘肥的食物，多吃青菜、萝

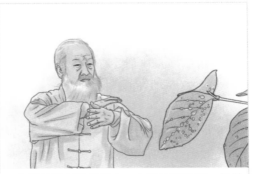

◎白露时昼夜温差很大，白天比较温和，但早晚较凉爽，在穿衣方面要多注意保暖。白露时节可以选择如打太极拳、练气功等比较舒缓的运动方式。

卜、葡萄、柿子、梨、芝麻、蜂蜜等润肺
生津、养阴润燥的食物。

天气转凉后，还容易导致胃部抽搐，引起腹泻、恶心等症状，尤其是那些身体比较瘦平时胃就不太好的人，胃部的保暖非常重要。因为身体较瘦的人通常胃壁较薄，在气温变化的情况下更容易产生痉挛，轻者导致胃痛和消化不良，重者则可能产生呕吐和腹泻等情况。胃部受凉还会导致"肠易激综合征"，直接表现就是严重腹泻，导致疲劳和浑身无力，甚至会发生脱水等情况。

所以，白露以后要注意为身体保暖，特别是一些年轻的女性，不要舍不得换下夏天单薄的裙子。还应注意少吃生、凉食物，多吃熟食和暖食，尤其不要在早上吃水果和喝凉水，避免肠胃受到过度刺激。

下面，为大家推荐两道白露进补食疗方。

罗汉果猪肺汤

材料：罗汉果1个，猪肺250克，调料适量。

做法：将猪肺切成小块，挤出泡沫，洗净，罗汉果切块，共置锅内，加水煮汤，调味食用。

用法：每日1剂。

功效：滋阴润肺、利喉开音。

适应证：肺肾阴虚型慢性喉炎，症见声嘶日久、咽喉干燥、喉痒、干咳、痰少而黏、颧红唇赤、头晕耳鸣、虚烦少寐、腰膝酸软、手足心热等。

咖啡豆汤

材料：咖啡豆（炒）6～9克。

做法：将咖啡豆加水浓煎饮服。

用法：每日1剂。

功效：强心、利尿。

适应证：肺气肿、慢性支气管炎。

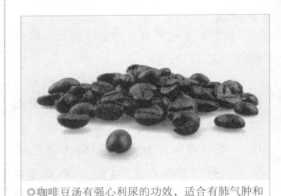

◎咖啡豆汤有强心利尿的功效，适合有肺气肿和慢性支气管炎的患者服用。

⑯ 秋分保健养生方案

每年的9月23日左右是秋分节气，秋分正好是秋季90天的中分点，如春分一样，秋分这天阳光几乎直射赤道，昼夜时间的长短再次相等，秋分过后，北半球开始昼短夜长。

在饮食方面，中医从阴阳平衡角度出发，将饮食分为宜与忌，不同的人有其不同的宜忌，如对于那些阴气不足，而阳气有余的老年人，应忌食大热峻补之品；对发育中的儿童，如无特殊原因也不宜过分进补；痰湿质人应忌食油腻；木火质人应忌食辛辣；患有皮肤病、哮喘的人应忌食虾、蟹等海产品；胃寒的人应忌食生冷食物等。

这个时候，秋燥还是没有结束，不过这时的"燥"，已经不是刚刚立秋时的温燥，而是凉燥，可以煮些健胃健脾，补肾

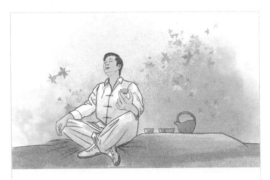

◎秋高气爽，是养生的良好时机。

强骨，而且软糯甜香，非常适口的栗子粥。润肺、清火、制燥咳，通便秘的百合粥、菊花粥，也是不错的选择，不仅可以温补身体，还可以缓解秋燥。

下面，为大家推荐一道"山楂陈皮汤"，对于秋分时的慢性喉炎很有效。

材料：山楂30克，陈皮15克，红糖适量。

制法：水煎服。

用法：每口1剂。

功效：活血化瘀、行气祛痰。

⑰ 寒露保健养生方案

每年的10月8日或9日是寒露。寒露是一个冷热交替的节气，此时，人体阳气慢慢收敛，阴精开始潜藏于内，故养生也应以保养阴精为主，也就时说，秋季养生不能离开"养收"这一原则。

在人体五脏中，肺对应秋，肺气与金秋之气相应，此时燥邪之气易侵犯人体而耗伤肺的阴精，如果调养不当，人体就会出现咽干、鼻燥、皮肤干燥等秋燥症状。因此，寒露时节的养生应以滋阴润肺为宜，多食用芝麻、糯米、粳米、蜂蜜、乳制品等柔润食物，少食辣椒、生姜、葱、蒜类等易损伤阴精的辛辣之食。

对于老年人来说，寒露时节可谓"多事之秋"，其中最需警惕的便是心脑血管病。心脑血管疾病的高危人群或有病史的患者，在这个时节尤其要注意防寒保暖，进行适当的御寒锻炼，合理安排饮食起居，并保持良好心境。

寒露以后，由于气温下降较快，感冒也成为此时的流行病，在城市，这个时间已经开始接种流感疫苗了。而在日常养生中，首先要做到感冒适时添加衣物，不要盲目坚持"秋冻"，还要多加锻炼，增强体质。

下面，为大家推荐一道"白果汤"，对于寒露时节易引起的哮喘、咳嗽较有效。

材料：白果仁（炒）9~12克。

做法：将白果仁加水煎汤，调入白糖或蜂蜜服食。

用法：每日2剂。

功效：敛肺气、定喘咳。

适应证：支气管哮喘、肺结核咳嗽。

⑱ 霜降保健养生方案

每年的10月23日或24日是霜降，这是秋季的最后一个节气。霜降，顾名思义就是：由于天气寒冷，露水已经凝结成霜了。

其实在这个时节，虽然霜降会给农作物造成一定的影响，但是它还可以给原本毫无生机的秋天带来另外一种意想不到的惊喜。随着秋天的到来农作物也停止了生长，但是一些树木在经过秋霜的抚慰之

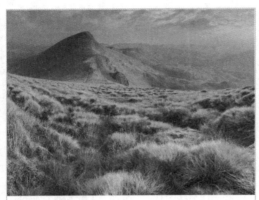

◎霜降过后适合赏秋景，可在天气晴朗的日子登山远望，但老年人注意要量力而行。

后，开始漫山遍野地变成红黄色，在太阳光的照射中，像一片燃烧的红霞，为具有肃杀气息的秋天描上了重重的一笔天气逐渐变冷，风湿病、"老寒腿"、慢性胃病又成了常见病，防治这些病症主要是注意身体的局部保暖。老年人要适当多穿些衣服，膝关节有问题的可以穿上一副护膝，晚上睡觉时也要注意保暖。深秋时节，正是枫树、黄栌树等植物的最佳观赏季，可以在晴朗的天气外出登山观赏美景。

但是，老年人应注意不要运动过量，外出活动以颐养身心为宜，感觉劳累时不要硬撑，此外也要注意保暖防病，不要在大风天去爬山，以免感冒或者染上呼吸系统疾病。

下面，为大家推荐两道霜降进补食疗方。

桑叶茶

材料：经霜桑30克。

做法：将桑叶加水煎汤，取汁，代茶饮用。

用法：每日1剂。

功效：祛风散热、止咳平喘。

适应证：风热痰喘。

山楂茶

材料：生山楂30克。

做法：将山楂加水煎汤，代茶饮用。

用法：每日2剂。

功效：破气行瘀、消积化滞。

适应证：脂肪肝。

⑲ 立冬保健养生方案

"立冬"在每年公历的11月7至8日，我国古时民间习惯以立冬为冬季的开始，《月令七十二候集解》："立，建始也"，又说："冬，终也，万物收藏也。"立冬这天太阳到达黄经225度，正午用圭表测日影，影长为古尺一丈两寸三分，相当于今天的2.501米，夜观

北斗七星，斗柄指向亥的方位，也就是西北方，这个阶段一般在农历的十月。

传统中医养生有"冬时天地气闭，血气伏藏，人不可作劳汗出，发泄阳气"之说，意思是冬天天气闭藏，人体的气血也潜藏起来了，这时候人不可以过分劳作大汗淋漓，泄露阳气。立冬以后，天气还不是太冷，在衣着方面也要注意，不能穿得过少过薄，这样会容易感冒，损耗阳气，当然也不能穿得过多过厚，否则腠理开泄，阳气不得潜藏，寒邪也易于侵入。

经常晒太阳对人体也有很多益处，特别是冬季，大自然处于"阴盛阳衰"状态，人体内部也不例外，所以在冬天

常晒太阳，能起到壮人阳气、温通经脉的作用。

在饮食方面，冬季也是进补的最好季节，民间有"冬天进补，开春打虎"的谚语。冬季食补应注意营养的全面搭配和平衡吸收，少食生冷，但也不宜燥热，有的放矢地食用一些滋阴潜阳，热量较高的膳食为宜，同时也要多吃新鲜蔬菜以避免维生素的缺乏，还要多吃牛羊肉、乌鸡、鲫鱼，多饮豆浆、牛奶，多吃萝卜、青菜、豆腐、木耳等。冬季进补还应因人而异，因为食有谷肉果菜之分，人有男女老幼之别，体质有虚实寒热之辩，故"冬令进补"应根据实际情况有针对性地选择进补方案，万不可盲目进补。

下面，为大家推荐一道简单有效的立冬进补方——"蘑菇豆腐汤"。

材料：蘑菇250克，豆腐200克，调料适量。

做法：按常法煮汤服食。

用法：每日1剂。

功效：清热润燥、益气解毒。

适应证：脂肪肝。

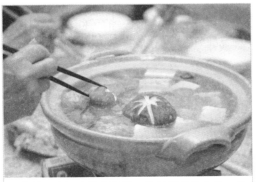

◎蘑菇豆腐汤有清热润燥、益气解毒的功效，是一道简单有效的进补膳食。

⑳ 小雪保健养生方案

每年的11月22日或23日是二十四节气中的小雪节气。小雪前后，天气经常是阴冷晦暗的，一些容易受天气影响的人就会觉得郁闷烦躁，特别是本身就患有抑郁症的人还可能会加重病情，所以在这个节气要着重调养心情，保持开朗豁达，尽量少受天气的影响。

冬季天气寒冷，在饮食方面应适当多吃些热量较高的食物，提高碳水化合物及脂肪的摄入量。全麦面包、稀粥、糕点、苏打饼干等均属碳水化合物，这些食物的摄入既有助于御寒，其中所含的微量矿物质硒还可以振奋情绪。要注意增加维生素的供给，多吃萝卜、胡萝卜、辣椒、土豆、菠菜等蔬菜；以及柑橘、苹果、香蕉等水果。动物肝、瘦肉、鲜鱼、蛋类、豆类等食品也可以保证身体对维生素A、维生素B$_1$、维生素B$_2$等的需要。

下面，为大家推荐一道小雪进补食疗方。

四物炖鸡汤

材料：母鸡1只（约1.5千克），当归10克，熟地黄10克，白芍10克，川芎8克，料酒、胡椒粉、生姜、细葱、味精、食盐、清汤各适量。

做法：将母鸡宰杀后，除净毛，剁去脚爪，剖腹清除内脏，冲洗干净，入沸水锅中氽一下。将当归、熟地黄、白芍、川芎洗净，切成薄片，用纱布袋装好，扎紧口；生姜、细葱洗净，姜切片，葱切节，备用。将砂锅置武火上，掺入清汤，放入

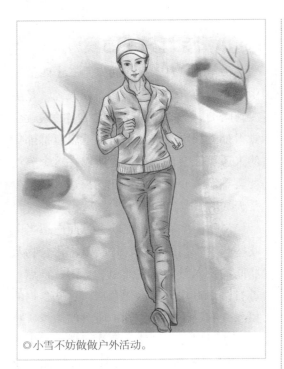

◎小雪不妨做做户外活动。

鸡，药袋烧开后，撇去浮沫，加料酒、姜、葱，改用文火炖至鸡肉烂熟，骨架松软，拣去药袋、姜、葱不用，加入食盐、味精、胡椒粉调好味即成。

功效：益血补虚。

适应证：心肝血虚所致的面色无华、头晕眼花、心悸失眠、多梦健忘、视物模

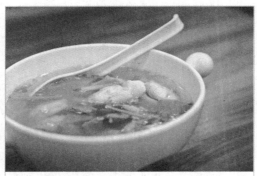

◎四物炖鸡汤有益血补虚的功效，适合心肝血虚的人食用。

糊、两目干涩、手足麻木、屈伸不利、月经推后、经少色淡、经后小腹空痛等。

㉑ 大雪保健养生方案

每年的12月7日前后是二十四节气中的大雪。关于大雪节气的养生，从中医的角度来看，此时已到了"进补"的大好时节。这里的进补并不是一般狭义理解上的随便吃些营养价值高的食品，或者用点儿壮阳的补药，进补其实是养生学的一个分支内容，具体来说是要通过养精神、调饮食、练形体、慎房事、适温寒等综合调养达到强身健体益寿的目的。

但是，进补要有所讲究，首先要注意适度原则，不可太过，不可不及。如若稍有劳作则怕耗气伤神，稍有寒暑之异便闭门不出，食之唯恐肥甘厚腻而节食少餐，这样不仅无益于补养，甚至会损害健康。

下面，为大家推荐两道大雪进补食疗方。

灵芝猪蹄汤

材料：灵芝30克，黄精15克，鸡血藤15克，黄芪18克，猪蹄250克，味精、食盐各适量。

做法：将猪蹄去净残毛，刮洗干净，剁成小块。将灵芝、黄精、鸡血藤、黄芪洗净，用纱布袋装好，扎紧口，与猪蹄同入砂锅，加水适量，先以武火烧开，后改文火慢炖至猪蹄烂熟，捞出药袋不用，加入味精、食盐调好味即成。

功效：益气补血。

适应证：白细胞减少症而属气血两虚者。

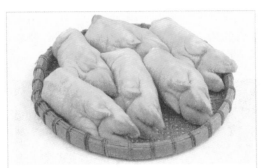

◎从中医的角度来看，"大雪"已到了进补的好时节，用灵芝和猪蹄煮汤具有益气补血的功效，适合在这个节令食用。

参蛤蒸鸭

材料：白鸭1只（1～1.5千克），人参10克，蛤蚧5克。料酒、细葱、生姜、味精、食盐、清汤各适量。

做法：将鸭子宰杀后，除净毛，剁去嘴、脚掌，在鸭的背面近尾部横开一刀，抠净内脏；冲洗干净；入沸水锅中氽一下捞出，装入蒸盆备用。将人参、蛤蚧烘脆研成细末；生姜、细葱洗净，姜切片，葱切节备用。将人参、蛤蚧粉末放入鸭的腹

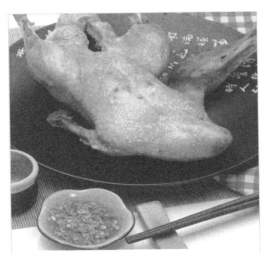

◎参蛤蒸鸭具有补肺肾、定咳喘的功效，适合肺肾气虚、肺肾气阴者食用。

腔内，再加入姜片、葱节、料酒、清汤，上笼用武火蒸至鸭子熟烂，加味精、食盐调好味即成。

功效：补肺肾、定咳喘。

适应证：肺肾气虚、肺肾气阴两虚所致的神疲气短、久咳声低、动则喘促、气不接续、常自汗出、腰膝酸软、咳则小便出，以及老年慢性支气管炎、支气管哮喘、肺气肿等而属肺肾气虚者。

㉒ 冬至保健养生方案

每年的12月22日左右是二十四节气中的冬至，在养生学上，冬至是一个重要的节气，因为"冬至一阳生"，冬至过后体内的阳气开始萌芽，这个时候人们应该顺应这一身体机能的变化，做好各方面的身体调养。

首先要做到静神少虑、畅达乐观、讲究生活情趣，适当进行锻炼，防止过度劳累，精神调养不论在任何节气都是养生的重点，拥有一个好的心态对于保持身体健康是很有益处的。

其次要注意饮食调养，可分别从补气、补血、补阳、补阴4个角度来调配饮食：

补气食品，是指具有益气健脾功效，对气虚证有补益作用的食品，如糯米、党参、黄芪、大枣、山药、胡萝卜、豆浆、鸡肉等；

补血食品，是指对血虚证者有补益作用的食品，如动物肝脏、动物血制品、红枣、花生、龙眼肉、荔枝肉、阿胶、桑葚、黑木耳、菠菜、胡萝卜、乌鸡、海参、鱼类等都有一定的补血补阳食品，是

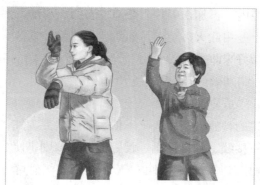

◎冬至是一个重要的节气，冬至过后人体内阳气开始萌动，此时应适当进行锻炼，保持乐观畅达，防止过度劳累。

指具有补阳助火，增强性功能的功效，对阳虚证有补益作用的食品，如狗肉、羊肉、虾类、鹿肉等，核桃仁、韭菜、枸杞子、鸽蛋、鳝鱼、淡菜等也有补阳作用；

补阴食品，是指具有滋养阴液，生津润燥的功效，对阴虚证有补益作用的食品，如银耳、木耳、梨、牛奶、鸡蛋等。

下面，为大家推荐两道冬至进补食疗方。

红烧龟肉

材料：龟1只（750~1000克），菜油、料酒、生姜、细葱、花椒、酱油、冰糖各适量。

做法：将龟放入盆中；加热水（约40℃），使其排尿、宰去头、足，剖开去龟壳、内脏，将龟肉洗干净，切成块；姜、葱洗净切碎，备用。将锅中放入菜油烧热后，下入龟肉块，反复翻炒，再加入姜、葱、花椒、冰糖，烹以酱油、料酒，加适量清水，将锅置炉上，以文火煨烧至烂熟即成。

功效：滋阴补血。

适应证：阴血亏虚所致的头晕目眩、午后低热、骨蒸劳热、形体消瘦、心悸心烦、久咳咯血、便血等。

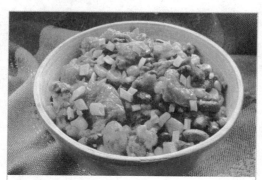

◎红烧龟肉具有滋阴补血的功效，是冬至时节进补的良方。

山楂荷叶茶

材料：山楂15克，荷叶12克，茶叶3克。

做法：将上3味水煎取汁，代茶饮用，每日1剂。

功效：清热强心、活血化瘀。

适应证：中风。

㉓ 小寒保健养生方案

每年的1月5日前后是小寒节气。民间有句谚语：小寒大寒，冷成冰团。小寒表示寒冷的程度，从字面上理解，大寒冷于小寒，但在气象记录中，小寒却比大寒冷，可以说是全年二十四节气中最冷的节气。

寒冷的冬天有一种简单的方法可以健身——搓手。搓手的做法很容易：双手抱拳，双手虎口接合，捏紧，再移动双手转动，在转动过程中使手的各部分互相摩擦。搓手的时间没有限制，时间稍长，两只手都会感到暖烘烘的。经常将双手在一起摩擦搓手，可以预防冻疮的发生，使手指更加灵活自如，同时对大脑也有一定的保健作用；对于经常待在室内的人，经常搓手，还能促进血液循环和新陈代谢，预防感冒。

冬季取暖的正确方法是在距取暖器不远的地方，将裸露的手脚互相搓擦，使手脚的温度自然回升，待皮肤表面变红时，再移到取暖器旁或放入热水中取暖。

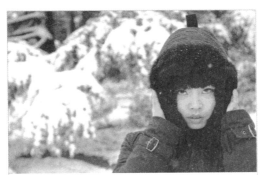

◎小寒是一年中最冷的节气，此时要注意健身和防寒。

下面，为大家推荐两道小寒进补食疗方。

灵芝粥

材料：灵芝10克，杜仲15克，糯米100克，冰糖适量。

做法：将灵芝、杜仲加水适量煎煮，去渣取汁，然后以药汁与糯米同入砂锅；加水适量，煮成稀粥，加入冰糖搅匀即成。

功效：滋阴补肾、养心安神。

适应证：心肾阴虚所致的腰膝酸软、心悸心烦、失眠多梦、记忆力减退，以及神经衰弱、心动过速、贫血等属心肾阴虚者。

山药桂圆粥

材料：淮山药50克，桂圆肉15克，荔枝肉15～20克，五味子3～5克，粳米350克，白砂糖适量。

做法：先将五味子煎水，去渣取药汁与淮山、桂圆肉、荔枝肉、粳米同入砂锅，加水适量，以文火煮粥，待粥将熟时，加入白糖，搅匀稍煮片刻即可。

功效：滋补心肾、安神固涩。

适应证：心肾阴虚所致的腰膝酸软、潮热盗汗、手足心低热、心悸心烦、失眠多梦、消渴多尿、遗精早泄、头晕耳鸣等。

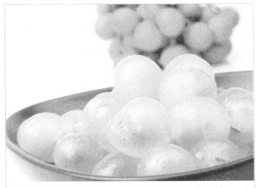

◎桂圆具有滋阴补肾、安神固涩的功效，特别适合在小寒进补。

24 大寒保健养生方案

每年的1月20日左右是大寒。关于大寒节气的养生，依然要以温补为主，这是年尾调养身体的重要时刻，以养精蓄锐迎接新的一年。大寒虽然已经不像小寒那样酷寒，但天气还是比较寒冷，所以在衣着上还是要注意保暖，早晚天气较冷时尽量减少在户外的时间。

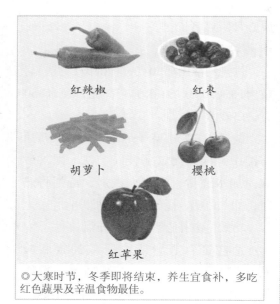

红辣椒　　　　　红枣

胡萝卜　　　　　樱桃

红苹果

◎大寒时节，冬季即将结束，养生宜食补，多吃红色蔬果及辛温食物最佳。

饮食仍然是温补的重要途径，不妨多吃红色蔬果及辛温食物，如红辣椒、红枣、红萝卜、樱桃、红色甜椒、红苹果等蔬果能为人体增加热能，使体温升高，多吃还能抵抗感冒病毒，加速康复，是冬季的首选食物。此外，一些辛温食物如紫苏叶、生姜、青葱、洋葱、花椒、桂皮等，也对风寒感冒具有显著的食疗功效。

一些根茎类食物，如芋头、番薯、山药、马铃薯、南瓜等具有丰富的淀粉及多种维生素、矿物质，也可快速提升人体的抗寒能力。

若无尿酸高、肾脏病、糖尿病、高血压等疾病，可在大寒之时喝一点儿酒，如米酒、葡萄酒等，有助于气血循环，睡前小酌1杯，更能提高睡眠质量。

另外，冬末气候寒冷干燥，许多人还容易出现嘴唇干裂、口角炎等问题，这主要是缺乏维生素B_2所致，可多食酸乳酪、花粉、酵母粉等，症状很快就会有所改善。

下面，推荐两道大寒进补食疗方。

洋葱炒肉丝

材料：洋葱150克，瘦猪肉60克，调料适量。

做法：按常法烹制食用。

用法：每日1剂。

功效：滋阴养血、扩张血管。

适应证：动脉硬化、高血压、糖尿病等。

双耳汤

材料：银耳、黑木耳各10克，冰糖适量。

做法：按常法蒸熟食用。

用法：每日1～2剂。

功效：滋阴益气、凉血活血。

适应证：动脉硬化、冠心病等。